そこが知りたい
精神科薬物療法 Q&A

編

染矢 俊幸
下田 和孝
渡部雄一郎

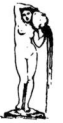

星 和 書 店

Seiwa Shoten Publishers

2-5 Kamitakaido 1-Chome
Suginamiku Tokyo 168-0074, Japan

Q & A on Psychopharmacotherapy ; What You Really Want to Know

Edited by

Toshiyuki Someya, M. D.
Kazutaka Shimoda, M. D.
Yuichiro Watanabe, M. D.

©2005 by Seiwa Shoten Publishers

はじめに

　この度「そこが知りたい 精神科薬物療法 Q&A」を出版することになりました。本書は，『臨床精神薬理』誌に連載中の同名のシリーズをまとめたものです。今回の出版にあたって，創刊号（1998年1月）から2004年の第7巻4月号まで6年4ヵ月にわたる151のQ&Aをすべて見直し，最新の知見を取り入れながら加筆修正して150のQ&Aといたしました。

　この企画は，編者の一人である下田和孝先生が1995年から1年間にわたりスウェーデンのカロリンスカ研究所フディンゲ病院の臨床薬理学教室へ留学したことに端を発します。そこでは，医療従事者から寄せられる具体的な質問に対して，担当者が様々な文献や過去の回答などを参考に回答案を作成し，さらに週一回教室員全員が集まる会議で検討を加えた最終回答を臨床にフィードバックするという極めて日常臨床に役に立つサービスが行われていました。彼が帰国してまもなく，私が『臨床精神薬理』誌の創刊に際し編集委員の一人として関わることとなり，この「臨床で遭遇する具体的な疑問に答える」というシリーズをスタートさせて以来，約9年間この企画は動き続けてきたことになります。

　今日の精神科医は抗精神病薬30種，抗不安薬20種，抗躁薬3種，抗うつ薬18種，抗てんかん薬16種，抗パーキンソン薬17種，入眠薬23種，抗酒薬2種，抗痴呆薬1種，脳循環・代謝改善薬3種など，130種を超える薬剤をうまく使い分けなければなりません。頻用する薬剤はその3分の1程度と思われますが，それでもどのような条件下でどのような治療法が推奨され，副作用・相互作用を含めてどのようなことに注意しなくてはいけないのか，様々な疑問に行きあたります。そのような時，本書を有効に活用し，蓄積されたデータを利用して適正かつ安全な治療を行っていただければ幸いです。

　ただし本書は「臨床で遭遇する具体的な疑問」を取り上げてきたQ&Aのまとめですので，その時々に発売され新たに臨床に加わったSSRI，新規抗精神病薬といった薬剤に関するQ&Aがどうしても多くなっています。本書で取り扱われていない疑問は実際にまだまだ山ほどあるでしょう。そうした臨床で遭遇した具体的な疑問については『臨床精神薬理』誌編集部（sales@seiwa-pb.co.jp）までご質問ください。雑誌の「そこが知りたい 精神科薬物療法 Q&A」で取り上げて回答させていただき，同じ疑問を共有するすべての方に広く役立てていただければと思います。

　精神科薬物治療はめざましい進歩を遂げています。そうした進歩が臨床に活かされるためには，従事する一人一人の日々の努力がさらに必要でしょう。まだまだ疑問に答えるだけのデータがない場合も少なくありません。蓄積されたデータを学習しつつ，同時に常に臨床に根ざした視点での研究を行うことにより，さらに臨床の場が進歩することを期待します。

最後に本書の上梓にあたって，また『臨床精神薬理』誌のシリーズ連載にあたって多大なご協力をいただいた滋賀医科大学，新潟大学，獨協医科大学の執筆協力の皆様，ならびに岡部浩さんをはじめとする星和書店の皆様にこの場を借りて心から感謝の意を表します。

　　2005年8月15日

　　　　　　　　　　　　　　　　　　　編者代表　新潟大学医学部精神医学教室　染矢俊幸

目次

抗精神病薬

- Q. 1 定型抗精神病薬から非定型抗精神病薬への切り替えはどのように行うのか？……3
- Q. 2 非定型抗精神病薬は精神病性うつ病に対する抗うつ薬の治療効果を増強するか？……5
- Q. 3 非定型抗精神病薬は多飲の治療に有効か？また非定型抗精神病薬が多飲の原因になることはあるのか？……7
- Q. 4 躁病に対する新規抗精神病薬の有効性および有用性は？……9
- Q. 5 Risperidone と perospirone はともに SDA だが，その違いは？……12
- Q. 6 痴呆患者に risperidone は有効か？……14
- Q. 7 Olanzapine はせん妄に有効か？……16
- Q. 8 パーキンソン病患者に見られる薬剤性精神病症状の治療として olanzapine は有用か？……18
- Q. 9 小児の精神疾患における olanzapine の治療効果・副作用について知りたい……21
- Q. 10 Quetiapine は抗うつ作用を有するか？……23
- Q. 11 抗精神病薬によって生じる高プロラクチン血症は，短期的，長期的にいかなる影響を患者にもたらすか？……26
- Q. 12 抗精神病薬によって誘導された高プロラクチン血症は bromocriptine で治療可能か？……28
- Q. 13 抗精神病薬治療によって多毛症が生じるか？……30
- Q. 14 どの抗精神病薬が性機能障害を惹起しやすいか？……32
- Q. 15 少量の抗精神病薬の長期投与で遅発性ジスキネジアは惹起されるか？……35
- Q. 16 悪性症候群や筋注による血清クレアチンホスホキナーゼの上昇はどの程度持続するのか？……38
- Q. 17 抗精神病薬は糖尿病のリスクファクターになるか？……40
- Q. 18 新規抗精神病薬による悪性症候群の危険性は？……44
- Q. 19 Risperidone と haloperidol は浮腫を起こすか？……47
- Q. 20 Risperidone と抗利尿ホルモン不適合（分泌）症候群（SIADH）の間に関連はあるか？……49
- Q. 21 Risperidone の催奇形性について——Risperidon が妊婦に投与不可能な場合，どのような抗精神病薬を選択すべきか？……52
- Q. 22 Risperidone は体重増加が起こりやすいか？……56
- Q. 23 Olanzapine は高プロラクチン血症を惹起しにくいか？……58
- Q. 24 Olanzapine は他の抗精神病薬と比較して体重増加のリスクが高いか？……61
- Q. 25 Thioridazine の心毒性について教えてほしい……63
- Q. 26 Sulpiride は他の抗精神病薬に比べて遅発性ジスキネジアなどの副作用のリスクが低いか？……65
- Q. 27 Risperidone を高齢の患者に投与する際の注意点について教えてほしい……67
- Q. 28 心疾患を合併した患者に risperidone を投与する場合の注意点は？……69
- Q. 29 Haloperidol は甲状腺機能亢進の患者に「慎重投与」となっているがその理由は？……71
- Q. 30 抗精神病薬の投与回数はどのようにして決めたらよいか？……73

Q. 31	Olanzapine の血中濃度ないしは投与量と臨床効果との間に相関はあるのか？……76
Q. 32	わが国では抗精神病薬のなかで注射剤があるのは依然として定型抗精神病薬のみである。海外の状況とわが国の今後の見通しは？……78
Q. 33	Olanzapine の血中濃度に影響を与える要因について教えてほしい……81

抗うつ薬

Q. 34	双極性うつ病の治療にはどういった抗うつ薬が有利か？……85
Q. 35	さまざまな心疾患を合併するうつ病症例に処方する抗うつ薬としては，どのような抗うつ薬が薦められるか？……88
Q. 36	パーキンソン病におけるうつ病エピソードに対してはどのような薬剤が有効か？……91
Q. 37	うつ病の初回エピソード治療で1剤目のSSRIは効果不十分だった。次の手段は何か？ …93
Q. 38	脳梗塞後の抑うつに対して抗うつ薬は有効か？……96
Q. 39	選択的セロトニン再取り込み阻害薬（SSRI）はパニック障害に有効か？……98
Q. 40	Fluvoxamine と paroxetine の効果・副作用に違いはあるのか？……100
Q. 41	SSRI などの抗うつ薬を用法用量以上で使用することが少なくないが，これは有益なことなのか？……102
Q. 42	SSRI の効果に耐性は生じるか？ ………104
Q. 43	Paroxetine を大量服薬した症例で注意すべき点は？……107
Q. 44	Paroxetine は1日1回投与が可能だが，他のSSRIではどうなのか？……110
Q. 45	Paroxetine を減量・中止する時に注意すべき点は？……112

Q. 46	Mianserin の投与量の上限はどのくらいか？……115
Q. 47	抗うつ薬によって脱毛症が生じるのか？……118
Q. 48	三環系抗うつ薬によって記憶障害は惹起されるか？……120
Q. 49	三環系抗うつ薬を投与している患者で皮膚光線過敏症が起こる可能性はあるのか？ ………122
Q. 50	三環系抗うつ薬で血清総コレステロールは上昇するか？……124
Q. 51	Clomipramine または SSRI 使用により遅発性ジスキネジアが生じるか？……126
Q. 52	SSRI は錐体外路症状を惹起するか？ SSRI はパーキンソン病患者の抑うつ症状に対する治療薬として安全な選択か？……128
Q. 53	SSRI による錐体外路症状出現について……131
Q. 54	SSRI の効果には用量依存性がなく，副作用には用量依存性があるという。どういう意味か？……133
Q. 55	SSRI は睡眠障害を惹起するか？ ………135
Q. 56	SSRI の内服によって悪夢が誘発されるか？……137
Q. 57	SSRI 投与によって攻撃性は上昇するか？……139
Q. 58	SSRI によって性機能障害は惹起されるか？……143
Q. 59	SSRI によって乳汁分泌は惹起されるか？……145
Q. 60	SSRI によって乳房肥大が起こるか？……148
Q. 61	SSRI によって低血糖が惹起されうるか？……150

- Q. 62 SSRI は低ナトリウム血症を惹起するか？ ……152
- Q. 63 SSRI は造血系に影響を及ぼすか？ ……155
- Q. 64 SSRI で出血傾向が生じるか？ …………157
- Q. 65 Paroxetine によって体重増加が生じるか？ ……160
- Q. 66 Paroxetine 投与で緑内障が発症するか？ ……162
- Q. 67 Fluvoxamine と多汗との関連はあるのか？ ……164
- Q. 68 Mianserin 投与によって不随意運動は惹起されるか？ ……166
- Q. 69 Mianserin の副作用として関節痛が生じるか？ ……168
- Q. 70 Trazodone はせん妄を惹起しやすいか？ Trazodone によってせん妄が起こった患者ではどのような抗うつ薬を投与すべきか？ ………170
- Q. 71 多発性硬化症患者の抑うつ症状に対して三環系抗うつ薬は安全か？ ………172
- Q. 72 甲状腺疾患のある患者に fluvoxamine などの SSRI を投与してよいか？ …………174
- Q. 73 SSRI を妊婦に投与した場合の胎児への影響について ……177
- Q. 74 小児期や思春期に見られる精神疾患に対する SSRI の使用について …………180
- Q. 75 重篤な腎機能障害があった場合，SSRI を使用してよいか？ …………183
- Q. 76 18歳未満の患者に fluvoxamine は安全か？ ……186
- Q. 77 電気けいれん療法の前に抗うつ薬を中止すべきか？ ……188
- Q. 78 SSRI と他の抗うつ薬との併用は有効か？ ……190
- Q. 79 妊娠中の三環系抗うつ薬治療が胎児の神経発達に及ぼす影響にはどのようなものがあるか？ ……193
- Q. 80 SSRI の離脱症状について知りたい ……195
- Q. 81 SSRI 投与中の患者の授乳は可能か？ …198
- Q. 82 Clomipramine から fluvoxamine に変更する場合，wash out period は必要か？ ………201

抗躁薬・抗てんかん薬

- Q. 83 双極性障害に対する valproate の効果，および lithium と併用した場合の効果や注意事項などについて教えてほしい ……207
- Q. 84 Valproate の血中濃度と抗躁効果との関係は？ また valproate は双極Ⅱ型障害や大うつ病性障害に対しても有効か？ ……210
- Q. 85 Carbamazepine の双極性障害に対する臨床効果と血中濃度の間に有意な関係は認められるか？ ……212
- Q. 86 Sodium valproate や clonazepam によって prolactin 濃度が上昇し，無月経になることはあるのか？ ……214
- Q. 87 Sodium valproate の内服によって，聴覚障害が起こりうるか？ ……216
- Q. 88 バルプロ酸によって体重増加が生じるか？ ……218
- Q. 89 バルプロ酸ナトリウムは多嚢胞卵巣症候群を惹起しうるか？ ……220
- Q. 90 Lithium は造血系に対してどのような影響を与えるか？ ……223
- Q. 91 Lithium によって性機能障害が生じうるか？ ……225
- Q. 92 Lithium 内服の副作用として認知機能障害が生じるか？ ……227
- Q. 93 急性 lithium 中毒により持続性の神経障害が生じるか？ ……229

Q. 94 Carbamazepine 服用の副作用として甲状腺機能低下症が生じるか？ ……………231

睡眠薬・抗不安薬など

Q. 95 重症の肝機能障害の患者にはどのような睡眠薬が推奨されるか？ ………………235

Q. 96 ベンゾジアゼピン系薬物は乳汁分泌や女性化乳房，高プロラクチン血症をひきおこすか？ ……………………………………237

Q. 97 ベンゾジアゼピン誘導体を投与中の患者の授乳を許可してもよいか？ ……………240

Q. 98 ベンゾジアゼピン系薬物依存の患者の離脱スケジュールはどのように立てたらよいのか？ ……………………………………242

Q. 99 ベンゾジアゼピン系誘導体依存の離脱には何を使用することが適当か？ …………244

Q. 100 Zolpidem の副作用として攻撃性が生じる可能性はあるか？ …………………247

Q. 101 Zolpidem の投与中に依存は生じるか？ ………………………………………249

Q. 102 不眠を訴える睡眠時無呼吸症候群の患者に zopiclone を投与してよいか？ ………251

Q. 103 Tandospirone 投与でセロトニン症候群が起こりうるか？ ……………………253

Q. 104 Tandospirone を投与している患者に電気けいれん療法を施行する場合，tandospirone の投与を中止するべきか？ …………………255

Q. 105 Quazepam の医薬品添付文書中に「食後の服用を避けること」「食物との併用禁忌」との記載があるが，その根拠を知りたい ……257

向精神薬・その他

Q. 106 薬剤性肝障害を疑った場合，どのように対応すべきか？ ………………………261

Q. 107 薬物治療中の患者に薬疹が疑われた場合，どのように対応すべきか？ ……………263

Q. 108 向精神薬の投与で吃音は生じるか？ …265

Q. 109 Gilbert 症候群の患者が精神病症状を呈した場合，どのような向精神薬を用いるべきか？ …267

Q. 110 多発性外傷の患者の精神運動興奮の鎮静について教えてほしい ……………………269

Q. 111 けいれん発作を起こしやすい向精神薬は？ ……………………………………272

Q. 112 インターフェロンαで生じたうつ状態をはじめとする精神症状に対する治療薬は？ ………274

Q. 113 ADHD にチックが合併した患者の治療にはどのような薬剤を用いるべきか？ ……………277

Q. 114 Haloperidol やベンゾジアゼピン系薬剤を服用している場合，母乳による授乳を続けてもよいか？ また授乳した場合，乳児の薬物摂取量はどのくらいになるのか？ ……………280

Q. 115 Sulpiride が消化性潰瘍，うつ病，統合失調症いずれにも有効な理由は？ またそれぞれに対して，使い分ける際の留意点は？ …………282

Q. 116 選択的セロトニン再取り込み阻害薬（SSRI）の効果を増強する併用薬としては，どのようなものがあるか？ ………………285

Q. 117 Methylphenidate はてんかん発作の閾値を下げるか？ ……………………………288

Q. 118 Methylphenidate 長期投与に伴う副作用には，どのようなものがあるか？ …………290

Q. 119 Methylphenidate は発がん性を有するか？ ………………………………………292

Q. 120 Biperiden に乱用の危険はあるか？ ……294

Q. 121 Disulfiram の副作用として精神病状態が生じるか？ ………………………………296

Q. 122 不整脈・心伝導障害のある患者に donepezil の投与は安全か？ ……………………298

Q. 123 脳梗塞後の抑うつに対する脳循環改善薬の有効性は？ ………………………………300

Q. 124　メラトニンは睡眠障害ないしは精神疾患に有効か？ ……………………………302

Q. 125　Flumazenil はベンゾジアゼピン系薬物依存の症例の離脱症状の軽減に有効か？ ……………304

Q. 126　新生児に対して flumazenil は投与可能か？ ……………………………306

Q. 127　うつ病の既往のある患者にβ遮断薬を投与してよいか？ ……………………………308

Q. 128　カルシウムチャンネル拮抗薬の服用によって，うつ病が誘発されるか？ ……………310

Q. 129　プロトンポンプ阻害薬の服用によって，うつ病が誘発されるか？ ……………312

Q. 130　痴呆を有する患者に非ステロイド系消炎鎮痛薬（NSAID）を投与してよいか？ ……………314

Q. 131　Propranolol によって精神病状態が誘発されることがあるか？ ……………………………316

Q. 132　睡眠障害とセントジョーンズワート（St. John's Wort）とは関連があるか？ ……………318

相互作用・併用

Q. 133　コーヒー，茶，コーラなどの caffeine を含んだ飲料で抗精神病薬・抗うつ薬を服用した場合，相互作用を考慮すべきか？ ……………323

Q. 134　Olanzapine と caffeine の相互作用について ……………………………325

Q. 135　Olanzapine と carbamazepine との間に相互作用はありうるか？ ……………………………327

Q. 136　選択的セロトニン再取り込み阻害薬（SSRI）と haloperidol の相互作用は生じるか？ ……………329

Q. 137　「Fluvoxamine と lithium は併用注意」となっているが，その理由を知りたい ……………332

Q. 138　Fluvoxamine の相互作用に注意した場合，どのベンゾジアゼピンを併用するのがよいか？ ……………335

Q. 139　Paroxetine と alprazolam（または他のベンゾジアゼピン系誘導体）との間で相互作用が生ずる可能性はあるのか？ ……………337

Q. 140　強迫性障害の患者に対して，clomipramine に tandospirone（ないしは buspirone）を併用することでセロトニン症候群が惹起されるか？ ……339

Q. 141　Carbamazepine と選択的セロトニン再取り込み阻害薬（SSRI）の間に薬物相互作用はあるか？ ……………342

Q. 142　Carbamazepine 投与中の患者の衝動行為に対して quetiapine 投与を考慮している。相互作用は生じるか？ ……………345

Q. 143　従来の睡眠薬と比較して，quazepam, zolpidem はアルコールとの相互作用が少ないか？ ……………347

Q. 144　嫌酒薬である disulfiram と抗うつ薬は安全に併用できるか？ ……………350

Q. 145　Cyclosporine A と valproic acid の間に相互作用の可能性はあるか？ ……………352

Q. 146　Estradiol や progesterone などのホルモン製剤とベンゾジアゼピン誘導体ないしは選択的セロトニン再取り込み阻害薬（SSRI）の間に相互作用はあるのか？ ……………354

Q. 147　Theophylline 内服中の患者に抗うつ薬を投与してよいか？ ……………356

Q. 148　Warfarin 使用中の患者に SSRI を投与してよいか？ ……………358

Q. 149　セントジョーンズワート含有食品と医薬品の薬物相互作用について知りたい ……………360

Q. 150　非ステロイド系消炎鎮痛薬（NSAID）の併用によって，lithium 血漿中濃度は影響を受けるか？　また，比較的影響の少ない NSAID はあるか？ ……………362

はじめに……………………………iii
略語一覧……………………………365
執筆者一覧…………………………366

抗精神病薬

Question 1 定型抗精神病薬から非定型抗精神病薬への切り替えはどのように行うのか？

〈症例〉34歳の男性。28歳で統合失調症を発症し，外来で抗精神病薬を中心とした薬物療法が行われてきた。近年は陰性症状が主体で自宅生活は安定しているが，31歳時から，顎，頸部，上肢を中心に遅発性ジスキネジアが出現している。遅発性ジスキネジアの改善を目的に，現在の処方（1日量で haloperidol 3 mg, chlorpromazine 50mg, biperiden 6 mg, cloxazolam 6 mg）を非定型抗精神病薬中心の処方に変更したい。どのように変更すべきか？

A 非定型抗精神病薬によって副作用がより少ない統合失調症治療が可能となってきた。非定型抗精神病薬の適切な使用で，この症例にみられるような定型抗精神病薬による副作用の改善が期待できる。藤井は非定型抗精神病薬への切り替えの適応として，1.従来の抗精神病薬で副作用が問題となっている場合（錐体外路症状，悪性症候群，尿閉や便秘，多飲水，高プロラクチン血症），2.従来の抗精神病薬では精神病症状が改善しない場合，3.陰性症状の改善を目指す場合，4.患者や家族が強く切り替えを望む場合，5.コンプライアンスを向上させたい場合を挙げている[1]。一方，切り替えをすべきでない，もしくは慎重に行うべき場合として，1.現状の治療でうまくいっている，2.症状再燃時に危険な行為が繰り返し出現している，3.経口治療では服薬中断してしまう，4.患者や家族が現処方に固執している，5.切り替えの全過程を治療者が一貫して担当できそうにない，6.心理社会的なストレッサーが予測される状況，などがある[1]。

切り替え法を単純化すると，Ⅰ.前薬の急激な中断後に新薬を開始する，Ⅱ.新薬を追加，漸増するとともに前薬を漸減する（"crosstaper"），Ⅲ.新薬追加，漸増後しばらくしてから前薬を漸減する，の3つに整理でき，それぞれ長短が予想される[4]。切り替え法に関するコントロール研究はほとんどないが，経験的に以下のことがいえる[1,3,4]。前薬の効果もしくは副作用に関連して早急な薬物変更が必要であり，さらに十分な管理下での入院治療が可能な場合にはⅠ.の方法がよい。また，継続した服薬にもかかわらず再燃し入院治療が開始された場合や前薬が少量である場合などでこの切り替え法が可能である。この方法は処方が単純なので服薬ミスが少ないことが期待される。前薬がデポ剤の場合は，急に中止しても薬物動態としてはⅡ法と同等であるので，再燃の危険が少ない。Ⅰ法の短所は，症状の再燃や各種離脱症状出現の危険性が極めて高いことである。Ⅱ.は最も多く採用されている切り替え法であろう。前薬による錐体外路症状が問題の場合には，比較的早期に前薬を中止でき，かつ再燃をある程度防ぐことから，この方法が適する。しかし前薬の減量が早すぎると，症状が再燃することがある。再燃を防ぐ意味ではⅢ.が最も安全な方法である。急性期の精神症状が安定化して間もない患者は再燃の危険性が高いのでこの方法が最適である。また，デポ剤で治療中の患者で，経口薬の服薬コンプライアンスを時間をかけて確かめたい場

合はこの切り替え方法が行われる。一方，Ⅲ.の方法は切り替えに時間がかかるので，抗精神病薬を完全に切り替えられず多剤併用のままで終わってしまう危険性がある。また，経過中に薬物が過量となり副作用が出現しやすい，新薬の適量を決めにくいなどの欠点もある。定型抗精神病薬もしくは risperidone で治療されている統合失調症患者を対象に olanzapine 治療へ切り替え，状態を評価したコントロール研究がある[2]。前薬を急激に中止する群と 2 週間かけて漸減中止する群それぞれに対し，olanzapine 10mg/日を即座に開始し 3 週間投与する，もしくはプラセボ，olanzapine 5 mg/日，10mg/日とそれぞれ 1 週間ずつ順に投与する，のどちらかを行った。これら 4 群のうち前薬漸減中止-olanzapine 即座開始群が改善および有害反応に関し最も優れていた。

日本では抗精神病薬の多剤併用および抗パーキンソン薬の併用が極めて多いことから，切り替えに際してさらに注意が必要である。抗コリン作用の強い抗精神病薬や抗パーキンソン薬を急激に減量すると，抗コリン性離脱(倦怠感，嘔気，嘔吐，下痢など)，リバウンドアカシジア，リバウンドジストニア，リバウンドパーキンソニズムおよび離脱性ジスキネジアが出現することがある[4]。これらを防ぐために，高力価抗精神病薬-低力価抗精神病薬-抗パーキンソン薬の順に中止することが望まれる。高力価抗精神病薬はすみやかに漸減できるが，低力価抗精神病薬や抗パーキンソン薬の漸減は時間をかけた方がよい。高力価および低力価抗精神病薬の漸減を同時期に行うことは可能である。すみやかに新薬の至適用量を決め，経過を観察しながら用量を微調整する必要がある。現処方が多剤大量投与の場合は，薬剤の整理，減量をあらかじめ行っておく方が切り替えを成功しやすい。

処方技術と同様に心理教育は極めて重要であり，切り替え成功に欠かせない[1,4]。患者や家族が理解可能な言葉で，切り替えの効用，限界，切り替え中に起こり得る事態をあらかじめ説明しておく必要がある。またこの様な作業を通じて，治療関係，服薬コンプライアンス，ストレス対処能力などが改善し，より主体的で安定した治療につながるはずである。

結 論

本症例の，遅発性ジスキネジア，精神症状の長期安定などは，非定型抗精神病薬への切り替えのよい適応条件である。心理教育を行いつつ，quetiapine などの非定型抗精神病薬を至適用量まで増量し，haloperidol, chlorpromazine, biperiden の順に漸減中止する。現用量は少量なので 2 ヵ月程度で切り替えを完了できるだろうが，注意深く観察し，場合によっては減量のスピードを遅くしても構わない。入院治療が可能であれば，外来治療に比べてすみやかに安全に切り替えられるであろう。Cloxazolam も漸減中止できるかもしれない。

文 献

1) 藤井康男：分裂病薬物療法の新時代．ライフ・サイエンス，東京，2000.
2) Kinon, B. J., Basson, B. R., Gilmore, J. A. et al.: Strategy for switching from conventional antipsychotic drugs or risperidone to olanzapine. J. Clin. Psychiatry, 61：833-840, 2000.
3) Peuskens, J.: Switching approach in the management of schizophrenia. Int. Clin. Psychopharmacol., 15(suppl. 4)：S15-S19, 2000.
4) Weiden, P. J., Aquila, R., Dalheim, L. et al.: Switching antipsychotic medications. J. Clin. Psychiatry, 58(suppl. 10)：63-72, 1997.

(村竹辰之，染矢俊幸)

Question 2 非定型抗精神病薬は精神病性うつ病に対する抗うつ薬の治療効果を増強するか？

A 抗うつ薬単剤での治療に抵抗を示すことが多い精神病性（妄想性）うつ病に，しばしば三環系抗うつ薬と抗精神病薬の併用療法やlithium補充療法，ECT（電気けいれん療法）等が選択されている[1,5,8]。高橋ら[11]の精神病性うつ病に対する薬物選択に関するアンケート調査によると，1995年から1996年において我が国では，治療初回時に195名中124名（63％）が抗うつ薬と抗精神病薬の併用（一部抗不安薬か気分安定薬も併用）を選択し，抗精神病薬を併用せずに抗うつ薬（一部抗不安薬か気分安定薬を併用）で治療を開始したものは46名（23％）であった。さらに，抗精神病薬が選択されなかった群も約2～3週間で治療効果が不十分な場合には35％で抗精神病薬が追加されていた。この時選択された薬物は，抗うつ薬ではamitriptyline（62名，32％），clomipramine（26％），amoxapine（15％）の順に多く，抗精神病薬ではlevomepromazine（65名，33％），sulpiride（23％），haloperidol（11％）の順に多いと報告されている。このように精神病性うつ病の治療においては，抗精神病薬が併用されることが多いが，一方「抗うつ薬単剤を十分な期間使用すれば，抑うつ症状も精神病性の症状も軽快する。抗精神病薬はその間の単なる鎮静目的だけではないか」という意見があるのも事実である。しかし，塩江ら[9]の文献調査では，精神病性うつ病に対する治療有効率は，三環系抗うつ薬単剤の0～41％[3,7,10]に比べて，抗精神病薬も併用すると68～92％[3,7,10]と高いことが報告されている。

近年，fluvoxamine, paroxetineといった選択的セロトニン再取り込み阻害薬（selective serotonin reuptake inhibitor；SSRI）やmilnacipranといったセロトニン・ノルアドレナリン再取り込み阻害薬（serotonin-noradrenaline reuptake inhibitor；SNRI）が承認され，抗うつ薬の選択肢が増えた。また，risperidone, perospirone, quetiapine, olanzapineといった新規の非定型抗精神病薬が承認されるようになり，抗精神病薬も選択肢が増えている。Miodownikら[6]はrisperidone単剤で，Adliら[2]やDebattistaら[4]はolanzapine単剤での効果をそれぞれ認めている。また，三環系抗うつ薬とrisperidoneの併用が精神病性うつ病に対して有効であるとの報告[8]があり，非定型抗精神病薬の併用による精神病性うつ病の治療効果の増強に注目が集まっている。

妄想性うつ病においてはドパミン神経系の機能亢進を示す報告[8]や，非定型抗精神病薬の単剤投与が精神病性うつ病に有効であったとの報告がなされており，従来の定型抗精神病薬同様，非定型抗精神病薬がドパミンD_2拮抗作用により，精神病性のうつ状態の病態改善に寄与する可能性は十分考えられるが，定型抗精神病薬との間に治療効果における有意な差があるのかどうかは，今後の十分な検討が必要であろう。副作用の少ない非定型抗精神病薬に定型抗精神病薬と同等以上の精神病性うつ病の改善作用があれば臨床上極めて有用であるが，その治療効果増強については，いまだ十分な見解は得られていない。

結　論

　妄想を伴うような精神病性うつ病の治療に非定型抗精神病薬を抗うつ薬と併用して用いることで，治療効果の増強がみられるという報告がいくつかなされている．定型抗精神病薬と比べて副作用の少ない非定型抗精神病薬は，うつ病における精神病状態に対しても有用な薬剤と考えられるが，その増強作用および定型抗精神病薬との効果の差についてはいまだに十分解明されていない．

文　献

1) 阿部隆明：精神病像を伴う気分障害—妄想性うつ病を中心に．臨床精神医学, 29：961-966, 2000.
2) Adli, M., Rossius, W., Bauer, M.：Olanzapine in the treatment of depressive disorders with psychotic symptoms. Nervenarzt, 70：68-71, 1999.
3) Charney, D. S., Nelson, J. C.：Delusional and nondelusional unipolar depression：further evidence for distinct subtypes. Am. J. Psychiatry, 138：328-333, 1981.
4) Debattista, C., Solvason, H. B., Belanoff, J. et al.：Treatment of psychotic depression. Am. J. Psychiatry, 154：1625-1626, 1997.
5) 猪川和興：妄想を伴ううつ病の臨床的研究．臨床精神医学, 27：313-320, 1998.
6) Miodownik, C., Lerner, V.：Risperidone in the treatment of psychotic depression. Clin. Neuropharmacol., 23：335-337, 2000.
7) Moradi, S. R., Muniz, C. E., Belar, C. D.：Male delusional depressed patients：response treatment. Br. J. Psychiatry, 135：136-138, 1979.
8) 新開浩二，上田展久，吉村玲児他：Amitriptyline に risperidone を加えることにより劇的に改善した妄想性うつ病の1例．臨床精神薬理, 4：167-171, 2001.
9) 塩江邦彦：抗うつ薬と抗精神病薬；精神病性うつ病と統合失調症における併用．臨床精神薬理, 2：961-969, 1999.
10) Spiker, D. G., Weiss, J. C., Dealy, R. S. et al.：The pharmacological treatment of delusional depression. Am. J. Psychiatry, 142：430-436, 1985.
11) 高橋太郎，小山田静枝，吉邨善孝他：我が国における精神病性うつ病に対する薬物選択—1995～1996年における調査から．臨床精神薬理, 4：1311-1321, 2001.

（本田　潤，鈴木雄太郎，須貝拓朗，染矢俊幸）

Question 3

非定型抗精神病薬は多飲の治療に有効か？
また非定型抗精神病薬が多飲の原因になることはあるのか？

A 多飲症は慢性精神障害者の20％以上に見られ[1]，その病態は不明な点が多く，抗精神病薬の副作用とする説，抗利尿ホルモン分泌にドパミンが影響を及ぼすとする説，精神症状や抗コリン作用と関連するとする説などさまざまな報告がされている。しかし，実際のところ明らかな原因はいまだ判明していないのが現状である。また多飲の薬物療法としては β 遮断薬である propranorol, lithium, phenytoin, アンギオテンシン変換酵素阻害薬である captopril や enalapril, テトラサイクリン誘導体である demeclocycline などの有効性の報告もあるが，いずれもいまだ確立されたものではない。

最近の報告では，非定型抗精神病薬の多飲症に対する有効性が示されている。欧米では1990年代になって，clozapine が多飲を改善するという報告が多数なされている[2,9]。多くの報告ではその効果は，clozapine 開始後早期から発現し中止しない限り持続的である。現在のところ clozapine の多飲に対するメカニズムはわかっていないが，精神症状が改善しなくても多飲が改善したケースが報告されていることから，精神症状を介した二次的な効果ではない可能性も示唆されている。また clozapine には及ばないが risperidone の多飲に対する有効性も報告されている。Landry[5]は低用量の risperidone が多飲症に有効であったと報告しているのに対し，Millson ら[8]は平均13mg 以上の高用量の使用では効果を示さなかったとしている。Kruse ら[4]は risperidone 4 mg で精神症状は改善し，多飲症に対しある程度の効果は得られたが，8 mg まで増量したところ多飲水行動は悪化したと報告している。しかしながら，clozapine 程の持続的で顕著な効果は得られていないものが多いようである。また Kar ら[3]の報告では risperidone 8 mg の使用により多飲が出現し，中止後2週間で多飲が改善したとの報告もある。Olanzapine の多飲に対する有効性は，前に示した Kruse ら[4]の報告や Littrell ら[6]の報告が認められるのみである。The Expert Consensus Guideline Series (1999)[7]では強迫飲水を認める統合失調症患者への薬物治療では clozapine が第一選択とされ，次いで olanzapine, risperidone, quetiapine とされている。

多飲の発現には D_2 受容体の過感受性が関連するとの説がある[4,10]。Clozapine は $5-HT_{2A}$ 受容体に対し強い親和性があり，D_2 受容体に対する親和性が極めて弱いという特徴があり，このことが多飲の改善に関係する可能性がある。また clozapine 程ではないが risperidone も従来の抗精神病薬に比較し D_2 受容体の親和性は低く，多飲に対しある程度の効果が得られるのであろう。しかし高用量の risperidone は従来の抗精神病薬と同様に D_2 受容体をブロックするため，その効果が得られにくい可能性が考えられる。その他の非定型抗精神病薬である olanzapine, quetiapine も D_2 受容体に対する親和性が低い点では clozapine に類似した薬理作用を持ち，多飲に対する効果が期待できる。しかし，これらの薬物の多飲に対する作用は十分検証されているとは言えないのが現状である。

結論

　Clozapine をはじめ非定型抗精神病薬の使用により多飲が改善するという報告がなされている。Olanzapine, risperidone, quetiapine も多飲に対する治療可能性が期待されるが，今後の十分な検討が待たれるところである。一方 risperidone は高用量で多飲が悪化したという報告もあり，注意が必要であろう。

文献

1) De Leon, J., Verghese, C., Tracy, J. I. et al. : Polydipsia and water intoxication in psychiatric patients : a review of the epidemiological literature. Biol. Psychiatry, 35 : 408–419, 1994.
2) Fuller, M. A., Jurjus, G., Kwon, K. et al. : Clozapine reduces water-drinking behavior in schizophrenic patients with polydipsia. J. Clin. Psychopharmacol., 16 : 329–332, 1996.
3) Kar, N., Sharma, P. S., Tolar, P. et al. : Polydipsia and risperidone. Aust. N. Z. J. Psychiatry, 36 : 268–270, 2002.
4) Kruse, D., Pantelis, C., Rudd, R. et al. : Treatment of psychogenic polydipsia : comparison of risperidone and olanzapine, and the effect of an adjunctive angiotensin-II receptor blocking drug (irbesartan). Aust. N. Z. J. Psychiatry, 35 : 65–68, 2001.
5) Landry, P. : Effect of risperidone on polydipsia and hyponatremia in schizophrenia. Can. J. Psychiatry, 40 : 566–567, 1995.
6) Littrell, K. H., Johnson, C. G., Littrell, S. H. et al. : Effect of olanzapine on polydipsia and intermittent hyponatremia. J. Clin. Psychiatry, 58 : 549, 1997.
7) McEvoy, J. P., Scheifler, P. L., Frances, A. : The expert consensus guideline series : treatment of schizophrenia 1999. J. Clin. Psychiatry, 60 (suppl.11) : 3–80, 1999.
8) Millson, R. C., Emes, C. E., Glackman, W. G. : Self-induced water intoxication treated with risperidone. Can. J. Psychiatry, 41 : 648–650, 1996.
9) Spears, N. M., Leadbetter, R. A., Shutty, M. S. : Clozapine treatment in polydipsia and intermittent hyponatremia. J. Clin. Psychiatry, 57 : 123–128, 1996.
10) Verghese, C., De Leon, J., Simpson, G. M. : Neuroendocrine factors influencing polydipsia in psychiatric patients : an hypothesis. Neuropsychopharmacology, 9 : 157–166, 1993.

　　　　　　　　　　　　（阿部　亮，染矢俊幸）

Question 4 躁病に対する新規抗精神病薬の有効性および有用性は？

A 従来躁状態の治療の第一選択は，lithium, sodium valproate, carbamazepineなどの気分安定薬の単剤治療であり，抗精神病薬は難治性や精神病性の特徴を伴うものなどの重症例にのみ適応とされてきた。しかし新規抗精神病薬の出現により，その適応は広がりつつあると考えられる。

新規抗精神病薬として，わが国では現在 serotonin-dopamine antagonist (SDA) である risperidone (RIS)，perospirone (PER) と，multi-acting receptor targeted antipsychotic (MARTA) である olanzapine (OLZ)，quetiapine (QUE) が使用可能である。

躁状態に対する RIS の効果に関しては1994年 Tohen らの精神病像を持つ躁病患者に対して効果があったとするもの[11]や，Ghaemi らの気分安定薬によってもコントロールが不十分な双極性障害に対して RIS を使用したところ 2 週間以内には50％が効果を示し，さらに12週間にわたる follow-up study においても33％が改善した状態を持続したという報告[3]がある。また1995年 Vieta らは治療抵抗性 rapid-cycling (RC) の症例に対しての RIS の効果を報告[17]している。

Sachs らは2002年躁状態にある双極性障害患者（N：156名）において，気分安定薬と RIS 併用群，haloperidol 併用群，プラセボ併用群を比較し，RIS の併用は気分安定薬単独より効果的で，haloperidol 群と同程度有効であり，副作用の出現率は haloperidol 群より少なかったとその有用性を報告[9]している。

以上のようにこれまでの報告においては精神病像を伴う症例ばかりでなく，気分安定薬の効果が不十分な症例，RC の症例でもその有効性が示されている。

また2000年 Reinares は euthymic にある双極性障害患者の 6 ヵ月間の調査において定型抗精神病薬にて治療されている群より，RIS にて治療されている群のほうが良好な認知機能と職場適応を示したと報告[8]しており，躁状態の維持療法においても RIS は効果的であるとする報告もある。しかし一方では効果不足や副作用のために中止せざるを得ない場合も多いとする報告[4]もあり，維持療法に関しては一定した見解は得られていない。

また同様に SDA であり，わが国で開発された PER の躁状態に対する有効性を検証した報告は少ないものの，症例報告として2003年山本らは躁状態に対して PER と tandospirone の併用投与が有効であったと報告[19]している。

MARTA に属する OLZ の躁状態に関する報告では，Tohen らが1999年，2000年に報告した多施設で行われた無作為試験において OLZ はプラセボ群に比し，精神病性の特徴を伴う躁状態，伴わない躁状態いずれにおいても躁状態を改善し，特に気分の高揚，焦燥感，攻撃性の改善に効果があったとしている[12,13]。

また Tohen らは OLZ 単独の躁状態に関する効果は divalproex sodium 単独より優れ[16]，haloperidol とは同等の効果を示し[14]，気分安定薬との強化療法においてもプラセボ群より有意に効果があったと報告[15]している。またわが国では未だ未使用

できないものの，Meehan らは OLZ の筋肉内注射は lorazepam やプラセボ群に比し躁状態の攻撃性を減少させるのに効果があったとも報告している[6]。

錐体外路症状の出現率に関しては OLZ とプラセボ群[12,13]，lithium[1]，RIS[5]の間に差はないものの，OLZ にて治療されている双極性障害患者においてはその他の群より体重増加を示したものが多いと報告されており[13]，注目すべき点と考えられる。

維持療法に関しては RIS 同様その報告は少ないが，Narendran らは2001年 OLZ にて治療されている61名の患者中，その48％までが効果不足や副作用のためにその使用を中止されたと報告[7]している。しかし一方2001年 Sanger らは，特に躁状態のみの双極性障害患者において OLZ は予防効果があると報告[10]しており，RIS 同様に維持療法に関しては一定した見解は得られていない。

同様に MARTA に属する QUE に関しての報告は少なく，躁状態の治療効果に関する大規模な無作為試験は行われていない。しかしながら，後ろ向き研究ではあるものの Zarate らは躁状態の強化療法として QUE は有効であったと報告[20]している。また Vieta らも2002年，14名の RC の症例に対して QUE を使用し躁状態および軽躁状態の患者に対して効果があったとも報告[18]しており，躁状態に有効であったという報告が散見される。

結　論

わが国で現在使用可能な新規抗精神病薬の躁状態に対する効果に関して考察した。

PER に関する報告は症例報告のみであるものの，RIS・OLZ・QUE は躁状態に対して一定の効果が得られるものと考えられ，特に RIS，OLZ は躁状態に対する有効性，有用性を示した報告が多くなされていた。しかしながら，いずれの薬剤に関しても躁状態の維持療法に関しては未だ一定の見解は得られておらず，長期投与により遅発性ジスキネジア，体重増加などの副作用の出現率が高まり，服薬コンプライアンスを悪化させる可能性もあるために新規抗精神病薬の投与はなるべく短期間が望ましいとする意見もあり[2]，新規抗精神病薬の躁状態に対する維持療法に関しての更なる報告が待たれる。

文　献

1) Berk, M., Ichim, L., Brook, S.: Olanzapine compared to lithium in mania: a double-blind randomized controlled trial. Int. Clin. Psychopharmacol., 14: 339-343, 1999.
2) Brambilla, P., Barale, F., Soares, J. C.: Atypical antipsychotics and mood stabilization in bipolar disorder. Psychopharmacology (Berl), 166: 315-332, 2003.
3) Ghaemi, S. N., Sachs, G. S.: A follow-up study of risperidone treatment for breakthrough episodes in bipolar disorder: evidence for mood-stabilizing properties. Abstract of 149th Annual Meeting of the American Psychiatric Association, New York, 1996.
4) Ghaemi, S. N., Sachs, G. S.: Long-term risperidone treatment in bipolar disorder: 6-month follow up. Int. Clin. Psychopharmacol., 12: 333-338, 1997.
5) Guille, C., Sachs, G. S., Ghaemi, S. N.: A naturalistic comparison of clozapine, risperidone, and olanzapine in the treatment of bipolar disorder. J. Clin. Psychiatry, 61: 638-642, 2000.
6) Meehan, K., Zhang, F., David, S. et al.: A double-blind, randomized comparison of the efficacy and safety of intramuscular injections of olanzapine, lorazepam, or placebo in treating acutely agitated patients diagnosed with bipolar mania. J. Clin. Psychopharmacol., 21: 389-397, 2001.
7) Narendran, R., Young, C. M., Valenti, A. M. et al.: Olanzapine therapy in treatment-resistant psychotic mood disorders: a long-term follow-up study. J. Clin. Psychiatry, 62: 509-516, 2001.
8) Reinares, M., Martinez-Aran, A., Colom, F. et al.: Long-term effects of the treatment with risperidone versus conventional neuroleptics on the neuropsychological performance of euthymic bipolar patients. Actas Esp. Psiquiatr., 28: 231-238, 2000.
9) Sachs, G. S., Grossman, F., Ghaemi, S. N. et al.: Combination of a mood stabilizer with risperidone or haloperidol for treatment of acute mania: a double-blind, placebo-controlled comparison of efficacy and safety. Am. J. Psychiatry, 159: 1146-1154, 2002.

10) Sanger, T. M., Grundy, S. L., Gibson, P. J. et al. : Long-term olanzapine therapy in the treatment of bipolar I disorder : an open-label continuation phase study. J. Clin. Psychiatry, 62 : 273–281, 2001.
11) Tohen, M., Zarate, C. A., Centorrino, F. et al. : Risperidone in the treatment of mania. Abstract of 33rd Annual Meeting of the American College of Neuropsychopharmacology, San Juan, 1994.
12) Tohen, M., Sanger, T. M., McElroy, S. L. et al. : Olanzapine versus placebo in the treatment of acute mania. Olanzapine HGEH Study Group. Am. J. Psychiatry, 156 : 702–709, 1999.
13) Tohen, M., Jacobs, T. G., Grundy, S. L. et al. : Efficacy of olanzapine in acute bipolar mania : a double-blind, placebo-controlled study. The Olanzipine HGGW Study Group. Arch. Gen. Psychiatry, 57 : 841–849, 2000.
14) Tohen, M., Zhang, F., Keck, P. E. et al. : Olanzapine versus haloperidol in schizoaffective disorder, bipolar type. J. Affect. Disord., 67 : 133–140, 2001.
15) Tohen, M., Chengappa, K. N., Suppes, T. et al. : Efficacy of olanzapine in combination with valproate or lithium in the treatment of mania in patients partially nonresponsive to valproate or lithium monotherapy. Arch. Gen. Psychiatry, 59 : 62–69, 2002.
16) Tohen, M., Baker, R. W., Altshuler, L. L. et al. : Olanzapine versus divalproex in the treatment of acute mania. Am. J. Psychiatry, 159 : 1011–1017, 2002.
17) Vieta, E., Gastó, C., Escobar, R. : Treatment of dysphoric mania with risperidone. Hum. Psychopharmacol. Clin., 10 : 491–492, 1995.
18) Vieta, E., Parramon, G., Padrell, E. et al. : Quetiapine in the treatment of rapid cycling bipolar disorder. Bipolar Disord., 4 : 335–340, 2002.
19) 山本健治，原田研一，吉川憲人他 : Perospirone と tandospirone の併用投与が奏効した3例．精神医学, 45 : 81–83, 2003.
20) Zarate, C. A. Jr., Rothschild, A., Fletcher, K. E. et al. : Clinical predictors of acute response with quetiapine in psychotic mood disorders. J. Clin. Psychiatry, 61 : 185–189, 2000.

（千葉寛晃，染矢俊幸）

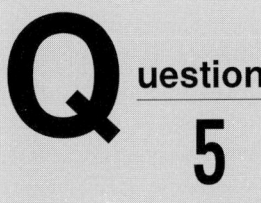

Question 5　Risperidone と perospirone はともに SDA だが，その違いは？

A 　Serotonin-dopamine antagonist(SDA)とは，clozapine をプロトタイプとして，その特徴である 5-HT_{2A} 受容体遮断作用と，比較的弱い D_2 受容体遮断作用により，従来の定型抗精神病薬に比し鎮静効果と錐体外路系副作用が少ないという面を強調した薬剤である。SDA には risperidone（RIS）と perospirone（PER）が属しているが，これらの差異を検証するにあたっては，RIS と PER を直接比較した試験は現在認めず，各々の薬理学的特性および，haloperidol（HPD）などを対照に用いた比較試験で間接的に検証を行うしかない。

　RIS は，わが国では1996年4月に承認後，同年6月に発売されたわが国初の SDA 系薬剤である。FDA（米国食料医薬品局）申請に用いられた HPD との二重盲検比較試験データにおいて，陽性症状の改善率で有意に HPD に勝った唯一の薬剤[4]で，本剤の陽性症状に対する有効性が裏付けられる。発売前に期待されていた陰性症状に対する効果は，それほど著明とはしない報告も多い。Carman らは PANSS の陰性症状評価尺度を用い，RIS は HPD に比べて，反応性の良い例（20％以上の改善例）が1.43倍多かったと報告しているが[1]，一方 Leucht らは RIS の効果は陰性症状に対しては，HPD よりわずかに有効と言える程度としている[3]。また RIS はわが国における非定型抗精神病薬の第Ⅲ相試験において，非定型抗精神病薬の中で唯一 HPD よりも眠気／傾眠の発現頻度が低いと報告されており，覚醒レベルを低下させない「服用しやすい薬」であるとも考えられる[6]。

　錐体外路系の副作用発現率は HPD と比較すると有意に低いが，用量依存的にその発現率は上昇する[4]。わが国における承認時データによると，体重増加は1.9％と比較的低い反面，プロラクチン値上昇に関連する月経異常が7.1％と比較的高率に認められている。プロラクチン上昇例は，投与量が6 mg 以上で発現率が高く[9]，RIS も HPD 同様に特に若年女性への影響を考慮する必要があることを示唆している。

　PER は2000年12月に承認後，2001年2月に発売された RIS に次ぐ，国産唯一の SDA 系薬剤である。厚生省申請に用いられた HPD との二重盲検比較試験では陽性症状に対しての有効性は同等で，情動の平板化，感情的引きこもりなどの陰性症状に対する有効性は有意に勝っていた。なお陽性症状の中でも興奮に対する改善率は PER が劣ったが，対象患者のほとんどが自発性欠如，感情鈍麻を前景とした慢性期患者であり，激しい興奮状態を呈した症例は少なかった。そのため，現時点で興奮に対する有効性の評価は困難と考えられる[2]。

　PER は 5-HT_{2A} 受容体へ最も高い親和性を示し，以下 D_2 受容体，ヒスタミン H_1 受容体，5-HT_{1A} 受容体と続く。D_2 受容体親和性は HPD，RIS とほぼ同等であり，5-HT_{2A} 受容体への親和性は RIS よりやや劣るが HPD の100倍以上高い。

　また他の第二世代抗精神病薬と比較しても，5-HT_{1A} 受容体への親和性が高い点が特徴であり，抗うつ・抗不安作用[5]，統合失調症患者における

認知障害の改善に効果が期待され[8]，HPD を対照とした二重盲検比較試験では BPRS（簡易精神症状評価尺度）の「不安・抑うつ」のクラスターにおいて HPD より有意に優れていた[7]。

$α_1$ 受容体への親和性は低いため起立性低血圧や射精障害は生じにくく，またムスカリン性アセチルコリン受容体に対する親和性はほとんどない。

錐体外路系の副作用の発現率は HPD より有意に少ないが，RIS と同様に用量依存的に上昇し，投与量が 36mg を超えると高率に認められる。国内承認時データでは，振戦は15.2% と RIS よりやや高く，プロラクチン値の上昇は27.5%に認めたが，体重増加は0.2%と少なかった。

また PER の特徴として，投与後の消失半減期が 2～3 時間と短い点が挙げられ，この特徴のために本剤は反復投与しても蓄積性が乏しく，特に代謝の遅延した高齢者での使用の際にメリットとなるかもしれない。また，井上は保険適応外使用ではあるが，高齢者での夜間せん妄に対しても，この点から使用価値があるのではないかと述べている[2]。

結　論

SDA は従来の定型抗精神病薬に比し，より副作用の少ない薬剤である。SDA 同士を直接比較した試験はないものの，薬理学的特性や HPD との間接的な比較から，RIS はより陽性症状の強い症例に，PER は高齢者や，不安-抑うつの強い症例に有効かもしれない。しかし SDA を含む非定型抗精神病薬の適応の差異を明らかにするために，長期投与でのこれらの薬剤の効果比較・検討が行われることが必要であろう。

文　献

1) Carman, J., Peuskens, J., Vangeneugden, A. : Risperidone in the treatment of negative symptoms of schizophrenia : a meta-analysis. Int. Clin. Psychopharmacol., 10 : 207-213, 1995.
2) 井上雄一：非定型抗精神病薬の時代　ペロスピロン．最新精神医学, 7 : 241-248, 2002.
3) Leucht, S., Pitschel-Walz, G., Abrham, D. et al. : Efficacy and extrapyramidal side-effect of the new antipsychotics olanzapine, quetiapine, risperidone, and sertindole compared to conventional antipsychotics and placebo. A meta-analysis of randomized controlled trials. Schizophr. Res., 35 : 51-68, 1999.
4) Marder, S. R., Davis, J. M., Chouinard, G. : The effect of risperidone on the five dimensions of schizophrenia derived by factor analysis : combined results of the North American trials. J. Clin. Psychiatry, 58 : 538-546, 1997.
5) Millan, M. J. : Improving the treatment of schizophrenia : focus on serotonin (5-HT) 1A receptors. J. Pharmacol. Exp. Ther., 295 : 853-861, 2000.
6) 諸川由実代：臨床試験から見た新規抗精神病薬の問題点．臨床精神薬理, 5 : 1391-1404, 2002.
7) 村崎光邦, 小山　司, 町山幸輝他：新規抗精神病薬塩酸 perospirone の統合失調症に対する臨床評価—haloperidol を対照薬とした第Ⅲ相試験．臨床評価, 24 : 159-205, 1997.
8) 村崎光邦：Perospirone の基礎と臨床．臨床精神薬理, 4 : 849-868, 2001.
9) Petty, R. G. : Prolactin and antipsychotics medications : mechanism of action. Schizophr. Res., 1 (35 Suppl.) : S67-73, 1999.

（千葉寛晃，染矢俊幸）

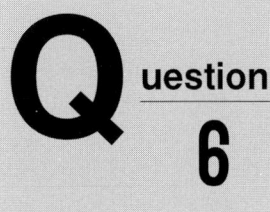

痴呆患者に risperidone は有効か？

A 痴呆は，記憶障害，失語，失行，失認，実行機能の障害などの多彩な認知欠損が生じ，これにより社会機能などが病前の水準より著しく低下している状態と定義されている。原因としてアルツハイマー病や脳血管性障害が多く，またピック病，パーキンソン病などの変性疾患，HIVウイルスなどの感染症も原因となる。

痴呆の中核症状である認知障害の治療としては，アルツハイマー病に対するアセチルコリンエステラーゼ阻害薬や脳血管性痴呆に対する抗凝固療法などが行われているが，行動障害や感情障害など随伴症状の治療も重要であり，特に行動障害は介護者を疲弊させ，本人の安全も保てなくなるため，これを改善することは重要である。この行動障害の中でも精神病症状や焦燥性興奮の改善に対して抗精神病薬が用いられてきた。しかし，従来の抗精神病薬は遅発性ジスキネジア，錐体外路症状，低血圧，過鎮静などの副作用により，身体疾患の合併が多い高齢患者ではその使用が制限されている。

近年，非定型抗精神病薬が開発され，その副作用が従来のものより穏やかであることがわかり，老人への使用が期待されるようになった。非定型抗精神病薬の1つ，risperidone では老年期痴呆患者の大規模コントロール試験が行われている[1,3]。その中で risperidone 1 mg/日投与群は攻撃性，精神病性症状などが，haloperidol とほぼ同等に，プラセボよりも有意に改善したと報告されている。また，risperidone 1 mg 投与群の身体的検査データはプラセボと有意差を認めず，錐体外路症状も haloperidol 投与群に比べて発生が少なかった。その他 risperidone 投与群で認められた有害事象は眠気，末梢浮腫などいずれも軽症で，その発生率は用量依存性であった。遅発性ジスキネジアは従来の抗精神病薬での発生率は2.6％と言われているが，risperidone ではその10分の1だった。

一方，臨床の現場でも，専門医を対象とした痴呆患者の agitation（不適切な身体的，言語的行動の増加）に関するアンケート調査を元にしたエキスパートコンセンサスガイドラインが作成されている[2]。これによると，せん妄の際には，原因疾患の治療に加えて，急性期の第一選択に haloperidol を，第二選択に risperidone や olanzapine の短期投与を勧め，精神病症状の急性期管理には haloperidol などの定型高力価抗精神病薬を，長期管理には risperidone や olanzapine のような非定型抗精神病薬への切り替えを勧めている。これは定型高力価抗精神病薬の錐体外路症状や遅発性ジスキネジアといった副作用出現の問題があるためと思われる。

以上より，risperidone は高齢者の痴呆の行動・心理障害に haloperidol とほぼ同等の効果があり，また，従来使用されてきた抗精神病薬に比べて副作用が出にくく，安全性が高い。よって，副作用の出現しやすい高齢痴呆患者への投与に適していると言える。また，老人においては risperidone の至適用量は1 mg/日という結果が得られている。

文　献

1) De Deyn, P. P., Rabheru, K., Rasmussen, A. et al. : A randomized trial of risperidone, placebo, and haloperidol for behavioral symptoms of dementia. Neurology, 53 : 946–955, 1999.
2) Kahn, D. A., Alexopoulos, G. S., Silver, J. M. et al. : Treatment of agitation in elderly persons with dementia : a summary of the expert consensus guidlines. J. Pract. Psychiatry Behav. Health, 5 : 265–276,1998.
3) Katz, I. R., Jeste, D. V., Mintzer, J. E. et al. : Comparison of risperidone and placebo for psychosis and behavioral disturbances associated with dementia : a randomized, double-blind trial. Risperidone Study Group. J. Clin. Psychiatry, 60 : 107–115, 1999.

（丸山麻紀，染矢俊幸）

Question 7 Olanzapineはせん妄に有効か？

A せん妄の第一選択薬としては現在，haloperidolが一般的である[5]。しかしながら，種々の非定型抗精神病薬が入手可能な現在，haloperidol以外の抗精神病薬のせん妄への治療応用を望む声は大きい。

例えば，olanzapineのせん妄に対する有効性については，いくつかの報告がなされている。症例報告としては，Passikらがolanzapineがせん妄に対して劇的な効果を示したと報告している[3]。白血病と原因不明の疼痛を合併した59歳の女性患者は当初prochlorperazineを投与され，せん妄と中等度から重症の錐体外路症状を示していた。そこで，haloperidol（0.5〜2.0mg）を投与したが，せん妄が改善しないばかりか，錐体外路症状が著しく増悪した。この患者にolanzapine 10mgを投与したところ，3日目で精神症状が改善したとしている。

Sipahimalaniらは，olanzapineのせん妄に対する効果について少人数での非盲検試験を行い，11人のせん妄患者についてhaloperidolを投与した際と，olanzapineを投与した際の効果，副作用について検討した[4]。この報告では，olanzapine群は8.2±3.4（平均±標準偏差）mg（5〜15mg/日）の投与によって11人中5人（45％）で，せん妄の重症度を示すDelirium Rating Scale（DRS）得点が50％以上改善し，そのいずれの患者にも錐体外路症状を含む副作用は認めなかったとしている。その一方でhaloperidol群は平均5.1±3.5mg（1.5〜10mg/日）の投与により，11人中6人（55％）でせん妄は改善したが，3人の患者に錐体外路症状，2人の患者に過鎮静が認められたとしている。また，症状改善が認められるのに要した時間はolanzapineでは6.8±3.5日，haloperidolでは7.2±4.9日であり，両群で有意差は認めなかったとしている。さらにKimらもolanzapineのせん妄に対する効果について少人数での非盲検試験を行った[2]。せん妄患者に平均投与量5.9±1.5mg/日のolanzapineを投与した際に，50％以上のDRS得点の改善を示した患者は20人中14人（70％）であり，効果出現は3.8±1.7日後であったとしている。この報告では，olanzapine投与により副作用が原因で治療を中断した患者は存在しなかったが，外傷性脳障害の患者2名では，中等度の鎮静と口渇が認められたとしている。

さらに，大規模な研究としては，Breitbartら[1]が79人のがん患者のせん妄に対してolanzapineを投与した報告がある。その結果，72％にあたる57人の患者で症状は改善し，その効果は治療開始早期に現れ，せん妄の重症度を示すthe Memorial Delirium Assessment Scale（MDAS）の得点が，治療開始3日目には35.9％，7日目には45.7％の改善率を示したとしている。また，olanzapine 1日投与量は，治療開始3日後に平均4.6mg（2.5〜15mg），7日目には平均6.3mg（2.5〜20mg）であり，投与初期の投与量は，5mg以下が望ましいとしている。副作用としては，鎮静が30％の症例で認められた。また，2人の患者で，せん妄の悪化が認められ，投与が中止されたが，これらの患者はいずれも80歳以上の患者であったとしている。さらに興味深いことに，

治療反応性と種々の因子についてロジスティック回帰分析を行った結果，70歳以上の年齢，活動性低下型のせん妄，せん妄の原因として中枢神経系へのがん転移が，治療反応不良を予測する因子であった。具体的には，70歳以上ではせん妄の改善率が42％であったのに対し，70歳未満では93％であった。活動型のせん妄では83％の改善率であったのに対し，活動低下型では43％の改善率であった。また，中枢神経系へのがん転移がない場合は73％であった改善率が，神経系へのがん転移がある場合は改善率が40％であると報告されている。

結論

Olanzapineのせん妄に対する投与例についての報告はまだ少ないが，olanzapineでは，約3～7日後と比較的早期に効果が現れるとされていた。せん妄患者には，高齢者・身体疾患合併例などが多いと考えられるが，副作用が少なく，早期に効果が現れるとされるolanzapineは，そのような患者への負担が少ない薬剤といえるかもしれない。

文献

1) Breitbart, W., Tremblay, A., Gibson, C.：An open trial of olanzapine for the treatment of delirium in hospitalized cancer patients. Psychosomatics, 43：175–182, 2002.
2) Kim, K. S., Pae, C. U., Chae, J. H. et al.：An open pilot trial of olanzapine for delirium in the Korean population. Psychiatry Clin. Neurosci., 55：515–519, 2001.
3) Passik, S. D., Cooper, M.：Complicated delirium in cancer patient successfully treated with olanzapine. J. Pain Symptom Manage., 17：219–223, 1999.
4) Sipahimalani, A., Masand, P. S.：Olanzapine in the treatment of delirium. Psychosomatics, 39：422–430, 1998.
5) Someya, T., Endo, T., Hara, T. et al.：A survey on the drug therapy for delirium. Psychiatry Clin. Neurosci., 55：397–401, 2001.

（森田幸代，下田和孝）

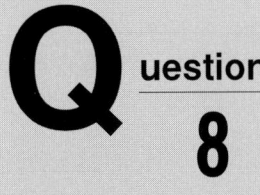

Question 8 パーキンソン病患者に見られる薬剤性精神病症状の治療として olanzapine は有用か？

A パーキンソン病（PD）患者に対して levodopa などのパーキンソン病治療薬が投与された場合，精神病症状が見られることがあり，その頻度は20〜30％と推定されている[16]。非定型抗精神病薬が登場するまで PD 患者の精神病症状に対しては，PD 治療薬の減量・haloperidol などの定型抗精神病薬の投与で対処されていたが，PD 症状の悪化を伴うというジレンマが当然ながらあった。非定型抗精神病薬，例えば clozapine が PD 患者の精神病症状に対して有効であり，かつ PD 症状を悪化させないことが報告された[17]。非定型抗精神病薬の中で clozapine は，統合失調症患者に用いるよりもはるかに少ない用量で PD 患者の精神症状を改善し，かつ PD の運動障害を悪化させないと報告された[4,13]。その後，1999年には The Parkinson Study Group により60症例の低用量 clozapine 療法の無作為二重盲検試験が報告されるなど，治療法としてのコンセンサスは得られている[18]。

しかし，clozapine には重大な副作用として顆粒球減少があるため，米国では週に一度の血液検査を義務付けられており，その使用には十分な注意が必要となっている。このため，重大な副作用がなく，同等の有効性を持つ clozapine に代わる非定型抗精神病薬が求められている。Risperidone，olanzapine，quetiapine がその候補として挙げられる。これらには PD 症状を悪化させることなく，精神症状を改善させるという報告がある[1,2,3,5,8,11,14,15,19]。一方で，運動機能の悪化が見られたという報告もなされており[3,5,8,15]，一定のコンセンサスは得られていない。

Olanzapine については，当初，低用量の olanzapine が運動障害を悪化させることなく，PD 患者の薬剤性精神病症状を改善させたという報告がなされた[1,19]。Wolters らはドパミン作動性薬物により精神病症状の見られた15例の痴呆のない PD 患者（男性9例，女性6例）でオープン試験を行った。まず，可能な限りドパミン作動薬を減量し，5日間症状が安定していることを確認した。その後，olanzapine 1 mg の経口投与から開始し，8日目〜50日目の間に最適の服用量になるように調節し（最大15mg，平均6.5mg±3.9mg），50日目〜64日目には PD 症状を軽減させるためドパミン作動薬を増量した。この結果，14例（2例は clozapine が無効）で2〜5週間の間に Brief Psychiatric Rating Scale（BPRS）得点が65％低下したが，パーキンソン症状評価尺度（UPDRS）得点では有意な変化はなかった。50日目〜64日目にドパミン作動薬の増量を行ったところ13例にて UPDRS 得点の低下（8日目と比較して21％の低下）が見られ，BPRS 得点の低下は保たれていた（8日目と比較して67％の低下）。このように抗精神病効果はドパミン作動薬を用いた際でも続き，olanzapine 投与のみでは UPDRS 得点の改善は見られないがドパミン作動薬を増加することが可能なため，結果的に PD 症状の治療が行えるとしている[19]。Aarsland らは21例の PD 患者（8例は痴呆を合併）による8週間のオープン試験を行った結果，6例が眠気のため治療を中断した他は，PD 症状・認知機能の悪化なく妄想・幻覚を改善

することができたと報告している[1]。

しかし，olanzapine が精神病症状に有効であっても，PD 症状の悪化が見られたという報告がいくつかなされている。Manson らは levodopa 誘発性のジスキネジアに olanzapine が有効であると報告する一方で，低用量でも PD 症状を惹起したと報告している。このため，olanzapine が clozapine より有効であるとは結論できないとしている[9]。

また，Goetz らは olanzapine と clozapine の比較を無作為二重盲検試験を用いて行った。PD と診断され，DSM-Ⅳの幻覚または精神病症状に該当する状態が30日続いて見られた患者に対して，2ヵ月間，8例に clozapine を6.25～50.0mg 投与する一方で，7例に olanzapine を2.5～15mg 投与した。Olanzapine を投与された7例のうち当初予定された63日間の調査期間を超えたのは1例のみで他は PD 症状悪化のため途中で調査終了となっている。調査の結果，olanzapine 治療群では UPDRS 得点が21.4から33.7，BPRS 得点が26.8から27.1といずれも悪化しているのに対して，clozapine 治療群では各々38.9から32.9，31.4から23.8と改善した[6]と報告している。Olanzapine 低用量投与に関する報告には，パーキンソン症状を悪化させたとするもの[7,12]から悪性症候群を惹き起こしたとするもの[10]まである。

Clozapine と比較し，olanzapine は D_1 受容体に対しやや親和性が高く，D_2 受容体に対して親和性が数倍も高いため，パーキンソン症状を惹き起こしやすいものと考えられている。

結論

PD 患者に見られる薬剤性精神病症状に対する olanzapine の有効性はあると考えられるが，PD 症状の悪化等，運動機能の低下が認められているため，その使用は限られたものになる。

文献

1) Aarsland, D., Larsen, J. P., Lim, N. G. et al.: Olanzapine for psychosis in patients with Parkinson's disease with and without dementia. J. Neuropsychiatry Clin. Neurosci., 11 : 392-394, 1999.

2) Fernandez, H. H., Friedman, J. H., Jacques, C. et al.: Quetiapine for the treatment of drug-induced psychosis in Parkinson's disease. Mov. Disord., 14 : 484-487, 1999.

3) Ford, B., Lynch, T., Greene, P.: Risperidone in Parkinson's disease. Lancet, 344 : 681, 1994.

4) Friedman, J. H., Lannon, M. C.: Clozapine-responsive tremor in Parkinson's disease. Mov. Disord., 5 : 225-229, 1990.

5) Friedman, J.: Olanzapine in the treatment of dopaminomimetic psychosis in patients with Parkinson's disease. Neurology, 50 : 1195-1196, 1998.

6) Goetz, C. G., Blasucci, L. M., Leurgans, S. et al.: Olanzapine and clozapine : comparative effects on motor function in hallucinating PD patients. Neurology, 55 : 789-794, 2000.

7) Graham, J. M., Sussman, J. D., Ford, K. S. et al.: Olanzapine in the treatment of hallucinosis in idiopathic Parkinson's disease : a cautionary note. J. Neurol. Neurosurg. Psychiatry, 65 : 774-777, 1998.

8) Jimenez-Jimenez, F. J., Tallon-Barranco, A., Orti-Pareja, M. et al.: Olanzapine can worsen parkinsonism. Neurology, 50 : 1183-1184, 1998.

9) Manson, A. J., Schrag, A., Lees, A. J.: Low-dose olanzapine for levodopa induced dyskinesias. Neurology, 55 : 795-799, 2000.

10) Margolese, H. C., Chouinard, G.: Olanzapine-induced neuroleptic malignant syndrome with mental retardation. Am. J. Psychiatry, 156 : 1115-1116, 1999.

11) Meco, G., Alessandri, A., Giustini, P. et al.: Risperidone in levodopa-induced psychosis in advanced Parkinson's disease : an open-label, long-term study. Mov. Disord., 12 : 610-612, 1997.

12) Molho, E. S., Factor, S. A.: Worsening of motor features of parkinsonism with olanzapine. Mov. Disord., 14 : 1014-1016, 1999.

13) Pakkenberg, H., Pakkenberg, B.: Clozapine in the treatment of tremor. Acta Neurol. Scand., 73 : 295-297, 1986.

14) Parsa, M. A., Bastani, B.: Quetiapine (Seroquel) in the treatment of psychosis in patients with Parkinson's disease. J. Neuropsychiatry Clin. Neurosci., 10 : 216-219, 1998.

15) Rich, S. S., Friedman, J. H., Ott, B. R.: Risperidone versus clozapine in the treatment of psychosis in six patients with Parkinson's disease

and other akinetic-rigid syndromes. J. Clin. Psychiatry, 56 : 556–559, 1995.
16) Sanchez-Ramos, J. R., Ortoll, R., Paulson, G. W. : Visual hallucinations associated with Parkinson disease. Arch. Neurol., 53 : 1265–1268, 1996.
17) The French Clozapine Parkinson Study Group : Clozapine in drug-induced psychosis in Parkinson's disease. Lancet, 353 : 2041–2042, 1999.
18) The Parkinson Study Group : Low-dose clozapine for the treatment of drug-induced psychosis in Parkinson's disease. N. Engl. J. Med., 340 : 757–763, 1999.
19) Wolters, E. C., Jansen, E. N., Tuynman-Qua, H. G. et al. : Olanzapine in the treatment of dopaminomimetic psychosis in patients with Parkinson's disease. Neurology, 47 : 1085–1087, 1996.

（松尾雅博，下田和孝）

Question 9 小児の精神疾患における olanzapine の治療効果・副作用について知りたい

A Olanzapine の小児への投与に関する報告としては，統合失調症の小児および思春期症例 8 人に対する olanzapine の有効性を調査した Kumra らによる 8 週間にわたる非盲検試験が最初である[3]。対象は 2 種類の主要な定型神経遮断薬による治療に反応せず，発症が 12 歳までの統合失調症患者で，olanzapine の投与量は隔日 2.5mg（患者の体重 40kg 以下の症例）もしくは 1 日 2.5mg（40kg 以上の症例）から開始された。投与量は 5～9 日ごとに 1 日あたり 2.5～5mg ずつ最高 20mg まで増量しながら調節された。治療 6 週間目における 1 日投与量は 12.5～20mg/日（平均±標準偏差＝17.5±2.3mg/日），もしくは体重 1kg あたり 0.15～0.41mg/日（0.27±0.11mg/日）であった。その結果，olanzapine 投与開始後 8 週目には投与開始前と比較して簡易精神症状評価尺度（BPRS）の総得点では 17％の改善，陽性・陰性症状評価尺度（PANSS）の陰性症状評価尺度では 27％の改善，陽性症状評価尺度では 1％の改善が見られた。同じ報告の中で，Kumra らは上記と同じ基準を満たす小児および思春期症例 15 人に対し非盲検試験として 6 週間 clozapine を投与し，olanzapine と比較した。Clozapine の投与量は患者の体重に応じて 1 日あたり 6.25～25mg より開始され，3～4 日ごとに投与量の 1～2 倍ずつ増量された。治療 6 週間目の 1 日投与量は 100～600mg/日（317±147mg/日）もしくは体重 1kg あたり 1.28～8.88mg/日（5.42±2.84mg/日）であった。（1）治療により BPRS の点数が 20％以上改善，（2）治療後の臨床全般改善度（CGI）が中等度（3 以下）もしくは BPRS が 35 点以下，の両方に該当する症例を薬物反応群，どちらか片方のみに該当する群を部分的薬物反応群とした場合[1]，治療 6 週目の結果を olanzapine と clozapine で比較したところ，薬物反応群に該当したのは clozapine で治療された症例のうち 15 人中 8 人，それに対して olanzapine で治療された症例では 8 人中 0 人であった。Olanzapine 投与 8 週目における結果は 8 人中 2 人が薬物反応群，1 人が部分的薬物反応群であった。上記のそれぞれの臨床評価尺度においても，8 週間 olanzapine 投与を行った群と比べて 6 週間 clozapine 投与を行った群の方が高い治療効果が得られた[3]。以上の結果から，clozapine は無顆粒球症やてんかん発作といったリスクを伴い注意深い薬物モニタリングを要するにもかかわらず，Kumra らは治療抵抗性である統合失調症の小児および思春期症例に対して clozapine を推奨している。

また，Krishnamoorthy らは双極性障害，特定不能の精神病性障害，統合失調症，注意欠陥／多動性障害と診断され，平均 4 種類の薬物治療が不成功であった 6～11 歳の小児 5 人に対し olanzapine 投与を試みている[4]。投与期間は平均 32 日，投与量は 1 日あたり 1.0～2.5mg/日（平均 7.5mg/日）もしくは体重 1kg あたり 0.12～0.29mg/日（0.22mg/日）であった。副作用として鎮静（3 人），体重増加（3 人），アカシジア（2 人）が生じた。5 人中 3 人で臨床的に改善を認めたが，そのうち 2 人はアカシジアが生じたため olanzapine の投与を中止された。1 人は双極性障害に伴う精

神病性の症状が消失したため投与が中止された。また，残りの2人は臨床的に改善を認めなかったため投与が中止された。

自閉性障害などの広汎性発達性障害に対するolanzapine投与についての報告では，まずMalek-Ahmadiらが自閉性障害で多動と攻撃性がある8歳男児の症例を報告している[5]。この症例におけるolanzapineの初期投与量は5mg/日であり，2日後には7.5mg/日に増量されたところ，多動は大幅に減少，攻撃性は消失するという著明な改善が見られたとされている[5]。また，MaloneらはDSM-Ⅳで自閉症性障害と診断された7.8±2.1（平均±標準偏差）歳の12人の小児に対して無作為に6週間olanzapineあるいはhaloperidolを投与した[6]。最終投与量はolanzapineが1日あたり7.9±2.5mg/日，haloperidolが1.4±0.7mg/日であった。その結果CGIにおいてはolanzapine投与群では6人中5人が，haloperidol投与群では6人中3人が改善を示しただけであったが，Children's Psychiatric Rating ScaleのAutism Factorは両群で著明な改善が認められた。副作用は鎮静と体重増加で，両群において出現し，錐体外路症状はhaloperidol投与群で1例においてのみ認められた。この結果より，Maloneらは自閉性障害の小児に対してolanzapine投与を推奨している。また，Kemnerらは自閉症性障害もしくは特定不能の広汎性発達障害と診断された6〜16歳の25人の小児に3ヵ月間の非盲検試験を行った[2]。隔日2.5mgから投与を開始し，最終1日投与量は2.5〜20mg/日（平均＝10.7mg/日）であった。最後まで研究に参加した23人の小児全員において症状の改善が得られたものの，CGIにおいて「かなり改善」以上を示し薬物反応者とみなせる例は3人だけであった。主な副作用は体重増加（14人），食欲亢進（14人），筋力低下（14人）で，錐体外路症状は3人に見られ，いずれも減量により消失した[2]。

Olanzapineの小児・思春期投与症例における副作用については，Woodsらが，発売から2000年3月31日までに米国食料医薬品局（FDA）に寄せられた報告を検討している[7]。成人（20歳以上）789例，小児（0〜9歳）8例，思春期（10〜19歳）54例の副作用報告があり，成人と比較して小児，思春期では錐体外路症状の発現頻度はほぼ同じであった。成人と比較した場合に出現頻度が高かったのは，小児では鎮静・体重増加・肝機能異常・遅発性ジスキネジアであり，思春期では鎮静・体重増加・肝機能異常・プロラクチン高値であったと述べている。

結論

小児に対するolanzapine投与の有効性について述べた報告は少ないが，自閉性障害や広汎性発達障害における多動，攻撃性といった症状の改善に有効であるとする報告はいくつか存在した。Olanzapineを小児に投与した際の副作用としては鎮静，体重増加，肝機能異常，錐体外路症状，アカシジア，遅発性ジスキネジア，筋力低下，プロラクチン高値などが報告されていた。

文献

1) Kane, J., Honigfeld, G., Singer, J. et al.: Clozapine for the treatment-resistant schizophrenic. A double-blind comparison with chlorpromazine. Arch. Gen. Psychiatry, 45: 789-796, 1988.
2) Kemner, C., Willemsen-Swinkels, S. H., de Jonge, M. et al.: Open-label study of olanzapine in children with pervasive developmental disorder. J. Clin. Psychopharmacol., 22: 455-460, 2002.
3) Kumra, S., Jacobsen, L. K., Lenane, M. et al.: Childhood-onset schizophrenia: an open-label study of olanzapine in adolescents. J. Am. Acad. Child Adolesc. Psychiatry, 37: 377-385, 1998.
4) Krishnamoorthy, J., King, B. H.: Open-label olanzapine treatment in five preadolescent children. J. Child Adolesc. Psychopharmacol., 8: 107-113, 1998.
5) Malek-Ahmadi, P., Simonds, J. F.: Olanzapine for autistic disorder with hyperactivity. J. Am. Acad. Child Adolesc. Psychiatry, 37: 902, 1998.
6) Malone, R. P., Cater, J., Sheikh, R. M. et al.: Olanzapine versus haloperidol in children with autistic disorder: an open pilot study. J. Am. Acad. Child Adolesc. Psychiatry, 40: 887-894, 2001.
7) Woods, S. W., Martin, A., Spector, S. G. et al.: Effects of development on olanzapine-associated adverse events. J. Am. Acad. Child Adolesc. Psychiatry, 41: 1439-1446, 2002.

（市村麻衣，森田幸代，下田和孝）

Question 10

Quetiapine は抗うつ作用を有するか？

A わが国においても，現在4種類の非定型抗精神病薬が使用可能となっている。これらは，定型抗精神病薬より治療のスペクトラムが広く，陰性症状や認知機能改善においてもより効果的であり，また錐体外路症状の出現も少ないといわれている。

抑うつ症状に関しても，perospirone ではセロトニン5-HT$_{1A}$受容体に対する部分アゴニスト活性を有することにより抗うつ作用を有すると考えられ，症例報告も散見される[8,14]。また risperidone や olanzapine でも，統合失調症患者における抑うつ症状の改善のみならず，気分障害を含む他疾患における抑うつ症状改善の報告や研究がみられる[5,10,15]。しかし，いずれも抗うつ作用を有すると証明されてはいない。

一方，quetiapine の薬理的特徴から抗うつ作用を有する可能性について考察すると，quetiapine の持つアドレナリン α$_2$受容体阻害作用，セロトニン5-HT$_2$受容体阻害作用が抗うつ効果と関連する可能性が指摘されている[4]。

本稿では，quetiapine の抗うつ作用について既報をもとに考察した。

統合失調症患者の「抑うつ」に関しては，工藤らによる mosapramine との二重盲検比較試験で，BPRSの「不安―抑うつ」スコアが mosapramine 群に比べて有意に減少したという報告[6]，村崎らによる haloperidol との二重盲検比較試験で，BPRSの「抑うつ」項目に関して，改善率に有意な差は無いが，haloperidol 群は10%以上高い悪化率を示したという報告[9]，Purdon らによる haloperidol との二重盲検比較試験で，BDI および CDS（Calgary Depression Scale）による「抑うつ」は haloperidol 群よりも明らかな改善を示したという報告[11]，Emsley らによる haloperidol との二重盲検比較試験において，PANSSの「抑うつ」スコアが haloperidol 群に比べ有意に減少したという報告[2]がある。

また他の非定型抗精神病薬との比較では，統合失調症もしくは他の精神病症状を伴う疾患に対して，Mullen らによる risperidone との比較試験で，quetiapine のほうが，わずかだが HAM-D を有意に改善したという報告[7]，Sajatovic らによる，統合失調症以外の精神病症状を伴う疾患における「抑うつ」に対する quetiapine と risperidone の比較試験で，両者とも有意に HAM-D の改善を示したが，quetiapine の方がわずかに有意であったという報告[13]がある。

これらより quetiapine は統合失調症もしくはその他の精神病性症状を伴う疾患患者に対して抗うつ作用を有するように思われるが，「抑うつ」には，抗精神病薬など薬剤の副作用としての「抑うつ」など種々の原因があることを考えると，既報の結果が示した抗うつ作用が，どういう「抑うつ」をどういう機序で改善したかについてはいくつかの可能性を考慮に入れなければならない。Emsley らは研究の過程を通して，この効果は抑うつ症状に対し直接的に働いたものであり，他の症状の改善による二次的なものではないと明言している[2]が，例えば，錐体外路症状は，「抑うつ」を悪化させることはよく知られており，Sajatovic

らはハイポキネジア・アキネジアの重症度の変化とHAM-Dに関連がみられたと述べている[13]。またプロラクチンの上昇は，敵意や抑うつに関連があるという報告[3]もあるが，quetiapineはプロラクチンの上昇が少ない薬剤であり，このことがquetiapineによる抑うつの改善に影響している可能性もある。

それでは，気分障害もしくはその類縁疾患では，どうであろうか。Sajatovicらによれば，双極性障害および失調感情障害におけるquetiapine単剤もしくは気分安定薬との併用で，HAM-Dの有意な減少を示したという[12]。またAltamuraらによる，双極性障害におけるquetiapineと気分安定薬の比較において，抑うつ気分に関しても同等の再発予防効果を持つという報告[1]がなされている。Zarateらは，quetiapine単剤もしくは他の向精神薬との併用で，双極性障害の全てのタイプおよび失調感情障害の双極性で，統計学的に有意ではないものの高い効果を認めたとし，精神病症状を伴う大うつ病性障害では効果が低かったと報告している[16]。

これらの既報をみると，抗うつ作用を持つ可能性はあるが，気分安定薬としての作用および気分安定薬の増強という作用を有する可能性も示唆され，今後の検討課題といえよう。

結　論

現時点で，quetiapineが抗うつ作用を有するかどうかは結論付けることは困難で，更なる研究・報告が必要であろう。少なくとも定型抗精神病薬に比べ錐体外路症状や高プロラクチン血症などの副作用が少ないことにより，「抑うつ」を生じる，もしくは悪化させる危険性は低いと考えられ，陽性症状が顕著でなく錐体外路症状や過鎮静に伴う陰性症状・抑うつ症状が目立つ症例に対しては，quetiapineへの切り替えが推奨されるだろう。

文　献

1) Altamura, A. C., Salvadori, D., Madaro, D. et al.: Efficacy and tolerability of quetiapine in the treatment of bipolar disorder: preliminary evidence from a 12-month open-label study. J. Affect. Disord., 76: 267-271, 2003.

2) Emsley, R. A., Buckley, P., Jones, A. M. et al.: Differential effect of quetiapine on depressive symptoms in patients with partially responsive schizophrenia. J. Psychopharmacol., 17: 210-215, 2003.

3) Fava, M., Fava, G. A., Kellner, R. et al.: Depression and hostility in hyperprolactinemia. Prog. Neuropsychopharmacol. Biol. Psychiatry, 6: 479-482, 1982.

4) 樋口輝彦, 小山　司, 神庭重信：臨床精神薬理ハンドブック. p.128, 医学書院, 東京, 2003.

5) Keck, P. E. Jr., Strakowski, S. M., McElroy, S. L.: The efficacy of atypical antipsychotics in the treatment of depressive symptoms, hostility, and suicidality in patients with schizophrenia. J. Clin. Psychiatry, 61 (Suppl.3): 4-9, 2000.

6) 工藤義雄, 野村純一, 井川玄朗他：フマル酸クエチアピンの精神分裂病に対する臨床評価—塩酸モサプラミンを対照薬とした二重盲検比較試験. 臨床医薬, 16: 1807-1842, 2000.

7) Mullen, J., Jibson, M. D., Sweitzer, D.: A comparison of the relative safety, efficacy, and tolerability of quetiapine and risperidone in outpatients with schizophrenia and other psychotic disorders: The Quetiapine Experience with Safety and Tolerability (QUEST) Study. Clin. Ther., 23: 1839-1854, 2001.

8) 村崎光邦, 小山　司, 町山幸輝他：新規抗精神病薬塩酸perospironeの精神分裂病に対する臨床評価—haloperidolを対照薬とした第Ⅲ相試験. 臨床評価, 24: 159-205, 1997.

9) 村崎光邦, 小山　司, 福島　裕他：精神分裂病に対するフマル酸クエチアピンの臨床評価—Haloperidolを対照薬とした二重盲検比較試験. 臨床精神薬理, 4: 127-155, 2001.

10) Ostroff, R. B., Nelson, J. C.: Risperidone augmentation of selective serotonin reuptake inhibitors in major depression. J. Clin. Psychiatry, 60: 256-259, 1999.

11) Purdon, S. E., Malla, A., Labelle, A. et al.: Neuropsychological change in patients with schizophrenia after treatment with quetiapine or haloperidol. J. Psychiatry Neurosci., 26: 137-149, 2001.

12) Sajatovic, M., Brescan, D. W., Perez, D. E. et al.: Quetiapine alone and added to a mood stabilizer for serious mood disorders. J. Clin. Psychiatry,

62 : 728–732, 2001.
13) Sajatovic, M., Mullen, J. A., Sweizer, D. E. : Efficacy of quetiapine and risperidone against depressive symptoms in outpatients with psychosis. J. Clin. Psychiatry, 63 : 1156–1163, 2002.
14) 和気洋介, 原田俊樹, 氏家 寛他 : 抑うつ状態を主体とした統合失調症に対する塩酸 perosperone の効果. 精神科治療学, 18 : 353–359, 2003.
15) 吉村玲児, 中村 純 : 海外における olanzapine の臨床成績. 臨床精神薬理, 4 : 939–944, 2001.
16) Zarate, Jr. C. A., Rothschild, A., Fletcher, K. E. et al. : Clinical predictors of acute response with quetiapine in psychotic mood disorders. J. Clin. Psychiatry, 61 : 185–189, 2000.

（小泉暢大栄, 染矢俊幸）

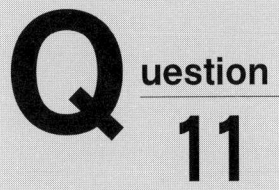

Question 11 抗精神病薬によって生じる高プロラクチン血症は，短期的，長期的にいかなる影響を患者にもたらすか？

〈症例〉統合失調症の40歳の女性患者。従来型抗精神病薬の服用で陽性症状は概ね改善していたものの，高プロラクチン血症と無月経が出現した。減薬により月経は再開したが，高プロラクチン血症が持続している。

A プロラクチンは，主として乳腺の発育と乳汁分泌に関与する下垂体ホルモンである。198個のアミノ酸で構成される単純蛋白であり，分子量約2.3万，下垂体前葉の好酸性細胞で生合成されるが，その分泌はドパミン神経によって抑制的に調節されている。したがって大部分の抗精神病薬はそのドパミン遮断作用によりプロラクチン値を上昇させ，様々な副作用を患者にもたらす。

Maguire[5]は高プロラクチン血症がもたらす副作用を，性別と，短期的・長期的影響の2つの面から整理している。それによるとまず短期的な影響として，女性の無月経あるいは月経周期の異常と，それに伴う乳汁漏出症や乳房の腫大があげられる。男性では女性化乳房がみられ，勃起時間の延長や持続勃起症を呈する。また男女ともに性欲の減退がみられ，オルガズム不全や射精障害を引き起こす場合がある。こうした性生活上の副作用は患者が話すのを躊躇し，また副作用と気付かれない場合も多いため，主治医はこうした副作用が生じうることを積極的に説明し，その有無を確認する必要がある。

長期的な影響としては，骨密度の低下があげられる[5]。血中プロラクチンの上昇は，女性ではエストロゲン，男性ではテストステロンが減少することで骨密度の低下をもたらし，骨粗鬆症の原因となる。統合失調症患者は，動きの少ない生活，喫煙，低栄養状態や病的多飲水といった骨粗鬆症罹患の危険因子を既に有していることが多く，より注意深い観察が必要といえる。

内分泌学や産婦人科学の分野からは，プロラクチンの上昇がうつ病と関連するとした報告がいくつかある。Panayら[7]は，プロラクチンの上昇とともに起こるエストロゲンの欠乏が，気分，認知や精神病理に影響を与えると報告している。

プロラクチンはエストロゲンの変化とは関係なしに，直接気分に影響を与えると主張する研究者もいる。Kellnerら[3]は，高プロラクチン血症の女性を調査したいくつかの研究結果をまとめ，これらの女性で性欲の減退の他，うつ病，不安，敵意の増加がみられたと報告している。女性における産後のプロラクチン上昇が，敵意やうつ病と特に関係している一方で，高プロラクチン血症の男性では，正常値の男性対照者と比較して，敵意をより示すことはなかった。これらの結果より彼らは，高プロラクチン血症の女性にみられる敵意は，生まれた子供を守るために発達した進化上の名残りではないかと推測している。

抗精神病薬による高プロラクチン血症に対しては，いくつかの治療方法が考えられる。まず第一はプロラクチン値の上昇を来さないいくつかの非定型抗精神病薬に変更することであり，本邦では

olanzapine と quetiapine が使用できる。どうしても抗精神病薬を変更できない事情がある場合は，bromocriptine や pergolide といった，プロラクチン減弱作用のある薬剤を併用することも考えられる[6]。Kartaginer ら[2]は，定型抗精神病薬を7年間服用して骨粗鬆症と無月経，重度の乳汁漏出症を呈した28歳の女性患者に，bromocriptine が有効であったと報告している。

プロラクチン値の基準値は，小児（10歳まで）で1.2～12ng/ml，成人男性で1.5～10ng/ml，老人（70歳以上）で1.2～15ng/ml である。成人女性では1.5～15ng/ml であるが，妊婦や産褥期では高値となりこの基準値はあてはまらない[1]。Kuruvilla ら[4]によると，抗精神病薬による治療前の統合失調症患者のプロラクチン値は，一般に正常値の範囲内であり，統合失調症それ自体がプロラクチン値に影響を与えることはないようである。抗精神病薬で治療中の女性患者のプロラクチン値が例えば25ng/ml であった場合，確かに基準値を超えてはいるが，治療前の値が5 ng/ml であった場合と，20ng/ml であった場合とではその意味するところは異なり，前者の方が変化幅が大きく，より注意を喚起する。したがって，抗精神病薬の治療前に患者のプロラクチンの基礎値を知っておくことが理想的である。また値そのものよりも，前述した副作用をどの程度呈しているかどうかの方が，治療薬変更や，プロラクチン減弱作用のある薬剤を併用するかどうかの指標となる。ただしプロラクチン値が100ng/ml を超える場合は，下垂体腺腫を疑ってトルコ鞍のMRI撮影を行うべきである[1,5]。また月経周期の異常は，ストレス下や神経性無食欲症による体重減少，重度のうつ病，抗精神病薬以外の薬物治療でも生じうるので，そちらへの配慮も必要である[5]。プロラクチン値を上昇させる抗精神病薬を服用中の患者で，上記副作用が明瞭にみられ他の原因が考えられないときは，精神病症状の増悪を来さぬことや患者の承諾を前提として，プロラクチン値を上昇させない他の抗精神病薬に置換するのが妥当である。

結論

高プロラクチン血症は，短期的には女性の月経周期の異常や乳汁漏出症，男性の女性化乳房や持続勃起症，両性の性欲減退，オルガズム不全等をもたらし，長期的には骨密度の低下をもたらし骨粗鬆症の原因となる。治療方法としては，プロラクチン値に影響を与えない olanzapine や quetiapine といった非定型抗精神病薬への変更か，プロラクチン減弱作用のある bromocriptine や pergolide の併用が考えられる。血中プロラクチン値の計測は状況に合わせて適宜行うが，値そのものよりは臨床的副作用の有無の方が，治療の必要性を考慮する上で重要である。

文献

1）阿部廣己：臨床検査データブック2001-2002年版．医学書院，東京，2001.
2）Kartaginer, J., Ataya, K., Mercado, A. et al.：Osteoporosis associated with neuroleptic treatment：a case report. J. Reprod. Med., 35：198-202, 1990.
3）Kellner, R., Buckman, M. T., Fava, M. et al.：Prolactin, aggression and hostility：a discussion of recent studies. Psychiatr. Dev., 2：131-138, 1984.
4）Kuruvilla, A., Srikrishna, G., Peedicayil, J. et al.：A study on serum prolactin levels in schizophrenia：correlation with positive and negative symptoms. Int. Clin. Psychopharmacol., 8：177-179, 1993.
5）Maguire, G. A.：Prolactin elevation with antipsychotic medications：mechanisms of action and clinical consequences. J. Clin. Psychiatry, 63（suppl. 4）：56-62, 2002.
6）Mattox, J. H., Buckman, M. T., Bernstein, J. et al.：Dopamine agonists for reducing depression associated with hyperprolactinemia. J. Reprod. Med., 31：694-698, 1986.
7）Panay, N., Studd, J. W.：The psychotherapeutic effects of estrogens. Gynecol. Endocrinol., 12：353-365, 1998.

（佐藤　聡，染矢俊幸）

Question 12 抗精神病薬によって誘導された高プロラクチン血症は bromocriptine で治療可能か？

〈症例〉子供を出産した統合失調症の37歳の女性。彼女は妊娠するまで perphenazine 24mg/日を服用していた。妊娠中は服薬を中断したが、精神症状の悪化は見られなかった。出産後彼女には母乳の分泌を抑えるため bromocriptine（パーロデル®）2.5mg×2 が投与され、一緒に perphenazine が再開された。perphenazine をはじめとした抗精神病薬と bromocriptine の間の相互作用について教えてほしい。

A Bromocriptine は麦角アルカロイド誘導体であり、プロラクチン分泌の特異的抑制剤として開発された[5]。Bromocriptine は選択的な D_2 受容体作動薬であり、低用量では前シナプスの D_2 受容体に作用してドパミンの放出を抑制するが、高用量では後シナプスの D_2 受容体に作用してドパミン機能を高め、高プロラクチン血症の治療（薬剤起因性・腫瘍性・特発性などの原因を問わず）・パーキンソン症候群の治療などに利用されている。また弱い D_1 受容体拮抗作用があることも知られている[5]。Bromocriptine が D_2 受容体の作動薬であることから、副作用としての精神病症状の悪化・D_2 受容体の拮抗薬である抗精神病薬との併用の問題が注目されてきた。

Serby[7]は bromocriptine を用いた66人のパーキンソン病患者のうち17人の患者に精神の変調が生じたことを報告した。また Frye ら[3]は無月経と乳汁分泌のため bromocriptine の処方を受けた失調感情病の31歳の女性患者を報告した。彼女の精神症状は落ち着いていたが、bromocriptine の投与を受けて5日後から著明な焦燥感・関係妄想および幻聴が出現し、これらの症状は bromocriptine を中止して3日後に消失した。この報告の中で Frye らは、抗精神病薬による無月経や乳汁分泌の治療に bromocriptine を第一選択として用いるべきではなく、抗精神病薬の減量や変更が試みられるべきであること、また bromocriptine を投与するにあたって注意深い評価が必要であり、少量から投与を開始し、精神病症状についても十分な観察が必要であることを述べた。Boyd[1]は1976～1991年の間に bromocriptine を使用中に精神病症状を呈した62人の患者の報告について総説しているが、これらの患者のうち6人は無月経・乳汁分泌を主訴とした抗精神病薬服用中の精神病患者（統合失調症・失調感情障害・躁病）であったという。彼は bromocriptine を使用する際、患者に精神病の既往歴がある場合はまず別の治療法を検討するべきであり、また睡眠障害・焦燥感・または幻覚や妄想を疑わせる徴候が見られた場合は bromocriptine を減量・中止する必要があると述べている。

一方これに対して Smith は[8]、一連の研究報告から、抗精神病薬による希発月経・無月経・乳汁分泌のため bromocriptine の投与を受け、その結果精神症状が悪化した症例は25例中1例であり（その症例は bromocriptine を中止し抗精神病薬を投与することで症状は安定した）、精神症状の

悪化を恐れて bromocriptine の投与を躊躇することに疑問を投げかけた。また彼は高プロラクチン血症を呈した一部の患者に microadenoma 等の下垂体の異常が発見されたことから，MRI・CT等の検索や甲状腺機能の検索が重要であることを指摘した。Kartaginer ら[4]も，bromocriptine の投与によって骨密度が回復し精神症状の悪化をきたさなかった統合失調症の症例を報告し，高プロラクチン血症によって骨粗鬆症が誘発される可能性を指摘した。さらに Perovich ら[6]は遅発性ジスキネジアの治療効果の判定のために16例の精神病患者を bromocriptine とプラセボで二重盲検的に治療した結果，両者の間に精神病症状の有意な相違は見出せなかったことを報告した。彼らは bromocriptine による精神病症状の悪化は特異的な素因と関連している可能性があり，また抗精神病薬の継続が精神病症状の悪化を防ぐ働きをしている可能性も示唆している。また bromocriptine の用量・投与期間・投与前の患者の精神状態も症状悪化に関連する要因になりうることを述べた。

このように bromocriptine の投与によって精神病症状が悪化する症例があるので，特に精神病の既往を有する患者では bromocriptine の使用に気をつけるべきであるという意見と，そのような精神病症状の悪化はあまり頻度は多くないので精神病症状の悪化を恐れて bromocriptine の投与を躊躇することに疑問を投げかける意見が見られている。こうした現状から，bromocriptine による精神症状悪化のメカニズムやこれに関与するその他の要因（併用している抗精神病薬の種類や量）の解明が必要であるが，少なくとも現時点では抗精神病薬の減量など別の選択を優先すること，精神症状が安定していることを条件とすること，睡眠障害・焦燥感・幻覚・妄想等の出現に注意を払うこと，少量から使用すること，抗精神病薬と併用して用いることなどの注意点が考えられる。

結　論

神経遮断薬はドパミン受容体を遮断し，bromocriptine はドパミン受容体の作動薬である。このためこの2つの薬剤は相互に拮抗し合う可能性があり，bromocriptine は神経遮断薬の抗精神病作用を抑制する可能性がある。神経遮断薬と bromocriptine の併用に関するこれまでのいくつかの研究によると，神経遮断薬を継続中の臨床症状の安定した患者では，bromocriptine を付加することによっても症状の悪化はみられないかもしれない。しかし可能ならば，抗精神病薬の減量など別の選択を優先すべきであろう。

文　献

1) Boyd, A. : Bromocriptine and psychosis : a literatute review. Psychiatr. Q., 66 : 87-95, l995.
2) Cohn, J. B., Brust, J., DiSerio, F. et al. : Effect of bromocriptine mesylate on induced hyperprolactinemia in stabilized psychiatric outpatients undergoing neuroleptic treatment. Neuropsychobiology, 13 : 173-179, 1985.
3) Frye, P. E., Pariser, S. F., Kim, M. H. et al. : Bromocriptine associated with symptom exacerbation during neuroleptic treatment of schizoaffective schizophrenia. J. Clin. Psychiatry, 43 : 252-253, 1982.
4) Kartaginer, J., Ataya, K., Mercade, A. et al. : Osteoporosis associated with neuroleptic treatment. A case report. J. Reproductive Med., 35 : 198-202, 1990.
5) 倉智敬一，鎮目和夫，豊倉康夫：ブロモクリプチン　基礎と臨床．序文，メディカルトリビューン，東京，1983．
6) Perovich, R. M., Lieberman, J. A., Fleischhacker, W. W. et al. : The behavioral toxicity of bromocriptine in patients with psychiatric illness. J. Clin. Psychopharmacol., 9 : 417-422, 1989.
7) Serby, M., Angrist, B., Lieberman, A. : Mentel disturbances during bromocriptine and lergotrile treatment of Parkinson's disease. Am. J. Psychiatry, 135 : 1227-1229, 1978.
8) Smith, S. : Neuroleptic-associated hyperprolactinemia. Can it be treated with bromocriptine? J. Reproductive Med., 37 : 737-740, 1992.

（川嶋義章，染矢俊幸）

Question 13 抗精神病薬治療によって多毛症が生じるか？

A 多毛症とは，軟毛の硬毛化，すなわち本来軟毛であるべき部位の毛が，太くて長い硬毛に置き換わった状態であり，同時に色素の増加を伴い，いわゆる毛が濃く，毛深くなった状態である。また元来硬毛である眉毛や睫毛に異常な伸長が認められる場合もある。つまり，個々の毛の直径・長さが，年齢・性・部位を考慮して，通常よりも明らかに増加している状態である。一般に哺乳類の毛組織の数は発生段階で決定され，生後に増加することはないため，毛組織の数自体は増加しない。

多毛症はアンドロゲン作用の関与の有無によって，hypertrichosis（生毛性多毛症）と hirsutism（男性型多毛症）に大別される。hypertrichosis は無性毛の多毛であり，アンドロゲンとは無関係と考えられるもので，hirsutism は女性において成人男性のような多毛，例えば髭，胸毛，陰毛などが男性型となるもので，アンドロゲン作用の増強による多毛症である[6]。Hypertrichosis の機序は解明されていないが，毛母細胞あるいは毛乳頭細胞への直接作用，あるいは免疫系を介するような間接作用が可能性として考えられている。一方 hirsutism は薬剤自体にアンドロゲン作用があるものと，内分泌系への作用により結果としてアンドロゲン作用を増強するものとがある。

毛組織におけるアンドロゲンの標的部位は毛乳頭であり，毛乳頭細胞が産生する何らかの増殖因子の増加により，毛母細胞の増殖が促進され，軟毛の硬毛化が生じると考えられている[5]。毛母細胞の増殖は大きな毛母，毛球部を形成し，毛の直径を増大させると説明できる。一方，毛の長さは成長速度および成長期間により決定されると言える。毛の成長速度は毛母細胞中の増殖サイクル内に存在する細胞の割合によるが，成長期毛包の毛母細胞は正常な状態でほぼ全てが増殖サイクル内にあり，成長速度を正常より大幅に増加させることは不可能と考えられる。このため毛の伸長を促進する機序としては，毛母細胞の増殖促進作用よりも，成長期の延長作用のほうが重要であろう。アンドロゲンは毛乳頭の増殖因子産生を促進するだけでなく，成長期から退行期への移行を阻害すると考えられる。

抗精神病薬はドパミン D_2 受容体遮断作用があるため，高プロラクチン血症を呈することがある。フェノチアジン誘導体投与中に hirsutism を生じた症例では，血中プロラクチン濃度の上昇が認められ[7]，逆に抗精神病薬投与中に高プロラクチン血症が認められた症例では高率に hirsutism がみられる[1]。このことから考えると抗精神病薬による多毛症は，高プロラクチン血症を介して生じている可能性がある。高プロラクチン血症を伴う多毛症女性患者の陰部皮膚の 5α-リダクターゼ活性は正常女性と差がなく，また正常女性の陰部皮膚を用いた *in vitro* の実験では，プロラクチンは 5α-リダクターゼ活性をむしろ抑制することから[8]，毛乳頭細胞の 5α-リダクターゼ活性を介した機序は考えにくい。高プロラクチン血症により生じる dehydroepiandrosterone sulfate 濃度上昇と，sex hormone binding globulin 濃度低下による遊離テストステロン濃度上昇が，hirsutism の

発症機序となっている可能性がある[3,7]。

またプロラクチンとは無関係に下垂体―副腎系に作用して，アンドロゲン産生を促進する，あるいは毛包へ何らかの直接作用によりhirsutismを生じるという報告もあり，その可能性も否定できない[1]。

現在では，risperidoneをはじめとする非定型抗精神病薬が用いられるようになっているが，hirsutismと非定型抗精神病薬の関係についての報告はみられない。これはおそらくhirsutismが高プロラクチン血症と関係して起こることが一般的認識となったためであろう。実際，非定型抗精神病薬と高プロラクチン血症についての報告や研究は多数みられる。Hamner[4]はそのレビューにおいて，定型抗精神病薬に比べてほとんどの非定型抗精神病薬が高プロラクチン血症を引き起こすことが少ないが，高用量のrisperidoneでは定型抗精神病薬と同様にプロラクチン濃度の上昇がみられると述べている。

結　論

抗精神病薬治療において，多毛症は頻度の高い副作用でなく，見落とされる可能性がある[7]。一般的には慢性の精神疾患に罹患している女性患者に多いとされている[2]。

その機序は明らかではないが，hirsutismは高プロラクチン血症と関係して起こると考えられる。そのため高プロラクチン血症を引き起こしやすい定型抗精神病薬や高用量のrisperidoneでは多毛症が生じる可能性がある。

文　献

1) Ataya, K., Abbasi, A., Mercado, A. et al. : Bone density and reproductive hormones in patients with neuroleptic-induced hyperprolactinemia. Fertil Steril, 50 : 876-881, 1988.
2) Bhopal, J. S. : Hirsutism in women with chronic psychiatric illness. Biol. Psychiatry, 27 : 460-461, 1990.
3) Bhopal, J. S. : Phenothiazines and hirsutism. DICP, 24 : 1124, 1990.
4) Hamner, M. : The effects of atypical antipsychotics on serum prolactin levels. Ann. J. Psychiatry, 14 : 163-173, 2002.
5) 板見　智：皮膚科Mook, No.19（今村貞夫他編），pp.23-30，金原出版，東京，1993.
6) 伊藤雅章，佐藤良夫：皮膚科臨床検査法．（谷奥喜平監修），pp.727-734，金原出版，東京，1991.
7) Miwa, L. J., Shaefer, M. S., Stratta, R. J. et al. : Drug-induced hypertrichosis : case report and review of the literature. DICP, 24 : 365-368, 1990.
8) Serafini, P., Lobo, R. A. : Prolactin modulates peripheral androgen metabolism. Fertil Steril, 45 : 41-46, 1986.

（小板橋朋己，小泉暢大栄，染矢俊幸）

Question 14 どの抗精神病薬が性機能障害を惹起しやすいか？

A 抗精神病薬の副作用としての性機能障害について患者から相談されることは少なく，性機能を回復しようとして担当医に相談しないまま抗精神病薬を中断する患者は少なくない[9]。統合失調症患者において，抗精神病薬治療（haloperidol もしくは fluphenazine のデポ剤投与）の有無で分け，性機能に対する満足度の自己評価を比較した場合，抗精神病薬投与群は非薬物治療群に比して有意に点数が低かった[1]。また統合失調症を含む精神疾患患者51名（男性25名，女性26名）に対して行なった調査では，51%の患者が薬物によって引き起こされた性に関する副作用を経験しており，そのうち男性は62.5%，女性は38.5%であった。性に関する副作用のために，43%の患者が服薬の中止を考え，27.5%（男性の41.7%，女性の15.4%）が実際に服薬中止したことがあるという[25]。これらのことより，患者のQOLや抗精神病薬の服薬遵守を維持するためには，抗精神病薬による性機能障害について精神科医が理解を深める必要があろう。

性反応は興奮相，平坦相，オーガズム相，消退相の4期に分けられ，性機能障害はそれぞれの相で起こりうる[10]。定型抗精神病薬においては，以下のような報告がある。まず興奮相の障害としては勃起障害，平坦期の障害として勃起維持困難がある。Chlorpromazine で勃起障害が出現したが，1日1,000mgから600mgに減量したところ改善した症例[12]や pimozide[2]，haloperidol[22]，thiothixene[22]，fluphenazine[22]などによって勃起障害が惹起された症例が報告されている。Kotin らは thioridazine 治療中の患者の44%に勃起維持困難が起こったのに対し，他の抗精神病薬服用患者では19%であったと報告している[19]。

オーガズム相の障害としては thioridazine による射精障害が1961年に最初に報告されている[26]。Kotin らは，thioridazine 100mg/日以上の服用患者57人の49%に射精障害が出現したのに対し，他の抗精神病薬服用患者64人には全く射精障害が見られなかったと報告している[19]。射精障害を惹起する thioridazine の最低用量は1日100mgという報告が多い[11,19]が，1日10mgにて「絶頂感はあるが射精不能」という状態を引き起こした症例も報告されている[15]。Thioridazine 以外では，chlorprothixone[10] や pimozide[2]，chlorpromazine[18]，perphenazine[6]によって惹起された射精障害が報告されている。また女性のオーガズム障害は，Kotin らが報告した thioridazine にて生じた症例が最初である[19]。また，trifluoperazine にて治療中の女性統合失調症患者がオーガズムの障害を訴えていたが，loxapine succinate に変薬し，正常なオーガズムが再び得られるようになったという症例[9]や thioridazine で治療中の女性統合失調症患者で膣をつねられるような感覚を訴え，chlorpromazine に変薬しても改善せず，結局 fluphenazine decanoate 12.5mg の2週毎の筋肉注射に変薬することで不快な症状のコントロールに成功した症例[9]が報告されている。

消退期の障害としては，chlorpromazine による持続性勃起症の症例が1969年に最初に報告されている[21]。また，thiothixene の単独投与にて疼痛を

伴う持続性勃起症が出現し，陰茎海綿体-尿道海綿体シャントの緊急手術の後，haloperidol および lithium に変薬し，症状再燃を見ることはなかったという症例も報告されている[3]。その他に perphenazine で疼痛を伴う持続性勃起症が出現した症例[6]や，haloperidol にて持続性勃起症が出現した症例[13,29]も報告されている。

次に非定型抗精神病薬では以下のような報告がある。射精障害に関しては，risperidone で症例報告が多くみられた[7,16,17]が，olanzapine，quetiapine についての報告は現時点ではみられていない。持続性勃起症に関しては，risperidone[5,24]，olanzapine[20,28]で症例報告されている。quetiapine では，過量投与で生じた1例のみであった[23]。なお，これら男性の性機能障害には，主に抗精神病薬のα_1受容体拮抗作用が関与していると考えられている[8]。

女性の性機能障害は，上記のオーガズム障害に加え，性欲減退，膣萎縮，膣分泌液の減量，不妊症など多々あるが，いずれも高プロラクチン血症やそれに引き続き起こるエストロゲンの低下が関与していると考えられている[27]。定型抗精神病薬は高プロラクチン血症を引き起こすことが多く，それと比較して非定型抗精神病薬は高プロラクチン血症を引き起こすことが少ない。しかし risperidone は用量が高くなると定型抗精神病薬同様の高プロラクチン血症を引き起こす[14]。

Bobes らによる risperidone，olanzapine，quetiapine，haloperidol の性機能障害に関する比較調査では，性機能障害を引き起こす頻度は risperidone が最も高く（43.2％），次いで haloperidol（38.1％），olanzapine（35.3％），quetiapine（18.2％）の順であった[4]。

以上より，どの抗精神病薬が性機能障害を起こしやすいかという明確な結論は得にくいが，定型抗精神病薬に関しては，thioridazine 服用患者の60％に性機能障害が出現し，他の抗精神病薬服用患者での出現率（25％）に比べ高いとする報告[19]がある。一方，非定型抗精神病薬に関しては，高プロラクチン血症を引き起こす可能性が他の非定型抗精神病薬よりも高いこと，α_1受容体拮抗作用が他の非定型抗精神病薬よりも強いことより risperidone が性機能障害を惹起しやすいかもしれない。

結論

Thioridazine や risperidone は性機能障害を惹起しやすいかもしれない。しかし，その他の抗精神病薬でも性機能障害を引き起こす可能性があり，服薬の自己中断を防ぐためにも，性機能に関する訴えには十分配慮する必要がある。

文献

1) Aizenberg, D., Zemishlany, Z., Dorfman-Etog, P. et al. : Sexual dysfunction in male schizophrenic patients. J. Clin. Psychiatry, 56 : 137–141, 1995.
2) Ananth, J. : Impotence associated with pimozide. Am. J. Psychiatry, 139 : 1374, 1982.
3) Balon, R., Berchou, R., Han, H. : Priapism associated with thiothixene, chlorpromazine, and thioridazine. J. Clin. Psychiatry, 48 : 216, 1987.
4) Bobes, J., Garcia-Portilla, M. P., Rejas, J. et al. : Frequency of sexual dysfunction and other reproductive side-effects in patients with schizophrenia treated with risperidone, olanzapine, quetiapine, or haloperidol : the results of EIRE study. J. Sex. Marital. Ther., 29 : 125–147, 2003.
5) Bourgeois, J. A., Mundh, H. : Priapism associated with risperidone : a case report. J. Clin. Psychiatry, 64 : 218–219, 2003.
6) Chan, J., Alldredge, B. K., Baskin, L. S. : Perphenazine-induced priapism. DICP, 24 : 246–249, 1990.
7) Compton, M. T. : Risperidone-induced ejaculatory disturbances. Psychiatr. Serv., 53 : 347, 2002.
8) Compton, M. T., Miller, A. H. : Priapism associated with conventional and atypical antipsychotic medications : a review. J. Clin. Psychiatry, 62 : 362–366, 2001.
9) Degen, K. : Sexual dysfunction in women using major tranquilizers. Psychosomatics, 23 : 959–961, 1982.
10) Ditman, K. S. : Inhibition of ejaculation by chlorprothixene. Am. J. Psychiatry, 120 : 1004–1005, 1964.
11) Freyhan, F. A. : Loss of ejaculation during Mellaril treatment. Am. J. Psychiatry, 118 : 171–172, 1961.
12) Greenberg, H. R. : Inhibition of ejaculation by

chlorpromazine. J. Nerv. Ment. Dis., 152 : 364–366, 1971.
13) Gomez, E. A. : Neuroleptic-induced priapism. Tex. Med., 81 : 47–48, 1985.
14) Hamner, M. : The effects of atypical antipsychotics on serum prolactin levels. Ann. J. Psychiatry, 14 : 163–173, 2002.
15) Heller, J. : Another case of inhibition of ejaculation as a effect of Mellaril. Am. J. Psychiatry, 118 : 173, 1961.
16) Holtmann, M., Gerstner. S., Schmidt, M. H. : Risperidone-associated ejaculatory and urinary dysfunction in male adolescents. J. Clin. Adolesc. Psychopharmacol., 13 : 107–109, 2003.
17) Kaneda, Y. : Risperidone-induced ejaculatory dysfunction : a case report. Eur. Psychiatry, 16 : 134–135, 2001.
18) Kogeogos, J., De Alwis, C. : Priapism and psychotropic medication. Br. J. Psychiatry, 149 : 241–243, 1986.
19) Kotin, J., Wibert, D. E., Verburg, D. et al. : Thioridazine and sexual dysfunction. Am. J. Psychiatry, 133 : 82–85, 1976.
20) Kuperman, J. R., Asher, I., Modai, I. : Olanzapine-associated priapism. J. Clin. Psychopharmacol., 21 : 247, 2001.
21) Meiraz, D., Fishelovitch, J. : Priapism and largactil medication. Isr. J. Med. Sci., 5 : 1254–1256, 1969.
22) Mitchell, J. E., Popkin, M. K. : Antipsychotic drug therapy and sexual dysfunction in men. Am. J. Psychiatry, 139 : 633–637, 1982.
23) Pais, V. M., Ayvazian, P. J. : Priapism from quetiapine overdose : first report and proposal of mechanism. Urology, 58 : 462, 2001.
24) Relan, P., Gupta, N., Mattoo. S. K. : A case of risperidone-induced priapism. J. Clin. Psychiatry, 64 : 482–483, 2003.
25) Rosenberg, K. P., Bleiberg, K. L., Koscis, J. et al. : A survey of sexual side effects among severely mentally ill patients taking psychotropic medications : impact on compliance. J. Sex Marital Ther., 29 : 289–296, 2003.
26) Singh, H. : A case of inhibition of ejaculation as a sine effect of Melleril. Am. J. Psychiatry, 117 : 1041–1042, 1961.
27) Smith, S. : Effects of antipsychotics on sexual and endocrine function in women : implications for clinical practice. J. Clin. Psychopharmacol., 23 : S27–S32, 2003.
28) Songer, D. A., Barclay, J. C. : Olanzapine-induced priapism. Am. J. Psychiatry, 158 : 2087–2088, 2001.
29) Thompson, J. W., Ware, M. R., Blashfield, R. K. : Psychotropic medication and priapism : a comprehensive review. J. Clin. Psychiatry, 51 : 430–433, 1990.

（加藤洋子，小泉暢大栄，下田和孝）

Question 15 少量の抗精神病薬の長期投与で遅発性ジスキネジアは惹起されるか？

〈症例〉32歳男性。自生思考のため fluphenazine 1 mg/日投与開始から約1年経過した頃から口囲ジスキネジアが見られるようになったため，fluphenazine を中止し他の抗精神病薬への置換を考慮している。

A 遅発性ジスキネジアは抗精神病薬の長期投与によって惹起される慢性の不随意運動症候群であり，投薬時期との関係により種々の名称がある。すなわち，発症時期は投薬開始後数ヵ月から数年後とされ（tardive dyskinesia），時には減量ないし休薬後にも出現し（withdrawal dyskinesia），薬物中止後も持続し（persistent dyskinesia），その一部は非可逆的（irreversible dyskinesia）である。異常運動は口部を中心に，舌・口唇・下顎に見られる間断のない常同的な不随意運動で，頻回の瞬目やしかめ面等の表情筋の運動が合併することもある。四肢，特に末梢の舞踏様アテトーゼ様運動は指を屈伸させたり，タップさせたりする動作で，体幹を前後にゆする運動や骨盤を回転させる運動なども含まれる。

遅発性ジスキネジアの危険因子としては，抗精神病薬の服用，加齢，薬物性急性錐体外路症状の既往，抗コリン薬の併用等が挙げられている[19,20]。高宮は抗精神病薬による錐体外路症状の出現はその個体の黒質・線条体における神経伝達機構の脆弱性を現わしており，錐体外路症状の発現によって，遅発性ジスキネジアの発現をある程度予測できるのではないかと述べている[19]。加齢により発現頻度が増加することは広く認められている[17,19]が，Smith と Baldessarini は抗精神病薬に対する脳組織の感受性が加齢によって増大すること，ないしは加齢による薬物代謝能の低下が関係すると述べている[16]。しかし，幼児自閉症の既往のある精神病状態の10歳の小児に haloperidol 4.5mg/日を4年間投与したところ顔面，口唇，四肢，体幹に不随意運動が出現したという報告[14]があるように，小児においても抗精神病薬の投与によって遅発性ジスキネジアが惹起される可能性はある。抗精神病薬の中では fluphenazine が遅発性ジスキネジアを惹起しやすいという報告[7]はあるものの，特定の抗精神病薬が遅発性ジスキネジアを惹起しやすいという一定の傾向はないとする報告が多く[20]，また逆に，全く危険性のない抗精神病薬というのはないというのが事実であろう[20]。抗精神病薬の総投与量[12]，1日服用量[12]，服薬期間[17]，血中濃度[5,8]が遅発性ジスキネジアの発症に重要な因子であるといわれているが，これらの因子の関連を否定する報告も多々ある[20]。Kane らは統合失調症患者に対して行った fluphenazine decanoate の少量投与（1.25～5.0mg/2週）と標準量投与（12.5～50.0mg/2週）の二重盲検法において，標準投与の患者群で4名（4/26＝15％），少量投与群でも2名（2/25＝8％）の遅発性ジスキネジアがみとめられ，両群での発生頻度には有意差を認めなかった[10]とし，少量投与においても遅発性ジスキネジアは起こりうることが考えられる。また，頭部外

傷後6ヵ月してから妄想状態を呈した35歳の男性に，7ヵ月間少量のhaloperidol（3mg/日）を投与したところ，重篤な遅発性ジスキネジアが出現したとの報告もある[13]。

Caseyは27名の遅発性ジスキネジア患者を5年間追跡した結果，抗精神病薬をできる限り少量（chlorpromazine相当600mg以下/日）で維持することにより遅発性ジスキネジアの改善が望めると述べている[6]。遅発性ジスキネジアの治療は急性錐体外路症状と異なり，抗パーキンソン薬によって軽快せず，むしろ悪化するといわれている[19]。また抗精神病薬の再投与によって症状が少なくとも一時的に軽快するとの報告が1970年代前半に多く出された。これらはドパミン系活動亢進説とも関連しており，実際にhaloperidol等が使われ有効性が確認されているが，原因薬として報告されている抗精神病薬を治療に用いることは，やがて症状の増強，投与量の増加という悪循環をもたらし，最終的に非可逆化を招く恐れがある[20]。Clozapineは遅発性ジスキネジアに効果があるといわれており，また，vitamin Eは，遅発性ジスキネジアがフリーラジカル生成による神経毒性障害の結果生じるとの仮説から，生体膜保護作用の目的で治療薬として開発が進められているが，劇的な効果が期待できない[1]。一方，risperidoneが遅発性ジスキネジアに著明な効果があったという報告がある[15]。Jesteらは，壮年から老年の統合失調症，痴呆などの患者61名に対し，risperidoneとhaloperidolそれぞれ1mg/日の投与で9ヵ月間の調査を行なった。その結果，risperidone服用患者群における遅発性ジスキネジア累積発現率は，haloperidol服用患者群のそれに比して有意に低かったと報告している[9]。また，olanzapineが遅発性ジスキネジアに効果があったという報告はいくつかみられる[2,11]。Beasleyらは，olanzapineとhaloperidolの二重盲検対照試験で，遅発性ジスキネジアの発現率を検討した。退薬性ジスキネジアを除くために試験開始後7週間以降のデータを用いて解析したところ，olanzapine投与群の1年累積発現率は0.52％，haloperidol投与群では7.45％であり，haloperidolに比べ遅発性ジスキネジアが有意に少ないと報告している[4]。

Quetiapineに関しては，遅発性ジスキネジアを改善したという報告はいくつかみられる[3,18]が，長期投与における発現率については不明である。

結論

遅発性ジスキネジアの発現と関連する因子としては，総投与量，1日服用量，服薬期間，血中濃度等が示唆されている。しかし，少量の抗精神病薬の投与においても遅発性ジスキネジアが出現した症例も報告されており，また，全く遅発性ジスキネジアを惹起する危険性のない抗精神病薬は存在しないと考えられる。しかし，その中でも非定型抗精神病薬は遅発性ジスキネジアの改善報告がみられ，これらの少量投与は比較的危険性が少ないかもしれない。

文献

1) Adler, L. A., Peselow, E., Rotrosen, J. et al. : Vitamin E treatment of tardive dyskinesia. Am. J. Psychiatry, 150 : 1405–1407, 1993.

2) Almeida, O. P. : Olanzapine for the treatment of tardive dyskinesia. J. Clin. Psychiatry, 59 : 380–381, 1998.

3) Alptekin. K., Kivircik, B. B. : Quetiapine-induced improvement of tardive dyskinesia in three patients with schizophrenia. Int. Clin. Psychopharmacol., 17 : 263–264, 2002.

4) Beasley, C. M., Dellva, M. A., Tamura, R. N. et al. : Randomised double-blind comparison of the incidence of tardive dyskinesia in patients with schizophrenia during long-term treatment with olanzapine or haloperidol. Br. J. Psychiatry, 174 : 23–30, 1999.

5) Bolvig Hansen, L. B., Larsen, N. E., Vestegard, P. : Plasma levels of perphenazine (Trilafon) related to development of extrapyramidal side effects. Psychopharmacol., 74 : 306–309. 1981.

6) Casey, D. E. : Tardive dyskinesia : reversible and irreversible. Psychopharmacol (Suppl)., 2 : 88–97, 1985.

7) Chouinard, G., Annable, L., Rosschouinard, A. et al. : Factors related to tardive dyskinesia. Am. J. Psychiatry, 136 : 79, 1979.

8) Fairbairin, A. F., Rowell, F. J., Hui, S. M. et al. : Serum concentration of depot neuroleptics in tardive dyskinesia. Br. J. Psychiatry, 142 : 579–

583, 1983.
9) Jeste, D. V., Lacro, J. P., Bailey, A. et al. : Lower incidence of tardive dyskinesia with risperidone compared with haloperidol in older patients. J. Am. Geriatr. Soc., 47 : 716-719, 1999.
10) Kane, J. M., Rifkin, A., Woerner, M. et al. : Low dose neuroleptic treatment of outpatient schizophrenics. I ; preliminary results for relapse rates. Arch. Gen. Psychiatry, 40 : 893-896, 1983.
11) 三由幸治：Olanzapineにより遅発性ジスキネジアが消失した統合失調症の3症例．臨床精神薬理，5：577-580，2002．
12) Mukherjee, S., Rosen, A. M., Cardenas, C. et al. : Tardive dyskinesia in psychiatric outpatients ; a study of prevalence and association with demographic, clinical and drug history variables. Arch. Gen. Psychiatry, 39 : 466-469, 1982.
13) Peabody, C. A., Brody, D., Warner, M. D. : Tardive dyskinesia after low-dose haloperidol Biol. Psychiatry, 22 : 111-112, 1987.
14) Petty, L. K., Spar, C. J. : Haloperidol-induced tardive dyskinesia in a 10-year-old girl. Am. J. Psychiatry, 137 : 745-746, 1980.
15) Rangwani, S. R., Gupta, S., Burke, W. J. : Improvement of debilitating tardive dyskinesia with risperidone. Ann. Clin. Psychiatry, 8 : 27-29, 1996.
16) Smith, J. M., Baldessarini, R. J. : Changes in prevalence, severity and recovery in tardive dyskinesia with age. Arch. Gen. Psychiatry, 37 : 1368-1373, 1980.
17) Smith, J. M., Kucharski, L. T., Eblan, C. et al. : An assessment of tardive dyskinesia in schizophrenia outpatients. Psychopharmacol., 64 : 99-104, 1979.
18) 須貝拓朗，村竹辰之，澤村一司他：Quetiapineへの置換により遅発性ジスキネジアが改善した慢性統合失調症の2症例．臨床精神薬理，6：467-472，2003．
19) 高宮正樹：遅発性ジスキネジア．精神治療薬大系第5巻　向精神病薬の副作用とその対策（三浦貞則監修，上島国利，村崎光邦，八木剛平編集），pp.95-129，星和書店，東京，1997．
20) 八木剛平：Tardive dyskinesia—1970年代の臨床研究．精神医学，22：191-211，1980．

（中村英樹，小泉暢大栄，下田和孝）

Question 16
悪性症候群や筋注による血清クレアチンホスホキナーゼの上昇はどの程度持続するのか？

〈症例〉精神運動興奮のため入院した22歳の男性患者の入院時検査で血清クレアチンホスホキナーゼ（CPK）が1,120IU/lと高値を示した。入院前にhaloperidol 5 mgの筋注を行っている。経口剤はまだ服用していない。37度台の発熱があるが筋強剛は認めない。悪性症候群との鑑別に血清CPK値はどの程度参考になるのか。

A 悪性症候群は抗精神病薬使用中に出現する病態で、無動無言などの精神症状、筋強剛などの錐体外路症状、発熱や発汗をはじめとする自律神経症状を特徴とし、95％の症例で血清クレアチンホスホキナーゼ（CPK）値は上昇する[3]。CPKは主に筋組織中にあり、筋の損傷で血清CPK値は上昇するが、悪性症候群では筋強剛、高熱および虚血のため骨格筋が損傷されて血清CPK値が上昇し、10,000から100,000IU/lに達する症例もある。悪性症候群の診断基準の多くは血清CPK値上昇を診断項目として採用している。なかでもLevensonの診断基準[4]は血清CPK値の上昇が3つの大項目のなかの1つであり、この診断基準では血清CPK値が重要とされている。筋肉内注射、身体拘束や激しい運動で血清CPK値は上昇するので、特に急性期の精神疾患患者では悪性症候群との鑑別が難しい場合がある。また向精神薬服用中に合併した感染症による発熱に際し10人中7人に血清CPK値上昇がみられ、そのうち3人は1,000IU/l以上に上昇したことが示されている[9]。さらに以前から特に急性期の精神疾患で悪性症候群を伴わなくとも血清CPK値が上昇することが示されている[1,2,5,8]。したがって悪性症候群の診断に血清CPK値の特異性は低く、血清CPK値だけで悪性症候群の診断はできない。しかし、血清CPK値は悪性症候群の重症度の評価や腎不全の危険性を予測する上で重要である。悪性症候群の平均回復期間は6.8〜10.6日と報告されており[3]、CPK値もこれに伴って正常化する。Taniguchiらは悪性症候群の重症度を呼吸不全や腎不全の合併の有無で分類し、合併のないものを軽症、呼吸不全だけあるものを中等症、呼吸不全と腎不全を伴うものを重症としている[10]。これによると、血清CPKの平均最大値は軽症群（n=4）で3,000.3IU/l、中等症群（n=4）で3,202.0IU/l、重症群（n=5）で60,656IU/lであった。軽症群と重症群の血清CPK値のピークは悪性症候群発症の10日以内に現れ、経過とともに正常化したが、中等症群では1例を除き血清CPK値のピークが2〜3回あり、その正常化は遷延していた。

Wilhelmらは精神科急性期病棟に新たに入院したものを対象に入院前48時間以内での注射の有無と血清CPK値の関係をアルコール摂取や拘束の有無など他の要因もあわせて調べた[11]。対象者の中には悪性症候群のものはいなかった。注射を受けたもの（n=17）は受けていないもの（n=40）に比べて血清CPK値は入院後数日間にわたって明らかに高かった。筋肉内注射を受けた患者の血清CPK値上昇は72時間以内に正常化する傾向を示

結　論

　悪性症候群ではほとんどの症例で血清 CPK 値は上昇する。しかし血清 CPK 値の診断特異性は低く，血清 CPK 上昇だけから悪性症候群の診断はできない。悪性症候群による血清 CPK 値の推移は重症度によって異なる可能性があるが，ほとんどの症例で発症10日以内にピークに達し，経過とともに正常化する。筋肉内注射による血清 CPK 値上昇はほとんどが72時間以内に正常化するので，これよりも遷延した場合は悪性症候群を含めて他の要因を検討すべきである。しかし悪性症候群の予後を考慮すれば早期治療が重要であり，血清 CPK 値のみに目を奪われることなく，精神症状，錐体外路症状，自律神経症状など悪性症候群の臨床特徴が観察される場合は悪性症候群の治療を開始するべきである。

文　献

1) 秋元勇治：悪性症候群の診断基準および早期発見・早期診断についての提言．精神科治療学，9：1151-1156，1994．
2) Blumensohn, R., Yoran-Hegesh, R., Golubchik, P. et al. : Elevated serum creatine kinase activity in adolescent psychiatric inpatients on admission. Int. Clin. Psychopharmacol., 13 : 269-272, 1998.
3) Caroff, S. N., Mann, S. C. : Neuroleptic malignant syndrome. Med. Clin. North Am., 77 : 185-202, 1993.
4) Levenson, J. L. : Neuroleptic malignant syndrome. Am. J. Psychiatry, 142 : 1137-1145, 1985.
5) Manor, I., Hermesh, H., Valevski, A. et al. : Recurrence pattern of serum creatine phosphokinase levels in repeated acute psychosis. Biol. Psychiatry, 43 : 288-292, 1998.
6) Meltzer, H. : Creatine kinase and aldolase in serum : abnormality common to acute psychoses. Science, 159 : 1368-1370, 1968.
7) Meltzer, H. Y., Ross-Stanton, J., Schlessinger, S. : Mean serum creatine kinase activity in patients with functional psychoses. Arch. Gen. Psychiatry, 37 : 650-655, 1980.
8) 宮本典亮，百渓陽三，東　雄司：精神病急性期における血清 CPK 高値について．精神医学，31：93-99，1989．
9) O'Dwyer, A. M., Sheppard, N. P. : The role of creatine kinase in the diagnosis of neuroleptic malignant syndrome. Psychol. Med., 23 : 323-326, 1993.
10) Taniguchi, N., Tanii, H., Nishikawa, T. et al. : Classification system of complications in neuroleptic malignant syndrome. Method Finding Exp. Clin. Pharmacol., 19 : 193-199, 1997.
11) Wilhelm, K., Curtis, J., Birkett, V. et al. : The clinical significance of serial creatine phosphokinase estimations in acute ward admissions. Aust. N. Z. J. Psychiatry, 28 : 453-457, 1994.

　　　　　　　　　（村竹辰之，染矢俊幸）

Question 17　抗精神病薬は糖尿病のリスクファクターになるか？

〈症例〉55歳の男性。慢性の統合失調症のために定型抗精神病薬にて数十年間外来フォローされていた。主治医としては，錐体外路症状や体重増加（BMI＝30.7）等の副作用がみられるので，非定型抗精神病薬への置換を考慮している。最近，非定型抗精神病薬と糖尿病との関連について論議されているが，抗精神病薬が糖尿病のリスクファクターとなるかどうかについて教えて欲しい。

A グルコース耐性の障害については，①高血糖，②糖尿病（今回問題となるのはインスリン非依存型（Ⅱ型）糖尿病），③（糖尿病性）ケトアシドーシスの3つの異なった症候群に分けることができる[17]。これらの中で最も軽いのが高血糖で，ケトアシドーシスは最も重症である。軽度の高血糖では数年間も糖尿病の臨床症状を呈さない場合もあるし，ケトアシドーシスではインスリン不足が必須となる[17]。

抗精神病薬によるグルコース耐性の障害に関する最初の報告は，1964年のphenothiazineによる高血糖の報告[2]まで遡ることができる。さらに，loxapineと抗うつ薬であるamoxapineの併用による高血糖が生じたとする報告もなされている[25]。したがって，高血糖は定型抗精神病薬の使用において時として認められるものである[17]。しかし，最近，非定型抗精神病薬，特にclozapineあるいはolanzapineとグルコース耐性異常との関連が注目されている[17,26]。もちろん他の非定型抗精神病薬であるrisperidoneやquetiapineにおいても高血糖を呈したとする報告が散見されるが[15,24]，相対的に稀である。Clozapineやolanzapine治療と血糖値との関連性については，以下に述べるようなエビデンスによって支持されているものと思われる[13]。

MirとTaylor（2001）は，1970年から2000年6月までの期間でMedlineおよびEmbaseによる文献検索をした結果，clozapineによるグルコース耐性の障害の症例報告は，1994年のKamranらによるケトアシドーシスの報告[11]以来，11報17症例に上っていると報告した[17]。その内訳は，10例が高血糖で，残り7例がケトアシドーシスである。一方，olanzapineでは，15症例の報告があり，10例が高血糖で，5例がケトアシドーシスであった。これらの出現時期については，clozapineでは投与後約8週間，olanzapineでは約16週間が多いものの一定せず，用量依存性もないとされる[17]。また，上記2剤を再投与した場合，3日後[5,12]あるいは8日後[7]と，短期間で高血糖を示したとする報告がなされている。前述した症例報告を詳しくみていくと，clozapineの6症例，olanzapineの8症例では，薬物服用中，中止後，そして再服薬（再チャレンジテスト）後の3点で血糖値を測定しており，高血糖となったのは薬物投与時のみであった。また，グルコース耐性の障害を示した症例では，Ⅱ型糖尿病で頻回に認められる高血糖の既往や糖尿病の家族歴はなかった。さらに，症例の中には肥満がない者も含まれ，高血糖と他の副作用の発現が時間的に一致していた。以上より，グルコース耐性の障害は偶然の合併では

なく，clozapine あるいは olanzapine によるものと言われている[13]。

Hagg ら（1998）は，63名の clozapine 服用群と67名の定型デポ剤（haloperidol, zuclopenthixol, fluphenazine, perphenazine, あるいは flupenthixol）投与群を対象として，耐糖能異常の出現率を調べたところ，clozapine 群の27％でⅡ型糖尿病あるいは耐糖能異常が指摘され，この頻度は定型群（9.5％）の約3倍（有意差なし）であったと報告している[9]。唯一の prospective 研究としては Henderson ら（2000）の報告[10]がある。彼らは，82名の clozapine で治療されている外来患者を対象として，その自然経過を5年間にわたり追跡し，期間中に30.5％（25名）の患者がⅡ型糖尿病と診断され，さらに研究終了後に5名が増えた結果，全体の36.6％に上ったとした[10]。これらの結果からは，非定型抗精神病薬のうち，clozapine あるいは olanzapine の服用はⅡ型糖尿病の発症の機会を増す，つまり糖尿病のリスクファクターの1つになり得ると言える[13]。しかしながら，イタリアの Mukherjee ら（1996）は，50歳以上の統合失調症患者95名の15.8％が糖尿病と診断されたが，薬物治療群と未治療群に分けると，意外にも未治療群の方が糖尿病の合併率は高かったとしている[18]。

最近のいくつかの研究では，耐糖能異常を誘発する危険性を個々の新規抗精神病薬間で比較することを可能にしている。Sernyak らは，統合失調と診断された患者の全米国サンプルの管理データを利用し，定型抗精神病薬を処方された群（15,984名）と非定型抗精神病薬を処方された群（22,648名，うち48.4％が olanzapine，43.7％が risperidone，5.3％が clozapine，4.2％が quetiapine）について，年齢を調整して糖尿病の有病率を比較した。その結果，定型抗精神病薬投与患者に比べ，clozapine, olanzapine, quetiapine 投与患者では糖尿病の有病率が有意に高かったが，risperidone 投与患者では有意差は認められなかったと報告している[23]。また Meyer は，olanzapine を投与された患者と risperidone を投与された患者において，1年後の体重，血清脂質，血糖値を比較し，olanzapine 投与患者は risperidone 投与患者に比べ，体重には有意差がなかったが血清脂質と血糖値が有意に高かったと報告している[16]。

では，我が国の現状はどうであろうか。Olanzapine に関しては，2001年6月の発売以来現在までに高血糖，糖尿病性ケトアシドーシス，糖尿病性昏睡の重篤な症例が9例（うち死亡例が2例）報告されている[6,8]。Quetiapine においても，これまでに関連性が否定できない高血糖，糖尿病性ケトアシドーシス，糖尿病性昏睡が13例（うち死亡例が1例）報告されており[14,22]，最近 olanzapine とともに糖尿病患者，あるいは糖尿病の既往がある患者に対する使用は禁忌となったことは，周知の事実である。したがって，糖尿病の家族歴や高血糖，あるいは肥満などの危険因子を有する患者への使用にも十分な注意が必要であり，olanzapine と quetiapine 投与期間中は，血糖値などの測定を厳重に行わなければならない。また，risperidone においても，糖尿病性ケトアシドーシスや高血糖などの重篤な副作用を呈した症例がいくつか報告され[3,19]，上記患者に対しては慎重投与すべきとされた。尚，perospirone については，国内において糖尿病や高血糖に関する重篤な副作用を呈した症例は，現在までに報告されていないようだが，risperidone 同様，慎重に投与すべきとされている。

Lindenmayer ら（2001）は，非定型抗精神病薬の使用によるグルコース耐性の障害についての仮説として，①非定型抗精神病薬とは関係なく，統合失調症患者では元来インスリン感受性が低下している，②非定型抗精神病薬と関連したインスリン抵抗性の増強，③非定型抗精神病薬のセロトニン受容体に対する効果（特に $5-HT_{2A}$ と $5-HT_{2C}$ 受容体はグルコースのホメオスタシスに影響を与える），④体重増加によるインスリンの過剰使用，などを挙げている[13]。体重増加については，欧米では薬物コンプライアンスを低下させる一因として臨床上重要視されているが[1]，原因には，非定型抗精神病薬による鎮静効果や基礎代謝率の低下，あるいは抗コリン作用による口渇のために生じる高カロリー飲料水の摂取増加などが推定されている[13]。しかしながら，上記すべてが文字どおり仮説の域を出ておらず，今後の研究が待たれ

さらに，最近の総説[13,17]によると，①男性，②40歳前後，③非白人，④太りすぎ，⑤糖尿病や高血圧の家族歴および本人歴，そして⑥薬物治療経過中の体重増加は，すべて統合失調症患者の高血糖を促す危険因子とされている[13,17]。しかしながら，人種の問題については，olanzapine では15症例中9例が白人であったり，前述の Hendersonら（2000）の clozapine 服用患者の5年間の自然経過によると，白人患者の半数以上が糖尿病を発症したとのことであり[10]，定かではない。また，Lindenmayer ら（2001）は，統合失調症自体が糖尿病のリスクとなるとしている[13]。

前述したように，我が国では糖尿病の患者，またはその既往のある患者に対して，olanzapine および queitiapine の併用は禁忌，risperidone と perospirone についても慎重投与とされている。したがって，現状では高血糖やⅡ型糖尿病が生じた場合には，前者2剤では中止，後者でも実際には他剤への置換が必要であろう。

しかしながら興味深い報告も海外からなされている。まず，高血糖やⅡ型糖尿病が生じた場合でも，clozapine では経口血糖降下薬やインスリンを投与することによって clozapine を継続投与可能であったとするものである[10,20,27]。報告数からも，検討する必要があるものと思われるが，使用禁忌となっている我が国では難しいものと思われる。また，興味深い報告として，Reinstein ら（1999）は，65名の患者に clozapine を6ヵ月間投与した結果，13名が糖尿病が発症し，その13名に対して quetiapine を追加投与したところ，すべての患者で体重が減少し，3名では血糖値が正常化したとしている[21]。Brecher ら（2000）も quetiapine 投与による体重変化について調べ，短期の投与期間では中等度の体重変化をきたすが，期間を通じて体重増加をし続ける傾向はみられず，長期間の投与になるとその体重変化は流動的となり，中には重篤な肥満患者において体重減少を認めたと報告した[4]。故に quetiapine の肥満に対する治療的意義に関しては期待されるところであるが，やはり，我が国の現状ではこれらの結果について追証を得ることはできない。

結論

抗精神病薬が糖尿病のリスクファクターになるかどうかについては，現時点では非定型抗精神病薬の中で，clozapine あるいは olanzapine の服用はⅡ型糖尿病のリスクファクターとなると考えられている。さらに，その他の危険因子として，①男性，②40歳前後，③非白人，④太りすぎ，⑤糖尿病や高血圧の家族歴および本人歴，そして⑥薬物治療経過中の体重増加などが挙げられている。したがって，これらの薬剤（わが国では現在 olanzapine のみ臨床使用可）を用いる場合，上記の危険因子も考慮し，特に初期治療期間においては血糖値のモニタリングなどによる注意深い経過観察が重要である。また，他の非定型抗精神病薬でも高血糖の報告が散見されており，これらの副作用を十分に留意して治療を行うことが大切である。

文献

1）Allison, D. B., Casey, D. E. : Antipsychotic-induced weight gain : a review of the literature. J. Clin. Psychiatry, 62 (suppl. 7) : 22-31, 2001.

2）Arneson, G. A. : Phenothiazine derivatives and glucose metabolism. J. Neuropsychiatry, 5 : 181, 1964.

3）Ashok, M., Pooja, C., Susan, K. B., et al. : Resolution of hyperglycemia on risperidone discontinuation : a case report. J. Clin. Psychiatry, 63 : 453-454, 2002.

4）Brecher, M., Rak, I. W., Melvin, K. et al. : The long-term effect of quetiapine (Seroquel™) monotherapy on weight in patients with schizophrenia. Int. J. Psych. Clin. Pract., 4 : 287-292, 2000.

5）Colli, A., Cocciolo, M., Francobandiera, F. et al. : Diabetic ketoacidosis associated with clozapine treatment. Diabetes Care, 22 : 176-177, 1999.

6）Elizabeth, A. K., Murali Doraiswamy, P. : Olanzapine-associated diabetes Mellitus. Pharmacotherapy, 22 : 841-852, 2002.

7）Fertig, M. K., Brooks, V. G., Shelton, P. S. et al. : Hyperglycemia associated with olanzapine. J. Clin. Psychiatry, 59 : 687-689, 1998.

8）藤井康男：Olanzapine 投与中の糖尿病性昏睡

に伴う死亡例から何を学ぶべきか？　臨床精神薬理，5：1093-1113, 2002.
9) Hagg, S., Joelsson, L., Mjorndal, T. et al.: Prevalence of diabetes and impaired glucose tolerance in patients treated with clozapine compared with patients treated with conventional depot neuroleptic medications. J. Clin. Psychiatry, 59:294-299, 1998.
10) Henderson, D. C., Cagliero, E., Gray, C. et al.: Clozapine, diabetes mellitus, weight gain, and lipid abnormalities: a five-year naturalistic study. Am. J. Psychiatry, 157:975-981, 2000.
11) Kamran, A., Doraiswamy, P. M., Jane, J. L. et al.: Severe hyperglycemia associated with high doses of clozapine. Am. J. Psychiatry, 151:1395, 1994.
12) Koval, M. S., Rames, L. J., Christie, S.: Diabetic ketoacidosis associated with clozapine treatment. Am. J. Psychiatry, 151:1520-1521, 1994.
13) Lindenmayer, J. P., Nathan, A. M., Smith, R. C.: Hyperglycemia associated with the use of atypical antipsychotics. J. Clin. Psychiatry, 62(suppl. 23):30-38, 2001.
14) Maxwell, S., Eric, D. J.: New-onset diabetes mellitus associated with the initiation of quetiapine treatment. J. Clin. Psychiatry, 60:556-557, 1999.
15) Melamed, Y., Mazeh, D., Elizur, A.: Risperidone treatment for a patient suffering from schizophrenia and IDDM. Can. J. Psychiatry, 43:956, 1998.
16) Meyer, J. M.: A retrospective comparison of weight, lipid, and glucose changes between risperidone- and olanzapine-treated inpatients: metabolic outcome after 1 year. J. Clin. Psychiatry, 63:425-433, 2002.
17) Mir, S., Taylor, D.: Atypical antipsychotics and hyperglycaemia. Int. Clin. Psychopharmacol., 16:63-73, 2001.
18) Mukherjee, S., Decina, P., Bocola, V. et al.: Diabetes mellitus in schizophrenic patients. Compr. Psychiatry, 37:68-73, 1996.
19) Paul, E. C., Karl, M. J., Brian, K. B., et al.: Diabetic ketoacidosis associted with risperidone treatment? Psychosomatics, 41:369-370, 2000.
20) Popli, A. P., Konicki, P. E., Jurjus, G. J. et al.: Clozapine and associated diabetes mellitus. J. Clin. Psychiatry, 58:108-111, 1997.
21) Reinstein, M. J., Sirotovskaya, L. A., Jones, L. E. et al.: Effects of clozapine-quetiapine combination therapy on weight and glycaemic control: preliminary findings. Clin. Drug Invest., 18:99-104, 1999.
22) Ric, M. P., Suniti, P.: New-onset diabetes mellitus associated with quetiapine. Can. J. Psychiatry, 45:668-669, 2000.
23) Sernyak, M. J., Leslie, D. L., Alarcon, R. D. et al.: Association of diabetes mellitus with use of atypical neuroleptics in the treatment of schizophrenia. Am. J. Psychiatry, 159:561-566, 2002.
24) Sobel, M., Jaggers, E. D., Franz, M. A.: New-onset diabetes mellitus associated with the initiation of quetiapine treatment. J. Clin. Psychiatry, 60:556-557, 1999.
25) Tollefson, G., Lesar, T.: Nonketotic hyperglycemia associated with loxapine and amoxapine: case report. J. Clin. Psychiatry, 44:347-348, 1983.
26) Wehring, H., Alexander, B., Perry, P. J.: Diabetes mellitus associated with clozapine therapy. Pharmacotherapy, 20:844-847, 2000.
27) Wirshing, D. A., Spellberg, B. J., Erhart, S. M. et al.: Novel antipsychotics and new onset diabetes. Biol. Psychiatry, 44:778-783, 1998.

（塩入俊樹，須貝拓朗，染矢俊幸）

Question 18 新規抗精神病薬による悪性症候群の危険性は？

A 神経遮断薬悪性症候群（neuroleptic malignant syndrome：以下NMS）は，発症の頻度は0.07～2.2%[1]と比較的低いものの，その致死率は10～30%[1]と高率であり，注意を要する抗精神病薬の有害事象である。本症候群の病態には，中枢神経系における低ドパミン状態が関係していると考えられている[12,13]が，いまだ真の病態は明らかになっていない。NMSの危険因子として，薬剤の大量投与，多剤併用，筋肉内注射，精神運動興奮，身体衰弱状態等が挙げられる[3,14]。今日，統合失調症，および他の多くの精神疾患の薬物治療において，非定型抗精神病薬は定型抗精神病薬に代わり中心的役割を演じるようになってきている。したがって，非定型抗精神病薬によるNMSの危険性を把握することは，我々精神科医にとって非常に重要となる。

Karagianisら[5]は，clozapineによるNMSの症例のreviewを行っている。彼らは，clozapine使用中にNMSを呈した27症例を総括し，そのうち14例でclozapineがNMSの原因薬剤であった可能性が高いとした。それらの症例の特徴として，頻脈，発汗，意識障害の頻度が高く，その半面，発熱，筋固縮，CPK上昇の頻度は，定型抗精神病薬誘発性NMSに比し低く，非定型なNMSの病像を呈することが多いと報告している。

Risperidoneに関しては，HasanとBuckley[4]のreviewがある。彼らは，risperidone使用中にNMSを呈した13症例の診断に関する検討を行い，そのうち8例がNMSに該当するとした。詳細は明らかではないが，そのうち3例では，感染やベンゾジアゼピン離脱症状がNMSの発症に関与している可能性が高い。Clozapineのように，発熱，筋固縮を呈さないNMSの症例は1例のみであった。

KogojとVelikonja[6]は，olanzapine使用中にNMSを呈した26症例についてのreviewを行い，そのうちの16例で，olanzapineがNMSの原因薬剤であった可能性が高いとしている。81%の症例で，olanzapine開始／増量後30日以内でNMSを発症し，筋固縮を認めない症例は12.5%と，前述のclozapineの報告（35%）[5]に比し少なかった。また，16例のうち，死亡例を1例認めた[8]。死亡例は，60歳の妄想型統合失調症，女性患者で，haloperidolからolanzapine10mgに置換6日後にNMSを発症し，16日後に呼吸不全で死亡した（switchingの理由，方法および患者の精神症状は記載がなく不明）。しかし，この症例は，うっ血性心不全，サルコイドーシス，慢性閉塞性肺疾患，睡眠時無呼吸症候群，脳血管障害，高血圧，糖尿病など多くの身体合併症を併発しており，本症例の死因には，NMSのみならず他の要因が関与している可能性が高い。

Quetiapineに関しては，5例のcase reportがある[2,15-17,20]。そのうち3例はquetiapine単剤[15,16,20]で，残り2例は，それぞれloxapine[2]，sulpiride[17]との併用でNMSを発症した。いずれの症例においても，症状の程度は典型的なNMSに比し軽度であり，死亡例は存在しない。

Perospironeに関しては，今回調べた限り，NMSのcase reportは存在しない。しかし，

perospironeの臨床評価第Ⅲ相試験のhaloperidol（perospirone 70例，haloperidol 75例）[10]，mosapramine（perpspirone 78例，mosapramine 81例）[7]との比較試験において，それぞれ1例ずつNMSが報告されている。

近年，NMSとドパミンD_2受容体（DRD2）遺伝子多型 *Taq1A* との関連が注目されている[9,18]。*Taq1A* 多型は，DRD2遺伝子を構成する最終の第8エクソン末端より13kb下流に存在し，*A1*アレルと*A2*アレルがある。*A1*アレル保有者は，非保有者に比し，NMSの発症危険率が10倍高いと言われており[9,18]，*A1*保有者は尾状核や線条体のDRD2密度が低い[11,19]ため，容易に低ドパミン状態に陥りやすいことがその理由として考えられている。当然のことながら，定型抗精神病薬および今回取り上げた新規抗精神病薬はすべてDRD2に対する親和性を持っている。副作用が少ないと言われている新規抗精神病薬と言えども，DRD2遮断作用を持つ限りNMSを引き起こす可能性は全くないわけではない。特に上記のような遺伝的素因を持つ患者に対しては，十分な注意が必要となるかもしれない。

結論

現在わが国で使用されている新規抗精神病薬は，いずれもNMSの報告が存在する。特にclozapineに関しては，発熱，筋固縮，CPK上昇を欠いた非定型なNMSの病像を呈することが多い。また，新規抗精神病薬が定型抗精神病薬に比しNMSの発症危険率が低いかは，今のところ明らかになっていない。定型抗精神病薬同様，新規抗精神病薬においてもNMSが発症する危険はあるため，その使用には十分な注意が必要であり，薬剤の大量投与，多剤併用，急減な増減などのNMSを惹起する恐れがある使用法は避けるべきである。また，NMSを繰り返すような，遺伝的な素因を持っていると推測される患者の治療に際しては，特に慎重になる必要があるだろう。

文献

1) Adnet, P., Lestavel, P., Krivosic-Horber, R. : Neuroleptic malignant syndrome. Br. J. Anaesth., 85 : 129-135, 2000.
2) al-Waneen, R. : Neuroleptic malignant syndrome associated with quetiapine[letter]. Can. J. Psychiatry, 45 : 764-765, 2000.
3) Berardi, D., Amore, M., Keck, P. E. Jr. et al. : Clinical and pharmacologic factors for neuroleptic malignant syndrome : a case-control study. Biol. Psychiatry, 44 : 748-754, 1998.
4) Hasan, S., Buckley, P. : Novel antipsychotics and the neuroleptic malignant syndrome : a review and critique. Am. J. Psychiatry, 155 : 1113-1116, 1998.
5) Karagianis, J. L., Phillips, L. C., Hogan, K. P. et al. : Clozapine-associated neuroleptic malignant syndrome : two new cases and a review of the literature. Ann. Pharmacother., 33 : 623-630, 1999.
6) Kogoj, A., Velikonja, I. : Olanzapine induced neuroleptic malignant syndrome—a case review. Hum. Psychopharmacol., 18 : 301-309, 2003.
7) 工藤義雄，中嶋照夫，齋藤正己他：セロトニン2・ドーパミン2受容体拮抗薬（SDA）塩酸perosprioneの精神分裂病に対する臨床評価—塩酸mosapramineを対照薬とした第Ⅲ相試験. 臨床評価, 24 : 207-248, 1997.
8) Levenson, J. L. : Neuroleptic malignant syndrome after the initiation of olanzapine. J. Clin. Psychopharmacol., 19 : 477-478, 1999.
9) Mihara, K., Kondo, T., Suzuki, A. et al. : Relationship between functional dopamine D2 and D3 receptors gene polymorphisms and neuroleptic malignant syndrome. Am. J. Med. Genet., 117B : 57-60, 2003.
10) 村崎光邦，小山 司，町山幸輝他：新規抗精神病薬塩酸perospironeの精神分裂病に対する臨床評価—haloperidolを対照薬とした第Ⅲ相試験. 臨床評価, 24 : 159-205, 1997.
11) Noble, E. P. : The D2 dopamine receptor gene : a review of association studies in alcoholism and phenotypes. Alcohol, 16 : 33-45, 1998.
12) Otani, K., Horiuchi, M., Kondo, T. et al. : Is the predisposition to neuroleptic malignant syndrome genetically transmitted? Br. J. Psychiatry, 158 : 850-853, 1991.
13) Otani, K., Mihara, K., Okada, M. et al. : Crossover reaction between haloperidol and amoxapine for NMS. Br. J. Psychiatry, 159 : 889, 1991.
14) Sachdev, P., Mason, C., Hadzi-Pavlovic, D. : Case-control study of neuroleptic malignant syndrome. Am. J. Psychiatry, 154 : 1156-1158, 1997.

15) Sing, K. J., Ramaekers, G. M., Van Harten, P. N. : Neuroleptic malignant syndrome and quetiapine [letter]. Am. J. Psychiatry, 159 : 149–150, 2002.
16) Solomons, K. : Quetiapine and neuroleptic malignant syndrome[letter]. Can. J. Psychiatry, 47 : 791, 2002.
17) Stanley, A. K., Hunter, J. : Possible neuroleptic malignant syndrome with quetiapine. Br. J. Psychiatry, 176 : 497, 2000.
18) Suzuki, A., Kondo, T., Otani, K. et al. : Association of the TaqI A polymorphism of the dopamine D(2)receptor gene with predisposition to neuroleptic malignant syndrome. Am. J. Psychiatry, 158 : 1714–1716, 2001.
19) Thompson, J., Thomas, N., Singleton, A. et al. : D2 dopamine receptor gene(DRD2)TaqI A polymorphism : reduced dopamine D2 receptor binding in the human striatum associated with the A1 allele. Pharmacogenetics, 7 : 479–484, 1997.
20) Whalley, N., Diaz, P., Howard, J. : Neuroleptic malignant syndrome associated with the use of quetiapine. Can. J. Hosp. Pharm., 52 : 112, 1999.

(遠藤太郎,染矢俊幸)

Question 19

Risperidone と haloperidol は浮腫を起こすか？

A 医療薬日本医薬品集2005年度版には，risperidoneで5％未満，haloperidolでは頻度不明であるが浮腫の記載がある。実際，数は少ないものの，risperidone, haloperidolで浮腫が引き起こされたとする症例報告がいくつかある。

Cooneyら[2]は，thioridazine, paroxetineで治療されていた失調感情障害の30歳女性にrisperidone 6 mg/日を追加投与したところ，2週間後に顔面・眼輪部の浮腫が出現。Risperidoneを3 mg/日に減量し浮腫は軽快したが，再び6 mg/日に増量して浮腫が増悪。結局risperidoneを中止し2週間で完全に浮腫が消失した症例を報告した。この症例にはC1エステラーゼ阻害因子の低下が見られ，姉にも血管性浮腫の既往があったことなどから，Cooneyらは，risperidoneによってC1エステラーゼ阻害因子がさらに抑制され，他の補体が活性化されたという体質的な要因を示唆した。また Baldassano ら[1]は，側頭葉てんかんのため divalproex sodium（valproateの徐放剤）と clorazepate dipotassium（ベンゾジアゼピン系薬剤）で治療されていた躁状態の35歳男性にrisperidone 3 mg/日を追加投与したところ，2.5週後に全身の著明な浮腫をきたした症例を報告した。この症例は，hydrochlorothiazide, triamtereneの利尿剤でrisperidoneを継続したまま1週間で浮腫は改善したという。Sandersら[7]も，統合失調症で，valproate, fluphenazine, clonazepamで治療されていた40歳女性にrisperidone 10mg/日を追加投与し，2ヵ月間で著明な全身性の浮腫をきたした症例を報告した。この症例では浮腫はfurosemide投与に反応せず，逆に症候性の血管内容量の枯渇をきたしたという。Risperidoneを2 mg/日へ減量したところ浮腫は直ちに改善，しかしrisperidoneを8 mg/日へ再度増量し，1週間で浮腫が再び増悪。結局risperidoneを中止して浮腫は完全に消失した。Sandersらは，risperidoneとvalproateやベンゾジアゼピン系薬剤とが併用された場合，一部の患者（彼らの他の10名の患者には，risperidoneとvalproateが併用されていたが浮腫は見られなかった）に浮腫が起きるのではないかと推測している。寺尾ら[8]は，carbamazepine, hydantol F（phenytoin, phenobarbital, caffeine and sodium benzoateの合剤），haloperidolなどで治療されていたてんかん性精神病の67歳男性に，risperidone 6 mg/日を追加投与し，約1ヵ月後顔面・足背に浮腫が出現。Risperidone中止後もしばらく浮腫は改善せず，全身の皮疹や喘鳴が重畳，すべての症状が消失するのに約3週間かかった症例を報告した。この症例はIgEが高く，寺尾らはrisperidoneによるI型アレルギー反応が惹起されたものと推測している。

Haloperidolについては，FrancoらとRosenbergの報告がある。Francoら[3]の症例は，29歳白人女性で，急性精神病エピソードのためhaloperidol 12mg/日が投与され，硬直・流涎・振戦などの錐体外路症状と浮腫が出現，haloperidol中止後1ヵ月で錐体外路症状は消失したが，浮腫は消失せず，levodopaを投与して5日目に浮腫が改

善した。Rosenberg[6]の症例は躁状態の19歳女性で，haloperidol 10mg，lithium carbonate 1,800 mg，benztropine 3 mg投与後，浮腫と錐体外路症状が出現。浮腫はspironolactoneで改善傾向を示したが，haloperidolを中止して浮腫と錐体外路症状が完全に消失した。Francoらは，ドパミン活性の低下によって浮腫が引き起こされた可能性を示唆し，levodopa，bromocriptineが有効である可能性にも言及している。

1993年7月から1996年4月までの7,684例を対象としたイギリスでのrisperidone市販後調査[5]では，浮腫の副作用は，risperidone治療開始1ヵ月で1,000(患者-月)に対して2.1(患者-月)，治療期間全体を通して，1,000(患者-月)に対して1.5(患者-月)と報告されている。1996年6月から1999年5月までのわが国でのrisperidone市販後調査[9]では，寺尾らの顔面浮腫の1例が報告されており，頻度は0.03％であった。Haloperidolでは同様の調査は見当たらない。

Katzら[4]は，625人を対象とし，痴呆に伴う精神病症状・行動異常についてrisperidoneと偽薬の効果を比較した二重盲検試験の結果を報告した。その中で浮腫の副作用は，偽薬9例(5.5％)，risperidone 0.5mg/日24例(16.1％)，1 mg/日19例(12.8％)，2 mg/日(18.2％)であり，用量との関連が見られた。浮腫の程度は軽く，検査データやバイタルサインに変化は見られなかったという。

結論

頻度は多くはないが，risperidone，haloperidolで浮腫をきたした症例がこれまで何例か報告されている。Risperidone，haloperidol投与後数週から数ヵ月間で出現し，用量依存的であることが多い。機序は不明であるが，valproateやベンゾジアゼピン系薬剤との併用，ドパミン活性の低下等による可能性が考えられている。Risperidone，haloperidolで浮腫が見られた場合，これら薬剤の減量・中止・変更や利尿剤の投与，bromocriptine・levodopaの投与などの治療が必要かもしれない。またⅠ型アレルギーが疑われる場合は，直ちに原因薬剤を中止すべきであろう。

文献

1) Baldassano, C. F., Ghaemi, S. N. : Generalized edema with risperidone : divalproex sodium treatment. J. Clin. Psychiatry, 57 : 422, 1996.
2) Cooney, C., Nagy, A. : Angio-oedema associated with risperidone. BMJ., 311 : 1204, 1995.
3) Franco, K., Tamburrino, M., Campbell, N. et al. : Dopaminergic activity and idiopathic edema. Hosp. Community Psychiatry, 42 : 309-310, 1991.
4) Katz, I. R., Jeste, D. V., Mintzer, J. E. et al. Comparison of risperidone and placebo for psychosis and behavioral disturbances associated with dementia : a randomized, double-blind trial. Risperidone Study Group. J. Clin. Psychiatry, 60 : 107-115, 1999.
5) Mackay, F. J., Wilton, L. V., Pearce, G. L. et al. : The safety of risperidon : a post-marketing study on 7684 patients. Hum. Psychopharmacol. Clin. Exp., 13 : 413-418, 1998.
6) Rosenberg, D. R. : Idiopathic edema. Hosp. Community Psychiatry, 42 : 1072, 1991.
7) Sanders, R. D., Lehrer, D. S. : Edema associated with addition of risperidone to valproate treatment. J. Clin. Psychiatry, 59 : 689-690, 1998.
8) 寺尾 岳, 小嶋秀幹, 江藤 陽 : Risperidoneに対するアレルギー反応として, 浮腫, 皮疹, 喘鳴を順次生じた1例. 精神医学, 39 : 643-645, 1997.
9) ヤンセン協和 : リスパダール錠®・細粒—使用成績調査結果のお知らせ—（平成8年6月～平成11年5月）.

（川嶋義章，染矢俊幸）

Question 20 Risperidoneと抗利尿ホルモン不適合(分泌)症候群（SIADH）の間に関連はあるか？

A Risperidoneと多飲水・水中毒またはSIADHとの関係を報告した文献は少ない。その中でWhittenら[22]は，急性の妄想型統合失調症のため入院し，risperidone単剤による治療（最終投与量6 mg）を開始し8日で退院，その7日後に低ナトリウム血症による全般発作を起こして再入院となった48歳白人男性について報告した。この症例は27年の抗精神病薬による治療歴があり，今回はrisperidoneの治療により精神症状の十分な回復を得ていた。また初回入院時には多飲水の行動も認められず，内分泌学的異常も認められなかった。WhittenらはSIADHが低ナトリウム血症の原因と考え，低ナトリウム血症やSIADHに関与するといわれる抗精神病薬として，risperidoneの使用にも注意が必要であることを示唆した。またCollinsら[3]もrisperidone単剤による治療を開始して14日目にSIADHを生じた症例を報告しており，単剤ではないけれどもrisperidoneがSIADHの発症に関連していると思われる症例が，Blassら[1]や宮本ら[13]によっても報告されている。

低ナトリウム血症やSIADHに関与すると考えられる薬剤は多く，chlorpropamideを始めとした糖尿病治療薬（ADHの腎感受性を高める機能やさらにADH分泌促進機構が想定されている）・抗癌剤（vincristin, cyclophosphamide；ADHの分泌促進機構が想定されている）・clofibrate（高脂血症治療薬；抗利尿作用を持つ）・acetaminophen・利尿薬（特にthiazide利尿薬）・diazoxide（高血圧・低血糖治療薬；近位尿細管のナトリウムと水の再吸収を促進する）・nicotine（ADHの分泌促進機構）などがある[21]。

また精神科領域の薬剤としてはcarbamazepine（血清浸透圧に対する視床下部受容体の感受性変化が想定されている）が有名であり[18]，その他三環系抗うつ薬（amitriptyline・imipramine・desipramine・clomipramineなど）・抗精神病薬（thioridazine・thiothixene・fluphenazine・haloperidol・chlorpromazineなど）[18]，さらにSSRI[9]やMAOIでSIADHをきたしたという報告もある。

抗精神病薬によるSIADHは，抗精神病薬が慢性・長期に投与される傾向にあり，また精神病症状がSIADHを悪化させる可能性も示唆されており[4]，その病態生理は複雑で未だ不明な点も多い。実際精神病患者における多飲水・水中毒は，抗精神病薬が登場する以前の1930年代から報告されており，急性の精神病症状とADH分泌異常との間にドパミンを介した共通の病態生理を示唆する報告もある[6,17]。また多飲水・水中毒を示す精神病患者のうち69～83％が統合失調症である[6]。

統合失調症患者におけるナトリウム代謝・水分制御の異常は，多飲水（病的多飲水[15]）の時期とSIADH・水中毒の時期に分けて考えられ，発病から5～10年で6～17％の患者に多飲水あるいは低ナトリウム血症が認められ，さらにその後1～10年して25～50％の患者に水中毒が生じるという[6]。Illowskyら[6]は，前者の原因として①幻覚・妄想を含めた異常な精神状態，②抗精神病薬の抗コリン作用による口渇，③視床下部における口渇中枢の過感受性を示唆し，後者の原因として①視

床下部の血清浸透圧制御中枢の異常，②ADH分泌異常，③利尿薬の使用を考えた。これに対してVergheseら[19]は，D_2受容体拮抗薬の慢性的な投与により口渇誘発物質であるangiotensinⅡの増加がおこり（多飲水），さらにangiotensinⅡの増加がADHの分泌を促して水中毒を生じるという仮説を提出した。これはD_2受容体拮抗作用をわずかしか持たないclozapineが多飲水を改善するという事実とも符合する。またBrownfieldら[2]によると，ラットにおいてセロトニン5-HT_1と5-HT_2のアゴニストにより抗利尿ホルモンの濃度は上昇し，5-HT_2をブロックすると抗利尿ホルモンの濃度が改善したという。Clozapinは5-HT_2拮抗作用を持ち，このことも多飲水の改善に影響を与えている可能性がある。

慢性の統合失調症患者における心因性多飲水がclozapineによって軽減されたことを1991年にLeeら[10]が報告して以来，統合失調症患者の多飲水に対するclozapineの効果を示唆する報告が相次いでいる[5,16,20]。これらはVergheseが述べているとおり[20]，行動制限以外にこれまで有効な治療法のなかった病的多飲水について，今後の研究の多大な発展を示唆するものである。Spearsら[16]によれば，clozapineの効果は2週間以内に現れ，精神症状の回復やclozapineの治療的用量が達成される前に多飲水の改善が見られるという。Clozapineの多飲水改善機能は，clozapineがD_2受容体に比してD_1受容体との親和性が高いこと，セロトニン拮抗作用，増加したangiotensinⅡの修正や$α_1$阻害などを介した口渇低下作用などによって説明され，またこれらとヒスタミンH_2阻害作用が関連してADHの分泌が制御されると考えられている[5,10,16]。またolanzapineでも多飲水・低ナトリウム血症が改善したという報告がある[11]。

このような報告に示唆を受け，他の非定型抗精神病薬であるrisperidoneの多飲水・低ナトリウム血症に対する効果が検討されている。実際risperidoneには抗D_2作用以外にも，抗5-HT_2作用・ヒスタミンH_2阻害作用・$α_1$-アドレナリン阻害作用が認められている[8]。Landry[8]は，risperidoneを付加的に投与した結果，精神症状と共に多飲水・低ナトリウム血症の改善が見られた53歳男性・慢性妄想型統合失調症の症例を報告した。Millsonら[12]は，多飲水・水中毒の既往を持つ8人の慢性統合失調症患者について，risperidone単剤による多飲水・水中毒の改善効果を検討した。しかしMillsonらの患者には，精神症状の改善がみられたものの，水分摂取量の明らかな減少はみられなかった。Millsonらは，risperidoneとclozapineとのセロトニン受容体に対する親和性プロフィールの差を両者の違いとして考察している。我が国では中村ら，楠らが多飲水・水中毒に対するrisperidoneの効果を検討している。中村ら[14]は多飲水・水中毒の既往を持つ3名の慢性統合失調症患者にrisperidoneを付加的に投与した結果，投与後2ヵ月間は多飲水に改善傾向が認められたものの，3ヵ月目にはその効果が消失する傾向が認められたことを報告した。多飲水の改善は精神症状の改善と平行する傾向にあったが，若干の乖離も見られている。楠ら[7]は多飲水を伴う7名の統合失調症患者にrisperidoneを付加的に投与した結果，全体的には多飲水に有意な改善が見られなかったことを報告した。しかし個々の症例を見ると，risperidone付加後に多飲水に対する病識を深めた2名はいずれも多飲水の改善傾向が見られ，その内1名はrisperidone付加後，レニン-アンギオテンシン-アルドステロン系の亢進に伴う口渇が悪化していたにもかかわらず改善を示した。このことより楠らは，多飲水に対する病識の回復が多飲水の改善に重要であることを示唆した。中村・楠ら共に，risperidoneにはclozapineと異なり従来の抗精神病薬と同程度の強いD_2受容体拮抗作用が認められており，このため従来の抗精神病薬と同様にD_2受容体の過感受性を引き起こし多飲水を悪化させる可能性について示唆している。

結論

Risperidoneには抗5-HT_2作用の他clozapineと同様にヒスタミンH_2阻害作用・$α_1$-アドレナリン阻害作用が認められ，多飲水・水中毒の改善作用が期待される。しかし，risperidoneは従来の抗精神病薬と同様の強いD_2受容体拮抗作用も持つため，

多飲水・水中毒の悪化も懸念される。Risperidone による口渇も報告されており，また SIADH の症例報告もあることを考えると，risperidone の使用時には従来の抗精神病薬と同様に SIADH の副作用を念頭に置くべきであると考えられる。

文　献

1) Blass, D. M., Pearson, V. E. : SIADH with multiple antidepressants in a geriatric patient. J. Clin. Psychiatry, 61 : 448–449, 2000.
2) Brownfield, M. S., Greathouse, J., Lorens, S. A. et al. : Neuropharmacological characterization of serotoninergic stimulation of vasopressin secretion in conscious rats. Neuroendocrinology, 47 : 277–283, 1988.
3) Collins, A., Anderson, J. : SIADH induced by two atypical antipsychotics. Int. J. Geriatr. Psychiatry, 15 : 282 283, 2000.
4) Dubovsky, S. L., Grabon, S., Berl, T. et al. : Syndrome of inappropriate secretion of antidiuretic hormone with exacerbated psychosis. Ann. Intern. Med., 79 : 551–554, 1973.
5) Gupta, S., Barker, P. : Clozapine treatment of polydipsia. Ann. Clin. Psychiatry, 6 : 135–137, 1994.
6) Illowsky, B. K., Kirch, D. G. : Polydipsia and hyponatremia in psychiatric patients. Am. J. Psychiatry, 145 : 675–683, 1988.
7) 楠 和憲，尾崎紀夫，鈴木 陽：多飲を伴う統合失調症患者への risperidone 治療の試み．臨床精神薬理，1：177–184，1998．
8) Landry, P. : Effect of risperidone on polydipsia and hyponatremia in schizophrenia[letter]. Can. J. Psychiatry, 40 : 566–567, 1995.
9) Lane, R. M. : SSRIs and hyponatremia. Br. J. Clin. Pract., 51 : 144–146, 1997.
10) Lee, H. S., Kwon, K. Y., Alphs, L. D. et al. : Effect of clozapine on psychogenic polydipsia in chronic schizophrenia[letter]. J. Clin. Psychopharmacol, 11 : 222–223, 1991.
11) Littrell, K. H., Johnson, C. G., Littrell, S. H. et al. : Effects of olanzapine on polydipsia and intermittent hyponatremia[letter]. J. Clin., Psychiatry, 58 : 549, 1997.
12) Millson, R. C., Emes, C. E. and Glackman, W. G. : Self–induced water intoxication treated with risperidone. Can. J. Psychiatry, 41 : 648–650, 1996.
13) 宮本 歩，長尾喜代治，長尾喜一郎他：Risperidone により抗利尿ホルモン不適合分泌症候群（SIADH）を呈した統合失調症の 1 例．精神医学，44：83–85，2002．
14) 中村 純，國芳雅広，大山司郎他：DA_2 および $5-HT_2$ 受容体の不均衡状態が推定される多飲・水中毒に対する risperidone の効果．臨床精神薬理，1：69–77，1998．
15) 中山温信，不破野誠一，伊藤 陽他：病的多飲水患者の疫学と治療困難性—多施設におけるスクリーニング調査および「看護難易度調査表」による検討．精神医学，37：467–476，1995．
16) Spears, N. M., Leadbetter, R. A. and Shutty, Jr. M. S. : Clozapine treatment in polydipsia and intermittent hyponatremia. J. Clin. Psychiatry, 57 : 123–128, 1996.
17) Suzuki, M., Takeuchi, O., Mori, I. et al. : Syndrome of inappropriate secretion of antidiuretic hormone associated with schizophrenia. Biol. Psychiatry, 31 : 1057–1061, 1992.
18) van Amelsvoort T., Bakshi, R., Devaux, C. B. et al. : Hyponatremia associated with carbamazapine and oxcarbazepine therapy : a review. Epilepsia, 35 : 181–188, 1994.
19) Verghese, C., Leon, J. D., Simpson, G. M. : Neuroendocrine factors influencing polydipsia in psychiatric patients : a hypothesis. Neuropsychopharmacology, 9 : 157–166, 1993.
20) Verghese, C., Leon, J. D., Josiassen, R. C. : Problems and progress in the diagnosis and treatment of polydipsia and hyponatremia. Schizophr. Bull., 22 : 455–464, 1996.
21) Vieweg, V., Pandurangi, A., Levenson, J. et al. : The consulting psychiatrist and the polydipsia–hyponatremia syndrome in schizophrenia. Int. J. Psychiatr. Med., 24 : 275–303, 1994.
22) Whitten, J. R., Ruehter, V. L. : Risperidone and hyponatremia : a case report. Ann. Clin. Psychiatry, 9 : 181–183, 1997.

（川嶋義章，小泉暢大栄，染矢俊幸）

Question 21

Risperidone の催奇形性について──
Risperidon が妊婦に投与不可能な場合，どのような抗精神病薬を選択すべきか？

A 米国の医薬品情報を取り扱っている1998年版 Physicians' Desk Reference (PDR)[10]には，妊娠中 risperidone に曝露されたヒトの新生児に脳梁形成不全が認められたという症例報告が1例ある。しかし risperidone とその脳梁形成不全との因果関係は不明であった。Risperidone の妊婦に対する使用について，英国の市販後調査での9例の妊婦(10例の妊娠)に関する報告によれば，このうち3例は治療上妊娠を中止し，7例が出産したという。いずれの新生児も奇形は認めなかった[8]。また Ratnayake ら[14]は，妊娠中も risperidone 投与を継続した2症例において，出産時の形態的な奇形およびその後の発育ともに異常はみられていないと報告している。2005年 McKenna らにより risperidone を含む非定型抗精神病薬への曝露の有無（曝露群と非曝露群）が妊娠の転帰に与える影響についての前方視的研究が発表された[9]。曝露群151人における各薬物の内訳は，olanzapine（60人），risperidone（49人），quetiapine（36人），clozapine（6人）であった。両群の間には低出生体重（10%vs 2%）と人工妊娠中絶（9.9%vs1.3%）の割合に有意な差を認めたものの他の転帰には差がなく，非定型抗精神病薬は重大な奇形に関する危険性の増加とは関連していないだろうと結論づけられている。動物実験の結果については，米国の報告が1998年版 PDR に，我が国の報告が第22版日本医薬品集[11]に掲載されている。

PDR によると，ラット・ラビットを用いた SegmentⅡstudy において，ヒトの0.4～6倍(mg/m^2)の投与量で，対照群と比較して奇形発生率の増加は見られなかった。またラットによる SegmentⅢstudy および多世代試験では，ヒトの0.1～3倍(mg/m^2)の投与量で出生仔の4日生存率の低下が認められたが，これが胎仔や出生仔に対する risperidone の直接的影響であるか，雌親の体重低下などによる間接的影響であるかは不明であった。さらにヒトの1.5倍(mg/m^2)以上の投与量では，死産の頻度が増加するという SegmentⅢstudy が1つある。PDR では，妊娠中の risperidone の使用は，有用性が胎児に与えうる危険性を上回る場合に限るべきであると結論づけている。

我が国で行われた非臨床試験[2,11]によると，胎仔の器官形成期投与試験では，ラット10mg/kg・ウサギ5mg/kgといった高用量（経口）をそれぞれ投与した場合，親動物の体重増加が抑制されたものの，胎仔への毒性・催奇形性は認められず，次世代への影響も認められなかった。またラットの周産期および授乳期投与試験では，0.63mg/kg以上で鎮静，0.16mg/kg以上で哺育行動の低下，その結果として出生仔4日生存率の低下が認められたが，次世代への影響は認められなかった。

以上，動物実験の結果では，risperidone の明らかな催奇形性は認められなかったが，ヒトの妊娠に関する情報がほとんどないため，妊娠中の risperidone 使用の安全性は確立されていないと言ってよい。米国FDAによる「薬剤胎児危険度分類基準」を用いた場合，risperidone は「C」のカテゴリーに分類される。ちなみに同じ非定型抗精神病薬である clozapine は「B」，olanzapine は「C」， quetiapineは「C」，その他chlorpromazine・haloperidolを含む従来の定型抗精神病薬はほとんどが「C」に分類されている[4]（「薬剤胎児危険度分類基準」における「C」カテゴリーは，動物生殖試験で胎仔の催奇形性・胎仔毒性・その他の有害作用があることが証明されており，ヒトでの対照試験が実施されていない，あるいは，ヒト・動物共に試験が実施されていないことを意味する。また「B」カテゴリーは，動物生殖試験で胎仔への危険性は否定されているがヒトでの対照試験が実施されていない，あるいは，動物生殖試験では出生数の低下などの有害作用が証明されているがヒト妊娠初期3ヵ月間の対照試験では実証されず，その後の妊娠期間でも危険性の証拠がないことを意味する）。この「C」カテゴリーは，あいまいで屑かご的な色彩が強いという批判もある。他の非定型抗精神病薬に関しては，olanzapine[5]やquetiapine[14]の症例報告はみられるものの少なく，今後risperidoneを含めた非定型抗精神病薬の妊娠に与える影響について情報の集積が必要と考えられる[17]。

ところで定型抗精神病薬の妊娠に与える影響についての情報も限られており，そのほとんどがフェノチアジン系薬物かhaloperidolについてのものである。フェノチアジン系薬物では，妊娠悪阻の治療に用いられた場合，コントロール群と比較して胎児に影響は見られなかったという報告がいくつかある[17]。Sobel[15]は統合失調症患者に妊娠中にchlorpromazineを用いた場合とそうでない場合における奇形発生率を比較した結果，両者ではとんど差がなく（前者は8％，後者は7％），共に一般人口の奇形発生率（3.6％）の約2倍であったことを報告した。EdlundとCraig[3]は過去のデータを再評価し5年間の追跡調査を行った結果，妊娠4週より先天的な奇形が増加し始め，6週から10週にかけて危険性が高まること（8〜10週にフェノチアジン系薬物を用いた場合先天奇形の割合は5.4％であり，対照群では3.2％であった）を報告し，この時期におけるフェノチアジン系薬物の使用に注意を促した。Altshulerら[1]は，1995年までの報告のメタアナリシスを実施した結果，妊娠第1三半期にフェノチアジン系薬物を用いた場合，一般人口では2.0％であった先天的奇形の割合が2.4％に増加することを示した。しかし彼らは，フェノチアジン系薬物の胎児への影響はその絶対値が小さく，母親が精神疾患を罹患していることの影響の方が大きいと考察している。Haloperidolはマウスにおいて催奇形性を有することが知られており，ヒトにおいても第1三半期初期のhaloperidolの使用と新生児の四肢の奇形との関連を示唆する症例報告が2例ある[7]。しかし3年間後方視的に四肢の奇形とhaloperidolの使用を調べた結果では，両者の関連性は否定的であった[6]。また妊娠悪阻の治療のため第1三半期に低用量のhaloperidolを用いた症例のコホート研究・統合失調症の母親から生まれた新生児の分析などでも[13,17]，haloperidolの催奇形性は明らかではない。

Pinkofsky[13]は，妊娠中に抗精神病薬を選択する際に考慮すべき点として，①半減期が短いこと，②蛋白結合率が低いこと，③親水性が高いこと，④低血圧の副作用が少ないこと，⑤鎮静作用が少ないこと，⑥痙攣閾値を下げないこと，⑦体重増加・減少作用が少ないこと，などを挙げている。半減期が短い薬剤は，定常血中濃度に達する時間も短く，副作用などによりその薬剤を中止した場合も速やかに血中から消失し，母体や胎児に与える影響が少ないことを意味する。また蛋白結合率が低い薬剤も，それだけ血中から消失し易くなる。親水性が高い薬剤は，脂肪組織に結合しにくく，胎児に蓄積することも少ない。低血圧の副作用が少ないことも重要な選択基準である。妊娠中の低血圧は胎盤の血流を減少させ，胎児に供給される酸素や栄養を減少させる。ことに第2三半期・第3三半期初期は，拡大した子宮が静脈還流を阻害し，心臓のアウトプットを減少させるため，血圧が生理的に最も低下する時期となる。また拡大した子宮は下降大動脈を圧迫し，子宮の血液供給を減少させる場合もある。ちなみに橈骨動脈による血圧測定は子宮の血圧を十分に反映しないという。Pinkofskyはchlorpromazine，thioridazine，trifluoperazine，haloperidol，fluphenazine，molindoneを比較して，①②③④⑥の見地からmolindoneを選択している。

これらの抗精神病薬とrisperidoneを比較してみる。Risperidoneは肝臓のCYP2D6により水酸

化を受け，risperidoneとほぼ同等の活性を持つとされる9-OH risperidoneに主に代謝される[10]。Risperidoneと9-OH risperidoneを併せた半減期は約20時間であり，haloperidol（15～30h）・fluphenazine（16h）にほぼ近い。蛋白結合率は，risperidone約90％，9-OH risperidone77％であり，risperidoneと9-OH risperidoneの比率にもよるが，haloperidol（92％）より低いことが予想される。低血圧の副作用はhaloperidolより高く，haloperidolとthioridazineの中間程度と予想される。Risperidoneの鎮静作用は弱い。これらの点を考慮するとrisperidoneは妊娠中の有用性が高いと言えるかも知れない。他の非定型抗精神病薬では，olanzapineの半減期は28.5±6時間とやや長く，蛋白結合率も93％とhaloperidolとあまり変わりがなく，また体重増加の危険性が高い。このため，risperidoneに比べると使用しづらいかもしれない。また，quetiapineは半減期が3.5時間と短く，蛋白結合率も83％と低いが，鎮静作用を有し，また起立性低血圧を来す可能性がある[12]。いずれにしても，ヒトの妊娠に対するrisperidoneを含む非定型抗精神病薬の影響について情報がほとんどないことなどを考え合わせると，妊娠中risperidoneの投与が不可能な場合，④の観点からhaloperidolの選択が望ましいように思われる。

結　論

動物実験の結果では，risperidoneの明らかな催奇形性は認められていないが，ヒトの妊娠についての情報はほとんどない。したがって妊娠中のrisperidone使用の安全性は確立されていないと言えよう。薬物の半減期・蛋白結合率・親水性・低血圧の副作用・鎮静作用・痙攣閾値低下作用・体重に与える影響などを考慮すると，risperidoneは妊娠中の有用性が高いと言えるかも知れないが，今後risperidoneを含めた非定型抗精神病薬の妊娠に与える影響について情報の集積が必要と考えられる。Risperidoneの投与が不可能な場合は，上記の点を考慮してhaloperidolの選択が望ましいように思われる。

文　献

1) Altshuler, L. L., Cohen, L., Szuba, M. P. et al.: Pharmacologic management of psychiatric illness during pregnancy: dilemmas and guidelines. Am. J. Psychiatry, 153: 592-606, 1996.
2) Cauteren, H. V., Coussement, V., Dirkx, P. et al: リスペリドンの生殖試験. 基礎と臨床, 27: 3023-3034, 1993.
3) Edlund, M. J., Craig, T. J.: Antipsychotic drug use and birth defects: an epidemiologic reassessment. Compr. Psychiatry, 25: 32-38, 1984.
4) Goldaber, K. G.: Psychotropics. Semin. Perinatol, 21: 154-159, 1997.
5) Goldstein, D. J., Corbin, L. A., Fung, M. C.: Olanzapine-exposed pregnancies and lactation: early experience. J. Clin. Psychopharmacol., 20: 399-403, 2000.
6) Hanson, J. W., Oakley, G. P.: Haloperidol and limb deformity. JAMA, 231: 26, 1975,
7) Kopelman, A. E., McCullar, F. W., Heggeness, L.: Limb malformations following maternal use of haloperidol. JAMA, 231: 62-64, 1975.
8) Mackay, F. J., Wilton, L. V., Pearce, G. L. et al.: The safety of risperidone: a post-marketing study on 7684 patients. Hum. Psychopharmacol., 13: 413-418, 1998.
9) McKenna, K., Koren, G., Tetelbaum, M. et al.: Pregnancy outcome of women using atypical antipsychotic drugs: a prospective comparative study. J. Clin. Psychiatry, 66: 444-449, 2005.
10) Medical Economics Company: Physicians' Desk Reference (52nd edition), 1309-1313, 1998.
11) 日本医薬情報センター編：日本医薬品集1998-99（第22版）．薬業時報社，東京，1998.
12) 日本医薬情報センター編：日本医薬品集2005（第28版）．じほう，東京，2004.
13) Pinkofsky, H. B.: Psychosis during pregnancy: treatment considerations. Ann. Clin. Psychiatry, 9: 175-179, 1997.
14) Ratnayake, T., Libretto, S. E.: No complications with risperidone treatment before and throughout pregnancy and during the nursing period. J. Clin. Psychiatry, 63: 76-77, 2002.
15) Sobel, D. E.: Fetal damage due to ECT, insulin, coma, chlorpromazine, or reserpine. Arch. Gen. Psychiatry, 2: 606-611, 1960.
16) Taylor, T. M., O'Toole, M. S., Ohlsen, R. I. et

al. : Safety of quetiapine during pregnancy. Am. J. Psychiatry, 160 : 588-589, 2003.
17) Trixler, M., Tenyi, T. : Antipsychotic use in pregnancy : what are the best treatment options? Drug Safety, 16 : 403-410, 1997.

（川嶋義章，小泉暢大栄，染矢俊幸）

Question 22

Risperidone は体重増加が起こりやすいか？

〈症例〉統合失調症の16歳の男性患者。Risperidone 投与後8週間で，約6kgの体重増加が認められた。

A Risperidone による体重増加についてはこれまで Claus ら[5]や，Owens[10]の報告がある。それらによると8週間以上の投与で平均約2kgと比較的軽度の体重増加が認められ，その結果は risperidone の第三相臨床試験で，Brecher と Geller が報告した結果と概ね一致する[2]。

Claus ら[5]が行った二重盲検比較試験では，risperidone を12週間以上投与されていた群21名と，haloperidol を同じく12週間以上投与されていた群21名との間に体重増加について有意差はみられなかった。

有意差を認めないこうした報告が他にもいくつかある一方で[4,8]，haloperidol[12]や perphenazine[7]といった他の抗精神病薬や，プラセボと二重盲検試験で比較し，有意に体重増加をみたとする報告もある。Anderson ら[1]が行ったプラセボとの二重盲検比較試験では，11名の患者に対して各用量のrisperidone を投与したところ，8週後に平均で2.8kgの体重増加を生じ，プラセボとの間に有意差を認めた。この報告では同時に体重増加と投与用量または血中濃度の間に相関性は認められなかったとしている。また著明な体重増加を呈した症例報告も散見される。例えば Crockford ら[6]は，risperidone 投与後に，著明な体重増加（20kg）と神経性大食症を呈した小児期発症の12歳の女性の統合失調症患者を報告している。

また Penn ら[11]は統合失調症の患者2名における，risperidone 服用後の著明な体重増加について報告しており，以下に概略を引用する。

1例目は17歳男性の妄想型統合失調症の患者で，過去に身体疾患の既往はなく，また肥満や摂食障害の既往もない。患者は入院し，同一の臨床医によって体重が正確に記録された。入院中，飲食あるいは運動のパターンや，食事量に変化はなかった。患者の身長は170.2cmであり，入院時の体重は67.1kg（理想体重は67.2kg±10%）であった。Risperidone の単独投与が1mg/日から開始され，6mg/日まで漸増された。投与後8週間で，体重は6.36kg増加した。錐体外路性の副作用により，risperidone の投与量は4mg/日に減量され，2mg/日の benztropine が加えられた。Risperidone による治療開始から15週間後（benztropine の同時投与から4週間後）の時点で患者の体重はさらに11.02kg増加し，入院時からは合計17.38kgの体重増加となった。無力症（asthenia）と抑うつ症状のため，20mg/日の fluoxetine が追加された。Benztropineは1mg/日にまで減らされ，risperidone は6mg/日で続けられた。Risperidone 投与から52週間後 fluoxetineおよび benztropine の同時投与からそれぞれ32，41週間後）の体重は113.5kgに達し，入院時からの体重増加は46.4kgであった。

2例目は15歳の女性の妄想型統合失調症の患者

で，1例目と同じく過去に身体疾患の既往はなく，また肥満や摂食障害の既往もない。患者は入院し，同一の臨床医によって体重が正確に記録された。入院中，飲食あるいは運動のパターンや，食事量に変化はなかった。患者の身長は163.8cmで，入院時の体重は77.2kg（理想体重は55.6kg±10％）であった。Risperidoneの単独投与が2mg/日から開始され，4週間後に5mg/日にまで増量された。そしてこの時点で患者の体重は17.16kg増加していた。期待した臨床効果がみられないため，clozapineが400mg/日追加投与された。Risperidoneによる治療開始から38週間後（clozapineの同時投与から24週間後），患者の体重は102.3kgに達し，入院時からの体重増加は25.1kgであった。

近年報告されている，各非定型抗精神病薬の体重増加または糖尿病に関するレビュー[9]によれば，clozapine，次いでolanzapineにおいてそのリスクが最も高く，risperidoneは中等度の体重増加をきたすとされている。またziprasidoneは比較的体重増加のリスクが少ない。Quetiapineは短期間の治療では中等度の体重変化をきたすが，期間を通じて増加し続ける傾向はみられず，長期間の治療になると体重変化は流動的であり，中には重篤な肥満患者において体重減少を認めた症例も存在する[3]。

結　論

Risperidoneの服用で体重増加がみられることがあるが，その程度は中等度（2～3kg）の体重増加が多いようである。Risperidoneは，近年の研究報告から，同じ非定型抗精神病薬であるclozapineやolanzapineに比べ体重増加の割合は低く，ziprasidoneやquetiapineよりは明らかに体重増加をきたす傾向があり，現時点での統一された見解となっているようである。

ただし著明な体重増加をきたす孤発的症例が報告されているため，臨床場面で体重増加の有無を注意することは必要と思われる。

文　献

1) Anderson, C., Clark, W. R., True, J. E. et al. : Risperidone, a novel antipsychotic, and weight change. Pharmacotherapy, 13 : 292, 1993.
2) Brecher, M., Geller, W. : Weight gain with risperidone. J. Clin. Psychopharmacol., 17 : 435-436, 1997.
3) Brecher, M., Rak, I. W., Melvin, K. et al. : The long-term effect of quetiapine (Seroquel™) monotherapy on weight in patients with schizophrenia. Int. J. Psych. Clin. Pract., 4 : 287-292, 2000.
4) Ceskova, E., Svestka, J. : Double-blind comparison of risperidone and haloperidol in schizophrenia and schizoaffective psychoses. Pharmacopsychiatry, 26 : 121-124, 1993.
5) Claus, A., Bollen, J., de Cuyper, H. et al. : Risperidone versus haloperidol in the treatment of chronic schizophrenic inpatients : a multicentre double-blind comparative study. Acta Psychiatr. Scand., 83 : 295-305, 1992.
6) Crockford, D. N., Fisher, G., Barker, P. : Risperidone, weight gain, and bulimia nervosa. Can. J. Psychiatry, 42 : 326-327, 1997.
7) Hoyberg, O. J., Fensbo, C., Remvig, J, et al. : Risperidone versus perphenazine in the treatment of chronic schizophrenic patients with acute exacerbation. Acta Psychiatr. Scand., 88 : 395-402, 1993.
8) Min, S. K., Rhee, C. S., Kim, C. et al. : Risperidone versus haloperidol in the treatment of chronic schizophrenia patients : a parallel group double-blind comparative trial. Yonsei Med. J., 34 : 179-196, 1993.
9) Nasrallah, H. : A review of the effect of atypical antipsychotics on weight. Psychoneuroendocrinology, 28 : 83-96, 2003.
10) Owens, D. G. C. : Extrapyramidal side effects and tolerability of risperidone : a review. J. Clin. Psychiatry, 55 (suppl) : 29-35, 1994.
11) Penn, J. V., Martini, J., Radka, D. : Weight gain associated with risperidone. J. Clin. Psychopharmacol., 16 : 259-260, 1996.
12) Peuskens, J. : Risperidone in the treatment of patients with chronic schizophrenia : a multinational, multi-centre, double-blind, parallel-group study versus haloperidol. Br. J. Psychiatry, 166 : 712-733, 1995.

（佐藤　聡，須貝拓朗，染矢俊幸）

Question 23 Olanzapine は高プロラクチン血症を惹起しにくいか？

A 抗精神病薬は，プロラクチン分泌抑制因子であるドパミンの作用を阻害することによって，血漿プロラクチン濃度の上昇をもたらす。それゆえ LH・FSH の分泌抑制により無月経が起こることが多い。また，男性ではプロラクチンがテストステロンの作用を抑制することにより，性欲減退・勃起障害を起こすことがある[10]。

Haloperidol などの主に D_2 受容体に拮抗する抗精神病薬とは異なり，複数の受容体に拮抗する非定型抗精神病薬（atypical antipsychotics）が近年開発されてきているが，非定型抗精神病薬の特徴として錐体外路症状の少なさとともに，血漿プロラクチン濃度の上昇が少ないということもあげられている。

これまでに，いくつかの研究で olanzapine と haloperidol をはじめとする従来から用いられている抗精神病薬との比較がなされている。Clawford らの統合失調症患者に対する olanzapine，haloperidol とプラセボの二重盲検法（2週間の投与；N＝335）による比較では，血漿プロラクチン値が正常上限値（男性10ng/ml，女性15ng/ml）以上に上昇した症例の割合は，低用量（5±2.5mg/日），中用量（10±2.5mg/日），高用量（15±2.5mg/日）で各々 olanzapine 投与患者で13％，24％，38％，プラセボが投与された患者では8％，haloperidol（15±5.0mg/日）では72％であり，プラセボとの比較で olanzapine 中用量投与群と高用量投与群は有意にプロラクチンが上昇していた。なお52週までの経過では，いずれの用量もプロラクチン濃度はプラセボに比べ高いが正常範囲内まで低下している[2]。

Beasley らによる研究では，6週間の投与（N＝335）で olanzapine による血漿プロラクチン濃度が正常上限値以上に上昇した患者の割合はプラセボによるものと有意差がなかった（プラセボでは14.5％，低用量 olanzapine（5±2.5mg/日）で13.5％，中用量 olanzapine（10±2.5mg/日）で20.8％，高用量 olanzapine（15±2.5mg/日）で23.6％）。Haloperidol（15±5mg/日 で50.9％）に対しては有意に少なかった[1]。

Esel らは，男性の統合失調症患者（N＝29）に対して olanzapine 10mg/日と haloperidol 10mg/日を6週間投与後，olanzapine では血漿プロラクチン濃度は4％の低下，haloperidol では90％の上昇を示したと報告している[4]。

Ishigooka らによる我が国における olanzapine の副作用に関する研究では，24.3％の患者でプロラクチン濃度の上昇が認められたが，治療中に正常範囲に戻り臨床的に問題になるものではなかったと報告されている[5]。

David らは olanzapine，risperidone，haloperidol を投与中の統合失調症患者（N＝65）にて投与開始54週後の血漿中プロラクチン濃度の比較を二重盲検法によっておこなった。それによると risperidone 投与群が最も大きく血漿プロラクチン濃度が上昇し（平均上昇値80ng/ml），haloperidol がその次に大きく（同17ng/ml），olanzapine が最も少なかった（同4 ng/ml）[3]。

Wudarsky らは9歳から19歳（平均14.1歳）ま

での小児期発症の統合失調症（32名）および特定不能の精神病性障害（3名）と診断された患児を対象としhaloperidol, clozapineおよびolanzapineを投与開始6週後の血漿中プロラクチン濃度の比較をおこなっているが，haloperidol（平均投与量15.3mg）では投与後の平均上昇値が38.6ng/ml，olanzapine（同325.4mg）では13.7ng/ml，clozapine（同3.5mg）では2.2ng/mlであったと報告している[13]。

Turroneらは男性の統合失調症患者（N=18）に対し，olanzapine, risperidone, clozapineを用いて服薬後24時間のプロラクチン濃度変化を測定した。その結果いずれもプロラクチン濃度の上昇がみられ，服薬後6時間以内に最高値となる。そのうちrisperidoneは半数の症例で高プロラクチン血症がみられたが，olanzapineとclozapineは正常範囲内に留まった。またrisperidoneとclozapineは時間による変動が著しいが，olanzapineの上昇は軽度であった[11]。

Markianosらは114名の男性統合失調症患者を対象とし，olanzapine, risperidone, clozapine, haloperidol, sulpiride投与群と無投薬群のプロラクチン濃度を比較している。その結果，olanzapine投与群は中等度のプロラクチン上昇がみられた。なおプロラクチン分泌への影響は，sulpiride＞risperidone＞haloperidol＞olanzapine＞clozapineの順で強いと報告している[9]。

Volavkaらは157名の統合失調症患者と失調感情障害患者に対し，olanzapine, risperidone, clozapine, haloperidolを14週間投与した時のプロラクチン濃度の比較を行なった。投与後8週の時点で，olanzapineとclozapineではプロラクチン濃度の低下がみられたが，これは調査前に投与されていた薬剤の影響によるプロラクチン濃度の上昇が改善されたためと考えられた。投与後14週目では両者とも統計上有意でない程度のプロラクチンの上昇であった。なお，risperidoneは投与後8週・14週ともプロラクチン濃度の有意な上昇がみられ，haloperidolは両時点とも統計的に有意ではないがプロラクチン濃度の上昇がみられた。また，olanzapineでは高用量の時にプロラクチン濃度との相関がみられた[12]。

Karagianisらは24名の統合失調症患者と失調感情障害患者に対し，olanzapine 20mg, 25mg, 30mg, 35mg, 40mgの各用量でのプロラクチン濃度を調査した。その結果19名の患者（79％）でプロラクチン濃度が10ng/mlを超えたが，用量とプロラクチン濃度との相関はみられなかったと報告している[7]。

Lavalayeらは初発の統合失調症患者36名に対してolanzapine 15mgまたはrisperidone 4 mgを投与し，線条体におけるD_2受容体の占める割合とプロラクチン濃度の上昇との関係を^{123}I-iodobenzamideをリガンドとしたSPECTによって検討したが，6週間投与後で両者にD_2受容体の占有率の差がないにもかかわらずolanzapineのほうがrisperidoneよりもプロラクチン濃度の上昇が少なく，プロラクチンの上昇はD_2受容体の占有率には関係がないことが示唆されている[8]。

一方，Kapurらは12名の統合失調症患者を対象とし，olanzapineと[^{11}C]racloprideによるPETでのD_2受容体占有率の関係を調査している。その結果，olanzapineの用量が5〜20mgではD_2受容体占有率43〜80％であり，プロラクチン濃度に関しては12例中1例のみで高プロラクチン血症がみられ，用量が30〜40mgではD_2受容体占有率が83〜88％で，3例中2例で高プロラクチン血症がみられたと報告している[6]。

結　論

これまでの報告によれば，olanzapineはプロラクチン濃度の上昇はみられるが，haloperidolなどの定型抗精神病薬やrisperidoneと比較した場合にその上昇は軽度であることが多く，正常範囲内に留まる場合もありうる。また，用量とプロラクチン濃度との相関は報告により一致しないが，高用量では注意したほうがよいであろう。最後に，プロラクチン濃度の上昇がみられた場合でも正常範囲まで低下する可能性があるため，重篤な副作用がみられず，かつ治療効果が期待できるのであれば，数ヵ月間は経過をみるほうがよいと考えられる。

文 献

1) Beasley, C. M., Tollefson, G., Tran, P. et al.: Olanzapine versus placebo and haloperidol: acute phase results of the North American double-blind olanzapine trial. Neuropsychopharmacology, 14: 111–123, 1996.
2) Clawford, A. M., Beasly, C. M. Jr, Tollefson, G. D.: The acute and long-term effect of olanzapine compared with placebo and haloperidol on serum prolactin concentrations. Schizophr. Res., 26: 41–51, 1997.
3) David, S. R., Taylor, C. C., Kinon, B. J. et al.: The effects of olanzapine, risperidone, and haloperidol on plasma prolactin levels in patients with schizophrenia. Clin. Ther., 22: 1085–1096, 2000.
4) Esel, E., Basturk, M., Saffet Gonul, A. et al.: Effects of olanzapine and haloperidol on serum prolactin levels in male schizophrenic patients. Psychoneuroendocrinology, 26: 641–647, 2001.
5) Ishigooka, J., Murasaki, M., Miura, S.: Efficacy and safety of olanzapine, an atypical antipsychotic, in patients with schizophrenia: results of an open-label multicenter study in Japan. Psychiatry Clin. Neurosci., 55: 353–363, 2001.
6) Kapur, S., Zipursky, R. B., Remington, G. et al.: 5-HT2 and D2 receptor occupancy of olanzapine in schizophrenia: a PET investigation. Am. J. Psychiatry, 155: 921–928, 1998.
7) Karagianis, J. L., Baksh, A.: High-dose olanzapine and prolactin levels. J. Clin. Psychiatry, 64: 1192–1194, 2003.
8) Lavalaye, J., Linszen, D. H., Booij, J. et al.: Dopamine D2 receptor occupancy by olanzapine or risperidone in young patients with schizophrenia. Psychiatry Res., 92: 33–44, 1999.
9) Markianos, M., Hatzimanolis, J., Lykouras, L.: Neuroendocrine responsivities of the pituitary dopamine system in male schizophrenic patients during treatment with clozapine, olanzapine, risperidone, sulpiride, or haloperidol. Eur. Arch. Psychiatry. Clin. Neurosci., 251: 141–146, 2001.
10) Serri, O.: Progress in the management of hyperprolactinemia. N. Engl. J. Med., 331: 942–944, 1994.
11) Turrone, P., Kapur, S., Seeman, M. V. et al.: Elevation of prolactin levels by atypical antipsychotics. Am. J. Psychiatry, 159: 133–135, 2002.
12) Volavka, J., Czobor, P., Cooper, T. B. et al.: Prolactin levels in schizophrenia and schizoaffective disorder patients treated with clozapine, olanzapine, risperidone, or haloperidol. J. Clin. Psychiatry, 65: 57–61, 2004.
13) Wudarsky, M., Nicolson, R., Hamburger, S. D. et al.: Elevated prolactin in pediatric patients on typical and atypical antipsychotics. J. Child Adolesc. Psychopharmacol., 9: 239–245, 1999.

（松村直樹，小泉暢大栄，下田和孝）

Question 24 Olanzapineは他の抗精神病薬と比較して体重増加のリスクが高いか？

〈症例〉今までの抗精神病薬で治療効果の乏しかった慢性統合失調症の47歳の女性患者。Olanzapineへの変更後，著明な改善がみられたが，服薬前から既に肥満傾向にあり，本人，主治医ともにこれ以上の肥満を望まず服用の継続を躊躇している。

A 体重増加は，抗精神病薬が普及した当初より指摘された副作用であり，従来型の抗精神病薬，非定型抗精神病薬のいずれでも起こりうるものである。過度の体重増加による肥満は，高血圧や糖尿病，虚血性心疾患，脳卒中，胆嚢疾患，変形性関節症，睡眠時無呼吸症候群といった余病を来す要因となりうるため，その管理は特に注意が必要である[5]。また肥満は美容上の問題から，服薬遵守が不良となったり自己イメージを低下させることもある。

非定型抗精神病薬であるolanzapineは，本邦でも処方が可能となりその有効性が実証されたが，一方で，治療中の一部の患者においてかなりの体重増加がみられることが指摘されている。

Allisonら[1]は，publication biasに配慮しつつ，抗精神病薬で治療された患者の体重変化を報告した81の論文をメタ解析して，標準化された投与量での各抗精神病薬の，10週間投与後の体重増加を比較した。その結果，一番体重増加がみられたのはclozapineで4.45kgであり，次がolanzapineで4.15kgであった。その他の抗精神病薬における体重増加を多い順に列挙すると，thioridazine/mesoridazine（mesoridazineはthioridazineの活性代謝産物）で3.19kg，chlorpromazineで2.58kg，risperidoneで2.10kg，多剤併用で1.82kg，非薬物対照群で1.33kg，haloperidolで1.08kg，fluphenazineで0.43kg，ziprasidoneで0.04kg，プラセボで－0.74kgであった。この結果を基にすれば，olanzapineは他の抗精神病薬と比較して体重増加のリスクが高いといえる。

一方，久米ら[4]は日本国内のolanzapine試験に参加した統合失調症患者580名における体重データを解析した。その結果，olanzapine治療に伴い平均体重は32週まで増加するが，それ以後は52週までほぼ平坦化し，体重増加は1年後で平均4.3kgであった。しかし1年後でも約30％には体重増加が認められず，残りの30％が5kg以下の増加で，20kg以上の増加を呈したのは3％であり，olanzapine治療に伴う体重増加は全ての患者で一様に発現するものではないことが示された。また，やせ型（ベースラインのBMIが18.5未満）の群では，正常（BMIが18.5〜25）や肥満型（BMIが25以上）の群よりも1年後の体重増加が有意に大きく（$p<0.05$），ベースラインでBMIがやせ型の患者群は1年後に平均BMIが正常化し，BMIが正常の患者群は1年後も平均BMIが正常域に留まっていた。これは，olanzapine治療に伴う体重増加が，余病を併発させるような肥満の増加につながると，全て短絡的に捉える訳にはいかないことを示している。その他，この研究では，症状が改善する場合はしない場合より体重増加を来しやすく（オッズ比＝2.9），8週

で既に体重増加がみられる場合はみられない場合よりも52週後で体重増加があることが多い（オッズ比＝5.7）ことが示された。これらの結果から著者らは，長期の体重増加の予測因子としてベースラインのBMI，症状の改善，早期の体重増加が利用できるとしている。

海外での報告をみると，Kinonら[3]は3年間にわたりolanzapine治療患者573名の体重変化を追跡したデータを報告している。それによると，平均体重は投与開始から12週までは急速に増加し，その後は増加は緩やかとなり，39週から3年までは平坦化する。また試験終了時（中央値が2.54年）の体重増加の平均は6.26kgであった。また彼らは体重増加の短期的予測因子として最も確実である低いBMIが，長期的な予測因子にもなりうることを示した。体重増加の平均値がやや高い点を除くと，この欧米人でのデータは久米らの研究結果と極めて類似している。

また，olanzapine治療に伴う体重変化についてSheltonら[6]は，治療抵抗性うつ病患者に対してolanzapine単剤，もしくはfluoxetineを併用して治療した研究において，8週後，olanzapine単剤群では6.07kgの体重増加を示したと報告し，特に気分障害患者においては，olanzapineによって生じる体重増加への感受性が高いのではないかと推測している。Karagianis[2]は，olanzapine治療で睡眠と食欲が改善し，よりリラックスでき活力が出てきたことによって体重減少プログラムに参加でき，結果的に20ポンド（約7.5kg）の体重減少を来した症例と，olanzapineが直接の体重増加の原因ではなく，実は妊娠に伴うものであった症例とを報告し，olanzapineが常に体重増加の原因とはならないことを示している。

結　論

体重増加は全ての患者で一様に発現するものではなく，もともと低体重であったものが，体重増加によって正常化する症例も中には存在する。よってolanzapine治療に伴う体重増加を，余病を併発するような肥満と短絡的に全て捉える訳にはいかないが，他の抗精神病薬と比較して体重増加のリスクが高いことは事実である。Olanzapineに限らず，抗精神病薬治療中の過度の体重増加による肥満は余病併発の危険性を高めるため，早期からの積極的な観察的介入および治療的介入に努めることが治療者には常に求められる。

文　献

1) Allison, D. B., Mentore, J. L., Heo, M. et al. : Antipsychotic-induced weight gain : a comprehensive research synthesis. Am. J. Psychiatry, 156 : 1686-1696, 1999.
2) Karagianis, J. : Olanzapine and weight gain. Can. J. Psychiatry, 45 : 493, 2000.
3) Kinon, B. J., Basson, B. R., Gilmore, J. A. et al. : Long-term olanzapine treatment : weight change and weight-related health factors in schizophrenia. J. Clin. Psychiatry, 62 : 92-100, 2001.
4) 久米明人, 栗林和彦, 田中洋子 : 日本の統合失調症患者におけるolanzapine治療と体重変化. 臨床精神薬理, 4 : 1441-1458, 2001.
5) National Institute of Health : Clinical guidelines on the identification, evaluation, and treatment of overweight and obesity in adults—the evidence report. Obes. Res., 6(suppl. 2) : 51S-209S, 1998.
6) Shelton, R. C., Tollefson, G. D., Tohen, M. et al. : A novel augmentation strategy for treating resistant major depression. Am. J. Psychiatry, 158 : 131-134, 2001.

（佐藤　聡，須貝拓朗，染矢俊幸）

Question 25　Thioridazine の心毒性について教えてほしい

〈症例〉20歳の男性。Thioridazine で治療中の統合失調症の患者。Thioridazine 投与開始4週間後の心電図でT波平坦化，QT間隔の延長が指摘された。

A Thioridazine はフェノチアジン系抗精神病薬の1つであるが，1963年 Kelly ら[5]が thioridazine 投与中に心室性頻脈を起こして死亡した症例を報告して以来，その循環器系副作用として不整脈・低血圧・陰性変力作用があり，また同時に，突然死の原因となる可能性があることが取り上げられるようになった。Thioridazine は主として肝臓で代謝され，メソリダジンとスルフォリダジンに変化し，これらが抗ドパミン作用をもち，抗精神病作用を発現するとされる[3]。また thioridazine は脱メチル化によりノルチオリダジンに代謝されるが，一方，ring sulfoxidation によって5-スルフォキシドチオリダジンに代謝される。5-スルフォキシドチオリダジンは抗精神病作用はなく，心毒性があるとされる[1,4]。

この症例に見られたような心電図変化，つまり非特異的T波異常，ST平坦化，QT間隔の延長，巨大U波の出現，房室解離，心室性頻脈等がフェノチアジン系抗精神病薬によって起こること，特に thioridazine 投与によって用量依存的にかなりの高率で起こることはよく知られた事実である。例えば Lipscomb[9]によると thioridazine100～300mg/日の投与量で心電図変化がその50％に，150～900mg/日ではその70％に認められたという。

また，Buckley ら[2]は，thioridazine 服用者(104例)は他の抗精神病薬服用者（206例）に比べて，昏睡，低血圧等に有意差は無かったものの，頻脈，QT延長，幅広QRS，不整脈については，1.7～5.2倍と有意に多かったと報告している。Kemper ら[6]，Liberatore ら[8]，切池ら[7]は thioridazine 服用中に致死性心室性不整脈である Torsade de Pointes により突然死した症例を報告し，この症例のように QT間隔の延長など心電図変化のみとめられるものには注意が必要であるとしている。さらに，フィンランドにおける調査報告[10]によると，抗精神病薬や抗うつ薬の服用者の突然死を調べると，49例中3例を除く全てがフェノチアジン系抗精神病薬を服用しており，そのうち thioridazine を服用していた者が半数以上を占めていた。また同時にその49例の中で単剤のみ服用していた20例のうち15例が thioridazine を服用していた。

しかしながら，Ungvari[11]は，1968～78年にかけて11,935例の抗精神病薬服用患者を調査した結果，突然死はわずか8例に過ぎず，この死亡率は同年代の一般人の突然死率と大差なかったと報告しており，抗精神病薬投与による突然死をおこすような循環器系の副作用は多くないことも示唆されている。

　　　　　結　　論

Thioridazine 投与によって心電図異常がみとめ

られるとする報告が多いのは事実であり，本症例の心電図異常については thioridazine 投与によることが否定できず，注意を払うことが必要と考える．今後も thioridazine の心毒性のメカニズムの研究・解明と，thioridazine と循環器系の副作用との関係を明らかにするような大規模な疫学調査が必要であろう．

文　献

1) Axelsson, R., Martensson, E. : Side effects of thioridazine and their relationship with the serum concentrations of the drug and its main metabolites. Curr. Ther. Res., 28 : 463-489, 1980.
2) Buckley, N. A., Whyte, I. M., Dawson, A. H. : Cardiotoxicity more common in thioridazine overdose than with other neuroleptics. J. Toxicol. Clin. Toxicol., 33 : 199-204, 1995.
3) Dahl, S. G. : Active metabolites of neuroleptic drugs : possible contribution to therapeutic and toxic effects. Ther. Drug Monit., 4 : 33-40, 1982.
4) Gottschalk, L. A., Dinovo, E., Biener, R. et al. : Plasma concentrations of thioridazine metabolites and ECG abnormalities. J. Pharm. Sci., 67 : 155-157, 1978.
5) Kelly, H. G., Fay, J. E., Laverty, S. G. : Thioridazine hydrochloride (Mellaril) : its effect on the electrocardiogram and a report of two fatalities with electrocardiographic abnormalities. Can. Med. Ass. J., 89 : 546-554, 1963.
6) Kemper, A. J., Dunlap, R., Pietro, D. A. : Thioridazine-induced Torsade de Pointes : successful therapy with isoproterenol. JAMA, 249 : 2931-2934, 1983.
7) 切池信夫，前田泰久，泉屋洋一他：Thioridazine 投与中に Torsade de Pointes を呈した1例．精神医学，29：301-309，1987．
8) Liberatore, M. A., Robinson, D. S. : Torsade de Pointes : a mechanism for sudden death associated with neuroleptic drug therapy? J. Clin. Psychopharmacol., 4 : 143-146, 1984.
9) Lipscomb. P. A. : Cardiovascular side effects of phenothiazines and tricyclic antidepressants. A review with procautionary measures. Postgrad. Med., 67 : 189-196, 1980.
10) Mehtonen, O. P., Aranko, K., Malkonen, L. et al. : A survey of sudden death associated with the use of antipsychotic or antidepressant drugs : 49 cases in Finland. Acta Psychiatr. Scand., 84 : 58-64, 1991.
11) Ungvari, G. : Neuroleptic-related sudden death (proven or a mere hypothesis?). Phamakopsychiatr Neuropsychopharmakol., 13 : 29-33, 1980.

（松林和重，下田和孝）

Question 26 Sulpirideは他の抗精神病薬に比べて遅発性ジスキネジアなどの副作用のリスクが低いか？

〈症例〉20代の女性が統合失調症治療のため，6ヵ月間，haloperidol 3mg/日を服用していた。ところが最近，口部を中心に遅発性ジスキネジアが出現するようになった。治療薬をhaloperidolからsulpirideに変更した方が良いか？

A

Haloperidolなどの定型的な抗精神病薬は様々な神経伝達物質のレセプターに結合するが，これらに比べsulpirideは特異的に脳ドパミンD_2レセプターに結合する[6]。遅発性ジスキネジアの病態生理に関しては，抗精神病薬によるドパミン過感受性説，free radicalによる神経毒説をはじめいくつかの機序が考えられているが，確定的なものはない[2]。Sulpirideは定型的な抗精神病薬に比べ，ドパミン過感受性を起こしにくく，動物実験ではsulpirideの繰り返し投与は，極めて高用量でない限りドパミン過感受性を引き起こさないことがわかっている[6]。やはり動物実験で，sulpirideは他の抗精神病薬にくらべ，ヒトの錐体外路症状に該当するカタレプシーを起こしにくいことが知られている[6]。

抗精神病効果についてsulpirideはhaloperidol[4]，chlorpromazine[5]，perphenazine[7]と比べ遜色はなく，また統合失調症の再燃予防効果はtimiperone[8]と同等であったという報告がある。Gerlachらによる慢性の統合失調症者20例でのsulpiride（中央値2,000mg/日）とhaloperidol（中央値12mg/日）のcross-over研究[4]では，haloperidol12週投与の後のwash-out期間に1例に遅発性ジスキネジアを認め，続くsulpiride投与期間中にsulpiride 2,000mg/日に増量後，遅発性ジスキネジアは改善した。Härnrydら[5]はsulpiride（800mg/日）またはchlorpromazine（400mg/日）を25人の急性の統合失調症患者からなる2つのグループに8週にわたり投与し比較した。両群で錐体外路系副作用の出現頻度に差はなかった。Sulpiride群23名，perphenazine群24名の統合失調症者の比較研究[7]では投与4ヵ月時点で遅発性ジスキネジアはsulpiride群ではみられず，perphenazine群では1名に出現していた。Nishikawaらの研究[8]では寛解状態の統合失調患者にtimiperone（1〜6mg/日）群31名，sulpiride（100〜600mg/日）群32名に1年間投与したが，残念ながら錐体外路症状は評価されていない。結局，これらの研究ではsulpirideでの錐体外路系副作用の出現頻度は，haloperidol[4]，chlorpromazine[5]，perphenazine[7]と比べて同等であったが，症例数が少ないため遅発性ジスキネジアの出現頻度に関しての判断はできない。Achironら[1]はうつ病もしくは消化器症状のためsulpirideを服用し，遅発性ジスキネジアが出現した6例を報告している。3例は投与中に，他の3例は投与終了後に遅発性ジスキネジアが出現した。用量，使用期間には一定の傾向はなかった。

一方，遅発性ジスキネジアをsulpirideで治療する試みがされており，プラセボと比較したcross-over研究がいくつか行われている[3,9,10]。どの研究も，sulpirideはプラセボと比較し，有意に

遅発性ジスキネジアを改善している。Gerlachら[3]の研究ではsulpiride投与中（400～2,100mg/日）に遅発性ジスキネジアは有意に改善し，パーキンソニズムの悪化はなかった。Quinnら[9]はsulpiride投与中（200～1,200mg/日）に遅発性ジスキネジアは改善したが，パーキンソニズムの出現や悪化をみたとしている。Schwartzら[10]は15名を対象にした盲検法で，sulpirideで顕著な副作用なしに遅発性ジスキネジアが改善したと述べている。

結　論

動物実験でsulpirideは他の抗精神病薬と比べて錐体外路症状を起こしにくいことが示されているが，sulpirideはヒトに錐体外路系の副作用を出現させうる。プラセボとの比較実験で，sulpirideによる遅発性ジスキネジアの改善効果は示されている。しかし，統合失調症に4ヵ月以上投与し錐体外路症状を評価したコントロール研究はなく，sulpirideが遅発性ジスキネジアを誘発したという報告がある。したがってhaloperidolをsulpirideに変更することの有効性はあまりないであろう。

文　献

1) Achiron, A., Zoldan, Y., Melamed, E.: Tardive dyskinesia induced by sulpiride. Clin. Neuropharmacol., 13: 248-252, 1990.
2) Casey, D. E.: Tardive dyskinesia; pathophysiology. In: Psychopharmacology: the forth generation of progress(ed. by Bloom, F. E. and Kupfer, D. J.), pp. 1497-1502, Raven Press, New York, 1995.
3) Gerlach, J., Casey, D. E.: Sulpiride in tardive dyskinesia. Acta Psychiatr. Scand., suppl. 311: 93-102, 1984.
4) Gerlach, J., Behnke, K., Heltberg, J. et al.: Sulpiride and haloperidol in schizophrenia: a double-blind cross-over study of therapeutic effect, side effects and plasma concentrations. Br. J. Psychiatry, 147: 283-288, 1985.
5) Härnryd, C., Bjerkenstedt, L., Björk, K. et al.: Clinical evaluation of sulpiride in schizophrenic patients-a double-blind comparison with chlorpromazine. Acta Psychiatr. Scand., suppl. 311: 7-30, 1984.
6) Jenner, P., Marsden, C. D.: Multiple dopamine receptors in brain and the pharmacological action of substituted benzamide drugs. Acta Psychiatr. Scand., suppl. 311: 109-123, 1984.
7) Lepola, U., Koskinen, T., Rimon, R. et al.: Sulpiride and perphenazine in schizophrenia. A double-blind clinical trial. Acta Psychiatr. Scand., 80: 92-96, 1989.
8) Nishikawa, T., Tanaka, M., Tsuda, A. et al.: Prophylactic effects of neuroleptics in symptom-free schizophrenics: a comparative dose-response study of timiperone and sulpiride. Biol. Psychiatry, 25: 861-866, 1989.
9) Quinn, N., Marsden, C. D.: A double blind trial of sulpiride in Huntington's disease and tardive dyskinesia. J. Neurol. Neurosurg. Psychiatry, 47: 844-847, 1984.
10) Schwartz, M., Moguillansky, L., Lanyi, G. et al.: Sulpiride in tardive dyskinesia. J. Neurol. Neurosurg. Psychiatry, 53: 800-802, 1990.

（村竹辰之，染矢俊幸）

Question 27　Risperidoneを高齢の患者に投与する際の注意点について教えてほしい

〈症例〉70歳の女性。被害妄想を伴うアルツハイマー型痴呆で入院。少量のhaloperidolを投与したが，錐体外路症状を呈したため投与を中止。Risperidoneへの変更を考慮している。

A

Risperidoneは5-HT$_2$受容体拮抗作用とD$_2$受容体拮抗作用を有する抗精神病薬である。また，risperidoneはアドレナリン作動性α$_1$およびヒスタミンH$_1$受容体にも親和性を有するが，ムスカリン様アセチルコリン受容体には親和性をもたない[7]とされており，口渇・便秘・視力障害・尿閉が出現しにくい。

Chouinardらが行った入院統合失調症患者135名に対するrisperidone（2，6，10，16mg/日），haloperidol（20mg/日），プラセボ間の比較試験では，risperidoneはhaloperidolと同等以上の臨床効果（Positive and Negative Syndrome Scale: PANSSによる評価）があり，効果発現も早いとされている[2,3]。また，Chouinardらはrisperidoneとプラセボ間でパーキンソニズムの発現率に有意差はなく，むしろrisperidone 6，10，16mg/日ではジスキネジアを軽減する作用を示したと報告[2]している。また，抗精神病薬と抗パーキンソン薬とが併用され，かつ錐体外路症状が持続している患者に対して，それまで投与されていた抗精神病薬をrisperidoneへ変薬した場合，抗パーキンソン薬を中止できた症例は57％，減量できた症例は7％，抗パーキンソン薬再投与となった症例は21％であり，副作用（主に錐体外路症状）のため中止を必要とした症例はなかった[9]。また，藤井らが行った同様の試験によるとrisperidoneへの置換後に以前に使用していた抗パーキンソン薬を中止できたのは，開始前より抗パーキンソン薬を併用していた19例中7例（＝36.8％）[5]であったという。しかし，risperidoneの場合でもその用量が多くなればパーキンソニズムの出現率は増加する[2]。

また，2004年3月に英国医薬品安全性委員会が高齢の痴呆患者に対する無作為プラセボ比較試験のメタ解析の結果，risperidoneおよびolanzapine投与群で脳血管障害が生じる率がプラセボに比較して約2-3倍であり，高齢の痴呆関連の行動障害には用いるべきではないと勧告している[1]。2005年4月に米国Food and Drug Administration（FDA）はrisperidoneを含むolanzapine，aripiprazole（日本未発売），quetiapine，clozapine（日本未発売），ziprasidone（日本未発売），Symbyax（olanzapineとfluoxetineの合剤で日本未発売）といった非定型抗精神病薬について，高齢の痴呆患者における行動障害を対象とした17のプラセボ対照比較試験の5,106例を解析した結果，非定型抗精神病薬における死亡率がプラセボと比較して1.6-1.7倍高く，その死因は様々であるが，主に循環器障害（心不全・突然死），感染症（肺炎など）であったと警告を出した[4]。

Risperidoneは主に肝臓で代謝され，活性代謝物である9-hydroxy risperidoneとなる。Risperidoneの蛋白に対する結合率は加齢の影響を受けないが，9-hydroxy risperidoneのクリアランスは

加齢に伴い減少し,活性代謝物の半減期が若年者(平均30歳)では19時間であるのに対して高齢者(平均69歳)では25時間に達する[8]。また,一般に加齢は抗精神病薬による遅発性ジスキネジアの危険因子[6]であることを考え合わせると,高齢者ではrisperidoneの投与量設定には慎重になるべきであろう。

結　論

Risperidoneはhaloperidolと比較した場合,抗精神病作用の点において同等であり,ジスキネジアの改善,パーキンソニズムの発現率が低いという点でも優れている。しかし,risperidoneの高用量の投与は錐体外路症状を増加させること,高齢者ではその活性代謝物の半減期が延長していること,また,非定型抗精神病薬の高齢痴呆患者の行動障害への使用への警告が出されていることなどから,その投与量設定には十分な注意が必要であろう。

文　献

1) Atypical antipsychotic drugs and stroke : Message from Professor Gordon Duff, Chairman, Committee on Safety of Medicines (CEM/CMO/2004/1)
http://medicines.mhra.gov.uk/ourwork/monitorsafequalmed/safetymessages/antipsystroke_9304.htm
http://medicines.mhra.gov.uk/ourwork/monitorsafequalmed / safetymessages / risperidone-clinicaltrialdata_final.pdf

2) Chouinard, G., Arnott, W. : Clinical review of risperidone. Can. J. Psychiatry, 38 (Suppl. 3) : S89-S95, 1993.

3) Chouinard, G. Jones, B., Remington, G. et al. : A Canadian multicenter placebo-controlled study of fixed doses of risperidone and haloperidol in the treatment of chronic schizopherenic patients. J. Clin. Psychopharmacol., 13 : 25-40, 1993.

4) FDA Public Health Advisory Deaths with antipsychotics in elderly patients with behavioral disturbances.
http://www.fda.gov/bbs/topics/ANSWERS/2005/ANS01350.html

5) 藤井康雄,山下　格,山内俊雄他：慢性分裂病入院患者に対するリスペリドンの効果と安全性.臨床精神医学,22：101-116,1993.

6) Jeste, D. V., Eastham, J. H., Lacro, J. P. et al. Management of late-life psychosis. J. Clin. Psychiatry, 57 (Suppl.3) : 39-45, 1996.

7) 村崎光邦：リスペリドンの前臨床ならびに臨床薬理.神経精神薬理,17：599-620,1995.

8) Snoeck, E., Van-Peer, A., Sack, M. et al. : Influence of age, renal and liver impairment on the pharmacokinetics of risperidone in man. Psychopharmacology, 122 : 223-229, 1995.

9) 八木剛平,上島国利,稲田俊也他：新しい抗精神病薬リスペリドンにおける併用抗パーキンソン薬の中断試験.臨床医薬,9：2725-2738,1993.

（大槻秀樹,下田和孝）

Question 28 心疾患を合併した患者にrisperidoneを投与する場合の注意点は？

A 一般的に，神経遮断薬による心血管系に対する副作用（起立性低血圧やQTc間隔の延長）の出現は，定型的神経遮断薬やclozapineと比較して，risperidoneでは少ないことが示されている[2,10]。また，Reillyらは495人の精神疾患患者（そのうち，339人が抗精神病薬を内服していた）と101人の健常者についてQTc間隔延長の有無を検討し，risperidone内服はQTc間隔延長に有意な影響を与えないことを報告している[8]。

Risperidoneの心血管系への副作用として，Sciollaらはα受容体遮断作用による起立性低血圧が最も多いとしている[9]。またMarderらは，アメリカ国内の20施設から抽出した388名の統合失調症患者のうちで2〜16mgのrisperidoneを内服していた256名のうち，risperidone投与量が2mgの群（n＝63）で1.6％，6mgの群（n＝64）で4.7％，10mgの群（n＝65）で4.6％，16mgの群（n＝64）で6.3％の頻度で頻脈が出現したことを報告している[6]。一方でrisperidone 4〜8mgの投与をうけている39人の患者を含む研究で，risperidone投与後に血圧や心電図変化を認めなかったという報告[5]もある。

また，Acriらによるrisperidoneを1〜180mg（一部は服用量が不明）大量服薬した16ヵ月の幼児を含む患者31名についての報告では低血圧が6例（risperidoneの量は60mg以上），不整脈が15例（risperidoneの量は20mg以上）に認められ，不整脈の中では頻脈が最も多く13例に出現したとしている[1]。また，QTc間隔の延長が認められたのは3例であり，このうち服薬量が確認できているものでは内服量は100mg以上であった。この調査における死亡例は1例のみで，QTc間隔の延長・頻脈・血圧低下を示し，risperidone（内服量不明）と同時にimipramine, benztropine, mesylate, ibuprofenも大量服薬していた。その他，risperidone 2 mgとhaloperidol 5 mg, amantadine 100mgを内服後にQTc間隔延長をきたし死亡したとされる症例報告も存在した[7]。

Risperidoneの主な代謝経路である9-hydroxylationへの代謝にチトクロームP450（CYP）2D6が関与していることが*in vitro*[3]，*in vivo*[4]で示されている。また，この経路にはCYP 3 A 4あるいはCYP 3 A 5の関与も示唆されている[3]。上記のAcriらの報告した死亡例は，CYP 2 D 6で水酸化をうけるimipramineとrisperidoneの相互作用による双方の薬物の血中濃度上昇が死因に関与していた可能性が示唆される。また，Ravinらの報告の中では併用していたhaloperidolとの相互作用によるrisperidoneの血中濃度上昇の可能性が示唆されている[7]。

三環系抗うつ薬や選択的セロトニン再取り込み阻害薬であるparoxetine, fluvoxamineなどの向精神薬や，s-metoprololなどのβ遮断薬，codeineなど多くの薬物の代謝にCYP 2 D 6が関与することが知られており，risperidoneと併用する際には，相互の薬物の血中濃度が上昇する可能性があり，十分な注意が必要である。

結　論

　Risperidone による心血管系の副作用の頻度は他の向精神薬と比較して少ない。具体的には低血圧や頻脈が多いとされている。QTc 間隔延長については影響が少ないとされているが，risperidone 大量服薬では QTc 間隔延長が報告されている。また，CYP 2 D 6 で代謝される薬物の併用による薬物相互作用から生じた血中濃度上昇が，心血管系副作用の原因と示唆される死亡例の報告も存在した。心疾患を合併する患者では心機能が低下していることを考慮すると，心血管系の副作用が重症化しやすいことが当然，予測されるため，急激な血中濃度上昇を防ぐ配慮が必要である。したがってこのような心疾患を合併する患者に risperidone を投与する際には，通常より低用量から投与を開始し，相互作用の生じうる併用薬を最小限にした上で，副作用発現に十分，注意をはらうことが重要である。

文　献

1) Acri, A. A., Henretig, F. M.: Effect of Risperidone in overdose. Am. J. Emerg. Med., 16: 498-501, 1998.
2) Collaborative Working Group on Clinical Trial Evaluations: Adverse effects of the atypical antipsychotics. J. Clin. Psychiatry, 59 (suppl. 12): 17-22, 1998.
3) Fang, J., Bourin, M., Baker, G. B.: Metabolism of risperidone to 9-hydroxyrisperidone by human cytochromes P450 2D6 and 3A4. Naunyn. Schmiedebergs. Arch. Pharmacol., 359: 147-151, 1999.
4) Huang, M.-L., Peer, A. V., Woestenborghs, R. et al.: Pharmacokinetics and drug disposition. Clin. Pharmacol. Ther., 54: 257-268, 1993.
5) Klieser, E., Lehmann, E., Kinzler, E. et al.: Randamized, double-blind, controlled trial of risperidone versus clozapine in patients with chronic schizophrenia. J. Clin. Psychopharmacol., 15 (suppl. 1): 45s-51s, 1995.
6) Marder, S. R., Mejbach, R. C.: Risperidone in the treatment of schizophrenia. Am. J. Psychiatry, 151: 825-835, 1994.
7) Ravin, D. S., Levenson, J. W.: Fatal cardiac event following initiation of risperidone therapy. Ann. Pharmacother., 31: 867-870, 1997.
8) Reilly, J. G., Ayis, S. A., Ferrier, I. N. et al.: QTc-interval abnormalities and psychotropic drug therapy in psychiatric patients. Lancet, 355: 1048-1052, 2000.
9) Sciolla, A., Jeste, D. V.: Use of antipsychotics in the elderly. Int. J. Psychiat. in Clin. Practice, 2: S 27-S34, 1998.
10) van Kammen, D. P.: 非定型・新規抗精神病薬—その忍容性を中心に. 臨床精神薬理, 4: 483-492, 2001.

（森田幸代，下田和孝）

Question 29　Haloperidolは甲状腺機能亢進の患者に「慎重投与」となっているがその理由は？

〈症例〉30歳女性。甲状腺機能亢進症と診断され，抗甲状腺剤を投与されていたが服薬は不規則であった。最近気分変動に加え，「周囲の人に見張られている」といった妄想を抱くようになり来院した。抗精神病薬の投与を検討しているが，haloperidol が甲状腺機能亢進の患者に「慎重投与」となっているため，どのように投与したらよいか迷っている。

A　Haloperidolの添付文書には，甲状腺機能亢進状態にある患者に「慎重投与」とあり，その理由として「錐体外路症状が起こりやすい」ことが記載されている。

Selyeら[7]は，甲状腺ホルモンが，ラットのhaloperidolに対する神経毒性（ジスキネジア，死亡率）を増強したことを報告。Lakeら[6]は，甲状腺機能亢進症を合併した統合失調症の患者にhaloperidolを使用したところ，知覚鈍麻・発語不明瞭・粗大な振戦・筋線維束攣縮・仰臥位で枕を外しても首が落ちないほどの著明な蝋様硬直など，著しい錐体外路系の副作用を示したことを報告した。この症例の錐体外路症状はhaloperidolの投与量（6～8 mg）に比し明らかに過剰であった。また甲状腺機能が正常化した後にも同量のhaloperidolが投与されたが，錐体外路症状は起こらなかったと言う。Lakeらの報告後，同様の症例報告がいくつかなされている[3,4,5,8,9,10]。それらは頻脈・発汗・発熱・高血圧・下痢等の甲状腺機能亢進症状に加え，「板状」などと表現される著明な筋硬直，呼吸困難などを呈し，また中には嚥下困難から窒息に至った例[9]もあった。

Hoffmanら[4]は，明らかな理由もなく過活動を示す行動変容が患者に見られ，また通常の対応にも反応しないような場合は，鑑別診断として甲状腺機能亢進症の可能性を考慮し，haloperidolを用いる場合はその可能性を除外しておくべきであると考察している。

Crockerら[2]はラットを用い，甲状腺機能亢進状態では，haloperidolによるカタレプシー効果に増強傾向があることを示した。これは高用量のhaloperidolで明らかであった。逆に甲状腺機能低下状態では，カタレプシー効果は減弱した。また，脳の線条体のドパミン受容体密度は，haloperidol未投与の場合，甲状腺機能の亢進群・正常群・低下群の間で差が見られず，haloperidolを投与した場合では，甲状腺機能低下群でのみ上昇し，正常群と亢進群で明らかな上昇は見られなかったと言う。甲状腺機能によってhaloperidolの血中濃度に変動が見られなかったという予備的な実験結果も併せて考えて，彼らは，甲状腺機能の変動によって，ドパミン受容体の密度や感受性が変化する可能性を示唆した。

以上，これまでに甲状腺機能の亢進がhaloperidolによる錐体外路症状を増強したとする動物実験の報告や，症例報告がいくつかある。しかし，その数は少なく，十分な証拠とは言いがたい。

冒頭の症例では，まず甲状腺機能を検査し，機能亢進が見られた場合は，著明な錐体外路症状が生じる危険性を考慮して，機能が正常化するまで

haloperidolの使用を控えるか，抗パーキンソン薬を併用し少量から開始するなど慎重に投与すべきであると思われる。甲状腺機能亢進状態ではフェノチアジン系薬剤の鎮静効果・毒性が増強したとする動物実験があるが[1]，症例報告はないようである。またrisperidoneで同様の報告は筆者が調べた限り見当たらなかった。Risperidoneなど他剤を慎重に用いることも考慮すべきと思われる。

結論

十分な証拠とは言えないが，甲状腺機能の亢進がhaloperidolによる錐体外路症状を増強したとする動物実験の報告や症例報告がいくつかあり，haloperidolは甲状腺機能亢進の患者に「慎重投与」となっている。このため甲状腺機能が亢進した患者にhaloperidolを投与する場合，甲状腺機能が正常化するまで使用を控えるか，抗パーキンソン薬を併用し少量から開始するなどして慎重に投与すべきと思われる。Risperidoneなど他剤を慎重に用いることも考慮すべきであろう。

文献

1) Ashford, A., Ross, J. W. : Toxicity of depressant and antidepressant drugs in hyperthyroid mice. Br. Med. J., 2(599) : 217-218, 1968.
2) Crocker, A. D., Overstreet, D. H. : Modification of the behavioural effects of haloperidol and of dopamine receptor regulation by altered thyroid status. Psychopharmacology, 82 : 102-106, 1984.
3) Hamadah, K., Teggin, A. F. : Haloperidol, thyrotoxicosis, and neurotoxicity. Lancet, 2(7887) : 1019-1020, 1974.
4) Hoffman, W. H., Chodoroff, G., Piggott, L. R. : Haloperidol and thyroid storm. Am. J. Psychiatry, 135 : 484-486, 1978.
5) Jefferson, J. W. : Haldol decanoate and thyroid disease. J. Clin. Psychiatry, 49 : 457-458, 1988.
6) Lake, C. R., Fann, W. E. : Possible potentiation of haloperidol neurotoxicity in acute hyperthyroidism. Br. J. Psychiatry, 123 : 523-525, 1973.
7) Selye, H., Szabo, S. : Protection against haloperidol by catatoxic steroids. Psychopharmacologia, 24 : 430-434, 1972.
8) Verzin, E., Kaplan, B., Ashley, J. V. : Thyrotoxicosis and neurotoxic reaction to haloperidol. Am. Fam. Physician, 49 : 1077, 1080, 1994.
9) Weiner, M. F. : Haloperidol, hyperthyroidism, and sudden death. Am. J. Psychiatry, 136 : 717-718, 1979.
10) Yosselson, S., Kaplan, A. : Neurotoxic reaction to haloperidol in a thyrotoxic patient. N. Engl. J. Med., 293 : 201, 1975.

（川嶋義章，染矢俊幸）

Question 30 抗精神病薬の投与回数はどのようにして決めたらよいか？

A 現在，抗精神病薬の投与回数は臨床試験で主に決定される．つまり少数の健常者を対象とした第Ⅰ相試験で，単回投与試験・反復投与試験が行われ，目的とする薬物の薬物動態が調べられる．その結果少数の患者を対象とした第Ⅱ相試験で，プラセボ比較試験，用量設定試験などが施行され，有効性と安全性の確認，用量設定の確認がなされる．そしてさらにより多数例の患者を対象とし，有効性と安全性を確認する第Ⅲ相試験が行われる[13]．この際の投与回数は，第Ⅰ相試験で得られた薬物動態パラメータ（特に血中濃度半減期；$T_{1/2}$）が参照されることが多い（海外で既に承認されている薬物ではその投与回数も参考とされる）．このため最近上市された抗精神病薬の投与回数は，perospirone（$T_{1/2}$は約2時間[5]）で1日3回，quetiapine（$T_{1/2}$は3〜4時間[14]）で1日2〜3回（quetiapineの$T_{1/2}$は比較的短いが，後述する知見によって1日2回投与がわが国の臨床試験でも採用され，それが承認されたという経緯がある[15]），olanzapine（$T_{1/2}$は約30時間[16]）で1日1回投与となっている．

このようにこれまで薬物の血中濃度半減期が投与回数の指標とされてきたが，近年治療中の統合失調症患者におけるドパミンD_2受容体占拠率がPET（positron emission tomography）によって定量的に測定できるようになり，このドパミンD_2受容体占拠率を抗精神病薬の投与量・投与方法の指標とする考え方が注目されつつある．例えばFardeら[1]は，1) 11種類の抗精神病薬それぞれで治療を受けている統合失調症患者の線条体ドパミンD_2受容体占拠率（最終服薬から6時間後）が65〜85％の範囲にあったこと，2) sulpiride（600 mgを1日2回，7週間），haloperidol（6 mgを1日2回，3ヵ月間）を投与されていた患者では，投与中止後，血中濃度は漸減するが，ドパミンD_2受容体占拠率は長期間維持されたこと（sulpirideでは27時間後で65％，haloperidolでは54時間後で約80％），3) sulpiride 800mgを1日2回，2年間投与されていた患者で1週間以上の間隔を空けて減量した場合，血中濃度は直線的に減少したのに対し，受容体占拠率は上に凸の曲線を描いて減少したことを報告した．このことは，血中濃度とドパミンD_2受容体占拠率との間に直線ではなく固有の曲線関係が存在し，低い血中濃度では，血中濃度のわずかな増加に伴ってドパミンD_2受容体占拠率が急激に増加し，高い血中濃度では，それ以上血中濃度が増加してもドパミンD_2受容体占拠率の増加率がわずかであることを示している．

その後抗精神病薬の治療効果や副作用（錐体外路症状，血中プロラクチンの上昇）と線条体ドパミンD_2受容体占拠率との関係，抗精神病薬の血中濃度とD_2受容体占拠率との関係などを調べた報告が相次いでいる[9,10,18]．これらのうち投与回数に関係するものをいくつかあげる．

Nordströmら[17]は，4 mg，7.5mgのhaloperidolを単回投与された健常被験者では，線条体ドパミンD_2受容体占拠率が投与後3時間で73〜92％と高値を示し，27時間後，血中濃度が検出限界値（2 ng/ml）以下となっても受容体占拠率は54〜

76%と高値が維持されたと報告した。Kapurら[11]も健常被験者で，risperidone, olanzapineのドパミンD_2受容体占拠率が血中濃度半減期と比べてかなり長期に持続したことを報告した（risperidone 4 mg, olanzapine 15mg投与後48時間でそれぞれ47％，49％）。これらの報告を考えあわせると，定型抗精神病薬やrisperidone, olanzapineなどの非定型抗精神病薬は，1日1回，あるいはそれ以上の投与間隔でも有効である可能性がある。

Quetiapineについては，150mgを1日3回，29日間投与された統合失調症患者8名について，線条体ドパミンD_2受容体占拠率が投与中止後2時間で44％，12時間で27％，26時間で未治療健常者のレベルまで低下したことをGefvertらが報告した[4]。ドパミンD_2受容体占拠率の半減期は約10時間であり，血中濃度半減期の約2倍であった。また前頭葉皮質の5-HT_2受容体占拠率の半減期は27時間でさらに長かった。この8名の患者は錐体外路症状の副作用は無く，quetiapineで良好な臨床効果を得ていたと言う。このquetiapineのD_2受容体占拠率の値は，定型抗精神病薬やrisperidone, olanzapineで良好な反応を示す患者のD_2受容体占拠率に比べて明らかに低値であり，clozapineの値に近い（150～300mgを1日2回投与された患者の場合，投与中止後6時間で38～63％という報告[2]がある）。これらの結果から，quetiapineは1日2回投与が可能であり，おそらくclozapineと同様，1日1回投与も可能かもしれないとGefvertらは考察している[4]。実際，quetiapine 150mg 1日3回投与群（209人）と225mg 1日2回投与群（200人）とを比較し，臨床効果に有意な差が見られなかったという研究報告がなされている[12]。

Quetiapineはclozapineと同様，ドパミンD_2受容体と緩やかに結合しており（D_2受容体との親和性が低く），生理的刺激によってシナプス間隙のドパミン濃度が高まった場合は速やかに受容体占拠率が低下して（解離定数が高い），より生理的状態に近いドパミン伝達を可能にすることが，Kapurらによって示されている[6,7,8]。Kapurらは，抗精神病作用の発現のために，ドパミンD_2受容体が常に高度に占拠される必要性はない可能性を示唆している[6]。

このように，D_2受容体との親和性の低いquetiapineであってもD_2受容体占拠率の半減期が血中濃度半減期の約2倍あったことから，より親和性の高い他の抗精神病薬では，D_2受容体占拠率がより長期に維持されることが予想され，薬物投与回数も血中濃度半減期から考えられる回数より少なく設定できる可能性が高い。

結 論

現在，抗精神病薬の投与回数は，血中濃度半減期などの薬物動態パラメータを参考とし，臨床試験で決定されることが多い。しかし近年のPETを利用した脳内ドパミンD_2受容体占拠率の研究では，薬物の血中濃度半減期に比べて，ドパミンD_2受容体占拠率が長期間維持されることが示されている。またquetiapineやclozapineの研究から，抗精神病作用を得るために，高いドパミンD_2受容体占拠率を常時維持する必要がない可能性も示唆されている。

このため抗精神病薬の投与回数は，これまで考えられてきた回数より少なくても良いのかも知れない。

これらは今後臨床試験で確認される必要があろう。

文 献

1) Farde, L., Wiesel, F. A., Halldin, C. et al. : Central D_2-dopamine receptor occupancy in schizophrenic patients treated with antipsychotic drugs. Arch. Gen. Psychiatry, 45 : 71-76, 1988.

2) Farde, L., Nordström, A. L., Wiesel, F. A. et al. : Positron emission tomographic analysis of central D_1 and D_2 dopamine receptor occupancy in patients treated with classical neuroleptics and clozapine. Relation to extrapyramidal side effects. Arch. Gen. Psychiatry, 49 : 538-544, 1992.

3) Gefvert, O., Lundberg, T., Wieselgren, I. M. et al. : D_2 and $5HT_{2A}$ receptor occupancy of different doses of quetiapine in schizophrenia : a PET study. Eur. Neuropsychopharmacol., 11 : 105-110, 2001.

4) Gefvert, O., Bergstrom, M., Langstrom, B. et al. :

Time course of central nervous dopamine-D_2 and 5-HT_2 receptor blockade and plasma drug concentrations after discontinuation of quetiapine (Seroquel) in patients with schizophrenia. Psychopharmacology, 135 : 119–126, 1998.
5) 石郷岡純：わが国における perospirone の臨床試験. 臨床精神薬理, 4 : 833–847, 2001.
6) Kapur, S., Seeman, P. : Does fast dissociation from the dopamine D_2 receptor explain the action of atypical antipsychotics? : a new hypothesis. Am. J. Psychiatry, 158 : 360–369, 2001.
7) Kapur, S., Zipursky, R. B., Jones, C. et al. : A positron emission tomography study of quetiapine in schizophrenia : a preliminary finding of an antipsychotic effect with only transiently high dopamine D_2 receptor occupancy. Arch. Gen. Psychiatry, 57 : 553–559, 2000.
8) Kapur, S., Seeman, P. : Antipsychotic agents differ in how fast they come off the dopamine D_2 receptors. Implications for atypical antipsychotic action. J. Psychiatry Neurosci., 25 : 161–166, 2000.
9) Kapur, S., Zipursky, R. B., Jones, C. et al. : Relationship between dopamine D_2 occupancy, clinical response, and side effects : a double-blind PET study of first-episode schizophrenia. Am. J. Psychiatry, 157 : 514–520, 2000.
10) Kapur, S., Zipursky, R. B., Remington, G. : Clinical and theoretical implications of 5-HT_2 and D_2 receptor occupancy of clozapine, risperidone, and olanzapine in schizophrenia. Am. J. Psychiatry, 156 : 286–293, 1999.
11) Kapur, S., Jones, C., Seeman, P. et al. : Prolonged receptor occupancy after a single dose of antipsychotics—Do we really need to give these drugs everyday. ACNP Poster 105, 1999.
12) King, D. J., Link, C. G. G., Kowalcyk, B. : A comparison of bd and tid dose regimens of quetiapine (Seroquel) in the treatment of schizophrenia. Psychopharmacology, 137 : 139–146, 1998.
13) 宮岡 等：日本における治験の現状と問題点. 臨床精神薬理, 1 : 251–262, 1998.
14) 村崎光邦：Quetiapine の基礎と臨床. 臨床精神薬理, 4 : 657–680, 2001.
15) 村崎光邦, 工藤義雄, 小山 司他：統合失調症に対するフマル酸クエチアピンの後期第II相試験. 臨床精神薬理, 2 : 613–631, 1999.
16) 村崎光邦：Olanzapine の基礎と臨床. 臨床精神薬理, 4 : 957–996, 2001.
17) Nordström, A. L., Farde, L., Halldin, C. : Time course of D_2-dopamine receptor occupancy examined by PET after single oral doses of haloperidol. Psychopharmacology, 106 : 433–438, 1992.
18) Nyberg, S., Eriksson, B., Oxenstierna, G. et al. : Suggested minimal effective dose of risperidone based on PET-measured D_2 and 5-HT_{2A} receptor occupancy in schizophrenic patients. Am. J. Psychiatry, 156 : 869–875, 1999.

（川嶋義章，染矢俊幸）

Question 31 Olanzapineの血中濃度ないしは投与量と臨床効果との間に相関はあるのか？

A Olanzapineは従来の抗精神病薬と作用機序が異なる非定型抗精神病薬であり，その構造や薬理学的特性はclozapineに類似している。Clozapineについては，その血中濃度には個体差が存在し[8]，350～420ng/ml以上が臨床効果を得るための至適血中濃度として報告されている[5,6,8]。一方，olanzapineの血中濃度と臨床効果との関係についての研究はこれまでいくつかの報告がなされており，1日投与量と臨床効果の関係についてもわずかながら報告がある。

Perryらは，急性期の統合失調症患者84名において，olanzapine血中濃度が23.2ng/ml以上であった対象では，治療反応性が認められたと報告している[7]。また，EllingrodらはolanzapineI開始前から投与6週間後までのBrief Psychiatric Rating Scale（BPRS）の変化率（%）と，olanzapine血中濃度との間に有意な関連性が認められたとしている[4]。Skoghらは545人のスウェーデン人の患者を対象とした研究において，olanzapine内服により副作用発現が認められた群では，副作用がみられなかった群に比べて有意に平均olanzapine血中濃度が高かったと報告している[9]。

次に，1日投与量と臨床効果の関係についてはBeasleyら[2]がBPRSの総合評価点が24点以上の152名の統合失調症急性期患者で，olanzapine 1mg/日投与群（n=52）とolanzapine 10mg/日投与群（n=50），プラセボ投与群（n=50）の臨床効果について二重盲検法で比較している。その結果，olanzapine 10mg/日投与群は，BPRS–総合評価点，BPRS–陽性症状評価点，Positive and Negative Syndrome Scale（PANSS）–総合評価点，PANSS–陽性症状評価点，PANSS–陰性症状評価点で投与前ならびにプラセボ群に比較して有意な改善を示したが，olanzapine 1mg/日投与群は投与前，プラセボ群いずれとも差がなかったと報告している。

さらにBeasleyら[3]は，BPRS–総合評価点が24点以上の統合失調症患者335人に対して，olanzapine 2.5～7.5mg/日投与群（n=65），7.5～12.5mg/日投与群（n=64），12.5～17.5mg/日投与群（n=69）の3群とhaloperidol 10～20mg/日投与群（n=69）とプラセボ投与群（n=68）の間で，統合失調症急性期における臨床効果について，二重盲検法で比較した。投与開始6週後のBPRS総合評価点は，プラセボ投与群以外の群では投与前と比較していずれも有意な改善を示したが，olanzapine 7.5～12.5mg/日投与群および12.5～17.5mg/日投与群，haloperidol 10～20mg/日投与群はプラセボ群と比較して有意な改善を示し，haloperidol 10～20mg/日投与群と比較してolanzapine 12.5～17.5mg/日投与群は改善率が高い傾向を示した。陰性症状については，Scale for Assessment of Negative Symptom（SANS）評価点を指標として比較した場合，olanzapine 2.5～7.5mg/日投与群および12.5～17.5mg/日投与群はプラセボ群より有意な改善を示し，olanzapine 12.5～17.5mg/日投与群はhaloperidol 10～20mg/日投与群より有意な改善を示した。

Tollefsonら[10]は，これら335人の統合失調症患

者の陰性症状に対する効果について追跡調査を行い，投与開始52週後において，プラセボ群およびhaloperidol群と比較してolanzapine 12.5〜17.5 mg/日投与群で有意な改善をみとめたとしている。

またさらに，Beasleyら[1]はBPRS-総合評価点が24点以上の431人の急性期統合失調症患者について，olanzapine 1 mg/日投与群(n＝88)，2.5〜7.5 mg/日投与群(n＝87)，7.5〜12.5 mg/日投与群(n＝86)，12.5〜17.5 mg/日投与群(n＝89)の4群とhaloperidol 10〜20 mg/日投与群(n＝81)の間で，二重盲検法による臨床効果の比較を行った。いずれの群も投与前と比較して，BPRSおよびPANSSの総合評価点ならびに陽性症状評価点・陰性症状評価点の有意な改善を認め，olanzapine 12.5〜17.5 mg/日投与群および2.5〜7.5 mg/日投与群はolanzapine 1 mg/日投与群と比較してBPRS陽性症状評価点で有意な改善を示した。またolanzapine 12.5〜17.5 mg/日投与群はolanzapine 1 mg/日投与群と比較してPANSS陽性症状評価点でも，有意な改善を示したとしている。さらに上記のolanzapine投与4群の患者におけるolanzapineの1日用量と症状改善度についての分析を行い，BPRS陽性症状評価点，PANSS陽性症状評価点，Clinical Global Impressions-Severity (CGI-S)評価点は，用量増加に伴い有意な改善率の増加を示したとしている。

結論

以上の報告から，まだ数少ない報告ではあるがolanzapineの血中濃度ないしは1日投与量が増加すれば，その臨床効果が増大する可能性が示唆された。今後の研究が期待される。

文献

1) Beasley, C. M., Hamilton, S. H., Crawford, A. M. et al.: Olanzapine versus haloperidol: acute phase results of the international double-blind olanzapine trial. Eur. Neuropsychopharmacol., 7: 125-137, 1997.
2) Beasley, C. M., Sanger, T., Satterlee, W. et al.: Olanzapine versus placebo: results of double-blind, fixed-dose olanzapine trial. Psychopharmacol., 124: 159-167, 1996.
3) Beasley, C. M., Tollefson, G., Tran, P. et al.: Olanzapine versus placebo and haloperidol. Acute phase results of the North American double-blind olanzapine trial. Neuropsychopharmacol., 14: 111-123, 1996.
4) Ellingrod, V. L., Perry, P. J., Lund, B. C. et al.: 5HT$_{2A}$ and 5HT$_{2C}$ receptor polymorphisms and predicting clinical response to olanzapine in schizophrenia. J. Clin. Psychopharmacol., 22: 622-624, 2002.
5) Hasegawa, M., Gutierrez, E. R., Way, L. et al.: Relationship between clinical efficacy and clozapine concentrations in plasma in schizophrenia: effect of smoking. J. Clin. Psychopharmacol., 13: 383-390, 1993.
6) Miller, D. D., Fleming, F., Holman, T. L. et al.: Plasma clozapine concentrations as a predictor of clinical response: a follow-up study. J. Clin. Psychiatry, 55: 117-121, 1994.
7) Perry, P. J., Lund, B. C., Sanger, T. et al.: Olanzapine plasma concentrations and clinical response: acute phase results of the North American Olanzapine Trial. J. Clin. Psychopharmacol., 21: 14-20, 2001.
8) Potkin, S. G., Bera, R., Gulasekaram, B. et al.: Plasma clozapine concentrations predict clinical response in treatment-resistant schizophrenia. J. Clin. Psychiatry, 55: 133-136, 1994.
9) Skogh, E., Reis, M., Dahl, M. L., et al.: Therapeutic drug monitoring date on olanzapine and its N-demethyl metabolite in the naturalistic clinical setting. Ther. Drug. Monit., Aug. 24: 518-526, 2002.
10) Tollefson, G. D., Sanger, T. M.: Negative symptoms: a path analytic approach to double-blind, placebo-and haloperidol-controlled clinical trial with olanzapine. Am. J. Psychiatry, 154: 466-474, 1997.

（森田幸代，須貝拓朗，下田和孝）

Question 32

わが国では抗精神病薬のなかで注射剤があるのは依然として定型抗精神病薬のみである。海外の状況とわが国の今後の見通しは？

A 非定型抗精神病薬の導入が遅れていたわが国においても1996年のrisperidoneに続いて、2001年にはperospirone, quetiapine, olanzapineが発売され、統合失調症の薬物療法も大きく変わりつつある。これらの薬剤は錐体外路症状など副作用が少なく、また認知障害などの改善効果もあるため、種々の治療方針やアルゴリズムにおいて第一選択の薬剤とされている。しかし、わが国では非定型抗精神病薬の注射剤がないため、急性期治療からの移行や慢性期治療における服薬コンプライアンス不良例での使用が難しく、haloperidolなどの定型抗精神病薬がいまだによく処方される原因の1つとなっている。

現在、海外で注射製剤が開発、承認されている非定型抗精神病薬はolanzapineとrisperidone, ziprasidoneの3剤である。わが国で発売されている他の2剤では現在開発の予定はない。

Olanzapineの筋肉注射剤は、2001年2月にFDAの諮問委員会より統合失調症、双極性感情障害および痴呆に関連して起こる興奮状態の鎮静で適応が承認され、続いて同年6月には欧州医薬品審査庁により統合失調症の興奮状態の鎮静で適応が承認された。2004年度末の時点で、米国をはじめ世界40ヵ国以上で発売されている。

Olanzapineの2つの筋注無対照試験 (n=26, n=82)[8),9)]ではベースラインから3日後までとolanzapine筋注から経口剤に切り替えた2日後（ベースラインから5日後）までにおいてBPRS陽性症状下位項目の平均スコアは改善した。また急性期の統合失調症患者を対象としたolanzapine筋注とhaloperidol筋注の二重盲検プラセボ対照試験 (n=311)[10),11)]では、olanzapineは注射後2時間後と24時間後の時点ではhaloperidolとBPRS (Brief Psychiatric Rating Scale) 陽性症状下位項目の平均スコアにて同等の改善率を示したが、注射後15, 30, 45分後でのPANSS excited component平均スコアはhaloperidolに比べて有意に大きな改善が認められ、olanzapineはhaloperidolよりも効果発現が早いという結果であった。またhaloperidol筋注群では7.1%で急性ジストニアが発現したのに対して、olanzapine筋注群では1例も認められず、olanzapine筋注群では錐体外路症状やQTc延長を含む他の有害事象の発現頻度はhaloperidol筋注群に比べて低かった。

また、Breierら[1)]は、急性期の統合失調症患者を対象に、olanzapine 2.5, 5, 7.5, 10mg筋注とhaloperidol 7.5mg筋注の二重盲検プラセボ対照試験 (n=270) を行っている。その結果、いずれのolanzapine筋注群も、BPRSの点数で、プラセボ群に比し有意な改善を示し、olanzapine 2.5mg以外の用量では、haloperidolと同等の効果を認めた。また、olanzapineの用量とBPRS改善点数の間に有意な関係を認めた ($p<0.001$)。

以上より、olanzapineの注射製剤は、統合失調症急性期治療においてhaloperidolと同等の効果とhaloperidolよりも速やかな効果発現と少ない副作用を示しており、今後の急性期治療の現場で大きな役割を果たすと期待される。

さらに、躁病[5)]や痴呆[6)]患者の激越に対するolanzapine筋肉注射剤の有効性と安全性も確認さ

れており，統合失調症以外の疾患の激越・興奮に対しても，olanzapine筋肉注射剤は有用となるだろう。

一方，risperidoneはデポ剤が筋肉注射剤として開発され，2003年10月にFDAで販売が承認された。わが国では現在臨床試験中であるrisperidoneはその構造に遊離水酸基を持たないため，従来のデポ剤のような脂肪酸エステル化による徐放製剤化はできない。このためrisperidoneをマイクロスフィアで包むことにより徐放化している。

慢性統合失調症を対象としたrisperidoneデポ剤の筋肉内単回投与試験（25mg群16人，50mg 17人）[7]では，投与後24時間以内に投与量の1％がマイクロスフィア表面のrisperidoneが受動的拡散により初期放出されるため，血漿中濃度が上昇する。その後2週間の潜時を経てマイクロスフィアからの放出が始まり，5週後にはピークに達し，8～10週後まで放出が認められている。2週間ごとに全5回行う筋肉内反復投与試験（25mg群15人，50mg 14人）[2]では，初回投与後24時間以内に初期放出とその後2週間の潜時が認められ，2回目あるいは3回目の投与後に血漿中濃度は上昇しはじめ，4回目の投与以降に定常状態に達している。最終投与後4～5週間にわたり定常状態が維持され，それ以後は半減期3～4日で減少している。この研究では錐体外路症状は約7％に発現したとしているが，他の抗精神病薬や抗パーキンソン薬を併用しているものもあるため，risperidoneデポ剤単独の出現率がどの程度であるかは不明である。その他の重篤な副作用には，不安，抑うつ状態，状態の悪化がある。注射部位反応の頻度は単回投与試験[7]では25mg群では37.5％，50mg群では約6％に出現し，用量依存的関係は認められなかった。しかし反復投与試験[2]では25mg群では26.7％，50mg群では35.7％に出現した。Haloperidolデポ剤では7.7～30.3％の出現頻度であることを考えるとrisperidoneデポ剤でも同程度出現すると考えられる。

また，risperidoneの経口投与との比較として，最短4週間のrisperidone 2mg，4mgの1日1回投与後に，各投与量に対応したrisperidoneデポ剤25mg，50mgを2週間毎に筋肉内投与を行った試験[2]では，経口投与に比べデポ剤では血漿中濃度の変動は少なく，AUC，生物学的利用度は同等であり，25mg，50mg投与群間でC_{min}，C_{max}，AUCで用量相関性が認められている。

Risperidoneデポ剤の臨床効果に関する治験は2つ発表されている。1つは他の抗精神病薬からrisperidoneの経口治療に変更後，25mg，50mg，75mgのrisperidoneデポ剤およびプラセボデポ剤を投与した12週間の試験[4]で，いずれの用量においてもプラセボ群と比べてPANSS総得点，陽性症状，陰性症状，CGI（Clinical Global Impression）で有意な改善が認められた。また，錐体外路症状は軽度で，プラセボ群と有意差を認めなかった。

同様の方法で行われた1年間のオープンラベル試験[3]でもPANSS総得点，陽性症状，陰性症状においていずれの投与量でも有意な改善が認められている。

今後，わが国でも非定型抗精神病薬の注射剤が発売されることにより，非定型抗精神病薬は急性期治療やコンプライアンス不良である患者の維持療法に大きな役割を果たすと考えられる。

文　献

1) Breier, A., Meehan, K., Birkett, M. et al. : A double blind, placebo-controlled dose-response comparison of intramuscular olanzapine and haloperidol in the treatment of acute agitation in schizophrenia. Arch. Gen. Psychiatry, 59 : 441-449, 2002.
2) Eerdekens, M., Rasmussen, M., Vermeulen, A. et al. : Kinetics and safty of a novel risperidone depot formulation. 10th Biennial Winter Workshop on schizophrenia, February 5-11, Davos, Switzerland, 2000.
3) Fleischhacker, W. W., Eerdekens, M., Xie, Y. et al. : Long-term safty of RISPERDAL CONSTA™ results from a 1-year, open-label trial. 11th Biennial Winter Workshop on schizophrenia, February 24-March 1, Davos, Switzerland, 2002.
4) Kane, J. M., Eerdekens, M., Lindenmeyer, J-P. et al. : Long-acting injectable risperidone : efficacy and safty of the first long-acting atypical antipsy-

chotic. Am. J. Psychiatry, 160 : 1125–1132, 2003.
5) Meehan, K. M., Zhang, F., David, S. R. et al. : A double-blind, randomized comparison of the efficacy and safety of intramuscular injections of olanzapine, lorazepam, or placebo in treating acutely agitated patient diagnosed with bipolar mania. J. Clin. Psychopharmacol., 21 : 389–397, 2001.
6) Meehan, K. M., Wang H., David, S. R. et al. : Comparison of rapidly acting intramuscular olanzapine, lorazepam, and placebo : a double-blind, randomized study in acutely agitated patients with dementia. Neuropsychopharmacology, 26 : 494–504, 2002.
7) Mannaert, E. : RISPERDAL CONSTA™ (risperidone) : Technology and pharmacokinetics. 11th Biennial Winter Workshop on schizophrenia, February 24-March 1, Davos, Switzerland, 2002.
8) Wright, P., Jewell, H., Mitchell, M. et al. : A preliminary study of the safety, efficacy, and pharmacokinetics of intramuscular (IM) olanzapine in patients with acute nonorganic psychosis. Schizophr. Res., 36 : 318, 1999.
9) Wright, P., Keisler, G., Mitchell, M. et al. : Safety and efficacy of intramuscular (IM) olanzapine in patients with acute nonorganic psychosis. Schizophr. Res., 36 : 318, 1999.
10) Wright, P., Brikett, M., David, S. R. et al. : Double-blind, placebo-controlled comparison of intramuscular olanzapine and intramuscular haloperidol in the treatment of acute agitation in schizophrenia. Am. J. Psychiatry, 158 : 1149–1151, 2001.
11) Wright, P., Lindborg. S. R., Birkett, M. et al. : Intramuscular olanzapine and intramuscular haloperidol in acute schizophrenia : antipsychotic efficacy and extrapyramidal safety during the first 24 hours of treatment. Can. J. Psychiatry, 48 : 716–721, 2003.

（丸山麻紀，遠藤太郎，染矢俊幸）

Question 33 Olanzapine の血中濃度に影響を与える要因について教えてほしい

A Olanzapine は，thienobenzodiazepine 誘導体の非定型抗精神病薬であり，ドパミン D_1, D_2, D_4, 5-HT_{2A}, 5-HT_{2C}, ヒスタミン H_1, $α_1$-アドレナリン，ムスカリン M_1受容体に親和性を持ち，化学構造および複合的受容体活性は clozapine に類似している。Olanzapine の主な代謝経路は，(a)uridine disphosphate glucuronyltransferase によって10-および4'-N-glucuronide にいたる経路，(b)チトクローム P450（CYP）1A2 によって4'-N-desmethylolanzapine にいたる経路，(c)flavin mono-oxygenase 3 によって olanzapine N-oxide にいたる経路，(d)CYP 2D6 によって2-hydroxymethylolanzapine にいたる経路がある。10-N-glucuronide が最も多い代謝産物で，4'-N-glucuronide の構成は olanzapine のクリアランスと関連がある。約60％が尿中に，約30％が糞便中に排泄される。Olanzapine は CYP isozyme を阻害しない。Diazepam, alcohol（ethanol），imipramine, warfarin, aminophylline, biperiden, lithium, fluoxetine 等との間に薬物動態学的相互作用は認められないが，CYP 1 A 2 阻害作用を有する fluvoxamine や ciprofloxacin は，olanzapine の血中濃度を上昇させるという報告[3,6]があり，逆に，CYP 1 A 2 誘導作用のある喫煙や carbamazepine との併用では血中濃度を低下させることが知られている[1]。また，非喫煙者に比して，喫煙者では olanzapine クリアランスが約40％低いことも報告されている[1]。性別や体重も olanzapine 血中濃度に影響する要因として挙げられ，olanzapine クリアランスは，男性より女性で約25％低い[1,6]。

Lucas らは，11人の健常者に対し，carbamazepine を2週間投与した前後で olanzapine を単回投与した場合の薬物動態を比較し，carbamazepine 投与後では投与前に比べて，olanzapine の C_{max} が25％低下，AUC が34％低下，クリアランスが46％増加することを報告している[5]。また，Licht らは，23歳の非喫煙の統合失調症女性患者の治療において，carbamazepine を漸減し olanzapine を追加した過程で，carbamazepine 中断後に olanzapine の血中濃度が114％も増加したと報告している[4]。さらに，Olesen と Linnet は，56人の統合失調症患者の治療において carbamazepine を併用している患者は，olanzapine 単剤よりも濃度-用量比が36％低下すると報告している[7]。これらはすべて carbamazepine が CYP 3A4 や CYP 1 A 2 などいくつかのチトクローム P450 を誘導するためと考えられる。

また，clozapine に関して，caffeine の CYP 1 A 2 阻害作用によって clozapine 血中濃度が caffeine 併用により上昇することが報告[2]されており，同じ CYP 1 A 2 で代謝される olanzapine も，caffeine との相互作用による血中濃度の上昇が推測されるが，現時点でそのような報告はなされていない。

Olanzapine の血中濃度と臨床効果との関連についての研究は少ないが，Perry らは，統合失調症急性期患者に臨床効果が期待される olanzapine 血中濃度を報告し，olanzapine の血中濃度が9.3 ng/ml 以上（内服後24時間後）の患者では，45％

に臨床効果（BPRSが20％以下の減少）が認められ，9.3ng/ml未満の患者では13％しか認められなかったとしている。さらにPerryらは，北アメリカのOlanzapine Trialの二重盲検試験にて84人のolanzapine血中濃度と臨床効果の比較を報告し，olanzapine血中濃度が23.2ng/ml以上（内服12時間後）の患者の52％に臨床効果を認め，23.2ng/ml未満の患者では25％しか認められなかったとしている。また，この報告では性別に関しても，男性は女性よりもより多くの用量を必要としたと報告している[8,9]。しかし，上記のような相互作用によってolanzapineの動態が変化し，そのために効果や副作用が変化したという関連の報告はされておらず，今後の検討が必要と思われる。

結論

Olanzapineの血中濃度に影響を与える要因については，代謝系による影響としてfluvoxamine, carbamazepine, caffeine, 喫煙などがあり，性別との関係も報告されている。

文献

1) Callaghan, J. T., Bergstrom, R. F., Ptak, L. R. et al. : Olanzapine. Pharmacokinetic and pharmacodynamic profile. Clin. Pharmacokinet., 37 : 177-193, 1999.
2) Carrillo, J. A., Herraiz, A. G., Ramos, S. I. et al. : Effects of caffeine withdrawal from the diet on the metabolism of clozapine in schizophrenic patients. J. Clin. Psychopharmacol., 18 : 311-316, 1998.
3) Hiemke, C., Peled, A., Jabarin, M. et al. : Fluvoxamine augmentation of olanzapine in chronic schizophrenia : pharmacokinetic interactions and clinical effects. J. Clin. Psychopharmacol., Oct. 22 : 502-506, 2002.
4) Licht, R. W., Olesen, O. V., Friis, P. et al. : Olanzapine serum concentration lowered by concomitant treatment with carbamazepine. J. Clin. Psychopharmacol., 20 : 110-112, 2000.
5) Lucas, R. A., Gilfillan, D. J., Bergstrom, R. F. : A pharmacokinetic interaction between carbamazepine and olanzapine : observation on possible mechanism. J. Clin. Pharmacol., 54 : 639-643, 1998.
6) Markowitz, J. S., Devane, C. L. : Suspected ciprofloxacin inhibition of olanzapine resulting in increased plasma concentration. J. Clin. Psychopharmacol., 19 : 289-291, 1999.
7) Olesen, O. V., Linnet, K. : Olanzapine serum concentration in psychiatric patients given standard dose : the influence of comedication. Ther. Drug Monit., 21 : 87-90, 1999.
8) Perry, P. J., Lund, B. C., Sanger, T. et al. : Olanzapine plasma concentration and clinical response : acute phase results of the North American Olanzapine Trial. J. Clin. Psychopharmacol., 21 : 14-20, 2001.
9) Perry, P. J., Sanger, T., Beasley, C. : Olanzapine plasma concentration and clinical response in acutely ill schizophrenic patients. J. Clin. Psychopharmacol., 19 : 192-194, 1999.

（本田　潤，須貝拓朗，染矢俊幸）

抗うつ薬

Question 34 双極性うつ病の治療にはどういった抗うつ薬が有利か？

〈症例〉55歳男性，双極Ⅰ型障害，急速交代型。入院治療開始後，いったん薬物を中止したところである。現在うつ病エピソードにあるが，どういった治療を行ったらよいか。

A 双極性障害において抗うつ薬は3分の1の患者において躁状態を誘発し[1,12]，4分の1には急速交代化を促す[1]という報告があり，双極性うつ病における抗うつ薬の使用については意見が分かれている。また均質な患者群が得られにくいことや大きな患者群が得にくいことなどから双極性うつ病の治療に関する実証的研究は少ない。APA（American Psychiatric Association）ガイドライン[2]は双極性うつ病の急性期治療にlithiumまたはlamotrigineを第一選択としており，重症の場合には抗うつ薬との併用も行われるが，支持するデータは限られているとのべている。エキスパート委員会[7]も第一選択としては気分安定薬を挙げているが，抗うつ薬の使用に関してはSSRI（selective serotonin reuptake inhibitor），venlafaxine，bupropionが第一選択薬であると述べており，次に，1）最初の抗うつ薬の用量を単極うつ病に準じて増量，2）抗うつ薬の変更，3）lithium未投与の場合追加，4）抗けいれん薬未投与の場合追加，5）T_4追加などの治療を提案している。

SSRIの有用性に関する実証的研究には以下の研究がある。

Cohnら[5]は，双極Ⅰ型障害の患者89人に対してfluoxetine（20〜80mg/日）とimipramine（75〜300mg/日）をプラセボを対象として二重盲検法によって6週間投与し，HAM-D（Hamilton Rating Scale for Depression）スコアが50％以上改善した患者の割合を比較した。その結果，fluoxetine 86％，imipramine 57％，プラセボ38％とfluoxetineの有効性を認めた。副作用による脱落者はimipramine 30％，fluoxetine 7％とfluoxetineが有意に少なかった。躁転率はimipramine 9.5％，プラセボ7.7％，fluoxetine 0％であった。またYoungら[14]は，lithium（平均1,200mg/日）またはdivalproex（バルプロ酸徐放錠：平均1,200mg/日）で治療されている27人の双極性障害患者（Ⅰ型11人，Ⅱ型16人）を無作為に分け，一方にparoxetine（36mg/日）を加え，他方にlithiumまたはdivalproexを加えlithiumとdivalproexの併用として両者を比較した。その結果両群とも同様に有意な改善をみせたが，lithiumとdivalproexの併用群（16人）が6人の脱落者があったのに対してparoxetine追加群（11人）の方は脱落者がなく，より効果的であった。

Peet[10]は多数の二重盲検比較試験を検討し，SSRIによる躁転率（3.7％）はプラセボ（4.2％）と差がない一方，三環系抗うつ薬（TCA）投与における躁転率（11.2％）と比べて有意に低いと述べた。

SSRIについては比較的投与法が単純で副作用も少なく，過量服薬の際の危険が少ないという利点がある。SSRIまたはbupropionと気分安定薬の同時投与を第一選択とするガイドラインもある[6]。

双極Ⅱ型障害においてはSSRI (fluoxetine), SNRI (venlafaxine) の単剤投与を勧めている意見もある[3,4]。国内で使用可能であるSNRI, milnacipranでの報告は少ないが山田[13]はrapid cyclerを中心とした頻発型難治性双極性障害9例にmilnacipran 30～75mg/日と気分安定薬を投与し、3例（33.3%）が病相をみなくなる著明改善、5例（55.6%）が改善したと報告している。

TCAは双極性うつ病に対して有効であるが、副作用が強いことや過量服薬の際の危険が大きいこと、躁転や急速交代化の危険が少なくないといわれているため使用には慎重を要する。WehrとGoodwin[12]は文献的にそれまで単極性であった抑うつ患者に対するTCAの躁転率を調べたが、それによればimipramine（200～300mg/日）が4～30%（平均10.7%）, amitriptylineが4～5%（平均4.7%）であった。Prienら[11]は双極性障害患者56人に対してlithium, imipramineとプラセボの二重盲検比較を行った。最初の4ヵ月では差はなかったが5ヵ月から24ヵ月の間にプラセボ群では9人中3人（33%）, imipramine群では9人中6人（67%）, lithium群では17人中3人（12%）の患者で躁転を認めた。APA[2]はTCAの使用については、他の抗うつ薬と同等もしくは効果が劣り、また躁転率が高いために推奨していない。

その一方、MöllerとGrunze[9]は上記のような抗うつ薬の使用に消極的な傾向に対して批判的で、不十分な治療で自殺の危険が増す危険性を重視し、双極性うつ病の急性期には抗うつ薬を積極的に使用し自殺の危険を減らすべきであるとし、寛解後も単極性うつ病の場合と同様に6～12ヵ月は使用し再発を防止すべきであると述べた。薬剤としては躁転率の低いSSRIやbupropion等の新しい抗うつ薬と気分安定薬の併用を推奨した。ただし急速交代化をきたした場合には寛解後速やかに抗うつ薬は中止すべきであると述べた。

また英国精神薬理学会の双極性障害治療ガイドライン[8]においても、急性の抑うつエピソードにおいて、中等症から重症の場合はSSRIと気分安定薬の併用療法を開始し、自殺の危険性がある場合、妊娠期間中、生命をおびやかすほどの飢餓状態では電気けいれん療法をすすめている。一方、軽症から中等症の場合は抗けいれん薬であるlamotrigineやlithium, valproateの使用を勧め、また認知行動療法、対人関係療法を考慮するよう勧めている。長期治療では、気分安定薬を第一選択とし、効果がない時には抗うつ薬の使用・併用をすすめているが、症状が完全寛解したら、中止・減量した方がよいと述べている。

結　論

上記から現状では実証的研究には乏しいが、SSRIの躁転率が十分に低ければ双極性障害のうつ状態にはSSRIの使用がまず推奨される。双極Ⅰ型では気分安定薬との併用が望ましい。TCAについても自殺等の危険が大きい場合には使用を検討すべきであるが単独での使用は勧められていない。

文　献

1) Altshuler, L. L., Post, R. M., Leverish, G. S. et al. : Antidepressant-induced mania and cycle acceleration : a controversy revisited. Am. J. Psychiatry, 152 : 1130-1138, 1995.
2) American Psychiatric Association : Practice guideline for the treatment of patients with bipolar disorder (revision). Am. J. Psychiatry, 159 (suppl. 12) : 1-50, 2002.
3) Amsterdam, J. : Efficacy and safety of venlafaxine in treatment of bipolarⅡ major depressive episode. J. Clin. Psychopharmacol., 18 : 414-417, 1998.
4) Amsterdam, J., Garcia-Espana, F., Fawcett, J. et al. : Efficacy and safety of fluoxetine in treating bipolarⅡ major depressive episode. J. Clin. Psychopharmacol., 18 : 435-440, 1998.
5) Cohn, J. B., Collins, G., Ashbrock, E. et al. : A comparison of fluoxetine imipramine and placebo in patients with bipolar depressive disorder. Int. Clin. Psychopharmacol., 4 : 313-322, 1989.
6) Dennehy, E. B., Suppes, T. : Medication algorithms for bipolar disorder. J. Pract. Psychiatry Behav. Health, 5 : 142-152, 1999.
7) Frances, A., Docherty, J. P., Kahn, D. A. : The expert concensus guideline series. Treatment of bipolar disorder. J. Clin. Psychiatry, 57 : 1-88, 1996.
8) Goodwin, G. M., Young, A. H. : The British As-

sociation for Psychopharmacology guidelines for treatment of bipolar disorder : a summary. J. Psychopharmacol., 17 : 3-6, 2003.
9) Möller, H. J., Grunze, H. : Have some guidelines for the treatment of acute bipolar depression gone too far in the restriction of antidepressants? Eur. Arch. Psychiatry Clin. Neurosci., 250 : 57-68, 2000.
10) Peet, M. : Induction of mania with selective serotonin re-uptake inhibitors and tricyclic antidepressants. Br. J. Psychiatry, 164 : 549-550, 1994.
11) Prien, R. F., Klett, C. J., Caffey, E. M. Jr. : Lithium carbonate and imipramine in prevention of affective episodes : a comparison in recurrent affective illness. Arch. Gen. Psychiatry, 29 : 420-425, 1973.
12) Wehr, T. A., Goodwin, F. K. : Can antidepressants cause mania and worsen the course of affective illness? Am. J. Psychiatry, 144 : 1403-1411, 1987.
13) 山田和夫：うつ病，うつ状態に対する各新規抗うつ薬の有用性と安全性．臨床精神薬理，5：701-713，2002.
14) Young, L. T., Joffe, R. T., Robb, J. C. et al. : Double-blind comparison of addition of a second mood stabilizer versus an antidepressant to an initial mood stabilizer for treatment of a patients with bipolar depression. Am. J. Psychiatry, 157 : 124-126, 2000.

（村山賢一，丸山麻紀，染矢俊幸）

Question 35 さまざまな心疾患を合併するうつ病症例に処方する抗うつ薬としては，どのような抗うつ薬が薦められるか？

〈症例〉うつ病が再発した72歳女性。弁膜症，慢性心房細動，心不全を合併している。

A 三環系抗うつ薬（TCA）は，心血管系の副作用として起立性低血圧，頻脈，伝導時間の延長などをもつので[8,17]，心疾患を合併する症例へ投与する際には注意が必要で，特に伝導障害の既往がある患者での使用は避けるべきである[8]。TCAは，1a群の抗不整脈薬としての活性（quinidine様作用）をもつ[8,17]が，米国の多施設研究 Cardiac Arrhythmia Suppression Trials（CAST）II[3]では，心筋梗塞後の心室性不整脈の治療に用いられた1a群の抗不整脈薬 moricizineにより，死亡率が増加したとの結果が得られ，またCoplenらは1a群抗不整脈薬のquinidineの使用により心筋梗塞以外の虚血性心疾患の死亡率が増加したと報告[4]しており，RooseらはTCAを虚血性心疾患の患者に投与する場合，同様の危険性が想定される[17]とし，さらにGlassmanは，心疾患，特に虚血性心疾患を合併する症例では，第一選択とすべきではない[8]としている。

選択的セロトニン再取り込み阻害薬（SSRI）に関しては，心疾患をもたない患者を対象として，fluoxetine投与によって心電図上のQTc時間やQRS間隔に影響がないこと[1]，paroxetine投与によって心電図や血圧の有意な変化はないこと[5]，sertraline投与によって心電図や脈拍数の有意な変化はないこと[7]，fluvoxamine投与によって心電図上のQTc時間に影響がないことが報告されている。心疾患を合併した症例を対象とした研究は以下のとおりである。心不全や心筋梗塞，伝導障害，心室性不整脈を合併する高齢のうつ病症例27名にfluoxetineを投与して7週間観察したRooseらの報告では，心拍数の減少が認められたものの，心室性不整脈への影響や既に存在していた左室機能低下に対する影響，起立性低血圧は見られなかった[18]。Strikらは心筋梗塞急性期のうつ病患者にfluoxetineを投与し，その有用性と安全性を提唱している[22]。また虚血性心疾患を合併した症例を対象とし，paroxetine投与群41名とnortriptyline投与群40名を6週間観察した無作為試験の結果，ともに抑うつは改善したが，nortriptyline群では心拍数増加，起立性低血圧，心室性不整脈の抑制が認められ，paroxetine群では心拍数，血圧，心伝導系，ventricular ectopic activityに有意な変化は認められなかった[19]。同様にYeraganiらも虚血性心疾患をもつうつ病患者にparoxetineを投与し，その有用性と安全性を示している[24]。Sertralineについては心筋梗塞後急性期の患者26名を対象とした16週間の調査で，抑うつは改善し，心拍数や血圧への有意な影響は認められなかったという報告があり[21]，心血管疾患の患者での安全性と有用性を示す報告は多い[9,10,13]。むしろ，SSRIは，貯蔵セロトニンを枯渇させて血小板活性を減弱することから，心筋梗塞再発のリスクを減らすという報告もある[20]。これらはいずれも心血管系の重大な副作用が認められなかったという点で一致しているが，一方で

fluoxetine を40mgから80mgに増加したところ洞性徐脈と起立性低血圧が生じた症例[6]やfluoxetine 20mgの投与2日目から心房細動を生じた症例[2]の報告がある。Rodriguezらも，SSRIがⅠ度房室ブロックやQT延長を引き起こしたことを報告しており，心疾患をもつ患者での使用が問題となる可能性を指摘している[16]。SSRIが心血管系への副作用を有する可能性は否定できない。

また，直接作用ではないが，循環器系の薬剤との相互作用で，paroxetineがmetoprolol（β遮断薬）の代謝に影響してmetoprololを蓄積させる可能性が指摘されている[12]。同様に，fluoxetineがcarvedilolの代謝に影響を与えるという報告もある[11]。

心疾患を合併するうつ病症例に投与する場合，SSRIはTCAに比べると危険が少ないと考えられるが，長期間の追跡結果がないこと，心血管系の副作用を起こした症例報告が散見されることから，現時点ではSSRI投与が安全であるとは断定できない。また，薬物相互作用の観点からも注意を要する。

ちなみに，SNRIについては，milnacipranで，心筋梗塞後のうつ病[23]や拡張型心筋症に併発したうつ病[14]への安全性と有効性を示す報告がある一方，venlafaxineを虚血性心疾患の既往のある老人に使用したところ，急性心筋梗塞を再発したという報告もある[15]。症例数は少なくSNRIの心血管系への作用は不明である。

結論

心疾患を合併した症例に抗うつ薬を投与する場合，起立性低血圧や伝導時間の延長などの副作用をもつTCAに対し，SSRIのparoxetine，sertralineは，心疾患合併例への投与でこれまでに重大な副作用の報告はなく，より安全性が高いと考えられる。しかし，長期投与時の影響については情報がなく，またfluoxetine投与に関連して徐脈や心房細動を呈した症例の報告もあり，薬物相互作用の観点からも，実際の使用にあたっては，心疾患の重症度や心電図変化に注意を払いながら投与していく必要がある。なお，SNRIについては，報告が少なく，心血管系への安全性は不明である。

文献

1) Baker, B., Dorian, P., Sandor, P. et al. : Electrocardiographic effects of fluoxetine and doxepin in patients with major depressive disorder. J. Clin. Psychopharmacol., 17 : 15-21, 1997.
2) Buff, D. D., Brenner, R., Kirtane, S. S. et al. : Dysrhythmia associated with fluoxetine treatment in an elderly patient with cardiac disease. J. Clin. Psychiatry, 52 : 174-176, 1991.
3) Cardiac Arrhythmia Suppression Trials Ⅱ Investigators : Effect of the antiarrhythmic agent moricizine on survival after myocardial infarction. N. Engl. J. Med., 327 : 227-233, 1992.
4) Coplen, S. E., Antman, E. M., Berlin, J. A. et al. : Efficacy and safety of quinidine therapy for maintenance of sinus rhythm after cardioversion : a metaanalysis of randomized control trials. Circulation, 82 : 1106-1116, 1990.
5) Edwards, J. G., Goldie, A., Papayanni-Papasthatis, S. : The effect of paroxetine on the electrocardiogram. Psychopharmacology, 97 : 96-98, 1989.
6) Feder, R. : Bradycardia and syncope induced by fluoxetine. J. Clin. Psychiatry, 52 : 139, 1991.
7) Fisch, C., Knoebel, S. B. : Electrocardiographic findings in sertraline depression trials. Drug Intervension, 4 : 305-312, 1992.
8) Glassman, A. H. : Cardiovascular effects of antidepressant drugs : updated. Int. Clin. Psychopharmacol., 13 (suppl. 5) : s25-s30, 1998.
9) Glassman, A. H., O'Connor, C. M., Califf, R. M. et al. : Sertraline treatment of major depression in patients wit acute MI or unstable angina. JAMA, 288 : 701-709, 2002.
10) Goodnick, P. J., Jerry, J., Parra, F. : Psychotropic drugs and the ECG : focus on the QTc interval. Expert Opin. Pharmacother., 3 : 479-498, 2002.
11) Graff, D. W., Williamson, K. M., Pieper, J. A. et al. : Effect of fluoxetine on carvedilol pharmacokinetics, CYP2D6 activity, and autonomic balance in heart failure patients. J. Clin. Pharmacol., 41 : 97-106, 2001.
12) Hemeryck, A., Lefebvre, R. A., De Vriendt, C. et al. : Paroxetine affects metoprolol pharmacokinetics and pharmacodynamics in healthy volunteers. Clin. Pharmacol. Ther., 67 : 283-291, 2000.

13) Krishnan, K. R., Doraiswamy, P. M., Clary, C. M. : Clinical and treatment response characteristics of late-life depression associated with vascular disease ; a pooled analysis of two multicenter trials with sertraline. Prog. Neuropsychopharmacol. Biol. Psychiatry, 25 : 347-361, 2001.
14) 三澤 仁, 伊藤耕一, 田吉伸哉他：拡張型心筋症 (DCM)に重症うつ病を併発し, Milnacipran (SNRI)が有効であった1症例. 精神医学, 43 : 1085-1087, 2001.
15) Reznik, I., Rosen, Y., Rosen, B. : An acute ischemic event associated with the use of venlafaxine : a case report and proposed pathophysiological mechanisms. J. Psychopharmacol., 13 : 193-195, 1999.
16) Rodriguez, de la Torre, B., Dreher, J. et al. : Serum levels and cardiovascular effects of tricyclic antidepressants and selective serotonin reuptake inhibitors in depressed patients. Ther. Drug Monit., 23 : 435-440, 2001.
17) Roose, S. P., Devanand, D., Suthers, K. : Depression : treating the patient with comorbid cardiac disease. Geriatrics, 54 : 20-35, 1999.
18) Roose, S. P., Glassman, A. H., Attia, E. et al. : Cardiovascular effects of fluoxetine in depressed patients with heart disease. Am. J. Psychiatry, 155 : 660-665, 1998.
19) Roose, S. P., Laghrissi-Thode, F., Kennedy, J. S. : Comparison of paroxetine and nortriptyline in depressed patients with ischemic heart disease. JAMA, 279 : 287-291, 1998.
20) Sauer, W. H., Berlin, J. A., Kimmel, S. E. : Effect of antidepressants and their relative affinity for the serotonin transporter on the risk of myocardial infarction. Circulation, 108 : 32-36, 2003.
21) Shapiro, P. A., Glassman, A. H., Lesperace, F. : Treatment of major depression after acute miocardial infarction with sertraline ; a preliminary study. Proceedings of the American Psychiatric Association, pp. 249-250, New York, 1996.
22) Strik, J. J., Honig, A., Lousberg, R. et al. : Efficacy and safety of fluoxetine in the treatment of patients with major depression after first myocardial infarction : findings from a double-blind, placebo-controlled trial. Psychosom. Med., 62 : 783-789, 2000.
23) 高橋一志, 内藤信吾, 吉田契造他：身体疾患を合併したうつ病患者に対する milnacipran の効果. 臨床精神薬理, 6 : 125-132, 2003.
24) Yeragani, V. K., Pesce, V., Jayaraman, A. et al. : Major depression with ischemic heart disease : effects of paroxetine and nortriptyline on longterm heart rate variability measures. Biol. Psychiatry, 52 : 418-429, 2002.

（廣兼元太, 澁谷雅子, 下田和孝）

Question 36 パーキンソン病におけるうつ病エピソードに対してはどのような薬剤が有効か？

A 抑うつはパーキンソン病(以下 PD)において最もよくみられる症状であり，PD の QOL を障害する最も重要な因子であるともいわれる。PD における抑うつが生じる背景には種々の神経伝達物質の異常が関連しており，例えば，PD の症状変動（いわゆる off 期）に伴う抑うつ症状は脳のドパミン欠乏と関連している。Levodopa の静注の効果をみた研究では用量依存的に効果が認められており[8]，症状動揺がみられる PD の抑うつ治療において適切なドパミン治療は重要である。ドパミンアゴニストである bromocriptine の効果を示す報告もあり[5]，また pramipexole が fluoxetine と同様の効果を示したという報告もある[2]。しかし，せん妄や精神病症状の出現をみる場合にはドパミンアゴニストの用量調整が困難な場合もある。一方，三環系抗うつ薬は PD の抑うつ治療の主流となってきたが，抗コリン作用が PD の強剛や振戦を軽減しうることもその1つの理由である。Strang[9]によれば，20人の PD の抑うつに対して imipramine（150〜200 mg/日）によって60％において改善がみられ，強剛（42％），振戦（28％），無動（54％）についても改善が認められた。また Latinen[6]によれば，39人の PD の抑うつに対して desipramine（100mg/日）によって50％において改善が認められ，強剛（25％），振戦（15％）についても改善が認められた。一方，Anderson ら[1]によれば，nortriptyline（25〜150mg/日）は抑うつ症状に効果があり，PD 症状には影響を及ぼさなかった。しかし三環系抗うつ薬は副作用の出現率が高く，主たる副作用としては，不整脈（特に脚ブロックがある場合），起立性低血圧，鎮静，記憶障害，困惑状態，幻覚，せん妄が挙げられる。また，モノアミン酸化酵素阻害薬（MAO type B）である selegiline は脳内のドパミン濃度を増加させるといわれているが，PD の抑うつへの効果については議論がある。選択的セロトニン再取り込み阻害薬（SSRI）は PD の抑うつの治療において最も広く用いられており，効果について多くの報告があるが，厳密な比較試験は行われていない。SSRI の運動器への影響については悪化するという報告[10]もあるが，以下のように比較的安全であるという意見が多い。Hauser[4]によれば，大うつ病エピソードおよび小うつ病エピソードを呈している PD 患者15人において sertraline（25〜50mg/日）は7週で効果を示し，PD 症状の悪化はみられなかった。Tesei ら[11]は，抑うつを示す PD 患者65人に paroxetine（10〜20mg/日）を3ヵ月以上使用したところ，ハミルトンうつ病評価尺度は有意に改善し（平均21.7→13.8），2名において，off 期と振戦の増加を認めた。Dell'Agnello ら[3]は抑うつを示す PD 患者62人を4群に分け，citalopram（15人），fluoxetine（16人），fluvoxamine（16人），sertraline（15人）を投与したところ，どの群の患者もハミルトンうつ病評価尺度の有意な改善がみられ，薬物相互間に差はみられなかった。また，PD 症状の悪化は認められなかった。Lemke[7]は，選択的ノルアドレナリン再取り込み阻害薬（NARI）である reboxetine を，抑うつを示す PD 患者16人に対して用い，抑うつ症状は有意に改善

し，PD症状の悪化はみられなかったという。

　以上より，現在の段階では，PDの抑うつに対してはSSRIが比較的安全で効果が期待できる薬物であるといえよう。

文　献

1) Anderson, J., Aabro, E., Gulmann, N. et al. : Antidepressive treatment in Parkinson's disease. A controlled trial of the effect of nortriptyline in patients with Parkinson's disease treated with L-dopa. Acta Neurol. Scand., 62 : 210–219, 1980.
2) Corrigan, M. H., Denahan, A. Q., Wright, C. E. et al. : Comparison of pramipexole, fluoxetine, and placebo in patients with major depression. Depress. Anxiety, 11 : 58–65, 2000.
3) Dell'Agnello, G., Ceravolo, R., Nuti, A. et al. : SSRIs do not worsen Parkinson's disease : evidence from an open-label, prospective study. Clin. Neuropharmacol., 24 : 221–227, 2001.
4) Hauser, R. A., Zesiewicz, T. A. : Sertraline for the treatment of depression in Parkinson's disease. Mov. Disord., 12 : 756–759, 1997.
5) Jouvent, R., Abensour, P., Bonnet, A. M. et al. : Antiparkinson and antidepressant effects of high doses of bromocriptine. An independent comparison. J. Affect. Disord., 5 : 141–145, 1983.
6) Latinen, L. : Desipramine in treatment of Parkinson's disease. Acta Neurol. Scand., 62 : 210–219, 1969.
7) Lemke, M. R. : Effects of reboxetine on depression in Parkinson's disease patients. J. Clin. Psychiatry, 63 : 300–304, 2002.
8) Maricle, R. A., Nutt, J. G., Valentine, R. J. et al. : Dose-response relationship of levodopa with mood and anxiety in fluctuating Parkinson's disease : a double-blind, placebo-controlled study. Neurology, 45 : 1757–1760, 1995.
9) Strang, R. R. : Imipramine in treatment of parkinsonism : a double-blind placebo study. Br. Med. J., 2 : 33–34, 1965.
10) Steur, E. N. : Increase of Parkinson disability after fluoxetine medication. Neurology, 43 : 211–213, 1993.
11) Tesei, S., Antonini, A., Canesi, M. et al. : Tolerability of paroxetine in Parkinson's disease : a prospective study. Mov. Disord., 15 : 986–989, 2000.

（村山賢一，染矢俊幸）

Question 37　うつ病の初回エピソード治療で1剤目のSSRIは効果不十分だった。次の手段は何か？

A SSRIは安全性やコンプライアンスにおいて三環系抗うつ薬をしのいでおり、うつ病治療の第一選択薬の地位を占めている[9]。しかし、SSRIへの反応が不十分であった場合、次にどのような方法を選択したらよいかについて決めることは必ずしも容易ではない。最近米国で作られたアルゴリズムであるTMAP[2]では、精神病症状を伴わない大うつ病性障害に対する治療の第1段階の筆頭にSSRIがあげられ、他にbupropion（NDRI）、nefazodone（SARI）、venlafaxine（SNRI）の4種があげられている。続く第2段階では、三環系抗うつ薬を加えた5種、第3段階ではMAO阻害薬を加えた6種、あるいは抗うつ薬の併用と、ここではじめて他剤との併用が選択肢としてあげられ、そして第4段階としてECTがあげられている。このようなアルゴリズムにおいて、薬剤の併用の選択肢が比較的下位に置かれるのは、併用に関するエビデンスに乏しいこと[6]、コストや安全性の面で単剤治療がより好ましいということからであり、単剤治療と比べて併用の効果が劣るというエビデンスがあるわけではない。そのようなエビデンスを得るために、現在進行中のプロジェクトとしてSTAR*D（Sequenced Treatment Alternatives to Relieve Depression）[10]がある。STAR*Dでは、4,000人以上の患者を対象に、第1段階としてSSRIの一種であるcitalopramを投与し、効果が不十分であった患者（約2,000人と推定）に第2段階として、sertraline、venlafaxine、bupropionもしくは認知療法への切り替え、またはcitalopramにbupropion、buspirone もしくは認知療法を併用、という7通りの方法に無作為に分け、比較が行われている。以下第3段階としては、mirtazapineあるいはnortriptylineへの切り替え、もしくはlithiumあるいはthyroid hormoneの併用、第4段階としては、tranylcypromineへの切り替え、またはmirtazapineとvenlafaxineの併用となっている。

また一方では、専門家に対する調査に基づいたガイドラインが治療の選択肢を決める上での参考になる。Fredmanら[4]が、専門家を対象に行った調査によれば、8週以上SSRIを使用し、効果はみられたが不十分であった場合（partial responder）には、82％が同剤を増量し、14％で他剤を追加（bupropion〈4％〉、lithium、気分安定薬またはベンゾジアゼピン〈3％〉、三環系抗うつ薬〈2％〉）するという意見であった。効果がみられなかった場合（non-responder）は、44％がSSRI以外（dual-acting agent〈venlafaxine、mirtazapine、clomipramine〉〈14％〉、bupropion〈12％〉、三環系抗うつ薬〈5％〉）に変更し、27％が同剤を増量し、17％が他のSSRIに変更し、12％が他剤を加える（lithium、気分安定薬もしくはベンゾジアゼピン〈3％〉、bupropion〈3％〉、三環系抗うつ薬〈2％〉）という意見であった。すなわち、partial responderに対しては同剤を増量するという意見が多く、non-responderに対しては薬剤を変更するという意見が比較的多いということになる。Mischoulonら[7]の行った同様の調査においても同様の結果であり、SSRIへのpartial responderに対して、83％が同剤を増量し、10％が他剤を併

用，7％が他剤に変更した。変更する薬剤については，52％がより新しい抗うつ薬を，34％が他のSSRIを，10％が三環系抗うつ薬を，2％がSNRIを選択した。

SSRIへの反応が不十分であった場合の実証的研究として，Favaら[3]は，fluoxetine 20mgの8週間投与に反応不十分であった41人に対して，同剤の40〜60mgへの増量，25〜50mgのdesipramineの追加，300〜600mgのlithiumの追加，に無作為に分け比較したところ，partial responder, non-responderのどちらに対しても，fluoxetineの増量が有意に有効であった。また，sertraline治療へのnon-responderあるいはintoleranceに対するfluoxetineへの変更[11]には63％が効果を示し，fluoxetineへのintoleranceに対するsertralineへの変更[11]には71.8％が効果を示し，Joffeら[5]は各種のSSRIに無反応な患者を他種のSSRIに変更したところ51％が反応したと報告している。また，Nurnbergら[8]は外来患者2,779例のカルテ調査においてparoxetine, fluoxetine, sertralineのいずれか1つで治療を完了した患者は75％であること，25％は他のSSRIに変更したが，この割合はSSRI間で差はないこと，反応が悪い場合，新たに切り替えたSSRIで治療が完了することが多いこと，を報告している。このようにSSRIに反応しなかった場合にも他のSSRIへの変更は有力である。

結論

SSRIの初期治療において効果が不十分であった場合，多少効果がみられている場合（partial responder）には，さらに増量してみる価値がある。効果が全くみられない場合（non-responder）には，薬剤の変更・併用，精神療法の併用を含めて考慮すべきであるが，どの方法を選ぶべきかについてのエビデンスは乏しい。薬剤変更の選択肢として，現時点でのアルゴリズムでは他のSSRIやSNRI，三環系抗うつ薬が選択肢となっている。SSRIへのnon-responderあるいはintoleranceに対しても他のSSRIへの変更は有力である。ガイドラインではnon-responderに対してはSSRI以外の薬剤に変更するという意見が多かった。

文献

1) Brown, W. A., Harrison, W. : Are patients who are intolerant to one serotonin selective reuptake inhibitor intolerant to another? J. Clin. Psychiatry, 56 : 30–34, 1995.
2) Crismon, M. L., Trivedi, M., Pigott, T. A. et al. : The Texas Medication Algorithm Project : report of the Texas Consensus Conference Panel on Medication Treatment of Major Depressive Disorder. J. Clin. Psychiatry, 60 : 142–156, 1999.
3) Fava, M., Rosenbaum, J. F., McGrath, P. J. et al. : Lithium and tricyclic augmentation of fluoxetine treatment for resistant major depression : a double-blind, controlled study. Am. J. Psychiatry, 151 : 1372–1374, 1994.
4) Fredman, S. J., Fava, M., Kienke, A. S. et al. : Partial response, nonresponse, and relapse with selective serotonin reuptake inhibitors in major depression : a survey of current "next-step" practices. J. Clin. Psychiatry, 61 : 403–408, 2000.
5) Joffe, R. T., Levitt, A. J., Sokolov, S. T. et al. : Response to an open trial of a second SSRI in major depression. J. Clin. Psychiatry, 58 : 114–115, 1996.
6) Madhukar, H., Trivedi, M. D., Kleiber, B. A. : Using treatment algorithms for the effective management of treatment-resistant depression. J. Clin. Psychiatry, 62 (Suppl. 18) : 25–29, 2001.
7) Mischoulon, D., Nierenberg, A. A., Kizilbash, L. et al. : Strategies for managing depression refractory to selective serotonin reuptake inhibitor treatment : a survey of clinicians. Can. J. Psychiatry, 45 : 476–481, 2000.
8) Nurnberg, H. G., Thompson, P. M., Hensley, P. L. : Antidepressant medication change in a clinical treatment setting : a comparison of the effectiveness of selective serotonin reuptake inhibitors, J. Clin. Psychiatry, 60 : 574–579, 1999.
9) Simon, G. E., VonKorff, M., Heiligenstein, J. H. et al. : Initial antidepressant choice in primary care : Effectiveness and cost of fluoxetine vs tricyclic antidepressants. JAMA, 275 : 1897–1902, 1996.
10) STAR*D : Sequenced Treatment Alternatives to Relieve Depression. Available at : http://www.edc.gsph.pitt.edu/stard/, Accessed Jan 29, 2002.
11) Thase, M. E., Blomgren, S. L., Birkett, M. A. et

al. : Fluoxetine treatment of patients with major depressive disorder who failed initial treatment with sertraline. J. Clin. Psychiatry, 58 : 16–21, 1997.

(村山賢一,丸山麻紀,染矢俊幸)

Question 38 脳梗塞後の抑うつに対して抗うつ薬は有効か？

A 脳梗塞後のうつ状態，"血管性うつ病 vascular depression（以下VD）"は，脳梗塞後の患者の20～65％で認められるといわれ[1,2]，一般臨床においてしばしば遭遇する病態である。VDの生物学的背景について統一した見解は得られていないが，皮質―線条体―淡蒼球―視床―皮質経路のいずれかの障害がVDの発症の原因と考えられている[1]。ちなみに，Krishnanら[8]は，VDの特徴として，60歳以上の発症が多いこと，気分障害の家族歴が少ないこと，精神病症状を伴わないこと，快楽消失の頻度が高く，身体的機能がより障害されていることを挙げている。

VD患者，特に深部白質病変を持つ患者は，一般的に抗うつ薬や電気けいれん療法に対する反応性が低い傾向にあるといわれているが[6]，抗うつ薬の有効性を示す文献も数は多くないが報告されている。

三環系抗うつ薬（TCA）に関しては，主にnortriptylineについての検討が多い。Lipseyら[11]は，34人のVD患者を対象にrandomized controlled trial（RCT）を行い，nortriptylineがプラセボに比してハミルトンうつ病評価尺度を有意に改善させたと報告しており，さらに最近のRCT[13]でも，nortriptylineはfluoxetineおよびプラセボに比し有意に有効であったと報告されている。

SSRI（selective serotonin reuptake inhibitor）に関しては，Andersenら[2]が，66人のVD患者を対象としたRCTにて，citalopramが65％の患者に有効であり，これはプラセボに比し有意に高く，副作用面においてプラセボと差がなかったと報告している。さらにWiartら[16]のRCTでも，fluoxetine 20mgがプラセボより有効であったと報告されている。また，Krishnanら[9]は2施設のマルチセンター試験を分析し，sertralineがプラセボより有効であったと報告している。

SNRI（serotonin-noradrenaline reuptake inhibitor）に関するRCTは存在しないが，Kimuraら[7]は，オープン試験でmilnacipranがVD患者に有効であり，目立った副作用は認められなかったと報告している。

また，カルシウム拮抗薬であるnomodipineと抗うつ薬の併用が，抗うつ薬単剤より有意に高い寛解率を示したという報告があり[15]，薬物治療抵抗性のVDには，抗うつ薬とこれら薬剤との併用も選択肢の1つとして考慮すべきである。

以上述べたように，TCAおよびSSRIに関する報告がなされているものの，上記以外にはRCTは存在せず，十分にエビデンスが蓄積されているとはいえない。今後の更なる研究に期待したいところである。

また，副作用面については，VD患者は，非VD患者に比し，TCAによるせん妄やsulprideによるパーキンソン症状が生じやすく[5]，さらにMRIで基底核病変を認めるVD患者は抗うつ薬によりせん妄を生じやすい[4]と報告されている。せん妄は，高齢者にとって転倒，骨折のような事故を引き起こす危険性がある[10]ため，VD患者に対しては，せん妄を引き起こす可能性の高い三環系抗うつ薬を第一選択とするべきではなく，抗コ

リン作用の少ないSSRIやmianserin等の抗うつ薬[3,14]を選択することが望ましいと思われる。

結論

VDの薬物療法に関するエビデンスはまだ乏しいが，VDに抗うつ薬が無効であるといったRCTは存在せず，現時点ではVDに対して抗うつ薬は有効であると考えられる。VD患者はせん妄を生じやすいということに留意しながら，副作用の少ないSSRIを中心とした薬物療法を行うことが望ましいであろう。

文献

1) Alexopoulos, G. S., Meyers, B. S., Young, R. C. et al. : 'Vascular depression' hypothesis. Arch. Gen. Psychiatry, 54 : 915–922, 1997.
2) Andersen, G., Vestergaard, K., Lauritzen, L. : Effective treatment of poststroke depression with the selective serotonin reuptake inhibitor citalopram. Stroke, 25 : 1099–1104, 1994.
3) Cole, M. G., Primeau, F. J., Elie, L. M. : Delirium ; prevention, treatment, and outcome studies. J. Geriatr. Psychiatry Neurol., 11 : 126–137, 1998.
4) Figiel, G. S., Krishnan, K. R., Breitner, J. C. et al. : Radiologic correlates of antidepressant-induced delirium ; the possible significance of basal-ganglia lesions. J. Neuropsychiatry Clin. Neurosci., 1 : 188–190, 1989.
5) Fujikawa, T., Yokota, N., Muraoka, M. et al. : Response of patients with major depression and silent cerebral infarction to anti-depressant drug therapy, with emphasis on central nervous system adverse reactions. Stroke, 27 : 2040–2042, 1996.
6) Hickie, I., Scott, E., Mitchell, P. et al. : Subcortical hyperintensities on magnetic resonance imaging ; clinical correlates and prognostic significance in patients with severe depression. Biol. Psychiatry, 37 : 151–160, 1995.
7) Kimura, M., Kanetani, K., Imai, R. et al. : Therapeutic effects of milnacipran, a serotonin and noradrenaline reuptake inhibitor, on post-stroke depression. Int. Clin. Psychopharmacol., 17 : 121–125, 2002.
8) Krishnan, K. R., Hays, J. C., Blazer, D. G. : MRI-defined vascular depression. Am. J. Psychiatry, 154 : 497–501, 1997.
9) Krishnan, K. R., Doraiswamy, P. M., Clary, C. M. : Clinical and treatment response characteristics of late-life depression associated with vascular disease ; a pooled analysis of two multicenter trials with sertraline. Prog. Neuropsychopharmacol. Biol. Psychiatry, 25 : 347–361, 2001.
10) Lipowski, Z. J. : Update on delirium. Psychiatr. Clin. North Am., 15 : 335–346, 1992.
11) Lipsey, J. R., Robinson, R. G., Pearlson, G. D. et al. : Nortriptyline treatment of post-stroke depression ; a double-blind study. Lancet, 1 : 297–300, 1984.
12) Pohjasvaara, T., Leppavuori, A., Siira, I. et al. : Frequency and clinical determinants of post-stroke depression. Stroke, 29 : 2311–2317, 1998.
13) Robinson, R. G., Shultz, S. K., Castillo, C. et al. : Nortriptyline versus fluoxetine in the treatment of depression and in short-term recovery after stroke ; a placebo-controlled, double-blind study. Am. J. Psychiatry, 157 : 351–359, 2000.
14) Stahl, S. M. : Essential Psychopharmacology ; Neuroscientific Basis and Practical Application-2nd ed. pp.199–243, Cambridge University Press, New York, 2000.
15) Taragano, F. E., Allegri, R., Vicario, A. et al. : A double blind, randomized clinical trial assessing the efficacy and safety of augmenting standard antidepressant therapy with nimodipine in the treatment of 'vascular depression'. Int. J. Geriatr. Psychiatry, 16 : 254–260, 2001.
16) Wiart, L., Peit, H., Joseph, P. A. et al. : Fluoxetine in early poststroke depression ; a double-blind placebo-controlled study. Stroke, 31 : 1829–1832, 2000.

（遠藤太郎，染矢俊幸）

Question 39 選択的セロトニン再取り込み阻害薬（SSRI）はパニック障害に有効か？

〈症例〉パニック障害と診断された27歳女性。SSRI，三環系抗うつ薬（TCA）による治療を検討されている。他の薬剤に比べてSSRIはパニック障害に対してより有効であるといえるか？

A 現在，パニック障害に対してはTCA，SSRI，モノアミン酸化酵素阻害薬（MAOI），高力価ベンゾジアゼピン系薬剤（特にalprazolam）などが有効であるとされているが，本邦では今のところMAOIは市販されていないため，TCA，SSRI，ベンゾジアゼピン系薬剤がパニック障害の治療において重要である。臨床的に最初にパニック障害に効果があることがわかったのはセロトニンとノルアドレナリンの非選択的再取り込み阻害能をもつimipramineであった。その後，様々な抗うつ薬がパニック障害に有効であると報告され，clomipramine，imipramine，プラセボを比較した二重盲検比較試験が報告されている[7]。その結果，clomipramineが他の2剤に比べてパニック発作の頻度を有意に減少させることが示された。

一方，パニック障害に対する薬物の効果を検討する尺度としてはパニック発作の頻度，全般性不安症状，抑うつ症状，広場恐怖による回避行動などがあり，プラセボ群と比較して数種のSSRIがこれらの症状に対して有効であることを示唆するいくつかの報告がある[3]。

しかし，薬物がパニック障害に有効であるという場合，最も信頼できるのはその薬物投与によってパニック発作の頻度が減少したということであるが，この点についての研究はあまり多くされていない。それでも，paroxetineについては比較的多くの報告があり，いずれもそれぞれの研究期間において，パニック発作が消失した患者の割合がプラセボ群に比べて有意に多かったとしている[3,6,8]。Lecrubierら[6]はparoxetineとclomipramineをプラセボと比較し，paroxetine投与群では51%の患者のパニック発作が消失し，clomipramine投与群，プラセボ群ではその値はそれぞれ37%，32%に留まったとしている。Fluvoxamineについてはプラセボ群と比較した報告がある[2,4]が，どちらもプラセボ群と比べてfluvoxamine投与群においてパニック発作が消失した患者の割合が高かったと報告している。Blackら[2]は75名の患者を対象にしてfluvoxamine投与群，認知療法にて治療した群，プラセボ投与群を比較した。Fluvoxamine投与群と認知療法施行群ではプラセボ投与群に比べて，パニック発作の消失した患者の割合が多く，fluvoxamine投与群ではその値は73%であった。また，不安症状，抑うつ症状においてはfluvoxamine治療が認知療法よりも効果があったと報告しているが，fluvoxamine治療群では他の2つの群に比べて，副作用の出現頻度が多かったとも付け加えている。Citalopramについては Wadeら[10]がclomipramineと比較した研究がある。これによれば，citalopramを最も有効と思われる用量（20〜30mg/日）で投与したところ，約58%の患者のパニック発作が消失したが，clomipramine投与群，プラセボ群でのその割合

は50％，32％であったと報告している。また，プラセボと比較した研究ではないが，citalopram 投与によりパニック発作と全般性不安が減少したとする報告[5]もある。

　TCA には抗コリン性の副作用や，心血管系に対して影響を及ぼす可能性があることが知られているが，SSRI にはこれらの副作用が少ないとされている。このため，米国精神医学会のパニック障害治療ガイドラインでは，薬剤の選択において，SSRI が最良とされており[1]，SSRI が first choice で用いられることが多い。SSRI の効果発現までに時間がかかることから，治療初期の6〜8週間は，ベンゾジアゼピン系薬剤を橋わたしで使用し，SSRI の効果が発現したら減量・中止していくという治療法も提案されている[9]。

結　論

　SSRI がパニック障害に有効であるという報告はいくつかあるものの，SSRI が臨床効果で TCA など他の薬物に明らかに優ると結論することはできない。しかし，SSRI は TCA と比べて重篤な副作用が少ないことがわかっており，実際の臨床場面ではこの長所を生かして，パニック障害の治療において積極的に使われていくのではないかと考えられる。

文　献

1) American Psychiatric Association : Practice guideline for the treatment of patients with panic disorder. American Psychiatric Association, Washington, D. C., 1998.（日本精神神経学会，上島国利訳：米国精神医学会治療ガイドライン―パニック障害．医学書院，東京，1999．）
2) Black, D. W., Wesner, R., Bowers, W. et al. : A comparison of fluvoxamine, cognitive therapy, and placebo in the treatment of panic disorder. Arch. Gen. Psychiatry, 50 : 44-50, 1993.
3) Den Boer J. A. : Pharmacotherapy of panic disorder : differential efficacy from a clinical viewpoint. J. Clin. Psychiatry, 59(suppl. 8) : 30-36, 1998.
4) Hoehn-Sarie, R., McCleod, D. R., Hipsley, P. A. : Effect of fluvoxamine on panic disorder. J. Clin. Psychopharmacol., 13 : 321-326, 1993.
5) Humble, M., Wistedt, B. : Serotonin, panic disorder and agoraphobia : a short-term and long-term efficacy of citalopram in panic disorders. Int. Clin. Psychopharmacol., 6(suppl. 5) : 21-39, 1992.
6) Lecrubier, Y., Bakkar, A., Dunbar, G. et al. : A comparison of paroxetine, clomipramine and placebo in the treatment of panic disorder. Acta Psychiatr. Scand., 95 : 145-152, 1997.
7) Modigh, K., Westberg, P., Eriksson, E. : Superiority of clomipramine over imipramine in the treatment of panic disorder : a placebo-controlled trial. J. Clin. Psychopharmacol., 12 : 251-261, 1992.
8) Oehrberg, P. E., Christiansen, K., Behnke, A. L. et al. : Paroxetine in the treatment of panic disorder : a randomised double-blind placebo-controlled study. Br J. Psychiatry, 167 : 374-379, 1995.
9) Sheehan, D. V. : The management of panic disorder. J. Clin. Psychiatry, 63(suppl. 14) : 17-21, 2002.
10) Wade, A. G., Lepola, U., Koponen, H. J. et al. The effect of citalopram in panic disorder. Br. J. Psychiatry, 170 : 549-553, 1997.

（鈴木雄太郎，丸山麻紀，染矢俊幸）

Question 40 Fluvoxamine と paroxetine の効果・副作用に違いはあるのか？

A SSRI は従来の三環系抗うつ薬（TCA）に比べ重篤な副作用が少ないため，精神科医のみならず，一般医での処方も多い。このような SSRI を処方する際，現在処方可能である fluvoxamine と paroxetine のどちらの薬剤を使用したらよいのか悩むことも少なくない。

効果に関しては両者を直接比較した研究として以下の3つがある。1つはイギリス一般開業医の処方記録による観察コホート研究によるもので，fluvoxamine は fluoxetine，paroxetine，sertraline より『有効』という報告が有意に少なかったと報告している（fluvoxamine 35.6% v.s. paroxetine 62.1%）[6]。しかし，この報告は十分コントロールされた研究とはいえず，大うつ病患者を対象とした無作為化二重盲検試験では両者は効果に有意差がなかったという報告がなされている[1,4]。

両薬剤は強迫性障害，パニック障害，社会恐怖，全般性不安障害，外傷後ストレス障害，月経前症候群（fluvoxamine ではプラセボと有意差なし），摂食障害，早漏（fluvoxamine にはなし）などの有効性の研究が行われている[7,10]。しかしこれらはプラセボとの比較試験がほとんどであり，fluvoxamine と paroxetine のどちらが有効であるかは十分検討されていない。

以上のことから，fluvoxamine と paroxetine で大うつ病性障害に対する両者の効果に全体として差があるかについては十分な結論は出ていない。それ以外の適応では，比較された臨床試験がなく現時点では効果の差は不明であるが，早漏，月経前症候群では fluvoxamine に効果を認めないという結果であった。

一方，SSRI の副作用は嘔気，食欲変化などの消化器症状や不眠，傾眠などの中枢神経症状が多いが，前記の観察コホート研究で fluvoxamine は fluoxetine，paroxetine，sertraline に比べ，有害事象の発現率が高く，悪心/嘔吐および倦怠感/疲労感の順で最も多く報告されたとされている[6]。また，Ansseau らの両薬剤の二重盲検試験において有害事象の出現に有意差はなかったが，重大な有害事象は fluvoxamine（28%）より paroxetine（13%）で有意に少なく，その結果，治療中止は fluvoxamine（17%）より paroxetine（5%）で少なかったと報告されている[1]。

一方，paroxetine は離脱症状（いらいら，気分の悪化，激越，神経過敏，疲労感，多夢，頭痛，情緒不安定，入眠困難，めまいなど）が出現しやすい（TCA と同様に多い）[8]。離脱症状の出現は4種類の SSRI の市販後安全性データの比較において，fluoxetine（0.002/処方1,000件）＜sertraline＝fluvoxamine（0.03/処方1,000件）＜paroxetine（0.3/処方1,000件）であった[9]。また Coupland らによる外来患者171例の後方視研究では離脱症状は fluoxetine 0%，sertraline 2.2%，fluvoxamine 14%，paroxetine 20%，clomipramine 30.8%であった[2]。

また paroxetine は fluoxetine，sertraline に比べ，発汗およびインポテンツ/射精障害の報告が有意に多かったという[6]。Paroxetine は射精遅延の出現にプラセボと有意差を認めるが，fluvoxamine では有意差を認めなかった[12]。

さらに近年抗うつ薬の副作用として認知行動面に影響を与えるものも着目されている。Kerrらは認知機能評価として臨界点閃光融合（critical flicker fusion：CFF）を用いて，sertralineやparoxetineの服用者ではCFF値が上昇し過覚醒状態となるが，fluvoxamineはCFF値はプラセボと差がないことを示した[3]。このような過覚醒状態は睡眠にも影響し，paroxetimeはfluvoxamineとくらべて睡眠の中途覚醒，睡眠障害の持続による服薬中止，服薬中止後のREM睡眠のリバウンドが多く，治療中のREM睡眠の抑制はfluvoxamineがparoxetineと比べて多いか同等であると報告されている[11]。

以上のように副作用で両薬剤に若干の差があり，患者に処方する際には薬剤の効果よりも，その副作用でどちらを処方するかが選択されうると考えられる。しかし，この差も大きなものとは言えない。また最初のSSRIに反応しない場合でも他のSSRIへの切り替えで42～72％の患者で改善が得られるとの報告があるため[5]，両薬剤の選択および切り替えは試行錯誤的に行うしかないのが現実といえよう。

結 論

Fluvoxamineとparoxetineの効果に差があるかについては十分な結論は出ていない。また副作用については，fluvoxamineで消化器症状がやや出現しやすいが，paroxetineでは離脱症状や射精遅延が出現するという両薬剤に若干の差があり，処方する際には薬剤の効果よりも，その副作用で選択されると考えられる。しかし，この差は大きなものとはいえず，両薬剤の選択および切り替えは試行錯誤的に行うしかない。

文 献

1) Ansseau, M., Gabariels, A., Loyens, J. et al.: Controlled comparison of paroxetine and fluvoxamine in major depression. Hum. Psychopharmacol., 9: 329-336, 1994.
2) Coupland, N. J., Bell, C. J., Potokar, J. P.: Serotonin reuptake inhibitor withdrawal. J. Clin. Psychopharmacol., 16: 356-362, 1996.
3) Kerr, J. S., Sherwood, N., Hindmarch, I. et al.: The comparative psychopharmachology of 5HT reuptake inhibitors. Hum. Psychopharmacology, 6: 313-317, 1991.
4) Kiev, A., Feiger, A.: A double-blind comparison of fluvoxamine and paroxetine in the treatment of depressed outpatients. J. Clin. Psychiatry, 58: 146-152, 1997.
5) Lane, R., Baldwin, D., Preskorn, S.: The SSRIs: advantages, disadvantages and differences. J. Psychopharmacol., 9(2 Suppl.): 163-178, 1995.
6) Mackey, F. J., Dunn, N. R., Willton, L. V. et al.: A comparison of fluvoxamine, fluoxetine, sertraline, and paroxetine examined by observational cohort studies. Pharmacoepidemiol. Drug Saf., 6: 235-246, 1997.
7) Masand, P. S., Gupta, S.: Selective serotonin-reuptake inhibitors: an update. Harv. Rev. Psychiatry, 7: 69-84, 1999.
8) Phillips, S. D.: A possible paroxetine withdrawal syndrome. Am. J. Psychiatry, 152: 645-646, 1995.
9) Price, J. S., Waller, P. C., Wood, S. M. et al.: A comparison of the post-marketing safety of four selective serotonin re-uptake inhibitors including the investigation of symptoms occurring on withdrawal. Br. J. Clin. Pharmacol., 42: 757-763, 1996.
10) Schatzberg, A. F.: New indications for antidepressants. J. Clin. Psychiatry, 61(Suppl. 11): 9-17, 2000.
11) Silvestri, R., Pace-Scott, E. F., Grersh, T. et al.: Effects of fluvoxamine and paroxetine on sleep structure in normal subjects: a home-based nightcap evaluation during drug administration and with drawal. J. Clin. Psychiatry, 62: 642-652, 2001.
12) Waldinger, M. D., Hengeveld, M. W., Zwinderman, A. H. et al.: Effect of SSRI antidepressants on ejaculation: a double-blind, randomized, placebo-controlled study with fluoxetine, fluvoxamine, paroxetine, and sertraline. J. Clin. Psychopharmacol., 18: 274-281, 1998.

（丸山麻紀，染矢俊幸）

Question 41 SSRIなどの抗うつ薬を用法用量以上で使用することが少なくないが，これは有益なことなのか？

A Fluvoxamine, paroxetineの発売により，本邦においてもうつ病治療の主役は従来の三環系抗うつ薬（TCA）からSSRIに移り変わったといえる。しかし，実際の臨床現場において，それらの使用法は治療者間で異なり，特にうつ病に対してどのくらいの用量を用いればよいかについては様々な議論が存在する。本邦でSSRI導入初期には「SSRIの効果には用量相関性がなく，副作用には相関性がある」[3]ということがいわれ，これを理由に比較的低用量，fluvoxamineであれば100mg程度までで効果判定をするという意見が広まった。実際に最近おこなわれたある処方調査でもfluvoxamineに関しては上限を100mgとして使用している治療者が多いようである。一方，TCAに比べて安全なので高用量まで用いても問題ない，海外ではうつ病に対してもっと高用量を用いている，などの理由で用法用量を超えて処方するという意見もある。「SSRIの効果には用量依存性がない」という見解はSSRI内服量の異なる2群を比較して用量と臨床効果との関係を検討した結果から得られたが，同一個体で検討した場合は効果に用量依存性は存在するため[4]，用法用量で決められている十分な用量未満で治療効果判定をすることは，本来治療に反応する患者の多くを見逃すことになってしまう。では例えばfluvoxamineを用法用量で決められた上限150mgを超えて処方することは意味があるのだろうか。Fluvoxamineの用量範囲設定は第Ⅱ相臨床試験の結果によって決定されたが，これによるとimipramineを対照として検討したところ「中等度改善以上」の割合は50mg/日で33.3%，75～100mg/日で56.5%，150mg/日で57.1%，200mg/日で31.3%となっており，200mgにおいてもかなりの改善例が認められたことがわかる[1]。我々はうつ病患者58名を対象としてfluvoxamineで治療し，2週間毎に12週までHAM-D評価をして経過を追ったが，中断例14名を除いた44名中改善例は26名でその中の6名は最終用量が200mgであった[6]。これは症例によってはfluvoxamineを200mg/日まで投与する意味があることを示唆している。Paroxetineの用量設定は20～40mgとなっており，海外でもこの範囲を用いたTCAなどとの比較試験が多く，これを受けて本邦に導入された[2]。Paroxetineは増量にともなって非線形性の薬物動態を示し，高用量では予想される以上の高い血中濃度を呈するため[5]，このことがparoxetineの有効用量を狭くしている可能性がある。従って用法用量を超えて増量する場合にはfluvoxamineの場合よりも慎重にならなければいけないが，海外では50～60mgまで使用している比較研究もあり，今後本邦における更なる検討が必要であると考えられる。

結論

うつ病治療に対してSSRIを用法用量で定められた用量以上で使う意義について検討したが，そこではじめて改善を示す症例がいることも事実である。しかし，これは当然明確な臨床判断にもとづき，患者へ十分説明した上でおこなわれなければいけない。低用量で消化器症状などの副作用が

出現している症例について無理な増量は禁物であるし, fluvoxamine 150mg/日でも全く効果がないような症例に対してそれ以上増量することは意味が無いかもしれない。用量設定の問題を含めて,各 SSRI を実際の臨床現場でどのように使っていくかについて今後も議論が必要であるし, 本邦においてこうした命題にこたえる有益な臨床研究が期待されている。

文　献

1) 村崎光邦:Fluvoxamine の基礎と臨床. 臨床精神薬理, 2:763-776, 1999.
2) 村崎光邦:Paroxetine の基礎と臨床. 臨床精神薬理, 3:949-974, 2000.
3) Preskorn, S. H.: Pharmacokinetics of antidepressants: why and how they are relevant to treatment. J. Clin. Psychiatry, 54(suppl. 9):14-34, 1993.
4) 澤村一司, 鈴木雄太郎, 染矢俊幸:そこが知りたい薬物療法 Q & A. 臨床精神薬理, 5:939-940, 2002.(本書 Q 54に再掲)
5) Sindrup, S. H., Brosen, K., Gram, L. F.: Pharmacokinetics of the selective serotonin reuptake inhibitor paroxetine: nonlinearity and relation to the sparteine oxidation polymorphism. Clin. Pharmacol. Ther., 51:288-295, 1992.
6) 染矢俊幸, 塩入俊樹, 鈴木雄太郎他:感情障害の薬物治療ガイドライン強化に関する実証的研究. 平成13年度厚生労働省精神・神経疾患研究報告集. 2002.

（鈴木雄太郎, 染矢俊幸）

Question 42 SSRI の効果に耐性は生じるか？

〈症例〉48歳の女性。現在 fluvoxamine50mg で治療中で，経過は良好である。以前に三環系抗うつ薬（TCA）の投与を受けたが効果がないため，fluvoxamine に変更されたという。Fluoxetine の耐性についての記事を読んだことがあるので，fluvoxamine についても耐性が生じないか心配している。

A ここでいう薬物耐性（tolerance）とは，同量の薬物を継続投与した場合に，経過に伴い徐々にその薬の作用が弱くなっていく現象を意味する。作用には主作用（効果）と副作用がある。ここでは特に，選択的セロトニン再取り込み阻害薬（selective serotonin reuptake inhibitors：SSRI）の抗うつ効果についての耐性（以下，耐性とする）に関して記述する。

ちなみに，抗うつ薬の副作用に関する耐性はしばしば生じやすいことから，例えば，「立ちくらみは1週間くらいすると軽くなりますよ」というように，我々精神科医は逆にそれを利用して治療を行っている。また，SSRI による嘔気は頻度の高い副作用であるが長期投与によって軽減されるのに対して，TCA 服用時に生じる口渇等の抗コリン作用に伴う副作用は継続投与によっても軽減され難いと言われている[10]。したがって，SSRI が TCA と比べて同等の抗うつ効果を持つことや安全性に関してはより優れていることだけでなく，副作用に対する耐性の面からも，長期薬物療法には SSRI が第一選択となるかもしれない。

SSRI も含めた抗うつ薬の耐性を評価するのは，頭痛薬や高血圧症の治療薬に比べ，極端に難しい。抗うつ薬の維持療法中にうつ状態が再燃した経験を持つ患者は，文献的には9～57%[2]，予防的観点から最近推奨されている抗うつ薬の full dose での維持療法でも9～33%であるとされている[2]。また急速交代型の病像を呈する場合も考えられる[17,19]。したがってうつ状態が再燃した場合，それが耐性によるものか，耐性のない再発なのか，まずは診断の再検討をすべきという意見もある[1,17]。

その他にも耐性によらない再発の理由には様々なものが考えられる。まず，服薬コンプライアンスの悪さや初期にあったプラセボ効果がなくなったことなど，患者個々の問題がある。また，fluoxetine の代謝物の1つである norfluoxetine は親化合物の持つ抗うつ効果とは負の相関を示すとされており[13]，norfluoxetine のような抗うつ効果に対する有害代謝物の蓄積の可能性も指摘されている。さらに特に fluoxetine でよく指摘されている"therapeutic window"の存在[3,7,8,14]や，そもそもその薬物自体の予防効果が不充分である可能性も考えられる[2]。

もし本当に抗うつ薬の耐性の存在を明らかにするためには，①適切な量の抗うつ薬で適切な期間維持療法をされ完全寛解状態にある患者にうつ状態が再燃し，②用量を上げることあるいは他の抗うつ薬に変更することでそのうつ状態は完全に消失し，そして③その寛解状態がある程度長期間維

持されることが必要となろう。しかし残念ながら，現在までこのような報告はほとんどなく，SSRIを含めた抗うつ薬の耐性については，その評価の難しさから必ずしも十分な検討がなされていない。しかしながら，TCAよりもSSRIやモノアミン酸化酵素阻害薬による耐性の問題の方がより重大であるとの指摘もある[2]。以下にこれまで耐性ではないかと疑われた報告を年代順に記述する。

Diamondら（1989）がfluoxetineの耐性を認めたとする2名の患者の報告をしているが，詳細についての記載はなされていない[5]。また，MetzとShader（1991）はfluoxetineの継続療法にもかかわらず，6ヵ月後と11ヵ月後にうつ状態となった2症例を報告し，psychostimulantのpemolineとfluoxetineの併用がうつに対する予防効果があったとしたが[12]，上記の3つの基準は満たしていない。したがって，これら2つの報告は耐性とは言い難い。1993年，RapportとCalabreseは，fluoxetineによる耐性の可能性のある1症例を報告した[15]。彼らの患者の治療経過は以下のとおりである。Fluoxetine 20 mg/日で4週間後にうつ状態が改善したもののきっかけなく22週後に再燃し，そのためdesipramine 75 mg/日を追加投与したところ寛解状態となった。しかしその6週間後口渇のためdesipramineを無断で中止し，fluoxetine 20 mg/日の単独投与となり，それから12〜16週間は寛解状態が続き，再びきっかけなく徐々に抑うつ状態となった。Fluoxetineを40mg，60mgと増量するがうつ状態は不変で，1週間のwashoutの後，今度はsertraline 50 mg/日で治療開始。200 mg/日で15週間の完全寛解となり，100 mg/日に減量したがその後20週間再発はないという。この症例では確かに耐性が生じている可能性があるものの，やはりうつ状態が自然悪化した可能性は捨てきれないと著者ら自身が指摘している[15]。Goldbergら（1995）はfluoxetine 20 mgでフォローされていたが3ヵ月後にうつ症状が再発した1名の患者について記載している[9]。この症例ではsertraline 100 mg/日とmethylphenidate 5 mg/日で再び寛解したが，その寛解期間は3ヵ月間だけであった。しかしこの報告では最初の治療期間についての記載がなされていない[9]。1995年には，初めて多数例での検討がなされた。Favaら（1995）はfluoxetine 20 mg/日で12週間維持療法を継続されていた77例の患者のうち26例が再発したと報告している[6]。さらに彼らは再発が起こったのは完全寛解から2〜42週後で，26例のうち18例はその後fluoxetine 40 mg/日で治療され，67％の者が完全寛解状態となったとした[6]。しかしながら，fluoxetine 40 mg/日での治療期間が1〜11ヵ月と短く，耐性だけによるうつ状態の再燃とは考え難い。McGrathら（1995）もSSRIによって少なくとも1ヵ月安定していた11人の患者が再燃し，bromocriptineでの治療を試みているが[11]，そもそもこれらの症例は大うつ病性障害と双極性障害の双方を含んでおり，さらにパニック障害やアルコール依存症，過食症などのcomorbidityが多い。したがって，耐性によるうつ状態の再燃を評価する対象群としては不適当と思われる。最近Schimidtらは，fluoxetine 20 mg/日の維持療法中に再発した大うつ病性障害患者57名に対し，fluoxetineの増量（40mg/日）を行ったところ，57％が効果を示したが21.4％は増量に効果を示さなかったと報告している[16]。この結果，再発の中に耐性とは異なる病像が混在している可能性を示唆させる。

最後に，神経内分泌的にSSRIの耐性について検討を加えたものもある。対象疾患が違うが，Silverら（1996）は慢性統合失調症患者に陰性症状を改善させる目的でfluvoxamineを8週間1日50〜150 mg追加投与し，同時に血中メラトニン量を測定している[18]。彼らの結果は，メラトニン分泌量が投与後より増加し，3週間後にピークをむかえ，その後は逆に減少し，投与最終週の8週間目にはほとんど分泌が抑制されたというものであった[18]。そして彼らはその原因について，樹状突起にある5-HT$_{1A}$受容体の感受性低下（脱感受性）ではないかと推測している。最近，Dawsonらは，fluoxetineの長期投与により5-HT$_{1A}$受容体の感受性が低下することから，5-HT$_{1A}$受容体アンタゴニストのWAY-100635を併用することで，5-HT$_{1A}$の感受性低下による耐性が生じにくくなるかもしれないとしている[4]。

結 論

　SSRIの耐性については，いくつかその可能性を示唆する報告は散見されるものの，日常臨床上頻度の高いうつ状態の再発との明確な区別がつき難いために，現在まで十分な検討がなされていない。存在のはっきりしない耐性の可能性を心配することはあまり現実的ではなく，まずは再発の予防効果を得るために十分量（full dose）のSSRIでの維持療法が重要と思われる。

文 献

1) Baldessarini, R. J., Ghaemi, S. N., Viguera, A. C. : Tolerance in antidepressant treatment. Psychother. Psychosom., 71 : 177–179, 2002.
2) Byrne, S. E., Rothschild, A. J. : Loss of antidepressant efficacy during maintenance therapy : possible mechanisms and treatments. J. Clin. Psychiatry, 59 : 279–288, 1998.
3) Cain, J. W. : Poor response to fluoxetine : underlying depression, serotonergic overstimulation, or a "therapeutic window" ? J. Clin. Psychiatry, 53 : 272–277, 1992.
4) Dawson, L. A., Nguyen, H. Q., Smith, D. L. et al. : Effect of chronic fluoxetine and WAY–100635 treatment on serotonergic neurotransmission in the frontal cortex. J. Psychopharmacol., 16 : 145–152, 2002.
5) Diamond, B., Hamner, M., Sunde, D. : Possible tolerance to the antidepressant, anti–obsessive–compulsive, and analgesic effect of fluoxetine. Biol. Psychiatry, 25 (suppl) : 155, 1989.
6) Fava, M., Rappe, S. M., Pava, J. A. et al. : Relapse in patients on long–term fluoxetine treatment : response to increased fluoxetine dose. J. Clin. Psychiatry, 56 : 52–55, 1995.
7) Fichtner, C. G., Jobe, T. H., Braun, B. G. : Does fluoxetine have a therapeutic window ? Lancet, 338 : 520–521, 1991.
8) Fichtner, C. G., Jobe, T. H., Braun, B. G. : Possible therapeutic window for serotonin reuptake inhibitors. J. Clin. Psychiatry, 55 : 36–38, 1994.
9) Goldberg, J. F., Sacks, M. H., Kocsis, J. H. : Attenuation of response to serotonin reuptake inhibitors. Am. J. Psychiatry, 152 : 954, 1995.
10) Hirschfeld, R. M., Schatzberg, A. F. : Long–term management of depression. Am. J. Med., 97 : 33S–38S, 1994.
11) McGrath, P. J., Quitkin, F. M., Klein, D. F. : Bromocriptine treatment of relapses seen during selective serotonin re–uptake inhibitor treatment of depression. J. Clin. Psychopharmacol., 15 : 289–291, 1995.
12) Metz, A., Shader, R. I. : Combination of fluoxetine with pemoline in the treatment of major depressive disorder. Int. Clin. Psychopharmacol., 6 : 93–96, 1991.
13) Montgomery, S. A., Baldwin, D., Shah, A. et al. : Plasma–level response relationships with fluoxetine and zimelidine. Clin. Neuropharmacol., 13 (suppl) : 71–75, 1990.
14) Pitchot, W., Gonzalez–Moreno, A., Ansseau, M. : Therapeutic window for 5–HT reuptake inhibitors. Lancet, 339 : 689, 1992.
15) Rapport, D. J., Calabrese, J. R. : Tolerance to fluoxetine. J. Clin. Psychopharmacol., 13 : 361, 1993.
16) Schimidt, M. E., Fava, M., Zhang, S. et al. : Treatment approaches to major depressive disorder relapse. Part 1 : dose increase. Psychother. Psychosom., 71 : 190–194, 2002.
17) Sharma, V. : Loss of response to antidepressants and subsequent refractoriness : diagnostic issues in a retrospective case series. J. Affect. Disord., 64 : 99–106, 2001.
18) Silver, H., Barash, I., Odnopozov, N. et al. : Melatonin secretion during fluvoxamine treatment in medicated chronic schizophrenic patients : evidence for the development of tolerance to selective serotonin re–uptake inhibitor. Biol. Psychiatry, 40 : 75–77, 1996.
19) Zetin, M., Aden, G., Moldawsky, R. : Tolerance to amoxapine antidepressant effects. Clin. Ther., 5 : 638–643, 1983.

（塩入俊樹，澁谷雅子，染矢俊幸）

Question 43 Paroxetine を大量服薬した症例で注意すべき点は？

A 選択的セロトニン再取り込み阻害薬（SSRI）である paroxetine の大量服薬に関する報告は数多くないが，死亡例として Barbey らは，過量投与での SSRI の安全性に関する総説[1]の中で，Smith Klein Beecham に報告された Wiejowski の報告について触れている。

この報告では188例の paroxetine 大量服薬例中19例が死亡し，うち17例は paroxetine 以外の薬物の服用が関与していた。残る2名のうち，paroxetine 800mg を服用した1例は，自動車内で死亡しており，死因に低体温の関与も考えられた。またもう1例については剖検時 paroxetine 血漿中濃度が上昇していたこと（具体的な血漿中濃度の記載なし）以外は記されていない。

大量服薬に伴う重篤な症状として，低 Na 血症の報告があり，Johnsen らは，paroxetine 360mg を一度に服薬したうつ病の83歳女性について報告[7]している。この症例では嘔吐が見られたが，入院時意識清明で嘔気以外の症状はなく，検査所見では甲状腺機能低下を認めたのみであった。しかし paroxetine 大量服薬5日後に傾眠，困惑，筋けいれん，脱水，四肢腱反射の低下，粘液水腫，広範囲の斑状出血が出現し，同時に血清 Na 濃度112mmol/l と著明な低 Na 血症を認めた。水分制限と輸液，levothyroxin 投与により低 Na 血症は改善したが，この症例から Johnsen らは，高齢者，thiazide 系利尿薬の併用例や甲状腺機能低下症合併例では，paroxetine 服用中に血清 Na 値の観察が望ましいとしている[7]。

上記のほか paroxetine 大量服薬の症例として，Hilleret らは paroxetine 2,000mg と clorazepate 1,000mg を大量服薬した63歳の女性を報告している[6]。この症例は，左室肥大を伴う高血圧性心疾患を合併しており，大量服薬7時間後に，まとまりのない言動，過鎮静，強い嘔気を呈し，翌日さらに運動失調，起立性低血圧，めまいによる歩行困難が出現し，約10日間持続した。また大量服薬3日目に QT 延長を伴う洞性徐脈が出現し，約1ヵ月持続したが完全に回復したという。この症例は，paroxetine 代謝に関与するチトクローム P450（CYP）2D6 の代謝良好者で，服薬4日目の paroxetine 血漿中濃度は1,940ng/ml であった。本症例における paroxetine 大量服薬後の時間-血漿中濃度曲線から，Hilleret らは paroxetine 血漿中濃度が150ng/ml 以上では半減期が195時間，150ng/ml 以下では48時間と血漿中濃度上昇により paroxetine の半減期が延長することを報告している[6]。Paroxetine は CYP2D6 の強力な阻害作用を有する[3]ことが知られており，向精神薬を含む他の薬物再投与の時期については，大量服薬後の半減期延長の可能性を考慮し，薬物相互作用を避けるために慎重に行う必要があろう。さらに，軽症例として Gorman らによれば，うつ病と境界性パーソナリティ障害を合併した25歳男性が paroxetine 400mg を大量服薬した際は，不安以外に症状はなく，服薬2時間後に活性炭100g を投与され経過良好であり4時間の経過観察後，退院となったという[4]。Masand らは，SSRI の大量服薬で起こり得る症状として，嘔気，嘔吐，低血圧，めまい，洞性瀕脈，焦燥，痙攣，電解質異

常，散瞳，拡張期血圧の上昇をあげながらも，SSRI単独での大量服薬の場合，比較的安全[8]としており，同様にBourinらもparoxetine 2,000mgまでの大量服薬では致命的となることは少ないと述べている[2]が，上述した重症例が見られることから，用量のみからの予後予測は困難といわざるを得ない。

Paroxetineを常用量服用した際の一般的な副作用[9]として，嘔気，頭痛，眠気，めまい，振戦，性機能障害，セロトニン症候群などが知られている。このうちセロトニン症候群については，脳内セロトニン活性の亢進を背景に失見当，錯乱，落ち着きのなさ，発熱，悪寒，発汗，下痢，失調，反射亢進など多彩な症状が出現する[12]。治療としては，全てのセロトニン活性のある薬物の中止と意識障害，呼吸不全，多臓器不全などの重篤な合併症への対応が必要となる[12]。また，paroxetineが関与した抗利尿ホルモン不適合（分泌）症候群（SIADH）について，Odehらの報告によると[11]，うつ病の97歳男性がparoxetine 20mgの投与開始後，徐々に衰弱し昏睡に至り5日目に入院となり，血清Na濃度が104mmol/lと著明に低下し，paroxetineによるSIADHと診断されたという。Paroxetine投与は中止され，補液と水分制限により翌日に血清Na濃度は122mmol/lまで上昇し意識清明となり，入院5日目には血清Na濃度は正常値まで回復したが，この症例からOdehらは，特に高齢者ではSSRI開始後2〜4週間は血清Na濃度を測定し低Na血症に注意すべきであると述べている。さらに，paroxetineが関与した可逆性の重度肝障害についてHelmchenらの報告[5]がある。この報告では，うつ病の64歳女性で，paroxetine 5mgで治療開始となり，21日後に60mgまで漸増した時に，嘔気，神経過敏，不安の増強，頭痛，振戦が出現したが，セロトニン症候群は否定され，28日後よりlithium 200mgが追加された。焦燥と抑うつ気分は改善したが，32日後，血液検査にて肝酵素値の著しい上昇，白血球上昇と黄疸，腹痛を伴う肝障害が認められ，paroxetine濃度は203ng/mlであり，paroxetine中止により肝障害は急速に改善したという[5]。他にも，paroxetine 20mgの投与後，黄疸・皮膚掻痒を伴う肝障害が出現しparoxetine中止により改善したという可逆性の肝毒性の報告がある[10]。このような，paroxetine常用量投与で認められる副作用は，大量服薬した際にも出現し，増強される可能性が考えられるため，治療にあたっては十分注意するべきである。

結　論

Paroxetine大量服薬に関する報告は多くはないが，paroxetine 400mgの服薬で軽症例の報告がある反面，高齢者や身体疾患合併例，併用薬がある症例では死亡例や，paroxetine 800mgあるいは常用量の服薬でも重篤な低Na血症が出現した症例報告がある。このため，用量のみからの予後予測は困難であり，特に低Na血症や肝障害の出現に注意すべきであると考える。さらに大量服薬の際にはparoxetineの半減期が延長し，paroxetineによるCYP2D6の阻害作用が遷延する可能性があり，向精神薬をはじめとするほかのCYP2D6がその代謝に関与する薬物（β遮断薬など）を再開する時には，薬物相互作用の出現に十分な注意を払う必要があろう。

文　献

1) Barbey, J. T., Roose, S. P. : SSRI safety in overdose. J. Clin. Psychiatry, 15 : 42-48, 1998.
2) Bourin, M., Chue, P., Guillon, Y. : Paroxetine : a review. CNS Drug Rev., 7 : 25-47, 2001.
3) Brosen, K., Hansen, J. G., Nielsen, K. K. et al. : Inhibition by paroxetine of desipramine metabolism in extensive but not in poor metabolizers of sparteine. Eur. J. Clin. Pharmacol., 44 : 349-355, 1993.
4) Gorman, S. E., Rice, T., Simmons, H. F. : Paroxetine overdose. Am. J. Emerg. Med., 11 : 682, 1993.
5) Helmchen, C., Boerner, R. J., Meyendorf, R. et al. : Hepatotoxicity of paroxetine in a patient with major depression. Pharmacopsychiatry, 29 : 223-226, 1996.
6) Hilleret, H., Voirol, P., Bovier, P. et al. : Very long half-life of paroxetine following intoxication in an extensive cytochrome P450 2D6 metabolizer. Ther. Drug Monit., 24 : 567-569, 2002.
7) Johnsen, C. R., Hoejlyng, N. : Hyponatremia fol-

lowing acute overdose with paroxetine. Int. J. Clin. Pharmacol. Ther., 36 : 333–335, 1998.
8) Masand, P. S., Gupta, S. : Selective serotonin-reuptake inhibitors : an update. Harv. Rev. Psychiatry, 7 : 69–84, 1999.
9) Nemeroff, C. B. : Paroxetine : an overview of the efficacy and safety of a new selective serotonin reuptake inhibitor in the treatment of depression. J. Clin. Psychopharmacol., 13 : 10S–17S, 1993.
10) Odeh, M., Misselevech, I., Boss, J. H. et al. : Severe hepatotoxicity with jaundice associated with paroxetine. Am. J. Gastroenterol., 96 : 2494–2496, 2001.
11) Odeh, M., Seligmann, H., Oliven, A. et al. : Severe life-threatening hyponatremia during paroxetine therapy. J. Clin. Pharmacol., 39 : 1290–1291, 1999.
12) 坂上紀幸, 清水宗夫 : うつ薬の副作用とその対策. 臨床精神医学講座 14 精神科薬物療法（松下正明編）, pp.151–169, 中山書店, 東京, 1999.

（青木浄亮, 廣兼元太, 森田幸代, 下田和孝）

Question 44 Paroxetine は 1 日 1 回投与が可能だが，他の SSRI ではどうなのか？

A SSRI の血中濃度半減期は総じて長く，最も短い fluvoxamine でも 9〜28 時間（平均15時間）であり，paroxetine で 7〜65時間（平均18時間），sertraline で22〜36時間（平均26時間），desmethylsertraline で62〜104時間（平均71時間），fluoxetine で24〜144時間（平均45時間），norfluoxetine で200〜223時間，citalopram で23〜45時間（平均33時間）と報告されている[2,8]。このため海外では，paroxetine, sertraline, fluoxetine, citalopram は，1 日 1 回投与が勧められている[3]。Fluvoxamine については，PDR (Physicians' Desk Reference) では，100 mg まで 1 日 1 回投与が，100mg を超える場合 1 日 2 回投与が推奨されており[3]，わが国では用量に関わりなく 1 日 2 回投与とされている。わが国で fluvoxamine が 1 日 2 回投与となったのは，わが国の臨床試験が 1 日 2 回分割投与で行われたためである[6]。しかし，fluvoxamine 1 日 1 回投与の有効性を示唆する報告がいくつかある。

De Wilde ら[1]は，夕方 1 回投与の fluvoxamine（平均300mg）と chlorimipramine（平均144mg）とを，外来うつ病患者43名，6 週間の二重盲検比較試験によって比較し，fluvoxamine は chlorimipramine とほぼ同等の有効性を有し，1 日 1 回投与も可能であることを示唆した。De Wilde らは入院患者で，1 日 3 回の fluvoxamine（平均259 mg）と chlorimipramine（平均231mg）との比較も行ったが，fluvoxamine の投与量が異なるため，fluvoxamine の 1 回投与と 3 回投与とを直接比較することはできない。

Siddiqui ら[7]は，fluvoxamine 100mg 朝 1 回投与，夜 1 回投与，朝・夜 2 回分割投与それぞれの有用性を，外来うつ病患者62名を対象に 6 週間の二重盲検比較試験によって検討した。その結果，抑うつ症状の改善率には 3 群間で差がみられなかったものの，副作用による脱落率では，夜 1 回投与群で14％，朝・夜 2 回分割投与群で21％，朝 1 回投与群で45％と，夜 1 回投与が最も有利であった。最も多い副作用は嘔気であり，その他無気力，頭痛，めまい，食欲不振，嘔吐，振戦，発汗などがみられた。また夜 1 回投与によって不眠が増えることはなかったという。夜 1 回投与で最も脱落率が少なかった原因として，fluvoxamine の T_{max} が 4〜8 時間であるため，最も強い副作用を感じる時間帯が睡眠中にあったためではないかと Siddiqui らは考察している。

わが国では，千代ら[9]が，心療内科を受診したうつ病やうつ状態の患者21名に対する fluvoxamine 夕方 1 回投与の有用性を報告した。それによると，最終的に150mg まで投与した者は 2 名で，うち 1 名に倦怠感がみられたがその後消失，2 名とも有効の判定であった。また100mg まで投与した者は19名で，うち 1 名にやはり倦怠感がみられたがその後消失，著効 3 名，有効12名，やや有効 4 名の結果であったという。

Yýldýz ら[10]は，22の研究のメタアナリシスを行い，抗うつ薬の 1 日 1 回投与と分割投与とで効果に差がみられるかを検討した。その結果，研究対象となった抗うつ薬全体でも，また半減期の長さによって抗うつ薬を 3 群（半減期が12時間未満の

群，12時間以上24時間未満の群，24時間以上の群）に分けて分析した場合も，それぞれすべて1日1回投与は分割投与とほぼ同等の効果を示した。Yýldýzらは，1日1回投与は簡便でコンプライアンスも高まり，うつ病治療の成功率を高める可能性があると述べている。

　抗うつ薬の作用機序は現在も十分に解明されていないため，半減期の短い抗うつ薬の1日1回投与が分割投与とほぼ同じ効果を示す理由は明らかではない。Fluvoxamineのセロトニン再取り込み阻害作用は，ラットでは1時間後に最大となり，24時間後には投与前値に戻ることが示されており[4]，再取り込み阻害作用だけでは説明がつかない。抗うつ薬が継続的に投与されることに対する治療的生体反応として，シナプス後膜のβアドレナリン受容体のdown regulationやセロトニン神経の細胞体にあるセロトニン1A自己受容体の脱感作，さらにその下流の遺伝子発現レベルの変化などが考えられている[5]。Yýldýzらも考察しているように，それらの発現に，抗うつ薬の有効血中濃度が常に維持される必要はないのかも知れない。

結　論

　SSRIの血中濃度半減期は総じて長く，fluoxetine, sertraline, citalopramなどは1日1回投与が可能である。Fluvoxamineも，二重盲検比較試験による今後の検証が必要であろうが，1日1回投与の有効性を示唆する報告がいくつかあり，薬物動態学的にみても妥当な結果である。今後の前向きな検証が必要だろう。

文　献

1) De Wilde, J. E., Mertens, C., Wakelin, J. S.: Clinical trials of fluvoxamine vs chlorimipramine with single and three times daily dosing. Br. J. Clin. Pharmacol., 15 (suppl.3): 427-431, 1983.
2) DeVane, C. L.: Differential pharmacology of newer antidepressants. J. Clin. Psychiatry, 59 (suppl.20): 85-93, 1998.
3) Folsman, J. P. (general manager): PDR: physicians' desk reference, 56th edition. Medical Economics Company, Oradell, N. J., 2002.
4) 平沼豊一，鹿島裕子，初芝恵実子他：新規抗うつ薬 Fluvoxamine maleate のラット脳内 Serotonin 再取り込み阻害作用．応用薬理，49：369-373, 1995.
5) Hyman, S. E. and Nestler, E. J.: Initiation and adaptation: a paradigm for understanding psychotropic drug action. Am. J. Psychiatry, 153: 151-162, 1996.
6) 村崎光邦：Fluvoxamineの基礎と臨床．臨床精神薬理, 2: 763-776, 1999.
7) Siddiqui, U. A., Chakravarti, S. K., Jesinger, D. K.: The tolerance and antidepressive activity of fluvoxamine as a single dose compared to a twice-daily dose. Curr. Med. Res. Opin., 9: 681-690, 1985.
8) 鈴木雄太郎，川嶋義章，染矢俊幸：SSRIの薬物動態と相互作用．臨床精神薬理, 2: 729-735, 1999.
9) 千代孝夫，吾郷康廣：うつ状態に対するマレイン酸フルボキサミン投与効果の臨床的検討．医学と薬学, 43: 383-390, 2000.
10) Yýldýz, A., Sachs, G. S.: Administration of antidepressants. Single versus split dosing: a meta-analysis. J. Affect. Disord., 66: 199-206, 2001.

（川嶋義章，染矢俊幸）

Question 45 Paroxetine を減量・中止する時に注意すべき点は？

A SSRI（selective serotonin reuptake inhibitor）である paroxetine（以下 PRX）は，現在うつ病，パニック障害に対して幅広く用いられているが，PRX を他の抗うつ薬に切り替える際や，漸減中止を試みた場合に睡眠障害やふらつきなどが出現し，治療上問題となることが少なくない。

三環系抗うつ薬（TCA）においては離脱症状が出現することが以前から知られており，問題とされてきた[4]が，SSRI の減量・中止時にも離脱症状が出現することがあり，主な症状には，ふらふらする感じ，眩暈や失神するような感じ，感覚異常，不安，下痢，倦怠感，運動失調，頭痛，不眠，イライラ，性欲亢進，嘔気，振戦などがある[8]。Black らは1986年から1997年までの SSRI の離脱症状に関する46の症例報告をまとめているが，これによると，離脱症状は SSRI を1ヵ月またはそれ以上内服した患者において，SSRI の中止あるいは減量後3日以内に出現することが多く，場合によっては数週間持続することがある。他の SSRI と比較して PRX では特にこうした離脱症状の頻度が多いという[1]。Coupland ら，Price らも同様に離脱症状は PRX で高頻度にみられると報告している[3, 10]。

PRX において他の SSRI よりも離脱症状が出現しやすい原因としては，次のことが考えられる。第一に PRX の薬物動態学的特徴に関するものである。PRX は fluoxetine, sertraline とは異なり活性代謝産物をもたない。また PRX の血中濃度は用量増加にともない非線形性の上昇を示す[12]。

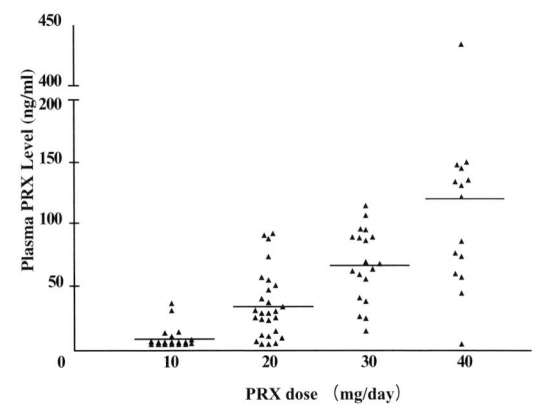

図1 PRX 用量—血中濃度[11]

我々の報告でも，日本人の PRX 内服患者の PRX 血中濃度は，用量と非線形性の相関を示していた[11]（図1）。以上のことから中断や減量の際には，他の SSRI よりも血中濃度が急激に低下することが推測される。第二に，PRX のセロトニン（5-HT）選択性の高さが挙げられる。Goodwin は，長期間の SSRI 投与により後シナプスにおける 5-HT 受容体の脱感作が生じているため，SSRI の急激な中断や減量によりシナプス間隙での 5-HT 欠乏をきたした際に，離脱症状が発現しやすいと推測している[7]。一方で，前述の Coupland らは前シナプスにおける自己受容体である 5-HT$_{1A}$ 受容体の脱感作が生じているために 5-HT 神経の活動亢進がおきにくいためであると報告している[3]。現時点では一致した見解は得られていないが，いずれの説においても PRX においてセロトニン選択性の高いことが，離脱症状

表1 SSRI 離脱症候群の診断基準
(Black ら(2000)[1], Haddad(1998)[9]による試案)

基準	Black ら(2000)	Haddad(1998)
A	少なくとも1ヵ月間の使用期間後におけるSSRIの中断あるいは減量	4週間またはそれ以上の使用期間後の治療経過中におけるSSRIの中止・中断,あるいは減量
B	基準Aの1〜7日以内に出現する以下の症状のうち,2つまたはそれ以上 ・ふらつき,ふらふらする感じ,眩暈または失神するような感じ ・嘔気と/または嘔吐 ・頭痛 ・振戦 ・倦怠感 ・不安 ・ショック様の感覚または感覚異常 ・不眠 ・焦燥 ・下痢 ・不安定歩行 ・視覚障害	基準Aの1〜10日以内に出現する以下の症状のうち,2つまたはそれ以上 ・ふらつきまたはふらふらする感じ ・眩暈 ・嘔気または嘔吐 ・頭痛 ・振戦 ・嗜眠 ・不安または興奮 ・刺痛(i.e.,感覚異常) ・しびれまたは"電気"ショック様の感覚 ・不眠 ・焦燥 ・下痢 ・発汗
C	基準Bの症状が,臨床的に著しい苦痛,または社会的,職業的,または重要な領域における機能の障害を引き起こしている	基準Bの症状が,臨床的に著しい苦痛,または社会的,職業的,または他の重要な領域における機能の障害を引き起こしている
DおよびE	これらの症状は一般身体疾患によるものではなく,SSRIが処方された精神障害の再燃,もしくは同時におこなった他の精神活性をもつ物質の中断(あるいは使用中の減量)ではうまく説明されない	これらの症状は一般身体疾患,もしくは最近開始,中止,あるいは用量を変更された他の物質の直接の物理的効果(e.g.,誤った治療や薬物の使用)によるものではない。この障害は悪化,再発,あるいはSSRIが処方された精神疾患の再発ではうまく説明されない

が出現しやすい原因であるといえる。

実際の臨床現場においてはまず離脱症状に対して正確な診断がなされることが重要である。PRXを中止した際に抑うつや不安症状の再燃とみなされたり,PRXから他の抗うつ薬に切り替えをおこなった場合に,新たに開始した抗うつ薬の副作用と見誤る危険性があり,PRXの離脱症状を正確に診断することは困難である。Blackら[1],Haddad[9]はSSRIの離脱症状の診断基準を提案している(表1)。これらの妥当性については今後検討が必要であるが,PRXの離脱症状と他の原因による症状とを鑑別する際に参考となるであろう。

離脱症状が出現した場合,もっとも安易な対処法は中止・減量した薬剤を再開することである。この場合速やかな症状の改善が期待できるが,再び減量をおこなった際には同様の症状をきたすといわれており[1],一時的な対処法に過ぎないといえる。また欧米の報告ではPRXの漸減中止時にfluoxetineの併用を提案しているものもある[8]が,fluoxetineはわが国では未発売であるため,現時点では選択できない方法である。

したがってPRXの減量・中止時には,良好なコンプライアンスを維持すること,患者や家族に

対して理解を求めることが必要であると思われる。PRXを自己判断で中断する患者において症状出現の危険が高いことは当然であるが，PRXを漸減中止しても離脱症状は必ずしも予防できないため，減量時の危険性を十分説明し，患者の理解を得た上で，慎重に漸減中止をおこなうことが重要である。

文　献

1) Black, K., Shea, C., Dursun, S. et al. : Selective serotonin reuptake inhibitor discontinuation syndrome : proposed diagnostic criteria. J. Psychiatry Neurosci., 25 : 255–261, 2000.
2) Carrazana, E. J., Rivas-Vazquez, R. A., Rey, J. A. et al. : SSRI discontinuation and buspirone. Am. J. Psychiatry, 158 : 966–967, 2001.
3) Coupland, N. J., Bell, C. J., Potokar, J. P. : Serotonin reuptake inhibitor withdrawal. J. Clin. Psychopharmacol., 16 : 356–362, 1996.
4) Dilsaver, S. C. : Antidepressant withdrawal syndromes : phenomenology and pathophysiology. Acta Psychiatr. Scand., 79 : 113–117, 1989.
5) Dominguez, R. A., Goodnick, P. J. : Adverse events after the abrupt discontinuation of paroxetine. Pharmacotherapy, 15 : 778–780, 1995.
6) Finfgeld, D. L. : Selective serotonin reuptake inhibitor. Discontinuation syndrome. J. Psychosoc. Nurs. Ment. Health Serv., 40 : 14–18, 2002.
7) Goodwin, G. M. : How do antidepressants affect serotonin receptors? The role of serotonin receptors in the therapeutic and side effect profile of the SSRIs. J. Clin. Psychiatry, 57(Suppl.4) : 9–13, 1996.
8) Green, B. : Focus on paroxetine. Curr. Med. Res. Opin., 19 : 13–21, 2003.
9) Haddad, P. : The SSRI discontinuation syndrome. J. Psychopharmacol., 12 : 305–313, 1998.
10) Price, J. S., Waller, P. C., Wood, S. M. et al. : A comparison of the post-marketing safety of four selective serotonin re-uptake inhibitors including the investigation of symptoms occurring on withdrawal. Br. J. Clin. Pharmacol., 42 : 757–763, 1996.
11) 澤村一司, 鈴木雄太郎, 川嶋義章他 : Paroxetine血中濃度に及ぼす用量とCYP2D6遺伝子多型の影響. 臨床精神薬理, 6 : 331–335, 2003.
12) Sindrup, S. H., Brosen, K., Gram, L. F. : Pharmacokinetics of the selective serotonin reuptake inhibitor paroxetine : nonlinearity and relation to the sparteine oxidation polymorphism. Clin. Pharmacol. Ther., 51 : 288–295, 1992.

（澤村一司，染矢俊幸）

Question 46 Mianserin の投与量の上限はどのくらいか？

〈症例〉58歳のうつ病の女性。現在 mianserin 60mg/日で治療中だが，抗うつ効果はあるものの部分的で，寛解にまでは至っていない。主治医としては，以前に mianserin 150mg/日の投与が有効であったとする報告を読んだことがあるので，もう少し mianserin の投与量を上げることを考慮している。実際に mianserin の投与量の上限はどのくらいなのか知りたい。

A Mianserin は四環系抗うつ薬のひとつで，その薬力学的作用には，α_2受容体阻害作用，5-HT_2受容体阻害作用，抗ヒスタミン作用があるが，アミンの取り込み阻害作用は認められない[11]。また中枢性抗コリン作用がないため三環系抗うつ薬などに比べ高齢者にも投与しやすい薬で，かつ半減期が長いので1日1回投与も可能である[13]。Mianserin は現在米国では発売されていなく，その有効用量は，わが国では通常1日30〜60mg[13]，ヨーロッパではもう少し多く90mgぐらいまでは使われているようである[7]。しかしながら，ある症例では150mg[13]，あるいは200mg[3]が有効であったとされている。これは mianserin の薬物動態における個体差が深く関係している。

投与された薬物の量がその個体（患者）にとって十分な量であるか否かを判断することや，副作用の発現の危険性を推定することは臨床上非常に重要である。そのための客観的指標として，定常状態での薬物血中濃度測定が利用される。現在では日常臨床場面で，抗てんかん薬は言うに及ばず，気分安定薬の lithium や抗精神病薬の haloperidol, bromperidol などの血漿濃度測定が盛んに行われるようになっている。この薬物血漿濃度は，その薬物動態を規定する4つの過程，つまり吸収・分布・代謝・排泄の違いによって影響を受け，これらの中で最も大きな個人差を示すのは代謝と言われている[10]。したがって，薬物代謝の個体差によって，前述したように通常使用量の数倍の量で効果が現われたり，また一定量の投与にもかかわらず，定常状態での血漿濃度にばらつきが生じてしまうことになる。以上より，投与量自体を論じるよりも，血漿濃度を指標にすることが重要である。しかしながら，現時点では mianserin の血漿濃度測定は，研究領域でしか行われていない。

では mianserin の血漿濃度のばらつきを報告した研究では，実際にどのようなことが言われているのであろうか。古くは，mianserin の薬物動態について，「多くの三環系抗うつ薬（TCA）の場合と同様に個人差が大きく，用量・濃度比の変動は最大で約40倍程度であろう」と記載されている[4]。しかし当時の測定精度には問題が残る。その点が格段に向上した最近の報告でも，Otani ら（1993）は mianserin（30mg/日）を服用中のうつ病患者76名の定常状態血漿濃度で，約5倍の個人差があることを報告した[9]。さらに同じグループの Tybring ら（1995）は，mianserin が有する2つの光学異性体のうち，抗うつ効果があると考えられている S(+)-mianserin（S体）を測定し，

約11倍以上（19〜223nM）の濃度差があったと述べている[12]。したがって，もし5倍程度の個体差があるものと想定した場合でも，通常有効使用量が30〜60mg/日としても，ある者では150〜300mg/日を投与していることになりかねない。つまり，mianserinの投与量の上限を議論すること自体，ほとんど意味をなさないのである。

次に，なぜこのような個体差が生じるのであろうか。Mianserinも含めた抗うつ薬の大部分は最初に肝臓のミクロゾームに局在する，チトクロームP450（CYP）によって酸化的代謝を受け，その後グルクロン酸抱合反応を受ける[5]。CYPの特徴は，多数の分子種の異なる酵素があり，かつ基質特異性が低いことである[5]。そのため，mianserinもCYP1A2やCYP3A4などいくつかのCYPによって代謝されるが，最も深く関与しているのはCYP2D6と言われている[10]。このCYPの活性は主に遺伝的に規定されるが，同時に投与された他の薬物の影響を大きく受けることがあり，薬物相互作用の問題が注目を浴びているのはそのためである。CYP2D6の活性は遺伝的多型性を示し，代謝正常者（extensive metabolizer：EM）とこの酵素が欠損している，代謝欠損者（poor metabolizer：PM）の2つの表現型に分かれる。臨床的には副作用の点で，特にPMが重要であるが，PMの表現型は常染色体劣性遺伝をするとされる[10]。PMの割合は，モンゴル人種では1％以下と少ないが，白人では約7％と言われている[5]。逆に，1〜2％の者は代謝活性が非常に急速に上昇し，CYP2D6の基質濃度が著しく低くなってしまう。したがって，このようないわゆる"ultrarapid metabolizer"の患者では，より高い量のmianserinが必要で，かつ高用量の投与にも耐性がある可能性がある。前述したような1日150mgあるいは200mgのmianserin投与の症例はこのような場合であった可能性がある。また通常の投与量で効果が認められない患者では，薬物濃度をモニタリングすることが推奨される。CYP2D6の遺伝子は22番染色体の長腕にあり，酵素活性欠損を惹起させる変異遺伝子としてCYP2D6*3(*3)，CYP2D6*4(*4)，CYP2D6*5(*5)などが，酵素活性を低下させるものとしてCYP2D6*10(*10)，上昇させるものとしてCYP2D6*2xNが報告されている[10]。

そして最近，このようなCYP2D6の遺伝型の違いが実際に薬物動態に影響を与えるという報告がなされている。Dahlら（1994）は，15名の異なったCYP2D6 genotypeを持つ健常対象者に，30mgのmianserinを1回経口投与し，その後の血漿濃度について調べている[1]。彼らの結果では，最大濃度で35〜315nmol/l，そして投与後12時間後のAUC（area under the concentration time curve）は179〜1,528nmol/l×hと，実に8倍以上の差が存在していることがわかった[1]。さらに彼らは，S体の排泄のみがCYP2D6活性に依存していたと報告している[1]。Miharaら（1997）は，mianserin（30mg/日）を服用中のうつ病患者15例で，CYP2D6の遺伝型とS体とR体の血漿濃度との関係を検討している[8]。結果は，正常遺伝子のホモ接合体であるCYP2D6*1(*1)（以下，*1/*1と表示），ヘテロ接合体である*10/*1，そして片方の遺伝子が完全にCYP2D6の酵素欠損を示す*5をもった*10/*5の順に，S体の血漿濃度が上昇しているというものであった[8]。一方，R体の血漿濃度とCYP2D6遺伝型には有意な関連性はなかった[8]。以上より，彼らは，「CYP2D6遺伝型は，mianserinの光学異性体のうち，S体の血漿濃度を規定していると考えられる」と結論付けている[8]。ちなみにKoyamaらは in vitro の研究で，S体の主な代謝経路である8-hydroxylationであるdemethylationは，主にCYP1A2とCYP3A4で触媒されると報告している[6]。以上のように，特にCYP2D6の遺伝型の違いがmianserinの血漿濃度値に重大な影響を与えていることがわかる。したがって，今後CYP2D6のgenotypeを調べることが臨床場面においてルーチン化されることもそう遠くはないものと願っている。

最後に，mianserinと他の薬物との相互作用についてであるが，最近いくつかの報告がなされている。Yasuiら（1997）は，CYP2D6の阻害薬であるthioridazine（40mg/日）の投与によって，mianserin（30mg/日）のS体の血漿濃度が約2倍上昇したと記述している[14]。また最近，Eapら（1999）はこれまであまり注目を浴びていなかっ

たCYP3A4の誘導薬であるcarbamazepine（400mg/日）によってmianserin（60mg/日）の血漿濃度が約半分に低下したことを報告している[2]。もちろん抗精神病薬であるthioridazineと抗うつ薬のmianserinを併用するようなケースは稀有であろうが，後者の例のような場合にはmianserin血漿濃度の変動に十分注意を払う必要がある。

結論

Mianserinの投与量の上限については，mianserinの薬物動態自体に5倍から10倍程度の個体差が存在し，実際，定常状態での血漿濃度のばらつきも無視できないほど著しい。したがって，mianserinの投与量の上限のみを論議することは，あまり得策とは思われない。通常の投与量（30〜60mg/日）で効果が認められない患者では，積極的に血漿薬物モニタリングを行い，CYP2D6のgenotypeを調べることが今後重要となろう。また最近，mianserinの血漿濃度に重要な変化を及ぼすような向精神薬の報告も散見されるため，そのような情報に精通し，副作用の発現などに十分注意を払い，処方を行うことが大切である。

文献

1) Dahl, M. L., Tybring, G., Elwin, C. E. et al.: Stereoselective disposition of mianserin is related to debrisoquin hydroxylation polymorphism. Clin. Pharmacol. Ther., 56: 176-183, 1994.
2) Eap, C. B., Yasui, N., Kaneko, S. et al.: Effects of carbamazepine coadministration on plasma concentrations of the enantiomers of mianserin and of its metabolites. Ther. Drug Monit., 21: 166-170, 1999.
3) Gelder, M., Gath, D., Mayou, R. et al.: Oxford Textbook of Psychiatry, 3rd Ed. Oxford University Press, New York, 1996.
4) Hammer, W., Sjoqvist, F.: Plasma levels of monomethylated tricyclic antidepressants during treatment with imipramine-like compounds. Life Science, 6: 1895-1903, 1967.
5) 加藤隆一：臨床薬物動態学：臨床薬理学・薬物療法の基礎として（改訂第2版）．南江堂，東京，1998.
6) Koyama, E., Chiba, K., Tani, M. et al.: Identification of human cytochrome 450 isoforms involved in the stereoselective metabolism of mianserin enantiomers. J. Pharmacol. Exp. Ther., 278: 21-30, 1996.
7) Leinonen, E.: Serum mianserin concentrations in psychiatric inpatients of different ages. Acta Psychiatr. Scand., 83: 278-282, 1991.
8) Mihara, K., Otani, K., Tybring, G. et al.: The CYP2D6 genotype and plasma concentrations of mianserin enantiomers in relation to therapeutic response to mianserin in depressed Japanese patients. J. Clin. Psychopharmacol., 17: 467-471, 1997.
9) Otani, K., Sasa, H., Kaneko, S. et al.: Steady-state plasma concentrations of mianserin and its major active metabolite, desmethylmianserin. Ther. Drug Monit., 15: 113-117, 1993.
10) 大谷浩一：抗うつ薬の薬物動態，薬物遺伝と相互作用．臨床精神薬理，1: 701-708, 1998.
11) Stahl, S. M.: Essential Psychopharmacology: Neuroscientific Basis and Practical Applications. Cambridge University Press, Cambridge, 1996.
12) Tybring, G., Otani, K., Kaneko, S. et al.: Enantioselective determination of mianserin and its desmethyl metabolite in plasma during treatment of depressed Japanese patients. Ther. Drug Monit., 17: 516-521, 1995.
13) 渡辺昌祐，光信克甫：プライマリケアのためのうつ病診療Q&A. 金原出版，東京，1997.
14) Yasui, N., Tybring, G., Otani, K. et al.: Effects of thioridazine, an inhibitor of CYP2D6, on the steady-state plasma concentrations of the enantiomers of mianserin and its active metabolite, desmethylmianserin, in depressed Japanese patients. Pharmacogenetics, 7: 369-374, 1997.

（塩入俊樹，染矢俊幸）

Question 47 抗うつ薬によって脱毛症が生じるのか？

〈症例〉大うつ病性障害の40歳の女性。imipramine を服用して3ヵ月後、髪をとかす際に普段より多く頭髪が抜けることに気がついた。

A 薬物誘発性の脱毛症は、通常びまん性で瘢痕を伴わず、原因薬剤の中止で回復する。脱毛を恒常的に引き起こす薬物はそう多くなく、そのほとんどは細胞分裂抑制薬（antimitotic agents）であるが、他の薬物も脱毛症を単発的に引き起こす可能性がある[7]。脱毛症を引き起こす可能性のある薬物としては、thallium や vitamin A 等の antikeratinizing drugs、heparin 等の抗凝固薬、thiouracil 等の抗甲状腺薬、経口避妊薬や danazol 等のホルモン薬、salicylates 等の非ステロイド系抗炎症薬、gentamicin や ethambutol 等の抗生物質等があげられる[15]。

向精神薬においても時に脱毛症を呈することが知られており、lithium を服用した患者で頭髪の減少をみたとの報告が散見される[8,10,16,17]。また valproic acid や carbamazepine 等の抗てんかん薬の投与で脱毛症を呈したとする報告もある[14,16]。

三環系抗うつ薬を用いて脱毛症を呈したとする報告は、ごく稀ではあるが存在する。desipramine や doxepin、imipramine 等についての personal communication や単発的な症例報告があり[2,7,18]、症例報告においては、服薬の中止で脱毛症は概ね改善しているようである。

四環系抗うつ薬については、maprotiline を服用して3週間後に皮膚の魚鱗癬様の落屑と広範な重度の脱毛症が出現した37歳の女性についての報告がある[9]。この患者に炎症の徴候は認められず、組織学的には、顆粒層の保たれた有棘層肥厚と、毛孔性の角質増生、毛包の栄養障害性の変化が認められた。また電子顕微鏡による観察では、トノフィラメントの希薄化と、細胞質の空胞変性を伴った表皮ケラチノサイトの類壊死性の変化、細胞小器官の崩壊が認められた。病因的には薬物誘発性の一過性角化性障害であり、結果として角層の落屑と脱毛症をきたしたものと考えられた。

SSRI（選択的セロトニン再取り込み阻害薬）については、fluvoxamine[11]、paroxetine[19]、fluoxetine[1,5,6] や sertraline[3]服用後の脱毛症の症例報告がいくつかみられる。この中には fluoxetine を服用後2週間以内で頭部および全身に著明な脱毛症を呈し、直ちに服薬を中止して18ヵ月経過してもなお全く改善をみない患者も含まれている[5]。反対に、脱毛症と精神疾患（全般性不安障害あるいは大うつ病）を合併した患者7例に citaropram 20mg/日を3か月投与したところ、6例で脱毛症の自覚的かつ他覚的な改善が認められたとの報告がある[13]。さらに、脱毛症と精神疾患（全般性不安障害、うつ病性障害あるいは気分変調性障害）を合併した患者に対する paroxetine の効果を調べた、小規模な無作為割り付け二重盲検プラセボ比較試験が存在する[4]。この試験では、paroxetine 群（20mg/日を3ヵ月）では8例中2例で脱毛症の完全な改善、4例で部分的な改善がみられたのに対して、プラセボ群では5例中1例でのみほぼ完全な

改善が認められたという。SSRIによる脱毛症の改善は，併存する精神疾患の改善を介したものか否かなどさらなる研究が必要である。なお，SNRI（セロトニン・ノルアドレナリン再取り込み阻害薬）については，venlafaxineによる脱毛症の症例が報告されている[12]。

過去の文献を検索すると，向精神薬による脱毛症の症例報告は圧倒的に女性で多い[1,2,3,5,6,8,9,14,16,17,18]。女性の方が髪に対する関心が高く，事例化しやすいとも推測されるが，薬剤性の脱毛症と性別との関係を体系的，包括的に調べた研究や報告は現在まで見当たらず，性差について言及するのは早計と思われる。

結論

稀ではあるが，抗うつ薬服用後に脱毛症を呈することがある。症状の程度は本人のみが気付くごく軽いものからほとんど全ての毛が抜け落ちる重度のものまで様々であるが，程度が軽いと見落とされる危険性があり注意が必要である。大部分は原因薬剤の中止により改善するが，中には長期にわたって症状の持続する場合もある。

文献

1) Ananth, J., Elmishaugh, A. : Hair loss associated with fluoxetine treatment. Can. J. Psychiatry, 36 : 621, 1991.
2) Baral, J., Deakins, S. : Imipramine-induced alopecia areata-like lesions. Int. J. Dermatol., 26 : 198, 1987.
3) Bourgeois, J. A. : Two cases of hair loss after sertraline use. J. Clin. Psychopharmacol., 16 : 91-92, 1996.
4) Cipriani, R., Perini, G. I., Rampinelli, S. : Paroxetine in alopecia areata. Int. J. Dermatol., 40 : 600-601, 2001.
5) Gupta, S., Major, L. F. : Hair loss associated with fluoxetine. Br. J. Psychiatry, 159 : 737-738. 1991.
6) Jenike, M. A. : Severe hair loss associated with fluoxetine use. Am. J. Psychiatry, 148 : 392, 1991.
7) Llau, M. E., Viraben, R., Montastruc, J. L. : Drug-induced alopecia : review of the literature (French). Therapie, 50 : 145-150, 1995.
8) Mortimer, P. S., Dawber, R. P. R. : Hair loss and lithium. Int. J. Dermatol., 23 : 603-604, 1984.
9) Niederauer, H. H., Bacharach-Buhles, M., Altmeyer, P. : Ichthyosis and alopecia after maprotiline : corneolysis caused by temporary disorder of keratinization (German). Hautarzt, 42 : 455-458, 1991.
10) Orwin, A. : Hair loss following lithium therapy. Br. J. Dermatol., 108 : 503-504, 1983.
11) Parameshwar, E. : Hair loss associated with fluvoxamine use. Am. J. Psychiatry, 153 : 581-582. 1996.
12) Pitchot, W., Annseau, M. : Venlafaxine-induced hair loss. Am. J. Psychiatry, 158 : 1159-1160, 2001.
13) Ruiz-Doblado, S., Carrizosa, A., Garcia-Hernandez, M. J. et al. : Selective serotonin re-uptake inhibitors (SSRIs) and alopecia areata. Int. J. Dermatol., 38 : 798-799, 1998.
14) Shuper, A., Stahl, B., Weitz, R. : Carbamazepine-induced hair loss. Drug. Intell. Clin. Pharm., 19 : 924-925, 1985.
15) Stroud, J. D. : Drug-induced alopecia. Semin. Dermatol., 4 : 29-34, 1985.
16) Uehlinger, C., Barrelet, L., Touabi, M. et al. : Alopecia and mood stabilizers : two case reports. Eur. Arch. Psychiatry. Clin. Neurosci., 242 : 85-88, 1992.
17) Wagner, K. D., Teicher, M. H. : Lithium and hair loss in childhood. Psychosomatics, 32 : 355-356, 1991.
18) Warnock, J. K., Sieg, K., Willsie, D. et al. : Drug-related alopecia in patients treated with tricyclic antidepressants. J. Nerv. Ment. Dis., 179 : 441-442, 1991.
19) Zalsman, G., Sever, J., Munitz, H. : Hair loss associated with paroxetine treatment : a case report. Clin. Neuropharmacol., 22 : 246-247, 1999.

（佐藤　聡，渡部雄一郎，染矢俊幸）

Question 48 三環系抗うつ薬によって記憶障害は惹起されるか？

〈症例〉62歳男性。大うつ病，単一エピソードの治療のために amitriptyline 75mg/日を投与開始して3週間経過し，抑うつ症状は著明に改善したが，「薬をのみ始めてから記憶力がわるくなった」と訴えている。

A 三環系抗うつ薬（TCA）の記憶への影響はいまだ包括的に評価はされていないが，多くの TCA は抗コリン作用をもつため，記憶機能を障害する可能性はあると考えられる[8]。例えば amitriptyline ないし fluoxetine を大うつ病患者に投与し，短期記憶への影響をみた場合，血中抗コリン活性の高い amitriptyline 投与群の方が短期記憶への影響が大きかったと報告されている[11]。Imipramine をうつ病患者に投与した場合は，記憶に影響があるという報告[3,5]もあれば，全く影響がないという報告[4]，また記憶の障害が改善する[13]という報告など様々である。

このように一致した所見が得られていないという原因の一つには抑うつ状態に記憶障害が伴うことがしばしば認められるということである。こういった場合，抗うつ薬での治療により，抑うつ状態の改善にしたがって記憶障害が改善しうる[10]。

つまり，TCA の記憶への影響を評価するためにはやはり，健常被験者を対象とした研究から類推するのが妥当であろう。Branconnier らによれば健常被験者に amitriptyline を50mg 投与した場合，記憶機能に影響が認められたと報告[1]しているが，同様の報告が Moskowitz らによってもなされている[9]。

TCA の慢性投与の影響については amitriptyline（最初の7日間37.5mg/日，後半の7日間75mg/日，計14日間）を健常被験者に投与した場合，投与開始後1，8，14日後の記憶機能への影響がプラセボ投与群に比して，大きいと報告されている[12]。また nortriptyline（最初の7日間30mg/日，後半の7日間60mg/日，計14日間）ないしは clomipramine（最初の7日間30mg/日，後半の7日間75mg/日，計14日間）を健常被験者に投与した場合，nortriptyline 投与群は記憶機能に影響を認めたが，clomipramine では認められなかったと報告されている[6]。

また，amitriptyline 75mg ないしは mianserin 30mg を2週間投与した場合，amitriptyline 投与群では短期記憶に影響が認められたが，mianserin 投与群では認められなかった[7]。また Branconnier らによれば高齢群（平均年齢＝61.6歳）では，中年群（平均年齢＝44.6歳）および若年群（平均年齢＝27.3歳）に比較して amitriptyline 50mg 投与前後のエピソード記憶試験の成績悪化が顕著であった[2]。

結　論

いくつかの TCA には記憶機能に障害を与えるものがあり，amitriptyline もその中に含まれる。記憶機能への影響は高齢者ではより強くあらわれる可能性がある。

文　献

1) Branconnier, R. J., DeVitt, D. R., Cole, J. O. et al. : Amitriptyline selectively disrupts verbal recall from secondary memory of the normal aged. Neurobiol. Aging, 3 : 55–59, 1982.
2) Branconnier, R. I., Harto, N. E., Dessain, E. C. et al. : Speech blockage, memory impairment and age : a prospective comparison of amitriptyline and maprotiline. Psychopharmacol. Bull., 23 : 230–234, 1987.
3) Calev, A., Ben-Tzvi, E., Shapira, B. et al. : Distinct memory impairments following electroconvulsive therapy and imipramine. Psychol. Med., 19 : 111–119, 1989.
4) Henry, G. M., Weingartner, H., Murphy, D. L. : Influence of affective states and psychoactive drugs on verbal learning and memory. Am., J. Psychiatry, 130 : 966–971, 1973.
5) Legg, J. F., Stiff, M. P. : Drug-related test patterns of depressed patients. Psychopharmacology, 50 : 205–210, 1976.
6) Liljequist. R., Linnolila. M., Mattila M. J. : Effects of the two weeks' treatment with chlorimipramine and nortriptyline, alone or in combination with alcohol, on learning and memory. Psychopharmacologia, 39 : 181–186, 1974.
7) Liljequist, R., Seppala, T., Mattila, M. J. : Amitriptyline- and mianserin-induced changes in acquisition of paired-association learning-task. Br. J. Clin. Pharmacol., 5 : 149–153, 1978.
8) Linnoila, M., Johnson, J., Duyoboski, T. et al. : Effects of amitriptyline, desipramine and zimeldine, alone and in combination with ethanol, on information processing and memory in healthy volunteers. Acta Psychiatr. Scand., 68(suppl. 308) : 175–181, 1983.
9) Moskowitz, H., Burns, M. : The effects on performance of two antidepressants, alone and in combination with diazepam. Biol. Psychiatry, 12 : 783–792, 1988.
10) Plotkin, D. A., Mintz, J., Jarvik, L.F. : Subjective memory complaints in geriatric depression. Am. J. Psychiatry, 142 : 1103–1105, 1985.
11) Richardson, J. S., Keegan, D. L., Bowen, R. C. et al. : Verbal learning by major depressive disorder patients during treatment with fluoxetine or amitriptyline. Int. Clin. Psychopharmacol., 9 : 35–40, 1994.
12) Sakulsripong, M., Curran, H. V., Lader, M. : Does tolerance develop to the sedative and amnesic effects of antidepressants? A comparison of amitriptyline, trazodone and placebo. Eur. J. Clin. Pharmacol., 40 : 43–48, 1991.
13) Sternberg, D. E., Jarvik, M. E. : Memory functions in depression. Arch. Gen. Psychiatry, 33 : 219–224, 1976.

（下田和孝）

Question 49 三環系抗うつ薬を投与している患者で皮膚光線過敏症が起こる可能性はあるのか？

〈症例〉強迫性障害の治療のために clomipramine を投与している20歳の男性患者。日焼けサロンに1回行ったところ，表皮の脱落を伴う皮膚炎の症状を呈した。

A 薬剤性の皮膚光線過敏症は投与されている治療薬物と320～400nm の紫外線の両者に曝された結果生じるとされる。このような反応には異常な急性日焼け反応，すなわち浮腫，丘疹，斑，水疱，急性湿疹様または蕁麻疹様の反応が含まれ，鱗屑，色素沈着，色素脱失をみることもある。このような光線過敏症性副作用は光線毒性反応および光線アレルギー反応に分類される。光線毒性反応は発現部位が通常曝露部位に限局されており，日光に曝露してから5～18時間以内に起こり，36～72時間で最高に達するといわれる[2]。光線毒性反応は，紫外線照射によって惹起された炎症を基盤として原発性光線化学反応が起こり，直接細胞障害をきたすものと考えられている。光線アレルギー反応には免疫系が関与し，通常の遅延型アレルギー反応の形で出現する。臨床的には曝露後2，3分でみとめられる急性の蕁麻疹性発疹から曝露後24時間以後に見られる湿疹ないし丘疹性の発疹までであり，しばしば光線曝露部位を越えて拡がる[2]。

向精神薬による副作用としての皮膚症状の出現率は2～4％といわれ，特に maprotiline や carbamazepine 投与で起こりやすいとされる[9]。フェノチアジン系の抗精神病薬において皮膚炎が副作用として起こることはよく知られた事実であるが[1,5,7]，三環系抗うつ薬の投与で同様な皮膚病変が起こることは，chlorpromazine と imipramine が $NCH_2CN_2CH_2(CH_3)_2$ という側鎖の構造上の類似点を持つことからも想像に難くない[5]。Tunca らは60歳のうつ病の女性患者に clomipramine 100mg/日を投与したところ，顔面・手背などの露出部に色素沈着が起こったと報告している[7]。この症例では imipramine や mianserin 等の抗うつ薬投与中には皮膚症状が出現しなかったにもかかわらず，clomipramine に変薬後，約1ヵ月経過して顔面・手背といった露出部に発疹が出現し，減量・中止にしたがって皮疹は消失した[7]。また，Ljunggren らは，43歳のうつ病の男性患者に amitriptyline 200mg/日を投与したが臨床効果が不十分なため，clomipramine 200mg/日に変更したところ，屋外作業時に顔面・上腕に重篤な発疹をきたしたと報告している。この症例でも clomipramine を中止とし，prednisolone 40mg/日の内服にて3週間で軽快している[3]。その他の三環系抗うつ薬による皮膚光線過敏症として，imipramine や desipramine についても同様の症例報告がなされている[4,6,8]。治療としては原因薬剤の除去，光線曝露の回避を行えば，通常1週間以内に症状は消失するといわれている[2,7]。

結論

三環系抗うつ薬による皮膚光線過敏症の明確な出現率は不明であるが，imipramine や clomipramine，desipramine による皮膚光線過敏症の

症例報告がみとめられる。治療方針としては原因薬剤の除去，光線曝露の回避を行うことで大部分は軽快するものと思われる。

文　献

1) Bond, W. S., Yee, G. C. : Ocular and cutaneous effect of chronic phenotiazine therapy. Am. J. Hosp. Pharm., 37 : 74-78, 1980.
2) David, R. B. : Photosensitivity and other reactions to light. Harrison's Principles of Internal Medicine, 14th ed. Edited by Petersdorf, R. G., Adams, R. D., 307-312, McGraw-Hill, New York, 1994.
3) Ljunggren, B., Bojs, G. : A case of photosensitivity and contact allergy to systemic tricyclic drugs, with unusual features. Contact Dermatitis, 24 : 259-265, 1991.
4) Narurkar, V., Smoller, B. R., Hu, C. H. et al. : Desipramine-induced blue-gray photosensitive pigmentation. Arch. Dermatol., 129 : 474-476, 1993.
5) Satanove, A. : Pigmentation due to phenotiazines in high and prolonged dosage. JAMA, 191 : 263-269, 1965.
6) Suggie, J., Canny, C., Mai, F. et al. : Antidepressants medication reverses increased sensitivity to light in depression : preliminary report. Prog. Neuropsychopharmacol. Biol. Psychiatry, 13 : 537-541, 1989.
7) Tunca, Z., Tunca, M. I., Dilsiz, A. et al. : Clomipramine-induced pseudocyanotic pigmentation. Am. J. Psychiatry, 146 : 552-553, 1989.
8) Walter-Ryan, B. G., Kern, E. E., Shirriff, J. R. et al. : Persistent photoaggravated cutaneous eruption induced by imipramine. JAMA, 254 : 357-358, 1985.
9) Warnock, J. K., Knesevich, J. W. : Adverse cutaneous reactions to antidepressants. Am. J. Psychiatry, 145 : 425-430, 1988.

（中村英樹，下田和孝）

Question 50 三環系抗うつ薬で血清総コレステロールは上昇するか？

〈症例〉大うつ病性障害の46歳の男性。Amitriptyline 100～200mg/日を数年来内服しているが徐々に血清総コレステロール（TC）が上昇している。肥満はなく，規則正しい生活を送っており，TC上昇を説明する要因が見当たらない。

A　これまでに三環系抗うつ薬（TCA）服用とTCとの関連を示唆する報告がいくつかあるもののいずれも決定的ではない。TCAのうち，本症例の治療に用いられているamitriptylineとTC上昇との関連を示唆する報告はないが，clomipramine, imipramine, nortriptylineとTCの変化との関連を示唆する報告[1,5,6,8,9]は散見される（その後amitriptylineまたはparoxetineで5週間の治療を行った結果，amitriptyline群におけるトリグリセライドの上昇，両群におけるコレステロール代謝が改善したという報告が2004年秋になされている[3]）。

Skinnerら[6]はHDLを含む血清lipoproteinに対するclomipramineの影響について調べた。5名の健常男性を対象とし，1日50mg/日のclomipramineが2週間にわたって投与された。TC, LDLはわずかに減少傾向を示したが有意な変化ではなかった。しかしHDL2は有意に上昇し，Castelli[2]が心疾患の危険因子のマーカーとして提唱しているTC/HDL比[2]は有意に減少した。

Yeraganiら[8]は平均129mg/日のimipramineを投与されている24名のパニック障害の患者を対象に後方視的研究を行ったが，12週間の治療後には，TCは平均202.3mg/dlから215.3mg/dlと有意に上昇していた。また，対象を治療期間8週以上のグループと8週未満のグループに二分すると，前者のみ197.6mg/dlから226.2mg/dlと有意にTCが上昇していた。トリグリセライド（TG）に有意な変化は認められなかった。さらに，彼ら[9]はimipramineで治療されたパニック障害とうつ病の患者20名と，プラセボで治療されたパニック障害の患者8名を対象とした前方視的パイロットスタディを行った。治療後，TCに有意な変化は認められなかったものの，imipramineで治療された群はHDLが52.4mg/dlから48.7mg/dlと有意に減少し，TC/HDL比は3.99から4.34へと有意に上昇していた。

Pollockら[5]は，nortriptylineで治療されている60歳以上のうつ病患者26名を対象に，lipoproteinの変化を調べた。TC, HDL, LDLの値に有意な変化はなかったものの，TGは平均153.7mg/dlから192.3mg/dlと増加し，基礎値に比し25％の上昇が認められた。また，VLDLについても基礎値に比し15％の上昇が認められた。彼らはその原因として抗うつ薬の治療による炭水化物消費量の増大の可能性は否定できないとしている。抗うつ薬の治療による炭水化物消費量の増大についてはPaykelら[4]やYeraganiら[7]によっても指摘されている。一方，彼らはlipoprotein lipaseの阻害によりTG, VLDLが上昇したという可能性も挙げている。Lipoprotein lipaseはTG, VLDLの水酸化を担い，ノルアドレナリンの刺激により阻害され

ることが知られているが，nortriptyline によるノルアドレナリンの賦活と TG，VLDL の上昇との関連を指摘している。

結論

TCA と TC との関連については報告が少なく，また統一した見解も得られていない。したがって TCA によって TC が上昇するかどうかは現時点では明言できず，今後の検討が必要と思われる。本症例で用いられている amitriptyline の TC の上昇への影響についても，その可能性はあるものの関連は明らかでなく，まず TC を上昇させる他の要因についてさらに検索をすすめるべきであろう。

文献

1) Bala, S., Garg, K. N. : Effect of prolonged trifluoperazine, imipramine and haloperidol administration on serum cholesterol. Pharmacology, 14 : 385-389, 1976.
2) Castelli, W. P. : Epidemiology of coronary heart disease : the Framingham study. Am. J. Med., 76 : 4-12, 1984.
3) Kopf, D., Westphal, S., Luley, C. W. et al. : Lipid metabolism and insulin resistance in depressed patients : significance of weight, hypercortisolism, and antidepressant treatment. J. Clin. Psychopharmacol., 24 : 527-531, 2004.
4) Paykel, E. S., Mueller, P. S., de la Vergne, P. M. : Amitryptyline, weight gain and carbohydrate craving. A side effect. Br. J. Psychiatry, 123 : 501-507, 1973.
5) Pollock, B. G., Perel, J. M., Paradis, C. F. et al. : Metabolic and physiologic consequences of nortriptyline treatment in the elderly. Psychopharmacol. Bull., 30 : 145-150, 1994.
6) Skinner, E. R., Watt, C., Reid, I. C. et al. : The effect of clomipramine treatment on plasma lipoproteins and high density lipoprotein subfractions in healthy subjects. Clin. Chim. Acta, 184 : 147-154, 1989.
7) Yeragani, V. K., Pohl, R., Aleem, A. et al. : Carbohydrate craving and increased appetite associated with antidepressant therapy. Can. J. Psychiatry, 33 : 606-610, 1988.
8) Yeragani, V. K., Pohl, R., Balon, R. et al. : Imipramine treatment and increased serum cholesterol levels. Can. J. Psychiatry, 34 : 845, 1989.
9) Yeragani, V. K., Pohl, R., Balon, R, et al. : Increased serum total cholesterol to HDL-cholesterol ratio after imipramine. Psychiatry Res., 32 : 207-209, 1990.

（中島悦子，染矢俊幸）

Question 51 Clomipramine または SSRI 使用により遅発性ジスキネジアが生じるか？

〈症例〉うつ病の治療のために3ヵ月間 clomipramine を内服中の56歳の女性。口渇，便秘等の抗コリン性の副作用が認められていたが，最近，たえまなく口をもぐもぐさせるという口部の不随意運動が出現するようになった。SSRI への変更を検討している。

A 一般に三環系抗うつ薬（TCA），選択的セロトニン再取り込み阻害薬（SSRI）は，アカシジア，ジストニア，ジスキネジア，その他のパーキンソン症状を含む錐体外路症状（EPS）を惹起する可能性がある。遅発性ジスキネジアについても clomipramine, SSRI によって引き起こされた症例が報告されている。WHO には clomipramine によるものが5例，SSRI では sertraline によるもの3例の報告が登録されている。SSRI の中では，他の EPS と同様，遅発性ジスキネジアも fluoxetine が最も多く，Eli Lily and Company のデータでは76例が報告されている[9]。Yassa らは50名の古いうつ病患者について，抗うつ薬による遅発性ジスキネジアの有病率を調査したが，50例中3例という有病率を報告している[13]。

Clayton は，抗うつ薬による遅発性ジスキネジアについての報告の多くは，抗精神病薬が併用されているか，あるいは抗ドパミン作用のある amoxapine で多くみられ，より高齢者に多く，男性に少ない（25%）と述べている[2]。一方，Vandel らは抗うつ薬による EPS は年齢，性差に関係なく，遅発性ジスキネジアのリスクファクターとしては，抗精神病薬，lithium, エストロゲンの使用の既往を挙げている[12]。しかし，抗精神病薬の併用がされておらず抗うつ薬だけを服用している患者でも17例の遅発性ジスキネジアが報告されており，そのうち clomipramine による症例は3例であったという[9]。抗うつ薬の減量，中止によって症状が改善したという報告もある一方，症状が持続したという報告もある[7]。治療に関しては propranolol により改善したとの報告もあるが[11]，その有効性は確立されていない。

Gerber らは[6] SSRI による EPS についての報告をまとめたが，遅発性ジスキネジアの全体に占める割合は5.1%（92例中6例）であった。高齢になるほど発生率が高く，性差はなかった。また，Leo[9] も SSRI による EPS についてまとめているが，それによると，遅発性ジスキネジアの割合は11.3%（71例中8例）と高く，やはり高齢で症状の進行がみられ，性別では男性が25%という結果であった。遅発性ジスキネジアを引き起こした1日の用量は fluoxetine で平均33mg/日，fluvoxamine で100mg/日，paroxetine で20mg/日であった。治療開始後，もしくは用量変更から症状発現までの期間にはばらつきがあり，3日から1年であった。症状の進行した症例では抗精神病薬の使用の既往もしくは併用が認められた。SSRI 治療による遅発性ジスキネジアの完全寛解については薬物の中止により改善した症例は3例あるが，中止後も症状が継続した症例は5例ある。その治療について明確に言及した報告は現在のところ見当たらない。

以上のことから本症例において，抗うつ薬をclomipramineからSSRIへ変更しても遅発性ジスキネジアの発現する可能性はあるため，臨床症状を注意深く観察しながら，できるだけ抗うつ薬を減量していくのが望ましいと考えられる。

遅発性ジスキネジアのおこる機序としてはいくつかの仮説が提示されており，ドパミン受容体のhypersensitivity，線条体におけるドパミンとアセチルコリンのバランスの障害などがあげられている[3]。抗コリン薬の使用によりジスキネジアが生じたという報告や[1]，アセチルコリンエステラーゼ阻害薬がCNSにおいてアセチルコリンの作用を増強し遅発性ジスキネジアの症状を著明に改善させたという報告[4]はその説を支持するものである。また，Fibigerらは口部の筋肉組織の神経興奮伝達に関与する線条体のGABAニューロンの障害が，遅発性ジスキネジアの進行に関与するという仮説を提示しており[5]，またLloydらはGABA類似薬の投与により，遅発性ジスキネジアの運動異常が改善したと報告している[10]。しかし，ノルアドレナリン系も遅発性ジスキネジアの発現に関与するという仮説も提示されており[8]，遅発性ジスキネジアの発現機序についてはいまだ不明な点が多い。

結 論

頻度としては少ないものの，clomipramine，およびSSRIにより遅発性ジスキネジアが生じる可能性は十分にある。遅発性ジスキネジアが発生した場合，薬物の減量，中止によって症状が改善することもあるが，不可逆的な場合も報告されているので十分な注意が必要である。

文 献

1) Biket-Smith, E. : Abnormal involuntary movement induced by anticholinergic therapy. Acta Neurol., 50 : 801-811, 1974.
2) Clayton, A. H. : Antidepressant-induced tardive dyskinesia : review and case report. Pharmacological Bull., 31 : 259-264, 1995.
3) Ebadi, M., Srinivasan, S. K. : Pathogenesis, prevention, and treatment of neuroleptic-induced movement disorders. Pharmacol. Rev., 47 : 575-604, 1995.
4) Fann, W. E., Lake, C. R., Gerber, C. J. et al. : Cholinergic supression of tardive dyskinesia. Psychopharmacologia (Berl), 37 : 101-107, 1974.
5) Fibiger, H. C., Lloyd, K. C. : Neurological substrates of tardive dyskinesia : the GABA hypothesis. Trend. Neurosci., 7 : 462-464, 1984.
6) Gerber, E. P., Lynd, L. D. : Selective serotonin-reuptake inhibitor-induced movement disorder. Ann. Pharmacother., 32 : 692-698, 1998.
7) Gill, H. S., DeVane, C. L., Risch, S. C. : Extrapyramidal symptoms associated with cyclic antidepressant treatment : a review of the literature and consolidating hypotheses. J. Clin. Psychopharmacol., 17 : 377-389, 1997.
8) Kaufman, C. A., Jeste, D. V., Shelton, R. C. et al. : Noradrenergic and neuroradiological abnormalities in tardive dyskinesia. Biol. Psychiarty, 21 : 799-812, 1986.
9) Leo, R. J. : Movement disorders with the serotonin selective reuptake inhibitors. J. Clin. Psychiatry, 57 : 449-454, 1996.
10) Lloyd, K. G., Pichat. P., Zivkovic, B. et al. : The psychopharmacology of GABA synapses. J. Neural. Transm., 29 (suppl) : 13-28, 1990.
11) Roberts, P. W. : The use of propranolol in treating dyskinesia. Can. Med. Assoc. J., 123 : 1160-1107, 1980.
12) Vandel, P., Bonin, B., Leveque, E. et al. : Tricyclic antidepressant-induced extrapyramidal side effect. Eur. Psychopharmacol., 7 : 207-212, 1997.
13) Yassa, R., Camille, Y., Belzile, L. : Tardive dyskinesia in the course of antidepressant therapy. J. Clin. Psychopharmacol., 7 : 243-246, 1987.

（中島悦子，布川綾子，染矢俊幸）

Question 52

SSRI は錐体外路症状を惹起するか？
SSRI はパーキンソン病患者の抑うつ症状に対する治療薬として安全な選択か？

〈症例〉現在，パーキンソン病の治療のために levodopa, carbidopa の合剤を投与中の70歳男性。抑うつ症状に対して三環系抗うつ薬にて治療中だが，抗コリン性の副作用が出現したために，SSRI への変薬を考慮中である。

A SSRI とは，セロトニン（5-HT）の再取り込み阻害作用が，選択的かつ高力価である薬物である。ドパミン（DA）神経系および5-HT 神経系の活動は互いに密接に関連している。黒質や腹側被蓋野は起始核の縫線核からの投射線維を受けていることが明らかにされているし，また，5-HT 受容体の各サブタイプの作動薬が中脳の DA ニューロンの活動に様々な効果を与えることが示されている。例えば，5-HT$_{1A}$ 受容体作動薬により黒質と腹側被蓋野の DA ニューロンの活動が亢進するという報告[10,13]や5-HT$_{2C/2B}$ 受容体作動薬により腹側被蓋野の DA ニューロンの活動が抑制されるという報告[13]がある。

抗精神病薬の投与により，パーキンソニズム，アカシジア，ジストニア，遅発性ジスキネジア等の錐体外路症状（EPS）が生じることは一般に知られている。最近，SSRI によるものと思われる EPS の出現についての報告が相次いでなされている。

Gerber らは SSRI によると考えられる EPS についての報告例をまとめているが[8]，それによると，1996年12月までに SSRI 投与後の EPS の出現について92例の報告例があった。頻度的に最も多かった症状はアカシジアの30例であり，続いてパーキンソニズムが25例，ジストニアが19例，ジスキネジアが12例，遅発性ジスキネジアが6例，複数の EPS が出現したものが15例であった。SSRI のなかでは fluoxetine によるものが53例と最も多く，paroxetine によるものが17例，fluvoxamine によるものが16例，sertraline によるものが6例であった。Fluoxetine によるものが多いのは，単にこの薬物が最も多く処方されていることによるものなのか，それとも薬理学的な相違によるものなのかははっきりと結論づけることはできない。92例中15例が EPS の原因となりうる神経疾患をもっていた。また92例中20例においては，他の薬物（神経遮断薬，levodopa, lithium など）も同時に投与されており，基礎疾患や併用薬による影響も考慮に入れなければならない。fluoxetine により haloperidol[7], pimozide[5], carbamazepine[6,9] の血中濃度が上昇するとの報告もあり，EPS を惹起するこれらの薬物との併用投与の場合，薬物動態上の相互作用により，同時投与されている薬物の薬理作用を増強している可能性もある。Schillevoort らは SSRI の投与により EPS が出現した41例で，年齢，性別，報告された年代，抗精神病薬の併用による影響をオッズ比を用いて評価した[15]。その結果，より高齢の症例と抗精神病薬が併用されていた症例で EPS の出現する確率が高かったとしている。一方，EPS を惹起しない薬物と SSRI との併用投与により EPS が出現するケースもある。Leo らは fluoxetine を1年間投薬

されている期間は EPS は出現しなかったにもかかわらず，cimetidine の加薬後パーキンソニズムを呈した症例を報告[11]しているが，これは cimetidine が fluoxetine の主要代謝酵素である CYP2D6 の活性を抑制することによると推測される。

パーキンソン病患者はしばしば抑うつ症状を併発するが，SSRI 投与後にパーキンソニズムの悪化がみられたとの報告も多数みられる[3,4,12,16]。Steur は fluoxetine 投与後にパーキンソニズムの悪化がみられた4症例について報告しており[16]，4症例とも fluoxetine の投与を中止した後に症例は改善しており，一過性のものであったという。

本症例のように，パーキンソン病治療薬として levodopa と dopa 脱炭酸酵素阻害薬との合剤はよく使用されるものであるが，SSRI と carbidopa, benserazid などの dopa 脱炭酸酵素阻害薬との相互作用に関する報告は今のところ見当たらない。

SSRI によって EPS が生じるメカニズムについては，Bouchard らは5-HT により大脳基底核における DA の産出と放出が抑制されているのではないかとの仮説を提示している[2]。Baldessarini らは fluoxetine の投与により，ラットの前脳，海馬，線条体の DA の豊富な領域において，カテコラミンの合成が抑制されたと報告[1]している。また，Prisco らは fluoxetine の投与により，ラットの腹側被蓋野の DA ニューロンの活動が抑制されたと報告している[14]。これらの結果は Bouchard らの仮説を支持するものである。

結　論

SSRI によりパーキンソニズム，アカシジア，ジストニア，遅発性ジスキネジア等の EPS が出現する可能性がある。また，パーキンソン病患者に SSRI を投与することによりその症状が悪化することもありうる。つまり，SSRI はパーキンソン病患者の抑うつ症状に対する治療薬として必ずしも安全な選択とはいえない。

文　献

1) Baldessarini, R.J., Marsh, E : Fluoxetine and side effects (letter). Arch. Gen. Psychiatry, 47 : 191-192, 1990.
2) Bouchard, R.H., Pourcher, E., Vincent, P. : Fluoxetine and extrapyramidal side effects (letter). Am. J. Psychiatry, 146 : 1352-1353, 1989.
3) Caley, C.F., Friedman, J.H. : Does fluoxetine exacerbate parkinson's disease? J. Clin. Psychiatry, 53 : 278-282, 1992.
4) Chouinard, G., Sultan, S. : A case of parkinson's disease exacerbated by fluoxetine. Human Psychopharmacol., 7 : 63-66, 1992.
5) Ciralo, D.A., Shader, R.I. : Fluoxetine drug-drug interactions, I : antidepressant and antipsychotics. J. Clin. Psychopharmacol., 10 : 48-50, 1990.
6) Ciralo, D.A., Shader. R.I. : Fluoxetine drug-drug interactions. II. J. Clin. Psychopharmacol., 10 : 213-217, 1990.
7) Goff, D.C., Midha, K.. K., Brotman, A.W., et al. : Elevation of plasma concentrations of haloperidol after the addition of fluoxetine. Am. J. Psychiatry, 148 : 790-792, 1991.
8) Gerber, E.P., Lynd, L.D. : Selective serotonin-reuptake inhibitor-induced movement disorder. Ann. Pharmacother., 32 : 692-698, 1998.
9) Grimsley, S.R., Jann, M.W., Carter, J.G. et al. : Increased carbamazepine plasma concentrations after fluoxetine coadministration. Clin. Pharmacol. Ther., 50 : 10-15, 1991.
10) Kelland, M.D., Freeman, A.S., Chiodo, L.A. : Serotonergic afferent regulation of the basic physiology and pharmacological responsiveness of nigrostriatal dopamine neurons. Exp. Ther., 253 : 803-811, 1990.
11) Leo, R.J., Lichter, D.G., Hershey, L.A. : Parkinsonism associated with fluoxetine and cimetidine : a case report. J. Geriatr. Psychiatry, 8 : 231-233, 1995.
12) Meco, G., Bonifati, V., Fabrizio, E. et al. : Worsening of parkinsonism with fluvoxamine : two cases. Hum. Psychopharmacol., 9 : 439-441, 1994.
13) Prisco, S., Pagannone, S., Esposito, E. : Serotonin-dopamine interaction in the rat ventral tegmental area. J. Pharmacol. Exp. Ther., 271 : 83-90, 1994.
14) Prisco, S., Esposito, E. : Differential effects acute

and chronic fluoxetine administration on the spontaneous activity of dopaminergic neurons in the ventral tegmental area. Br. J. Pharmacol., 116 : 1923–1931, 1995.
15) Schillevoort, I., van Puijenbroek, E.P., de Boer, A. et al. : Extrapyramidal syndromes associated with selective serotonin reuptake inhibitors : a case-control study using spontaneous reports. Int. Clin. Psychopharmacol., 17 : 75–79, 2002.
16) Steur, E. N. H. J. : Increase of parkinson disability after fluoxetine medication. Neurology, 43 : 211–213, 1993.

（山本茂人，布川綾子，下田和孝）

Question 53 SSRIによる錐体外路症状出現について

〈症例〉ある患者に対して，抑うつ症状の治療のためにsertraline 50mg 1錠を投与したところ，数時間後に強い不安・焦燥が出現した。その患者は，3ヵ月前からhaloperidol 2.25mg/日，thioridazine 25mg/日を服用中であったという。
　直ちにsertralineが中止されたものの，以後数日間にわたって錐体外路症状（筋強直，歩行困難，流涎，発語不明瞭など）が出現。3日後，haloperidolとthioridazineが中止され，biperiden 6mg/日が開始された。その後，錐体外路症状は徐々に減弱し，10日後には完全に消失した。
　どのような可能性が考えられるか？

A 　SertralineのようなSSRIは，中枢神経系におけるセロトニン再取り込みを選択的に抑制するが他のレセプター系にはあまり作用しないといわれている。しかしながら，中枢神経系のドパミン系とセロトニン系は相互に作用しあっているので，この両システムの相互作用を介した錐体外路症状出現が想定される。実際，SSRIによって錐体外路症状を呈した症例報告がいくつもなされており，その病因・病態生理を説明するいくつかのモデルも提示されてきている[6,12,14]。

SSRIによる錐体外路性の副作用としては，アカシジア，ジストニア，ジスキネジア，パーキンソニズムなどの報告が多い。Fluoxetineによる報告が最も多いが，fluvoxamine，sertraline，他のSSRIでも報告がなされている[4,5,11,17]。Sertralineによる錐体外路症状の報告では，すべての症例がアカシジアを呈し[1,7,9,10,15,18,19,21]，そのうち2例にはジストニアも出現している[19]。症状出現の時間間隔は3～10日，用量は25～200mg/日であった。

しかしながら，このケースのように，錐体外路症状出現や既存のパーキンソン病の悪化が直接的にはSSRIの開始によって引き起こされているものの，SSRIの投与と同時にまたはその直前まで抗精神病薬が投与されていたというケースも見られる[3,8,10]。

この症例では，sertralineが投与された日に，不安・焦燥という徴候を示し，sertraline中止後数日にわたって錐体外路症状を呈している。しかし，患者は3ヵ月前からhaloperidol 2.25mg/日，thioridazine 25mg/日を服用してきており，一方sertraline投与はたった1回だけであるので，錐体外路症状の原因としてはhaloperidolまたはthioridazineの方が可能性が高く，それらがsertralineと併用されて錐体外路症状を出現させたと考えるのが妥当であろう。

Thioridazineの代謝について考えてみると，thioridazineは代謝されて2つの活性代謝物，mesoridazineとsulphoridazineを生じるが，mesoridazineの生成はCYP2D6によって触媒されること，CYP2D6によって規定されるdebrisoquine水酸化の代謝不全者ではthioridazine血中濃度が上昇することが示されている[20]。またhaloperidolの一部の代謝経路も同じCYP2D6によって触媒されていることがよく知られている[13]。一方，sertralineはCYP2D6によって代謝されるdesipramine代謝に影響を及ぼすことが報

告されている（血漿中 desipramine 濃度が，3週間の sertraline 併用で30%上昇[16]，1週間の sertraline 併用で50%上昇し，2週間の併用で250%上昇[2]したという報告がある）。したがって fluoxetine と比べると sertraline の CYP 2 D 6 阻害作用は弱いものの[16]，この症例においても sertraline が thioridazine ないし haloperidol の代謝を阻害して副作用を発現させた可能性は否定できない。

結論

SSRI による錐体外路症状の症例が報告されてきており，SSRI を投与する場合，錐体外路性の副作用には十分注意すべきである。しかし，このケースに関しては，sertraline だけの直接作用として錐体外路症状が出現したと考えるよりも，sertraline と thioridazine ないし haloperidol 間の相互作用がこれらの症状を引き起こした可能性が高いと思われ，このような併用による錐体外路症状の出現には今後注意すべきである。

文献

1) Altshuler, L.L., Pierre, J.M., Wirshing, W.C. et al. : Sertraline and akathisia. J. Clin. Psychopharmacol., 14 : 278-279, 1994.
2) Barros, J., Asnis, G. : An interaction of sertraline and desipramine. Am. J. Psychiatry, 150 : 1751, 1993.
3) Chouinard, G., Sultan, S. : A case of Parkinson's disease exacerbated by fluoxetine. Hum. Psychopharmacol., 7 : 63-66, 1992.
4) Committee on safety of medicine : Dystonia and withdrawal symptoms with paroxetine. Curr. Probl. Pharmacovigilance, 19 : 1, 1993.
5) Gerber, E.P., Lynd, L.D. : Selective serotonin-reuptake inhibitor-induced movement disorder. Ann. Pharmacother., 32 : 692-698, 1998.
6) Hamilton, M.S., Opler, L.A. : Akathisia, suicidality and fluoxetin. J. Clin. Psychiatry, 53 : 401-406, 1992.
7) Hoaken, P. C. S. : An alert to extrapyramidal side-effect from SSRIs. Can. J. Psychiatry, 40 : 51, 1995.
8) Jansen-Steur, E. N. H. : Increase of parkisonian disability after fluoxetine medication. Neurology, 43 : 211-213, 1993.
9) Klee, B., Kronig, M.H. : Case report of probable sertraline-induced akathisia. Am. J. Psychiatry, 150 : 986-987, 1993.
10) LaPorta, L.D. : Sertraline induced akathisia. J. Clin. Psychopharmacol., 13 : 219-220, 1993.
11) Leo, R.J. : Movement disorders with the serotonin selective reuptake inhibitors. J. Clin. Psychiatry, 57 : 449-454, 1996.
12) Lipinski, J.F., Mallya, G., Zimmerman, R.N. et al. : Fluoxetin-induced akathisia : clinical and thoretical implications. J. Clin. Psychiatry, 50 : 339-342, 1989.
13) Llerena, A., Alm, C., Dahl, M.L. et al. : Haloperidol disposition is dependent on debrisoquine hydroxylation phenotype. Ther. Drug Monit., 14 : 92-97, 1992.
14) Meltzer, H.Y., Young, M., Metz, J. et al. : Extrapyramidal side effects and increased serum prolactin following fluoxetine, a new antidepressant. J. Neural Transm., 45 : 165-175, 1979.
15) Opler, L.A. : Sertraline and akathisia. Am. J. Psychiatry, 151 : 620-621, 1994.
16) Preskorn, S.H., Alderman, J., Chung, M. et al. : Pharmacokinetics of desipramine coadministered with sertraline or fluoxetine. J. Clin. Psychopharmacol., 14 : 90-98, 1994.
17) Schillevoort, I., van Puijenbroek, E.P., de Boer, A. et al. : Extrapyramidal syndromes associated with selective serotonin reuptake inhibitors : a case-control study using spontaneous reports. Int. Clin. Psychopharmacol., 17 : 75-79, 2002.
18) Settle, E. C. : Akathisia and sertraline. J. Clin. Psychiatry, 54 : 321, 1993.
19) Shihabuddin, L., Rapport, D. : Sertraline and extrapyramidal side effects. Am. J. Psychiatry, 151 : 288, 1994.
20) Von Bahr, C., Movin, G., Nordin, C. et al. : Plasma levels of thioridazine and metabolites are influenced by the debrisoquine hydroxylation phenotype. Clin. Pharmacol. Ther., 49 : 234-240, 1991.
21) Walker, L. : Sertraline-induced akathisia and dystonia misinterpreted as a panic attack. Psychiatr. Serv., 53 : 1477-1478, 2002.

（染矢俊幸，布川綾子）

Question 54 SSRIの効果には用量依存性がなく，副作用には用量依存性があるという。どういう意味か？

A 以前からSSRI（selective serotonin reuptake inhibitor）の効果には用量依存性がなく，副作用には用量依存性が存在するという意見がある一方で，効果には用量依存性があり，副作用には用量依存性がないともいわれている。こうしたSSRIの用量と効果及び副作用との関連は，臨床上誤って理解されていることが多い。

我々の臨床経験において，同一個体では，SSRIを低用量で開始した際に臨床効果がみられなくとも，薬剤を増量することにより症状の改善が認められることがあるが，これは一般的によく知られたことである。Fluvoxamineを用いたWalczakらの研究でも，同一個体内では臨床効果に用量依存性が認められたと報告されている[7]。しかしfluoxetine内服量の異なる2群を比較して，用量と臨床効果との関連を検討したAltamuraらの報告[1]やDornseifらの報告[3]は，SSRIの治療効果に用量依存性が検出できなかったとしている。このことは，用量—血中濃度—作用部位濃度—作用部位の機能における個体差という一連の流れの中で，用量とそれ以降の個体差との間にばらつきが大きく，用量のもつ臨床的意義を検出できなかった可能性，さらにSSRIに対して反応性を示す症例以外に，SSRIを服用しても全く効果のみられないnon-responderを含めて評価したために検出力がさらに低下した可能性などが考えられるが，前述のAltamuraらの行った研究のような群間比較では，SSRIの薬物反応性における個体差が大きいために，用量と臨床効果との間に有意な関係は検出できなかったと思われる。

一方fluvoxamine内服中のうつ病患者に対して行った我々の研究においては，用量で補正したfluvoxamine血中濃度と臨床症状の累積改善率との間には有意な相関が認められ，有効治療濃度の上限は80ng/mlであるという結果が得られている[5]。このことからSSRIにおける治療効果予測の指標としては，薬剤の用量ではなく血中濃度がより重要であるということが示唆される。

SSRIの副作用においても臨床効果と同様に，同一個体では用量依存性があると考えられる。例えば，fluvoxamineを25mg/日から開始し，その主要な副作用である消化器症状が認められた場合，更に50mg，100mg/日と増量することで副作用の増悪を来すことがある。Ramasubbuは，うつ病性障害に対しSSRIによる薬物療法を行ったところ，薬剤誘発性の軽躁状態を呈した症例を報告している。これによるとsertraline 300mg/日，paroxetine 60mg/日で軽躁状態を呈し，それぞれ200mg/日，40mg/日に減量したところ上記症状は改善を認め，その後18〜24週間の経過観察でも躁転はみられなかったという[4]。したがって同一個体内では副作用にも用量依存性があるといえる。一方用量の異なる群間での比較では，fluoxetineにおいて消化器症状が60mg/日以上で有意に出現するとの報告がある[6]ものの，抗コリン作用に関しては用量依存性が検出できなかったと報告されている[2]。これらのことからSSRIの副作用と用量との間には，同一個体内で考えた場合には相関がみられるが，用量の異なる群間での比較

では相関は明らかではないといえる。ある症例において例えばfluvoxamine 25mg/日で副作用が発現したことと，別の症例で150mg/日まで増量しても副作用が発現しないことを比較して，副作用に用量依存性がないということは，用量の異なる群間での比較であり，同一個体でみられる副作用の用量依存性とは別のものであるため，注意が必要である。

以上のことからSSRIは，同一個体においては，臨床効果，副作用ともに用量依存性があるといえるが，用量の異なる群どうしの比較では，効果，副作用ともに用量依存性を検出できない場合があるといえる。このことはSSRIにおいては薬物代謝における個体差が大きく，さらに薬物反応性の違いが顕著であることに関係していると考えられる。したがって臨床効果及び副作用発現について言及する際には，同一個体内での検討であるか，用量の異なる群間での比較であるかを明記する必要があるが，こうしたことはSSRIのみならず三環系抗うつ薬でも同様であり，解釈に注意を要する点である。

文　献

1) Altamura, A. C., Montgomery, S. A., Wernicke, J. F. : The evidence for 20mg fluoxetine as the optimal dose in the treatment of depression. Br. J. Psychiatry, 153(Suppl. 3) : 109-112, 1998.
2) Benkert, O., Szegedi, A., Wetzel, H. et al. : Dose escalation vs. continued doses of paroxetine and maprotiline : a prospective study in depressed out-patients with inadequate treatment response. Acta Psychiatr. Scand., 4 : 288-296, 1997.
3) Dornseif, B. E., Wernicke, J. F., Dunlop, S. R. : Effect of dose escalation after low-dose fluoxetine therapy. Presentation at new Clinical Drug Evaluation Unit, June 1988.
4) Ramasubbu, R. : Dose-response relationship of selective serotonin reuptake inhibitors treatment-emergent hypomania in depressive disorders. Acta Psychiatr. Scand., 104 : 236-239, 2001.
5) 染矢俊幸, 塩入俊樹, 鈴木雄太郎他：感情障害の薬物治療ガイドライン強化に関する実証的研究．平成13年度厚生労働省精神・神経疾患研究報告集.
6) Stuart, A. M. : The benefit and risks of 5-HT uptake inhibitors in depression. Br. J. Psychiatry, 153(Suppl. 3) : 7-10, 1988.
7) Walczak, D. D., Apter, J. T., Halikas, J. A. et al. : The oral dose-effect relationship for fluvoxamine : a fixed-dose comparison against placebo in depressed outpatients. Ann. Clin. Psychiatry, 8 : 139-151, 1996.

（澤村一司，鈴木雄太郎，染矢俊幸）

Question 55　SSRIは睡眠障害を惹起するか？

〈症例〉うつ病の治療薬として希望によりfluoxetineを輸入，それのみを処方されている男性患者。抑うつ気分や食欲低下は投与後3週間ほどでかなり改善したが，服用後，かえって寝つきが悪くなったと訴えている。

A SSRIは，選択的で高力価のセロトニン（5-HT）再取り込み阻害作用をもつ薬物であり，現在fluoxetine, fluvoxamine, sertraline, paroxetine, citalopram等が知られている。抗うつ作用をもつ一方で，従来の三環系抗うつ薬等と比較して抗コリン作用や心臓への副作用が相対的に少なく[9,11]，過量投与でも比較的安全であることから抗うつ薬として欧米で急速に普及した。またうつ病のほか，強迫性障害やパニック障害，摂食障害患者に用いても効果的であることが知られている[3]。

よくある副作用としては，消化器系の問題（嘔気，下痢，便秘）がある。また，頭痛，めまい，興奮，振戦，神経質などの中枢神経系の副作用もよく知られており，こうした中枢神経系の副作用の一つとして不眠がある[3,11]。

SSRI投与による不眠の出現頻度は，薬物の種類により，また報告によってばらつきがあるが，およそ4％から30％の範囲であり，15％前後とする報告が比較的多いようである[1,2,3,8,11,12]。

我が国で行われた，sertralineのうつ病およびうつ状態に対する臨床評価研究[6]では，HAM-Dを用いた症状別評価で，入眠障害の悪化が10％，熟眠障害の悪化が1.7％，早朝睡眠障害の悪化が1.9％に認められた。また同様にHAM-Dを用いた別の研究[7]では，入眠障害の悪化が7.4％，熟眠障害の悪化が11.3％，早朝睡眠障害の悪化が6.6％に認められた。ちなみにこの研究で対照薬にamitriptylineを用いた場合は，入眠障害の悪化が5.1％，熟眠障害の悪化が3.8％，早朝睡眠障害の悪化が3.9％であった。

従来の三環系抗うつ薬やMAO阻害薬と同様，SSRIは，服薬を中断することで臨床上不都合な様々の症状を呈することがある（discontinuation or withdrawal syndrome）[4]。具体的症状としては嘔気，無気力，頭痛等があり，不眠も比較的よくみられる症状である。またSSRIに特徴的なdiscontinuation syndromeとしては，めまい，知覚異常，衝動的行為等がある。離脱症状の出現頻度がSSRIの種類で差をもつかについては，代謝産物が活性を有しかつ半減期の長いfluoxetineの方がそれと正反対のparoxetineより離脱症状を呈しにくいと一般に考えられており，またfluvoxamineやsertralineは両者の中間に位置すると考えられている[4]。現在のところcitalopramの離脱症状についての報告はそう多くなく[4,13]，これはcitalopramが比較的安全であるか，あるいは使用頻度がまだ少ないことを反映しているものと思われる。

実際に，SSRIにより維持治療（オープン・ラベル）されているうつ病を有する患者の離脱症状などを調べた報告がある[5]。Fluoxetine, sertraline, paroxetine, citalopram を，二重盲検的に 4〜7 日間プラセボに置換したところ，認知機能の低下，睡眠の質の低下，抑うつ症状の悪化などが，paroxetine 群で有意に多かったという。

健常人あるいはうつ病患者に対して SSRI を投与すると，睡眠ポリグラフによる睡眠潜時の延長，睡眠の持続低下などが認められ，他覚的な睡眠の質は低下する[10]。このことが SSRI による睡眠障害の説明になるかもしれない。ただし，SSRI 投与による健常人の自覚的な睡眠の質は不変であるか，高用量ではごくわずかの悪化傾向が認められる一方，患者のそれには改善がみられる[10]。この他覚的な睡眠の質と自覚的なそれとの矛盾に関してはさらなる研究が必要である。

結　論

SSRI はある割合で睡眠障害を惹起する。我が国で行われた sertraline のうつ病およびうつ状態に対する臨床評価研究では，副作用としての睡眠障害のうち特に入眠障害が多く認められた。また対照薬である amitriptyline と比較した場合，sertraline の方が若干入眠障害が多いようであった。

また，投与を中断することで，離脱症状の一つとして睡眠障害を呈することもあり，SSRI の離脱症状は，代謝産物が活性をもたず半減期の短い paroxetine で認められることが多いようである。

文　献

1) Caley, C. F., Weber, S. S. : Paroxetine : a selective serotonin reuptake inhibiting antidepressant. Ann. Pharmacother., 27 : 1212–1222, 1993.
2) Dorsey, C. M., Lukas, S. E., Cunningham, S. L. : Fluoxetine-induced sleep disturbance in depressed patients. Neuropsychopharmacology, 14 : 437–442, 1996.
3) Grimsley, S. R., Jann, M. W. : Paroxetine, sertraline, and fluvoxamine : new selective serotonin reuptake inhibitors. Clin. Psychiatry, 11 : 930–957, 1992.
4) Haddad, P. : Newer antidepressants and the discontinuation syndrome. J. Clin. Psychiatry, 58 (suppl. 7) : 17–22, 1997.
5) Hindmarch, I., Kimber, S., Cockle, S. M. : Abrupt and brief discontinuation of antidepressant treatment : effects on cognitive function and psychomotor performance. Int. Clin. Psychopharmacol., 15 : 305–318, 2000.
6) 上島国利，山下　格，山内俊雄他：選択的セロトニン再取り込み阻害薬塩酸セルトラリンのうつ病およびうつ状態に対する臨床評価．神経精神薬理，19：471–485，1997.
7) 上島国利，小山　司，三田俊夫他：選択的セロトニン再取り込み阻害薬セルトラリンのうつ病およびうつ状態に対する臨床評価―塩酸アミトリプチリンを対照薬とした二重盲検比較試験．神経精神薬理，19：529–548，1997.
8) Kiev, A., Feiger, A. : A double-blind comparison of fluvoxamine and paroxetine in the treatment of depressed outpatients. J. Clin. Psychiatry, 58 : 146–152, 1997.
9) Lemberger, L., Fuller, R. W., Zerbe, R. L. : Use of specific serotonin uptake inhibitors as antidepressants. Clin. Neuropharmacol., 8 : 299–317, 1985.
10) Oberndorfer, S., Saletu-Zyhlarz, G., Saletu, B. : Effects of selective serotonin reuptake inhibitors on objective and subjective sleep quality. Neuropsychobiology, 42 : 69–81, 2000.
11) Milne, R. J., Goa, K. L. : Citalopram : a review of its pharmacodynamic and pharmacokinetic properties, and therapeutic potential in depressive illness. Drugs, 41 : 450–477, 1991.
12) Wagner, W., Plekkenpol, B., Gray, T. E. et al : Review of fluvoxamine safety database. Drugs, 43 (suppl. 2) : 48–54, 1992.
13) Young, A. H., Currie, A., Ashton, C. H. : Antidepressant withdrawal syndrome. Br. J. Psychiatry, 170 : 288, 1997.

（佐藤　聡，渡部雄一郎，染矢俊幸）

Question 56 SSRI の内服によって悪夢が誘発されるか？

〈症例〉47歳の大うつ病男性。米国滞在中に fluoxetine を投与開始されたが，投与開始後，数週間後より出現している頻回の悪夢を訴えている。

A SSRI 投与開始後に生じる悪夢に関しては，Lepkifker らの fluoxetine 投与開始後に悪夢を生じた4症例の報告[4]がある。このうち，46歳の男性の大うつ病患者では，fluvoxamine 100 mg の投与を3ヵ月継続した際に，悪夢が2度経験されたのみであったが，fluoxetine 20 mg に変更して1週間後から悪夢が出現，2週間にわたって持続し，不安や疲弊，体重減少のため入院治療が必要となったと報告している。この症例では，就寝前に clonazepam 2 mg を併用したところ，悪夢は消失し，fluoxetine を継続しても，その後，悪夢は再発しなかった。2例目は24歳の男性の大うつ病患者で，10週間の desipramine 250 mg で十分な臨床効果が得られなかったため，2週間休薬とした後に fluoxetine 20 mg が投薬開始されたが，2日目より焦燥感が，4日目より鮮明な悪夢が出現した。この症例では，投薬内容の変更や追加の投薬は特に行われなかったが，9日目に悪夢は消失した。3例目は42歳の女性の大うつ病患者で，fluoxetine 20 mg から40mgへ増量したところ，悪夢と途中覚醒が出現し，また睡眠遊行のエピソードも1回出現した。この症例では，抑うつ症状の改善後も悪夢が持続したが，fluoxetine の漸減および brotizolam 0.125mg と clonazepam 1 mg の併用により消失した。4例目は32歳の女性の強迫性障害患者で，fluoxetine を20mg以上に増量すると必ず悪夢が出現し，sulpiride 50 mg ないし bydroxyzine 10 mg を併用する必要があったという。Lepkifker らは，これら全症例で，fluoxetine 開始前には悪夢が認められていないことから，fluoxetine に関連して悪夢が生じた可能性があるとし，患者自身が悪夢について訴えず，見過ごされやすいことや抑うつ症状に起因するとして医師が誤認するおそれを指摘している[4]。また，Schenck らは fluoxetine 20 mg の投与開始後早期に悪夢が出現した31歳男性の強迫性障害の症例を挙げているが，この症例については fluoxetine 中止後も27ヵ月にわたって悪夢が消失しなかったとしている[7]。

悪夢と関連して fluoxetine によって生じる睡眠ポリグラフの変化についてもいくつかの報告がある。Schenck らは，fluoxetine 内服群を含む成人2,650名の睡眠ポリグラフの調査から，fluoxetine 内服群の49％で non-REM 睡眠における眼球運動の増強が認められたと報告し，fluoxetine によってセロトニン作動性ニューロンの活動が増強したためとしている[7]。同様に，Dorsey らも fluoxetine 10〜80 mg 服用群9名，未治療の患者6名で，睡眠ポリグラフの調査を行い，fluoxetine 内服群では，対照群と比較して non-REM 睡眠における眼球運動と途中覚醒が有意に多く認められたことを報告している[1]。また Keck らは，fluoxetine 内服中の女性14例で，睡眠ポリグラフの調査を行い，non-REM 睡眠での急速眼球運動の有

意な増加が見られたとしている[3]。

　睡眠ポリグラフに見られる変化と悪夢との関連については明らかでないが，fluoxetine に関連して悪夢が起こる機序について，Lepkifker らは，REM 睡眠の抑制には，セロトニンとノルアドレナリンが関与し，REM 睡眠の促進にはドパミンが関与するという仮説[5]を元に，fluoxetine は中枢のドパミン／セロトニンの不均衡を生じ，相対的なドパミン神経系の活性低下によってドパミン受容体の感受性亢進が生じるため，悪夢が生じると推測している[4]。

　また，SSRI の中断時に，離脱症状と考えられる夢に関する訴えが出現したとの報告がある。Rosenbaum らはfluoxetine，sertraline，paroxetine のいずれかを投与中の患者221名で，盲検的に約1週間のプラセボ置換を行い，SSRI の中断時の症状を比較した結果，それぞれ fluoxetine 中断例で9.5％，sertraline 中断例で39.7％，paroxetine 中断例では62.7％の患者が，夢の増加ないしは悪夢を訴えたという[6]。日本でも加藤ら[2]が paroxetine の離脱症状として悪夢がみられた症例を報告している。適応障害（うつ状態）を有する29歳の男性が，paroxetine 20 mg／日などを投与された4週間目に服薬を自己中断し，その3，4日後に抑うつ，不眠，悪夢などが出現した。中断7日目から再投薬したところ，これらの症状は速やかに消退したという。

結　論

　SSRI のうち，fluoxetine では比較的低用量でも，治療早期から悪夢が生じた例が報告されている。悪夢は clonazepam 等の併用によって改善する例もあるものの，重度の場合は fluoxetine の減量・中止，他の薬物への変更を検討する必要があると考えられる。また fluoxetine 以外の SSRI と関連して悪夢が生じる可能性についても否定できない。

文　献

1) Dorsey, C. M., Lukas, S. E., Cunningham, S. L. : Fluoxetine-induced sleep disturbance in depressed patients. Neuropsychopharmacol., 14 : 437-442, 1996.
2) 加藤忠史，福田倫明，工藤耕太郎他：Paroxetine 離脱症候群を呈した5例．精神医学，45 : 743-747，2003.
3) Keck, P. E., Hudson, J. I., Dorsey, C. M. et al. : Effect of fluoxetine on sleep. Biol Psychiatry, 29 : 618, 1991.
4) Lepkifker, E., Dannon, P. N., Iancu, I. et al. : Nightmares related to fluoxetine treatment. Clin. Neuropharmacol., 18 : 90-94, 1995.
5) McCarley, R. W. : REM sleep and depression : common neurobiological mechanism. Am. J. Psychiatry, 139 : 565-570, 1982.
6) Rosenbaum, J. F., Fava, M., Hoog, S. L. et al. : Selective serotonin reuptake inhibitor discontinuation syndrome : a randomized clinical trial. Biol. Psychiatry, 44 : 77-87, 1998.
7) Schenck, C. H., Mahowald, M. W., Kim, S. W. et al. : Prominent eye movements during NREM sleep and REM sleep behavior disorder associated with fluoxetine treatment of depression and obsessive-compulsive disorder. Sleep, 15 : 226-235, 1992.

（廣兼元太，渡部雄一郎，下田和孝）

Question 57 SSRI投与によって攻撃性は上昇するか？

A ヒトおよび動物を用いた研究によって，脳内セロトニン活性の低下と攻撃性・自殺行動との関連性が示唆されてきた[14,17]。これに関連して，脳内セロトニン活性を上昇させる薬物療法(特にSSRI)が，攻撃性・自殺行動を減少させるという報告も数多くなされている[1,4,22]。

ところが1990年，Teicherら[20]が，fluoxetine投与後強い自殺願望を生じた6例の症例報告を行ってから，SSRIが攻撃性・自殺行動を引き起こす可能性について議論されるようになった。Teicherらが報告した患者は，多くはうつ病で，境界性パーソナリティ障害（3例）や側頭葉てんかん（1例）などの重複診断があり，1例は妄想，過食，空間恐怖，解離といった多彩な症状を呈していた。いずれもfluoxetineに治療的反応を示さず，投与前あるいは投与後に過眠・易疲労感・精神運動抑制などの症状を呈し，投与後12〜50日にこれまで経験のないような強い自殺願望が生じ，投与中止後もしばらく持続したという（3〜49日間持続，完全に消失するまで60〜106日間）。このうち4名の患者は，アカシジアとも考えられる内的焦燥感を訴えた。Fluoxetineの中止によってすべての患者に改善傾向が認められ，3名の患者はさらにモノアミン酸化酵素阻害薬（MAOI）の投与によって，1名の患者はperphenazine投与後nortriptylineの投与によって改善した。Teicherの報告以後，同様の症例報告がいくつかなされている[5,6,9,10,12,18]。この中には，fluoxetineによって一時的に抑うつ症状の改善を認めた後に強い自殺願望が出現した症例[12]，うつ病を合併した大食症の症例[10]も含まれている。

Fluoxetineのほか，fluvoxamineでも同様の症例報告がある[5,7]。Diaferiaら[7]は，比較的高用量（200mg/日以上）のfluvoxamineを用いた強迫性障害患者で，過活動，衝動性亢進，攻撃性，不快気分を呈した5例を報告した。これらの症状は気分障害の診断基準を満たさず，セロトニン機能不全を示唆するものであるとDiaferiaらは述べている。ちなみにDiaferiaらは，これらの患者に対してfluvoxamineの減量，carbamazepineの併用を試みている。

Wirshingら[28]は6例の症例報告を行い，fluoxetineに誘発されたアカシジアが自殺願望に関係している可能性を示唆した。このうち2例は，fluoxetineの減量に加えて，ベンゾジアゼピン系薬剤の使用が一時的に有効であったという。Hamiltonら[9]も，アカシジアが自殺願望に関係している可能性を支持し，自殺願望を抑うつ症状と区別する目的にextrapyramidal-induced dysphoric reactionという概念を提唱している。これに対してTeicherら[21]は，fluoxetineに関連した自殺願望はアカシジアの結果ではなく，両者は前頭葉前部・線条体におけるセロトニン機能の低下（セロトニン受容体の脱感受性やセロトニン放出の低下）あるいは不均衡に伴い相互に関連し合って起こるものであり，区別すべきであると述べている。

SSRI以外にも，これまで多くの抗うつ薬（imipramine，amitriptyline，desipramine，nortriptyline，maprotiline）やalprazolamで自殺の危険性が高まる可能性が示唆されてきた[17]。このうちmaprotiline，amitriptyline[19]，alprazolamはプラセ

ボとの二重盲検比較試験によって自殺の危険性が高まる可能性が示唆された（しかし maprotiline の研究では用量の問題点〈37.5～75mg/日〉が指摘されており，amitriptyline[19]，alprazolam の研究では，境界性パーソナリティ障害を対象とし，治療に反応しなかった患者にのみ自殺や攻撃的行動が高まったという）。これらのことを考えると，SSRI だけを特別視する必要はないのかも知れない。しかし Teicher らの報告以来，マスメディアは fluoxetine と自殺との関連性を大きく取り上げ，米国で大きな社会問題となった[14]。また fluoxetine を服用中の患者が傷害・殺人事件を起こし，訴訟問題に発展したとも聞く（いずれも fluoxetine が傷害・殺人に関与したとはいえず，製薬会社側の勝訴に終わった）[14]。

SSRI の危険性を示唆する一連の報告に対し，Fava ら[8]は，1,017人の外来抑うつ患者を調査した。そのうち，抗うつ薬治療開始後に新たに自殺願望が生じた患者の割合は，fluoxetine 単独投与群3.5％，三環系抗うつ薬単独あるいは lithium との併用群1.3％，fluoxetine と三環系抗うつ薬の併用群6.5％，MAOI 群0％，他の抗うつ薬群3.0％であり，fluoxetine 単独投与群と他の群間に統計的有意差を認めなかった。また Teicher の報告にあるような強い自殺願望は見られなかったという。自殺願望が生じた患者のほとんどは，境界性パーソナリティ障害，精神病性障害あるいは治療抵抗性のうつ病患者であったという。

Beasley ら[2]は，大うつ病患者に対する17のプラセボ比較二重盲検試験のメタアナリシスを行った。Fluoxetine 投与群（1,765名），三環系抗うつ薬投与群（731名），プラセボ投与群（569名）の間で自殺行動の割合に有意差はなく，また新たな自殺願望（ハミルトンうつ病評価尺度の第3項目で0または1点が3または4点に増加したことで評価）の出現は，fluoxetine 群（1.2％），プラセボ群（2.6％），三環系抗うつ薬群（3.6％）で，fluoxetine 群に有意に少なく，自殺願望の悪化（ハミルトンうつ病評価尺度第3項目のすべての悪化）は，3群間で有意差はなく，自殺願望の改善率は，fluoxetine 群（72.2％），プラセボ群（54.8％），三環系抗うつ薬群（69.8％）で，fluoxetine 群はプラセボ群より有意に高く，三環系抗うつ薬群と有意差を認めなかったと報告し，fluoxetine は自殺行動・自殺願望を増加させず，むしろ保護的な効果を有していると結論付けた。ただし，このメタアナリシスに対しては，併用されたベンゾジアゼピンや脱落した症例についての言及が不十分であることなどへの批判も存在する[11]。

Wagner ら[24]によって報告された fluvoxamine の世界的な市場調査（ほとんどがオープン試験）では，34,587人の fluvoxamine 投与群のうち，自殺傾向（自殺企図，精神病的抑うつ，偶発的な過量服薬，意図的過量服薬，自殺を含む）を示した患者の割合は0.66％であったと報告されている。ちなみに他の抗うつ薬投与群（723人）では同割合が0.7％，プラセボ投与群（25人）では0％であり[23]，症例数が少ないため直接的な比較はされていない。

Jick ら[13]は10種類の抗うつ薬のうち少なくとも1種類を処方された172,598人の患者のうち，143件の自殺を報告している。各抗うつ薬の相対危険率は，三環系抗うつ薬でおおむね0.7であったが，fluoxetine 群は3.8と有意に高かった。しかし，fluoxetine はより重症の患者に投与されており，危険因子をコントロールした後の相対危険率は2.1に減少し，他の抗うつ薬群と差を認めなかったという。

その他 Beasley ら[3]は強迫性障害患者について，Wheadon ら[27]は神経性大食症患者について，後方視的にプラセボ比較二重盲検試験の結果を調査し，fluoxetine は自殺の危険性を上昇させず，逆に低下させると報告した。Warshaw ら[26]は不安障害患者について，大規模（645人）な前向き縦断的調査研究を行い，同様の結果を報告している。

また Verkes ら[22]は，自殺企図を繰り返すパーソナリティ障害の患者について，paroxetine とプラセボの比較二重盲検試験を行い，paroxetine の有効性を報告。Coccaro ら[4]は，パーソナリティ障害の患者について，fluoxetine とプラセボの比較二重盲検試験を行い，怒りや攻撃性の改善に fluoxetine が有効であることを示した。

Letizia ら[16]は，fluvoxamine に関する19の無作為化プラセボ比較二重盲検試験のメタアナリシスを行い，自殺願望の出現率は fluvoxamine 群

(1.3%)，プラセボ群(2.1%)，三環系抗うつ薬群(2.2%)で有意差はなく，自殺願望の悪化率はfluvoxamine群の方がプラセボ群(16.1%vs19.4%)よりも有意に低く，三環系抗うつ薬群(14.4%)と同等であり，自殺願望の改善率はfluvoxamine群の方がプラセボ群(72.2%vs66.6%)より有意に高く，三環系抗うつ薬群(75.2%)と同等であったと報告した。

Leonら[15]は，1978年から1981年にかけてNIMHの研究プログラム(特別な割付をしない，前向き縦断的研究)に参加し，fluoxetineがFDAで認可された1987年12月以降もフォローされていた643人の感情障害患者について，fluoxetine投与群，他の抗うつ薬使用群，抗うつ薬未使用あるいは低用量使用群の3群に分け，1988年以降とそれ以前の自殺行動を比較して報告した。それによるとfluoxetine投与群は，発病年齢が有意に若く，fluoxetineが投与されるまでの自殺企図の回数が有意に高かったという。1988年以降の自殺行動と治療方法，推定される危険因子(性別，診断，年齢，精神病理の重症度，過去の自殺企図の回数)などの関係をmixed-effect survival modelを用いて見た場合，fluoxetine群，他の抗うつ薬使用群は，未使用群に比較して自殺企図の危険性が減少したという(統計的有意差はなし)。加えて，自殺行動の危険性と強い相関を示したのは精神病理の重症度であり，また過去の自殺企図の回数とも弱い相関を示し，性別，年齢，インテイク時の診断は相関を示さなかった。これらの結果から，Leonらは，fluoxetineはより重症の患者に投与される傾向があるものの，それらの患者の自殺行動は増加せず，むしろ，fluoxetineは保護的な効果を有するとまとめている。

以上見てきたように，Teicherらの報告[20]以来，SSRIによって攻撃性・自殺傾向が増加したという症例報告はいくつかあるものの，その後の二重盲検比較試験およびそれらのメタアナリシス，大規模な前向き縦断的比較試験などの結果では，SSRIは攻撃性・自殺傾向を増加させず，むしろ保護的効果を有することが示されている[25]。ただし，大うつ病性障害を有する18歳未満の患者に対して，paroxetineは有効性を示せず，自殺の危険性を増す可能性が示唆された[29]。日本でも厚生労働省が2003年8月12日に，paroxetineの禁忌の項に18歳未満の患者(大うつ病性障害)を追記するよう指示した。なお，18歳未満の患者に対するfluvoxamineの安全性については他項(Q76)を参照されたい。また，SSRIが攻撃性・自殺傾向を減少させる反面，脆弱性を有する少数の患者には逆説的にそれらを増加させる可能性があっても，比較試験で見逃されている可能性がある。そのことを考慮して，SSRI(他の抗うつ薬でも同様ではあるが)を使用する際は，攻撃性・自殺傾向の悪化も念頭に置くべきであると考えられる。

結論

Teicherらの症例報告以来，SSRIが攻撃性・自殺傾向を上昇させたという症例報告がいくつかある。しかし，その後の検討では，SSRIは攻撃性・自殺傾向を増加させず，むしろ保護的効果を有することが示されている。現時点では，SSRIは攻撃性・自殺願望を上昇させないと考えてよいと考えられる(ただし，18歳未満の患者は除く)。しかし，脆弱性を有する少数の患者には逆説的にそれらが上昇する可能性は否定しきれない。一般的に抗うつ薬を投与する際はあらかじめ，逆説的に焦燥感・自殺願望が生じる可能性があることを患者に説明し，その場合は密に連絡をとるように伝えるべきであり，SSRIもその例外ではないだろう。特にSSRIに十分な反応を示さない患者，投与前あるいは投与後に過眠，易疲労感，精神運動抑制などの症状を示す患者(あるいは非定型な特徴を有する患者)，いらいら感やアカシジア症状を示す患者，過去に自殺企図を繰り返している患者などでは，十分な注意が必要と思われる。

文献

1) Banki, C. M. : Prophylactic potential of selective reuptake inhibitors in suicidal patients. Int. Clin. Psychopharmacol., 9(suppl. 4) : 61-65, 1995.

2) Beasley, C. M., Dornseif, B. E., Bosomworth, J. C. et al. : Fluoxetine and suicide : a meta-analysis of controlled trials of treatment for depression. BMJ, 303(6804) : 685-692, 1991.

3) Beasley, C. M., Potvin, J. H., Masica, D. N. et al. :

Fluoxetine : no association with suicidality in obsessive-compulsive disorder. J. Affect. Disord., 24 : 1–10, 1992.
4) Coccaro, E. F., Kavoussi, R. J. : Fluoxetine and impulsive agressive behavior in personality-disordered subjects. Arch. Gen. Psychiatry, 54 : 1081–1088, 1997.
5) Creaney, W., Murray, I., Healy, D. : Antidepressant induced suicide ideation. Hum. Psychopharmacol., 6 : 329–332, 1991.
6) Dasgupta, K. : Additional cases of suicidal ideation associated with fluoxetine. Am. J. Psychiatry, 147 : 1570, 1990.
7) Diaferia, G., Mundo, E., Bianchi, Y. et al. : Behavioral side effects in obsessive-compulsive patients treated with fluvoxamine : a clinical description. J. Clin. Psychopharmacol., 14 : 78–79, 1994.
8) Fava, M., Rosenbaum, J. F. : Suicidarity and fluoxetine : is there a relationship ? J. Clin. Psychiatry, 52 : 108–111 ; 1991.
9) Hamilton, M. S., Opler, L. A. : Akathisia, suicidality, and fluoxetine. J. Clin. Psychiatry, 53 : 401–406, 1992.
10) Hawthorne, M. E., Lacey, J. H. : Severe disturbance occurring during treatment for depression of a bulimic patient with fluoxetine. J. Affect.Disord., 26 : 205–208, 1992.
11) Healy, D., Whitaker, C. : Antidepressants and suicide : risk–benefit conundrums. J. Psychiatry Nurosci., 28 : 331–337, 2003.
12) Hoover, C. E. : Additional cases of suicidal ideation associated with fluoxetine. Am. J. Psychiatry, 147 : 1570–1571, 1990.
13) Jick, S. S., Dean, A. D., Jick, H. : Antidepressants and suicide. BMJ, 310(6974) : 215–218, 1995.
14) Kramer, P. D. : Listening to Prozac. pp. 311–325, Viking, New York, 1993.(ピーター・D・クレイマー著，堀たほ子訳，渋谷直樹監修：驚異の脳内薬品．pp. 311–325，同朋舎，東京，1997．)
15) Leon, A. C., Keller, M. B., Warshaw, M. G. et al. : Prospective study of fluoxetine treatment and suicidal behavior in affectively ill subjects. Am. J. Psychiatry, 156 : 195–201, 1999.
16) Letizia, C., Kapik, B., Flanders, W. D. : Suicidal risk during controlled clinical investigations of fluvoxamine. J. Clin. Psychiatry, 57 : 415–421, 1996.
17) Man, J. J., Kapur, S. : The emergenc of suicidal ideation and behavior during antidepressant pharmacotherapy. Arch. Gen. Psychiatry, 48 : 1027–1033, 1991.
18) Masand, P., Gupta, S., Dewan, M. : Suicidal ideation related to fluoxetine treatment. N. Engl. J. Med., 324 : 420, 1991.
19) Soloff, P. S., George, A., Nathan, R. S. : Paradoxical effects of amitriptyline on borderline patients. Am. J. Psychiatry, 143 : 1603–1605, 1986.
20) Teicher, M. H., Glod, C., Cole, J. O. : Emergency of intense suicidal preoccupation during fluoxetine treatment. Am. J. Psychiatry, 147 : 207–210, 1990.
21) Teicher, M. H., Glod, C. A., Cole, J. O. : Dr. Teicher and associates reply. Am. J. Psychiatry, 148 : 1260–1262, 1991.
22) Verkes, R. J., Mast, R. C. V., Hengeveld, M. W. et al. : Reduction by paroxetine of suicidal behavior in patients with repeated suicide attempts but not major depression. Am. J. Psychiatry, 155 : 543–547, 1998.
23) Wagner, W., Plekkenpol, B., Gray, T. E. : Safety database on fluvoxamine : analysis and report. Pharmacopsychiat., 26 : 10–16, 1993.
24) Wagner, W., Zaborny, B. A., Gray, T. E. : Fluvoxamine : a review of its safty profile in world-wide studies. Int. Clin. Psychopharmacol., 9 : 223–227, 1994.
25) Walsh, M. T., Dinan, T. G. : Selective serotonin reuptake inhibitors and violence : a review of the available evidence. Acta Psychiatr. Scand., 104 : 84–91, 2001.
26) Warshaw, M. G., Keller, M. B. : The relationship between fluoxetine use and suicidal behavior in 645 subjects with anxiety disorders. J. Clin. Psychiatry, 57 : 158–166, 1996.
27) Wheadon, D. E., Rampey, A. H., Thompson, V. L. et al. : Lack of association between fluoxetine and suicidality in bulimia nervosa. J. Clin. Psychiatry, 53 : 235–241, 1992.
28) Wirshing, W. C., Putten, T. V., Rosenberg, J. : Fluoxetine, akathisia, and suicidality : is there a causal connection ? Arch. Gen. Psychiatry, 49 : 580–581, 1992.
29) Wooltorton, E. : Paroxetine(Paxil, Seroxat) : increased risk of suicide in pediatric patients. CMAJ, 169 : 446, 2003.

(川嶋義章，渡部雄一郎，染矢俊幸)

Question 58

SSRIによって性機能障害は惹起されるか？

A SSRIを含むほとんどすべての抗うつ薬で性機能障害が副作用として報告されている。我が国でも1999年5月にSSRI (fluvoxamine) が臨床現場に登場し，SSRIの副作用としての性機能障害について精神科医が理解しておくのは重要と考えられる。

SSRIによる性機能障害については，clomipramineとの比較では，sertraline[2,6]，fluoxetine[9]，fluvoxamine[3]は性機能障害の発生率は低く，citalopram[10]は同程度，paroxetine[5]は高いという報告がなされている。前方視的研究においても，治療開始1ヵ月以内での勃起障害と射精障害はfluvoxamine, fluoxetine, sertralineとくらべて，paroxetineでは有意に高い頻度で生じる($p<0.001$)と報告されている[7]。またZajeckaらは，42人の外来うつ病患者についてparoxetine, sertraline, fluoxetine投与による性機能障害について報告[11]しているが，その中でparoxetineにより治療された男性患者ではsertralineおよびfluoxetineで治療された患者に比較して高頻度の性機能障害が発生したとしている。

Ashtonら[1]の596人の外来患者（男性167人，女性429人）について行われた後方視的な比較研究によると，性機能障害の発生頻度は全患者の16.3%であり，SSRI治療開始あるいは投与量増加の1〜2ヵ月の間で最も頻度が高いとしている。男性での発生頻度は23.4%，女性では13.5%と男性で有意に頻度が高く，高齢者，既婚者で高頻度であった。対象薬物での性機能障害の発生頻度はsertraline 14.2%，paroxetine 18.1%，fluoxetine 16.8%，venlafaxine 27.7%であり，最も多い症状はオーガズムの低下や欠如といったオーガズム障害（61.5%）で，ついで性欲低下（31.1%）や勃起障害（7.4%）であった。Montejo-Gonzalezら[8]の344人の患者（男性152人，女性192人）における多施設での前方視的な研究では，paroxetine 64.7%，fluvoxamine 58.9%，sertraline 56.4%，fluoxetine 54.4%の順に性機能障害が生じ，この4薬物を投与された全患者については58.1%の発生率であったとしている。ただし，平均年齢はparoxetine（42.0歳）がfluoxetine（38.1歳）よりも有意に高かった。それぞれの性機能障害における発生頻度は，(1)性欲減退，(2)オーガズムあるいは射精遅延，(3)オーガズムあるいは射精欠如，(4)勃起障害の順にそれぞれ，fluoxetine (n=160)では(1)48.1%，(2)51.1%，(3)34.4%，(4)16.2%，paroxetine (n=85)では(1)57.6%，(2)58.8%，(3)48.2%，(4)34.1%，fluvoxamine (n=42)では(1)40.5%，(2)57.4%，(3)30.9%，(4)9.5%，sertraline (n=57)では(1)45.6%，(2)45.6%，(3)36.8%，(4)15.8%であった。また，投与量を50%に減量した症例では73%で性機能障害の改善を，投与中止した症例では症状の完全寛解を認めたとしている。また，性機能障害の発生率は女性（52.5%）と比較して男性（61.8%）に多いと報告されている。

報告によってSSRIによる性機能障害の発生率は一定していないが，前方視的研究における構造化された質問からの知見によれば，10〜75%の範囲である[4]。発生率が一定しないことは患者自身の訴える性機能障害がSSRIにより実際に生じた

性機能障害であるのか，うつ病の一症状であるのかという点についての判定が困難であるということにも起因している。いずれにせよ，SSRI投与によって性機能障害が生じる可能性は少なからず存在するといえる。ほとんどの症例でSSRI投与による性機能障害は原因薬物投与中止後，数日で症状が回復するとされており，活性代謝物の半減期が長いfluoxetineでさえも投与中止後の1〜3週間で症状が回復するとしている。

結　論

SSRIの投与によって性機能障害が生じる可能性はあるが，正確な発生率は報告によってばらつきがある。発生頻度が多いSSRIはparoxetineであるとする報告が多いものの，さらなる検討を要する。治療については，投与量減量や他の薬物への切り替えによりほとんどが軽快すると考えられる。

文　献

1) Ashton, A., Hamer, R., Rosen, R. : Serotonin reuptake inhibitor-induced sexual dysfunction and its treatment : a large-scale retrospective study of 596 psychiatric outpatients. J. Sex Marital Ther., 23 : 165-175, 1997.

2) Bisserbe, J., Lane, R., Fllament, M. et al. : A double-blind parallel comparison of sertraline and clomipramine in outpatients with obsessive-compulsive disorder. Eur. Psychiatry, 12 : 82-93, 1997.

3) Freeman, P., Trimble, M., Deakin, J. et al. : Fluvoxamine versus clomipramine in the treatment of obsessive-compulsive disorder : multicenter, randomized, double-blind, parallele group comparison. J. Clin. Psychiatry, 55 : 301-305, 1994.

4) Gregorian, R. S., Golden, K. A., Bache, A. et al. : Antidepressant-induced sexual dysfunction. Ann. Pharmacother., 36 : 1577-1589, 2002.

5) Lecrubier, Y., Bakker, A., Dunbar, G. et al. : A comparison of paroxetine, clomipramine and placebo in the treatment of panic disorder. Collaborative Paroxetine Panic Study Investigators. Acta Psychiatr. Scand., 95 : 145-152, 1997.

6) Lepine, J., Wiseman, R. : Treatment of severe major depression : a double-blind study of sertraline and clomipramine. Eur. Neuropsychopharmacol., 6 : 123, 1996.

7) Mackay, F., Dunn, N., Wilton, L. et al. : A comparison of fluvoxamine, fluoxetine, sertraline and paroxetine examined by observational cohort studies. Pharmacoepidemiol. Drug Saf., 6 : 235-246, 1997.

8) Montejo-Gonzalez, A., Llorca, G., Izquierdo, J. et al. : SSRI-induced sexual dysfunction : fluoxetine, paroxetine, sertraline, and fluvoxamine in a prospective, multicenter, and descriptive clinical study of 344 patients. J. Sex Marital Ther., 23 : 176-194, 1997.

9) Pigott, T., Pato, M., Bernstein, S. et al. : Controlled comparisons of clomipramine and fluoxetine in the treatment of obsessive-compulsive disorder. Behavioral and biological results. Arch. Gen. Psychiatry, 47 : 926-932, 1990.

10) Wade, A., Lepola, U., Koponen, H. et al. : The effect of citalopram in panic disorder. Br. J. Psychiatry, 170 : 549-553, 1997.

11) Zajecka, J., Mitchell, S., Fawcett, J. : Treatment-emergent changes in sexual function with selective serotonin reuptake inhibirors as measured with the Rush Sexual Inventory. Psychopharmacol. Bull., 33 : 755-760, 1997.

（森田幸代，渡部雄一郎，下田和孝）

Question 59 SSRIによって乳汁分泌は惹起されるか？

〈症例〉32歳，初発のうつ病の女性。4週間前からfluvoxamine50mgを服用しはじめた。徐々に増量され150mgを2週間服用しているが，乳汁分泌を認めるようになった。当初よりalprazolam1.2mgを併用している。

A 乳汁分泌は抗精神病薬の副作用としてしばしばみられる。下垂体前葉からのプロラクチン(PRL)の分泌は，視床下部漏斗核にあるドパミン神経細胞からのドパミン分泌によって抑制性に調節されている。したがって，ドパミン遮断作用をもつ抗精神病薬の服用はPRL分泌の亢進をもたらす。抗うつ薬でもimipramine，amitriptyline，clomipramine，amoxapineなどで頻度は低いものの乳汁分泌がみられることがある。また，選択的セロトニン再取り込み阻害薬(SSRI)による乳汁分泌が近年報告されるようになってきた[8]。

オランダの副作用登録システムに1986年から1996年の10年間に，15例の抗うつ薬による乳汁分泌が報告され，そのうち13例がSSRI(fluvoxamineは5例)であった。セロトニン作動性(SSRIとclomipramine)抗うつ薬はオッズ比で他の抗うつ薬に比べて8.2倍，抗うつ薬以外の薬剤と比べて12.7倍，乳汁分泌を起こしやすいと報告されている[9]。Bronzoらによればsertraline服用による乳汁分泌が，発売前の調査では0.07%(5,920例中4例)に，発売後は204例(服用者はおそらく340万人)にみられた[6]。

Fluoxetine[2,10]，sertraline[6,13]，paroxetine[4]，citalopram[3]の服用で乳汁分泌がみられたという症例報告がある。Fluvoxamineに関連して以下の症例報告がある。38歳，双極性障害の女性がloxapine(抗精神病薬)150mg，oxazepam 30mg，zopiclone 7.5mgを服用していたが，抑うつ症状が増悪したためfluvoxamine 50mgから開始し，150mgを6週間服用した。この間にloxapineは75mgに減量された。無月経および乳汁分泌が出現し，PRLは80ng/mlとやや高値であった。Fluvoxamineを中止したところ3週後に乳汁分泌は消失し，4週後に月経がみられた[11]。また28歳の女性がパニック発作と抑うつ症状の治療のために，fluvoxamine 150mgを服用し，alprazolamを併用していた。1ヵ月後に無月経を伴わない乳汁分泌を認め，PRLは46.9ng/mlとやや高値であった。Fluvoxamineを50mgに減量したらPRLは正常化し乳汁分泌も消失した[5]。

PRL分泌はセロトニン刺激により亢進する[8]。セロトニンアゴニストであるfenfluramineによるPRLの上昇反応は中枢神経系のセロトニン機能の指標として広く用いられている[14]。セロトニン刺激によるPRL分泌亢進の機序としていくつかの可能性があるが，セロトニンが直接下垂体からのPRL分泌を刺激することや，セロトニンがPRL releasing factorの分泌を刺激することはおそらく否定的である。セロトニンが視床下部のドパミン神経細胞を抑制し，その結果，間接的に下垂体からのPRL分泌を刺激すると考えられている[18]。

実際に，8人の健常男性にfluvoxamineを投与し，そのうち2名の血中PRLが上昇したという報告がある。この研究ではPRL値の上昇は血小板5-HT_{2A}受容体の機能と関連して論じられている[17]。SSRIの慢性投与によって，シナプス後部の5-HT_{2A}(もしくは5-HT_{2C})受容体の感受性が高まり，結果的に，刺激に対するPRL分泌が亢進すると考えられている[15]。同様にparoxetine[7,20]，citalopram[12]，fluoxetine[19]の服用によるPRLの上昇が報告されている。

また10人の健常者においてalprazolam 3 mgでPRLが100％の上昇を示した[21]。ベンゾジアゼピンが視床下部あるいは下垂体レベルでPRL分泌亢進に関与している可能性が指摘されており[1]，その機序としてGABA神経細胞によるPRL分泌の直接作用，GABA系を介した視床下部ドパミン神経細胞の抑制，さらにGABAとセロトニンとの相互作用によるものが考えられる。

またShioiriらは日本人のパニック障害の女性にみられたalprazolamによる無月経や乳汁分泌をともなう高PRL血症の2例を報告している[16]。

結論

SSRIではTCA等の従来の抗うつ薬に比し乳汁分泌をきたしやすい。これはセロトニン作用を介し視床下部ドパミン神経細胞を抑制し，PRL分泌を亢進するためであると考えられている。またalprazolamによる乳汁分泌が報告されている。この症例ではfluvoxamineの増量後に乳汁分泌がみられたことから，fluvoxamineの影響をまず考えるが，これら2剤による薬力学的相互作用も否定できない。症状を観察しつつ，fluvoxamineの単剤投与，薬物の減量もしくは変更が望まれる。

文献

1) Arvat, E., Giordano, R., Grottoli, S. et al. : Benzodiazepines and anterior pituitary function. J. Endocrinol. Invest., 25 : 735-747, 2002.

2) Arya, D. K., Taylor, W. S. : Lactation associated with fluoxetine treatment. Aust. N. Z. J. Psychiatry, 29 : 697, 1995.

3) Bondolfi, G., Rubin, C., Bryois, C. et al. : Galactorrhea induced by a pharmacodynamic interaction between citalopram, alprazolam and tramadol : a case report. Thérapie, 52 : 76-77, 1997.

4) Bonin, B., Vandel, P., Sechter, D. et al. : Paroxetine and galactorrhea. Pharmacopsychiatry, 30 : 133-134, 1997.

5) Bonin, B., Vandel, P., Vandel, S. : Fluvoxamine and galactorrhea. A case report. Thérapie, 49 : 149-151, 1994.

6) Bronzo, M. R., Stahl, S. M. : Galactorrhea induced by sertraline. Am. J. Psychiatry, 150 : 1269-1270, 1993.

7) Cowen, P. J., Sargent, P. A. : Changes in plasma prolactin during SSRI treatment ; evidence for a delayed increase in 5-HT neurotransmission. J. Psychopharmacol., 11 : 345-348, 1997.

8) Davies, P. H. : Drug-related hyperprolactinemia. Adverse Drug React. Toxicol. Rev., 16 : 83-94, 1997.

9) Egberts, A. C. G., Meyboom, R. H. B., De Koning, F. H. P. et al. : Non-puerperal lactation associated with antidepressant drug use. Br. J. Clin. Pharmacol., 44 : 277-281, 1997.

10) Iancu, I., Ratzoni, G., Weitzman, A. et al. : More fluoxetine experience. J. Am. Acad. Child Adolesc. Psychiatry, 31 : 755-756, 1992.

11) Jeffries, J., Bezchlibmyk-Butler, K., Remington, G. : Amenorrhea and galactorrhea associated with fluvoxamine in a loxapine-treated patient. J. Clin. Psychopharmacol., 12 : 296-297, 1992.

12) Laine, K., Anttila, M., Heinonen, E. et al. : Lack of adverse interactions between concomitantly administered selegiline and citalopram. Clin. Neuropharmacol., 20 : 419-433, 1997.

13) Lesaca, T. G. : Sertraline and galactorrhea. J. Clin. Psychopharmacol., 16 : 333-334, 1996.

14) Muldoon, M. F., Manuck, S. B., Jansma, C. L. et al. : D, L-fenfluramine challenge test : experience in nonpatient sample. Biol. Psychiatry, 39 : 761-768, 1996.

15) Raap, D. K. Van de Kar, L. D. : Selective serotonin reuptake inhibitors and neuroendocrine function. Life Sci., 65 : 1217-1235, 1999.

16) Shioiri, T., Kita, N., Takahashi, S. : Two cases of alprazolam-induced hyperprolactinemia in patients with panic disorder. Int. Clin. Psychopharmacol., 11 : 149-152, 1996.

17) Spigset, O., Mjörndal, T. : The effect of fluvoxamine on serum prolactin and serum sodium concentrations : relation to platelet 5-HT_{2A} receptor

status. J. Clin. Psychopharmacol., 17 : 292-297, 1997.
18) Tuomisto, J., Männistö, P. : Neurotransmitter regulation of anterior pituitary hormones. Pharmacol. Rev., 37 : 249-332, 1985.
19) Urban, R. J., Veldhuis, J. D. : A selective serotonin reuptake inhibitor, fluoxetine hydrochloride, modulates the pulsatile release of prolactin in postmenopausal women. Am. J. Obstet. Gynecol., 164 : 147-152, 1991.
20) Wing, Y. K., Clifford, E. M., Sheehan, B. D. et al. : Paroxetine treatment and the prolactin response to sumatriptan. J. Psychopharmacol., 124 : 377-379, 1996.
21) Zemishlany, Z., McQueeney, R. M., Gabriel, S. M. et al. : Neuroendocrine and monoaminergic responses to acute administration of alprazolam in normal subjects. Neuropsychobiol., 23 : 124-128, 1990.

(村竹辰之, 澁谷雅子, 染矢俊幸)

Question 60 SSRIによって乳房肥大が起こるか？

A 向精神薬による乳房肥大は，抗精神病薬によるもの[3,8]の他に，三環系抗うつ薬（TCA），モノアミン酸化酵素阻害薬[2]，SSRI[1,4]などでも報告されている。プロラクチン（PRL）分泌亢進と関連して論じられることもあるが[7]，薬剤による乳房肥大はWilson[9]によると，1）エストロゲン作用を有するもの（ジギタリスを含む），2）エストロゲン分泌を増強するもの（ゴナドトロピンなど），3）テストステロンの合成もしくは作用の減弱をもたらすもの（ketoconazole，cisplatin，spironolactone，cimetidineなど），4）作用機序が不明なもの，以上に分類されている。ここではTCAとdiazepamが4）に分類されている。

SSRIに関しては最初にsertralineによる圧痛を伴う乳房肥大が2例報告された[4]。39歳の大うつ病の女性がsertraline 100mg/日を服用していたところ，6週後に両側乳房の肥大と痛みが出現した。乳汁分泌は伴わなかったが，この副作用に耐えられずsertralineは中止され，その2週後にはこれらの症状は軽減した。この女性は10年前に子宮および卵巣摘出術を受けており，以来，結合型エストロゲン1.25mg/日を内服していた。もう1例は68歳の女性で，sertraline 50mg/日を6ヵ月の後，100mg/日を6週間服用していたら，痛みを伴う両側乳房肥大が出現した。50mg/日に減量したところ乳房の症状に著明な改善をみたため，さらにsertralineは中止され，これらの副作用は消失した。

SSRIによる自覚的な乳房肥大に加えて他覚的なマンモグラフィー検査所見の変化が認められた症例も報告されている。気分変調症と大うつ病を有する43歳の女性でfluvoxamine 50～100mg/日により乳房肥大が出現した。さらに，投与前は正常であったマンモグラフィー検査でも投与8ヵ月後に「両側の高濃度」が認められた。抗うつ薬をSSRIでないものに変更したところ乳房肥大は消失し，6ヵ月後のマンモグラフィー検査所見も正常となった[5]。

乳房肥大とは厳密には異なるが，乳房繊維性嚢胞疾患に罹患していた31歳の女性が，大うつ病の治療のためSSRIを服用したら，嚢胞の腫大，痛みの増強をみたという報告がある[6]。Fluoxetine 20mg/日やparoxetine 20mg/日により副作用が出現し，sertraline 100mg/日では乳房に影響はなかった。

多数例の研究として，SSRI（paroxetine, fluoxetine, sertraline）もしくはvenlafaxine（セロトニン・ノルアドレナリン再取り込み阻害薬）を内服している59人の大うつ病エピソードに罹患した女性（閉経前が32人，閉経後が27人）を対象に乳房肥大を調査した結果が報告されている[1]。

乳房の自覚症状を聞き取り調査したところ，対象者の39％が乳房充満感，乳房不快感やブラジャーサイズの増大などの乳房肥大症状を訴えた。特にparoxetine服用者のグループ（n＝28）では64％に乳房肥大症状がみられ，他の薬剤に比べ有意に多かった。体重増加と乳房肥大症状とは関連していたが，閉経の有無，抗うつ薬服用期間とは関連していなかった。血中PRL，エストラジオ

ール，hCG（絨毛性ゴナドトロピン）が抗うつ薬服用前後で測定されたが，PRLがわずかに上昇したのみで他は変化していなかった。

結　論

SSRIの普及に伴い，当初考えられていたよりも高い頻度でSSRIによって乳房肥大が出現するようである。機序としてはPRLの上昇といった単純なものではなく，体重増加を含めた内分泌機能の微妙な変化によるものと考えられる。自ら訴えることは極めて少ないので[1]，乳房肥大の程度は軽微で痛みを伴わないものがほとんどであろう。しかしながら一部にはこの副作用のために抗うつ薬を継続できない症例もあるので臨床家は注意して観察すべきである。

文　献

1) Amsterdam, J. D., Garcia-Espana, F., Goodman, D. et al. : Breast enlargement during chronic antidepressant therapy. J. Affect. Disord., 46 : 151-156, 1997.
2) Arroyo, N. : Gynecomastia induced by monoamine oxidase inhibitor. Presse Med., 74 : 1764, 1966.
3) Benazzi, F. : Gynecomastia with risperidone-fluoxetine combination. Pharmacopsychiatry, 32 : 41, 1999.
4) Hall, M. J. : Breast tenderness and enlargement induced by sertraline. Am. J. Psychiatry, 151 : 1395-1396, 1994.
5) Marcus, P. : SSRIs and mammoplasia. Am. J. Psychiatry, 158 : 967, 2001.
6) McKenzie, L. J., Risch, S. C. : Fibrocystic breast disease following treatment with selective serotonin reuptake inhibitors. Am. J. Psychiatry, 152 : 471, 1995
7) Richelson, E. : Preclinical pharmacology of neuroleptics : focus on new generation compounds. J. Clin. Psychiatry, 57 (Suppl. 11) : 4-11, 1996.
8) Thompson, D. F., Carter, J. R. : Drug-induced gynecomastia. Pharmacotherapy, 13 : 37-45, 1993.
9) Wilson, J. D. : Endocrine disorders of breast. In : Harrison's Principles of Internal Medicine (ed. by Fauci, A. S., Braunwald, E., Isselbacher, K. J. et al.), pp. 2115-2119, McGraw-Hill, New York, 1998.

（村竹辰之，渡部雄一郎，染矢俊幸）

Question 61 SSRIによって低血糖が惹起されうるか？

〈症例〉糖尿病にてインスリン療法を受けている63歳女性。Fluoxetineによる治療を開始したところ，低血糖が出現しfluoxetine投与は中止された。

A SSRIに関連した低血糖に関しては，fluoxetineによると考えられる症例がいくつか報告されている。Deegらは，Ⅱ型糖尿病にて血糖自己測定中の53歳男性が，fluoxetine内服によるうつ病治療を開始した後に見られた低血糖発作について報告している[2]。この症例は，glyburide 20mgの投与を6年間受けており，4ヵ月前よりfluoxetine 20mgを開始したところ，発作性の意識混濁，易疲労感が出現し，その際の血糖値は43mg/dlと低値を示した。低血糖の評価目的で入院の上，72時間絶食試験が行われたが，glyburideは中止されたものの，fluoxetineは継続投与された。この間2回の低血糖エピソードが出現し，血糖値はそれぞれ37.8および43.2mg/dlであった。再度行った72時間絶食試験では，fluoxetineも中止したところ，低血糖発作は全く出現しなかったという。この症例では，ほかに低血糖を説明可能な要因はなく，fluoxetineが低血糖を起こす可能性があるとしている。またVan Loonらは，プラセボをコントロールに用いた二重盲験のクロスオーバー研究の結果，fluoxetine 60mgを14日間投与した場合，Ⅱ型糖尿病患者群では約20%と有意にインスリン必要量が低下したのに対し，非糖尿病患者群ではこの変化は見られなかったことを報告している[9]。さらにfluoxetineに関連した低血糖についてのKatzら[4]の症例報告を分析し，Goodnickら[3]は，fluoxetineを3〜17週間投与した場合に，8〜24%の血糖低下・低血糖が出現しうるとしている。また，Pollakらはsertralineによると考えられる低血糖を呈した症例を報告している[7]。症例は82歳の白人女性で糖代謝異常の既往歴はなかったが，50mg/日のsertralineを投与開始後に低血糖（32mg/dl）発作がおこったために救急部に搬送された。同時に投与されていた薬物はfurosemide 20mg/日，ramipril 5mg/日，clopidogrel 75mg/日，nitroglyserin patch 0.4mg/日，lorazepam 1mg/日であった。American Hospital Formulary Serviceでは，糖尿病合併例にSSRIを投与する場合には，慎重な血糖モニタリングを行い，低血糖の防止を図ることが必要である，としている[6]。Sulphonylurea誘導体であるglyburideを投与中のインシュリン非依存型糖尿病の患者にsertraline, risperidoneを併用投与した際に低血糖がおこり，sertralineの投与を中止することによって回復した症例が報告されている[8]。

一方，Learらは，インスリン100単位皮下注射施行中のⅠ型糖尿病の42歳女性で，fluoxetine開始後1週間で低血糖を強く疑わせる振戦，発汗等の症状が出現した症例を報告している[5]。この症例では，fluoxetine 20mgが就寝前に投与されており，当初はfluoxetineによって生じうる食欲低下から，インスリン必要量が減少した可能性も考えられ，インスリン必要量の検討の目的で入院と

なった。Fluoxetine の投与中，彼女は1日に2回，悪心，振戦，発汗，不安を訴えたが，この間の血糖値は162.1〜198.2mg/dl であり，彼女のインスリン必要量も fluoxetine 開始前と比べて変化していなかった。上記の症状は fluoxetine を中止すると消失した。Lear らは，振戦，発汗，不安が fluoxetine の副作用として約10％の患者で起こりうるという報告[1,10]を挙げ，fluoxetine 服用中の糖尿病患者では，同剤の副作用である振戦，発汗，不安がしばしば低血糖発作と誤認されることに注意を促している。

結 論

SSRI の中でも fluoxetine や sertraline は，糖尿病合併例で低血糖出現の報告がある。糖尿病合併例に SSRI を投与したり，すでに投与中の SSRI を中止する場合には，食思不振の有無・食事量の変化など臨床症状への注意とともに慎重な血糖モニタリング，インスリン必要量の再評価を行い，低血糖の防止に備えることが必要である。

文 献

1) Cooper, G. L. : The safety of fluoxetine : an update. Br. J. Psychiatry, 153 : 77-85, 1985.
2) Deeg, M. A., Lipkin, E. W. : Hypoglycemia associated with the use of fluoxetine. West J. Med., 164 : 262, 1996.
3) Goodnick, P. J., Henry, J. H., Buki, V. M. : Treatment of depression in patients of diabetes mellitus. J. Clin. Psychiatry, 56 : 128-136, 1995.
4) Katz, L. M., Fochtmann, L. F., Pato, M. T. : Clomipramine, fluoxetine, and glucose control. Ann. Clin Psychiatry, 3 : 271-274, 1991.
5) Lear, J., Burden, A. C. : Fluoxetine side-effects mimicking hypoglycaemia. Lancet, 339 : 1296, 1992.
6) McEvoy, G. K. : American Hospital Formulary Service 1995 : Drug Information. Bethesda, Md, American Society of Health-System Pharmacists : 1483-1495, 1995.
7) Pollak, P. T., Mukherjee, S. D., Fraser, A. D. : Sertraline-induced hypoglycemia. Ann. Pharmacother., 35 : 1371-1374. 2001.
8) Takhar, J., Williamson, P. : Hypoglycemia associated with high doses of sertraline and sulphonylurea compound in a noninsulin-dependent diabetes mellitus patient. Can. J. Clin. Pharmacol., 6 : 12-14, 1999.
9) Van Loon, B. J. P., Radder, J. K., Florich, M. et al. : Fluoxetine increases insulin action in obese non diabetic and in obese non-insulin-dependent diabetic individuals. Int. J. Obes., 16 : 79-85, 1992.
10) Wernicke, J. F. : The side effect profile and safety of fluoxetine. J. Clin. Psychiatry, 46 : 59-67, 1985.

（廣兼元太，下田和孝）

Question 62 SSRI は低ナトリウム血症を惹起するか？

A 　三環系抗うつ薬，抗精神病薬や抗てんかん薬などの向精神薬を含め，多くの薬剤が低ナトリウム血症を惹起することはよく知られている。Citalopram[19]，fluoxetine[4,15,18]，fluvoxamine[1,14]，paroxetine[3,7,12]，sertraline[5,8,17]といった選択的セロトニン再取り込み阻害薬（selective serotonin reuptake inhibitor；SSRI）に関しても症例報告がなされているが，多くは抗利尿ホルモン不適合（分泌）症候群（syndrome of inappropriate（secretion）anti-diuretic hormone；SIADH）を伴ったものである。その作用機序は明らかにされていないが，セロトニン系を介した ADH 分泌亢進が推測されている。

　発生頻度について Wilkinson らは，fluoxetine あるいは paroxetine により治療されている65歳以上の患者を対象とし，低ナトリウム血症患者14例と非低ナトリウム血症患者56例による患者対照研究を行った。それによれば，fluoxetine が6.3/1,000治療人/年，paroxetine が3.5/1,000治療人/年であった[20]。Bouman らは，SSRI を投与された老人患者32例中8例（25%）で低ナトリウム血症が惹起された[2]と報告しているが，併用薬や身体疾患についての言及に乏しい。65歳を越える入院患者を対象とした Kirby らの研究では，SSRI あるいは venlafaxine を投与された患者では74例中29例（39%）が低ナトリウム血症を呈したのに対し，それらを投与されていない患者では125例中13例（10%）であった。さらに，年齢や性，併用薬，身体合併症などの影響を統制しても SSRI は低ナトリウム血症と関連していた[10]。SSRI の種類については Liu らの総説によれば，SSRI による低ナトリウム血症患者736例中，fluoxetine が554例（75.3%），paroxetine が91例（12.4%），sertraline が86例（11.7%），fluvoxamine が11例（1.5%）であった。しかし，どの SSRI が惹起しやすいかについてはさらなる研究が必要であるとしている[13]。SSRI の用量との関連については明らかにされておらず，いずれの報告においても一般的に治療用量と考えられている範囲内であった。Fluoxetine あるいは paroxetine による低ナトリウム血症患者20例を対象とした研究では，チトクローム P450 2 D6の poor metabolizer あるいは early metabolizer の頻度は対照589例と差がなく，両薬物の血中濃度も参考値の範囲を上回ることはなかった[16]。SSRI 投与から発症までの期間について，Liu らは中央値が13日で，3/4の症例は30日以内に発症した[13]としている。また，Wilkinson らも中央値が13.5日で，79%の症例は3週間以内に発症した[20]としている。

　低ナトリウム血症の一般的な症状は無気力，虚弱，易疲労感，頭痛，食欲不振，嘔気，筋痙攣などである。さらに混乱状態，見当識障害，痙攣を示し，昏睡から死に至ることもある。これらの症状は抑うつ症状に似ているため，抑うつ症状の悪化と誤って判断される危険性がある。

　診断は血清電解質，血清および尿浸透圧を測定することにより可能であるが，SIADH は悪性腫瘍，肺結核や肺炎などの非腫瘍性肺疾患，中枢神経系疾患あるいは SSRI 以外の薬剤によっても引き起こされる。SSRI により低ナトリウム血症を

起こした患者は，65歳を越える女性に多い傾向がある[11,13,20]。したがって，SSRI 投与前後，患者が高齢である場合や他の薬剤（特に利尿薬）を併用されている場合，患者の症状が変化した際に検査することが不可欠であり，原因となりうる身体疾患の除外診断も重要である。原因薬剤を確定するためには再投与が望ましいが，実際には倫理的な問題もあり困難な場合が多い。Fluoxetine 再投与については，低ナトリウム血症を反復した[4]という報告がある一方，反復しなかった[15]という報告もある。同一薬剤ではないが，別の SSRI 再投与については，fluoxetine と sertraline[9]，fluoxetine と paroxetine[6]によりそれぞれ低ナトリウム血症を反復した症例が報告されている。

治療として最も重要なことは，原因となっている SSRI を中止することである。これに加え水分摂取を制限することにより，多くの症例で血清ナトリウム値は正常化する。緊急を要するならば，ナトリウムを経静脈的に投与する必要がある。しかし，急速に血清ナトリウム値を補正することにより，心不全や橋中心髄鞘崩壊症を引き起こす危険性があり，注意深い補正が必要とされる。

結 論

SSRI は低ナトリウム血症を惹起するが，その機序は解明されていない。頻度は比較的まれであるが，重大な有害事象の1つであり注意が求められる。低ナトリウム血症の症状は抑うつ症状と似ているため鑑別が困難である。また，SSRI による低ナトリウム血症は高齢者に多い傾向があり，SSRI 投与後数週間で発生することが多い。そのため SSRI 投与前後，患者の症状が変化した際や高齢患者では，血清電解質の測定が必要である。さらに臨床医は血清ナトリウム値の急速な補正の危険性についても熟知しておくべきである。

文 献

1) Ball, C. J. : Fluvoxamine and SIADH. Br. J. Clin. Pract., 47 : 227, 1993.
2) Bouman, W. P., Pinner, G., Johnson, H. : Incidence of selective serotonin reuptake inhibitor (SSRI) induced hyponatraemia due to the syndrome of inappropriate antidiuretic hormone (SIADH) secretion in the elderly. Int. J. Geriatr. Psychiatry, 13 : 12–15, 1998.
3) Chua, T. P., Vong, S. K. : Hyponatraemia associated with paroxetine. BMJ, 306 : 143, 1993.
4) Cohen, B. J., Mahelsky, M., Adler, L. : More cases of SIADH with fluoxetine. Am. J. Psychiatry, 147 : 948–949, 1990.
5) Crews, J. R., Potts, N. L. S., Schreiber, J. et al. : Hyponatremia in a patient treated with sertraline. Am. J. Psychiatry, 150 : 1564, 1993.
6) Flint, A. J., Crosby, J., Genik, J. L. : Recurrent hyponatremia associated with fluoxetine and paroxetine. Am. J. Psychiatry, 153 : 134, 1996.
7) Goddard, C., Paton, C. : Hyponatraemia associated with paroxetine. BMJ, 305 : 1332, 1992.
8) Goldstein, L., Barker, M., Segall, F. et al. : Seizure and transient SIADH associated with sertraline. Am. J. Psychiatry, 153 : 732, 1996.
9) Jackson, C., Carson, W., Markowitz, J. et al. : SIADH associated with fluoxetine and sertraline therapy. Am. J. Psychiatry, 152 : 809–810, 1995.
10) Kirby, D., Harrigan, S., Ames, D. : Hyponatraemia in elderly psychiatric patients treated with selective serotonin reuptake inhibitors and venlafaxine : a retrospective controlled study in an inpatient unit. Int. J. Geriatr. Psychiatry, 17 : 231–237, 2002.
11) Lane, R. M. : SSRIs and hyponatraemia. Br. J. Clin. Pract., 51 : 144–146, 1997.
12) Leung, V. P. Y., Chiu, H. F. K., Lam, L. C. W. : Hyponatremia associated with paroxetine. Pharmacopsychiatry, 31 : 32–34, 1998.
13) Liu, B. A., Mittmann, N., Knowles, S. R. et al. : Hyponatremia and the syndrome of inappropriate secretion of antidiuretic hormone associated with the use of selective serotonin reuptake inhibitors : a review of spontaneous reports. CMAJ, 155 : 519–527, 1996.
14) McHardy, K. C. : Syndrome of inappropriate antidiuretic hormone secretion due to fluvoxamine therapy. Br. J. Clin. Pract., 47 : 62–63, 1993.
15) Staab, J. P., Yerkes, S. A., Cheney, E. M. et al. : Transient SIADH associated with fluoxetine. Am. J. Psychiatry, 147 : 1569–1570, 1990.
16) Stedman, C. A. M., Begg, E. J., Kennedy, M. A. et al. : Cytochrome P450 2D6 genotype does not predict SSRI (fluoxetine or paroxetine) induced hyponatraemia. Hum. Psychopharmacol., 17 :

187–190, 2002.
17) Thornton, S. L., Resch, D. S. : SIADH associated with sertraline therapy. Am. J. Psychiatry, 152 : 809, 1995.
18) Vishwanath, B. M., Navalgund, A. A., Cusano, W. et al. : Fluoxetine as a cause of SIADH. Am. J. Psychiatry, 148 : 542–543, 1991.
19) Voegeli, J., Baumann, P. : Inappropriate secretion of antidiuretic hormone and SSRIs. Br. J. Psychiatry, 169 : 524–525, 1996.
20) Wilkinson, T. J., Begg, E. J., Winter, A. C. et al. : Incidence and risk factors for hyponatraemia following treatment with fluoxetine or paroxetine in elderly people. Br. J. Clin. Pharmacol., 47 : 211–217, 1999.

（渡部雄一郎，染矢俊幸）

Question 63

SSRI は造血系に影響を及ぼすか？

〈症例〉21歳男性。強迫性障害の診断にて fluvoxamine 300mg/日内服中である。排便時に少量ではあるが肛門出血が認められた。SSRI の副作用として造血系への影響は考えられるか。

A SSRI の副作用として造血系に及ぼす影響について，出血傾向，白血球減少，再生不良性貧血が報告されている。出血傾向については他項（Q64）で論じられているため，ここでは白血球減少と再生不良性貧血について述べる。

Vilinsky ら[4]は，fluoxetine 投与（20mg/日）により重篤な好中球減少を認めた79歳男性の症例について報告している。これによると fluoxetine 開始後に顆粒球減少と明らかな単球増加（白血球分画にて分葉核球 0％，桿状球11％，後骨髄球 2％，リンパ球45％，単核球36％，好酸球 6％）を伴った白血球減少（2,800/mm^3）を認めている。薬剤の中止による速やかな改善と，再開に伴う急性増悪を示したという経過から，薬物関連性の好中球抗体発現メカニズムの関与が推察されたが，*in vitro* の実験においては，fluoxetine の存在の如何にかかわらず，抗体を確認することはできなかった。Bosch ら[1]は，fluoxetine に関連した重篤な再生不良性貧血の 1 症例について述べている。28歳の強迫性障害を有する男性に fluoxetine 20mg/日を投与したところ，6 週間後に再生不良性貧血が惹起され，clomipramin への変更により検査所見は正常化した。その後の fluoxetine 再投与により検査所見が悪化したため，5 日目に投与が中止されたところ，検査所見は再び正常化した。

Trescoli-Serrano ら[3]は，sertraline 投与により無顆粒球減少症が惹起された73歳の女性について報告している。Sertraline 50mg/日を投与して 4週後に無顆粒球症が起こったため，薬剤はすべて中止した上で，顆粒球コロニー刺激因子を投与したところ 7 日で回復した。また，他の SSRI（fluoxetine, paroxetine, fluvoxamine）による無顆粒球症についても英国の薬物安全委員会（the Committee on Safety of Medicines）に報告されているという。この症例においても，薬剤の曝露に伴う再発，中止による改善から，fluoxetine による骨髄障害が強く示唆されている。

George ら[2]は，schizoaffective psychosis に対して，clozapine と paroxetine の併用療法を行った際，白血球減少を認めた 2 症例を報告している。2 例とも clozapine と別の SSRI（sertraline や fluoxetine）が併用されていた時には白血球減少はみられなかった。但しいずれの症例においても，paroxetine を継続したままで clozapine を他の抗精神病薬（risperidone, chlorpromazine）へ変更することにより，血液学的異常は速やかに改善がみられている。これらの症例では paroxetine との併用により clozapine の副作用が惹起されたと考えられる。SSRI のなかでも paroxetine は clozapine やその代謝産物である norclozapine の血中濃度を上昇させる危険があるため，clozapine や norclozapine の血中濃度と白血球減少との関連はないとされてはいるものの，併用には注意が必要である。

結　論

　SSRI に関する血液学的有害作用については報告が少ない。しかし，頻度は少ないものの，fluoxetine 及び paroxetine 投与によって，出血時間の増加，点状出血，血腫，血小板減少，白血球減少，再生不良性貧血など様々な造血系への影響が報告されている。但し，薬物療法開始前の血液学的所見との比較が曖昧であるなど不明な点が多い。一方，報告数は少ないものの，fluoxetine 投与で好中球の減少や再生不良性貧血の再発を来し，fluoxetine 中止で好中球数の増加，再生不良性貧血の改善がみられるという，明らかに fluoxetine に関連した骨髄障害を示唆する報告もあり，一応の注意を要する知見と思われる。

文　献

1) Bosch, X., Vera, M. : Aplastic anemia during treatment with fluoxetine. Lancet, 351 : 1031, 1998.
2) George, T. P., Innamorato, L., Sernyak, M. J. et al. : Leukopenia associated with addition of paroxetine to clozapine. J. Clin. Psychiatry, 159 : 31, 1998.
3) Trescoli-Serrano, C., Smith, N. H. : Sertlaline-indeuced agranulocytosis. Postgard. Med. J., 72 : 446, 1996.
4) Vilinsky, F. D., Lubin, A. : Severe neutropenia associated with fluoxetine hydrochroride. Ann. Intern. Med., 127 : 573-574, 1997.

（澤村一司，渡部雄一郎，染矢俊幸）

Question 64 SSRIで出血傾向が生じるか？

A これまでにfluoxetine，fluvoxamine，paroxetine，sertralineなどのSSRIを投与した場合に出血傾向を呈したとする症例報告がなされている。

Aranthらの報告した症例[1]は40歳の女性患者で，fluoxetineを20mg/日より投与開始し，60mg/日→80mg/日へと漸増された。主訴であった頭痛と不眠は改善したが，fluoxetine投与開始より約1ヵ月後に月経時の出血量が多くなり，2ヵ月後には自然に皮下出血斑が出現，その後脾腫を来し，プロトロンビン時間12.5秒，部分トロンボプラスチン時間31.3秒と出血傾向を認めた。Fluoxetineを中止したところ，皮下出血斑は自然消退したという。Humphriesらは44歳の女性に関する症例報告を行っている[7]。抑うつ症状に対してfluoxetineを20mg/日投与していたところ，投与開始から2年後に点状出血と出血時間の延長（15分以上）が認められた。Fluoxetineを服用中止したところ2週間後に点状出血は減少し，出血時間も6.5分と正常に復した。Gunzbergerらの報告した症例[5]は38歳の気分障害および強迫性障害の男性患者で，fluoxetine 20mg/日より投与開始された。2ヵ月後に40mg/日へ増量された直後より両足先端部よりの出血を認め，また2回にわたって突然鼻出血を来した。3ヵ月後にfluoxetineを中止したところ，出血傾向は軽快した。しかし精神症状の増悪を認めたためfluoxetine投与を20mg/日より再開し3ヵ月後に60mg/日まで増量した時点で再び出血傾向が生じたと報告されている。Yaryura-Tobiasらは，強迫性障害8症例に関して，fluoxetine服用後に出血傾向が出現した症例を報告している[14]。年齢は16歳から75歳（平均年齢は35.1歳），投与量は20mg/日が1名，40mg/日が1名，80mg/日が6名であり，投与期間は21日から1年（平均=150日）であった。血便，消化管出血，手足の出血斑，軽度の両側鼻出血といったものが認められた。Ottervangerらは2例の症例[10]を報告しているが，1例目は27歳の女性で，抑うつ症状に対してfluoxetine 20mg/日を投与したところ，2週間後に複数の紫斑が出現し，2例目は47歳の女性，抑うつ症状に対してparoxetineを20mg/日投与したところ，6週間後に複数の紫斑が出現したという。Leungらは38歳の男性に関する報告[9]を行い，抑うつ症状に対してfluvoxamineを50mg/日より投与開始，200mg/日に増量された時点で突発的な鼻出血・斑状出血が見られた。血小板数は14.2万/mm^3，部分トロンボプラスチン時間は30.2秒であった。Lakeらは小児におけるsertraline投与にて出血傾向を呈した5例（8歳から15歳）についてまとめている[8]。投与量は25～100mg/日であり，投与開始後1週から5ヵ月後から出血傾向をしめしたが，投与中止後すべての症例で症状は消失したとしている。

de Abajoらは1,651例の上部消化管出血と248例の穿孔を伴う胃潰瘍の症例における選択的セロトニン再取り込み阻害薬服用者の割合を10,000名の対照群におけるそれと比較する研究を行った[2]。この研究ではいわゆるSSRIおよびclomipramine，trazodoneをSSRI，amitriptyline，imipramine，lofepramine，doxepine，dothiepineを非SSRI， nortriptyline, desipramine, trimipramine, maprotiline, amoxapine, mianserin をその他の抗うつ薬と分類している。1,651例の上部消化管出血患者のうち，SSRIを服用していた患者は52名，3.1％であった。10,000名の対照群の中で，SSRI服用者は95名，1.0％であり，上部消化管出血患者の方がSSRI服用率が3倍高い（標準化比率＝3.0）という結果であった。非SSRIにおける標準化比率は1.4であった。上部消化管出血患者と対照群でその他の抗うつ薬の投与率に差は認められなかった。SSRIと非ステロイド系消炎鎮痛薬（NSAID）との併用の患者は15.6と高い標準化比率を示し，非SSRIとNSAIDとの併用の患者でも標準化比率で4.6と高値であった。またSSRIとアスピリンとの併用の患者は標準化比率は7.2であった。以上の結果より，彼らはセロトニン再取り込み阻害作用を有する薬物の投与が上部消化管出血の危険因子であること，そしてSSRIとNSAIDなどの併用が消化管出血の危険を大幅に増大させると結論している。しかしながら，SSRIの投与の対象であるうつ病患者にはpeptic ulcer diseaseの併発が多いこと[13]やde Abajoらの研究では対照群の選択が不明確で，対照群の中には上部消化管出血を有しながら医療機関にて受診もしくは入院受療していない患者の存在を否定できていないという批判[4]も見られる。

de Abajoらは頭蓋内出血に関しても研究を行っている[3]。頭蓋内出血が発生した群（症例群）65名ではSSRIが投与されていたのは7例（10.8％），対照群では24例（9.7％）であり，SSRI使用者における症例群と対照群との標準化比率は0.9となり，有意な差を認めなかった。

中枢神経系内におけるセロトニンの量は生体内のセロトニン量のわずか5％以下にすぎず，残りのセロトニンの約99％が血小板内に存在すると考えられている[11]。血中のセロトニンはセロトニントランスポーターによって血小板に取り込まれ，$5HT_2$受容体を介して血小板の凝集を仲介していると考えられている[6]。Skopらは，SSRIが血小板へのセロトニン再取り込みを阻害し，血小板のセロトニン蓄積量を減少させ，血小板の凝集能を阻害することで出血傾向を惹起するとしている[11]。

結論

SSRIで出血傾向を生じることは，18の症例報告および6の後方視研究で示されている[12]。部位についてみると，SSRIは消化管出血の危険を増大させるものの，頭蓋内出血の危険を増大させることはないようである。NSAIDやアスピリンなど出血傾向を惹起する薬を併用している患者，C型肝炎ウイルスに感染している患者へのSSRI投与は特に注意が必要である。

SSRIが血小板へのセロトニン再取り込みを阻害し，血小板のセロトニン蓄積量を減少させ，血小板の凝集能を阻害することが出血傾向を惹起する機序と考えられる。

文献

1) Aranth, J., Lindberg, C.: Bleeding, a side effect of fluoxetine. Am. J. Psychiatry, 149: 412, 1992.
2) de Abajo, F. J., Rodriguez, L. A., Montero, D.: Association between selective serotonin reuptake inhibitors and upper gastrointestinal bleeding: population based case-control study. BMJ, 319: 1106-1109, 1999.
3) de Abajo, F. J., Jick, H., Derby, L. et al.: Intracranial haemorrhage and use of selective serotonin reuptake inhibitors. Br. J. Clin. Pharmacol., 50: 43-47, 2000.
4) Dunn, N. R., Pearce, G. L., Shakir, S. A.: Association between SSRIs and upper gastrointestinal bleeding. SSRIs are no more likely than other drugs to cause such bleeding. BMJ, 320: 1405-1406, 2000.
5) Gunzberger, D. W., Martinez, D.: Adverse vascular effects associated with fluoxetine. Am. J. Psychiatry, 149: 1751, 1992.
6) Hourani, S. M., Cusack, N. J.: Pharmacological receptors on blood platelets. Pharmacol. Rev., 43: 243-298, 1991.
7) Humphries, J. E., Wheby, M. S., VandenBerg, S. R.: Fluoxetine and the bleeding time. Arch. Pathol. Lab. Med., 114: 727-728, 1990.
8) Lake, M. B., Birmaher, B., Wassick, S. et al.: Bleeding and selective serotonin reuptake inhibitors in childhood and adolescence. J. Child Adolesc. Psychopharmacol., 10: 35-38, 2000.
9) Leung, M., Shore, R.: Fluvoxamine-associated

bleeding. Can. J. Psychiatry, 41 : 604–605, 1996.
10) Ottervanger, J. P., Stricker, B. H., Huls, J. et al. : Bleeding attributed to the intake of paroxetine. Am. J. Psychiatry, 151 : 781–782, 1994.
11) Skop, B. P., Brown, T. M. : Potential vascular and bleeding complications of treatment with selective serotonin reuptake inhibitors. Psychosomatics, 37 : 12–16, 1996.
12) Weinrieb, R. M., Auriacombe, M., Lynch, K. G. : A critical review of selective serotonin reuptake inhibitor-associated bleeding : balancing the risk of treatment hepatitis C-infected patients. J. Clin. Apsychiatry, 64 : 1502–1510, 2003.
13) Williams, D., Kelly, A., Feely, J. : Association between SSRIs and upper gastrointestinal bleeding. Coprescription of antiulcer drugs with SSRIs is fairly common. BMJ, 320 : 1405, 2000.
14) Yaryura-Tobias, J. A., Kirschen, H., Ninan, P. et al. : Fluoxetine and bleeding in obsessive-compulsive disorder. Am. J. Psychiatry, 148 : 949, 1991.

(村上純一，渡部雄一郎，下田和孝)

Question 65 Paroxetine によって体重増加が生じるか？

A Paroxetine 投与による体重増加に関してはいくつかの報告がなされている。
Øhrberg らは二重盲検法にて，159名の paroxetine あるいは imipramine を投与されているうつ病患者について臨床効果と副作用を検討した。その中で，投与開始前と6週間後の比較で体重変化が認められた61名の paroxetine 投与患者（1日投与量；10〜50mg）のうち，30％で1〜4kg の体重増加が認められた[9]。また，De Wilde らは100名の大うつ病患者において二重盲検法により paroxetine と fluoxetine の臨床効果と副作用を調査した。6週間にわたるこの研究では，37名の paroxetine 投与患者（1日投与量；30〜40mg）のうち3名の患者が7％をこえる体重増加を示した[4]。Joubert らは，amitriptyline, fluoxetine, paroxetine または moclobemide のいずれかを投与されている314名の大うつ病患者の後方視的研究において，投与開始後24週間までの体重変化を調査し，paroxetine 投与患者では有意ではないものの体重増加の傾向を示したとしている[8]。さらに Amsterdam らは2ヵ月以上にわたって，fluoxetine, sertraline, paroxetine, venlafaxine のいずれかの投与をうけている59名の大うつ病女性患者の乳房肥大を検討した報告の中で，paroxetine 投与群（24名，1日投与量；10〜50mg）のうち58％にあたる14名の患者で体重増加を認めたとしている[1]。体重増加に焦点を当てた報告としては Fava らによる研究がある[6]。これは二重盲検法にて284名の大うつ病患者に26〜32週間にわたって，20〜60mg の paroxetine（n＝47）と20〜60mg の fluoxetine（n＝44），50〜200mg の sertraline（n＝48）を投与して体重変化を比較した。その結果，paroxetine 投与群でのみ，投与前と比較した投与終了後の平均体重の変化率が＋3.6％と有意な増加を示し，この値は他の薬物における平均体重の変化（fluoxetine；−0.2％，sertraline；1.0％）と比較しても有意に高い値であった。また，7％以上の極端な体重増加率を示した患者の割合は，fluoxetine で6.8％（3名），sertraline で4.2％（2名）であったのに対して，paroxetine 投与群で最も多く，25.5％（12名）であった。このような極端な体重増加を示した患者は男性（12.5％；24名中3名）より女性（39.1％；23名中9名）に多く，また極端な体重増加を示した paroxetine 投与患者のうち，91.7％（11名）が投与前の body mass index（BMI）が正常以上（＞20kg/m^2）であった。

一方で，特定の群で体重が減少傾向，変化が認められなかった，減少・増加の両方が認められるとする報告も存在する。Christiansen らは，二重盲検法で paroxetine または amitriptyline のいずれかを投与された合計144名のうつ病患者において治療効果や副作用などについて調査し，その中で体重変化を比較検討した。Paroxetine を投与された56名の患者群（1日投与量；20〜40mg）において，投与開始時と投与開始8週後の BMI の平均値は有意な変化を示さなかったが，投与開始前の BMI が25kg/m^2 を越える肥満傾向患者群では体重が減少する傾向があったとしている[3]。また，Hinze-Selch らは，amitriptyline, nortriptyline, paroxetine のいずれかを22名の精神疾患者に投

与した場合の6週間にわたる体重変化と体重調節に関与しているサイトカインの血中レベルについて検討したが，paroxetineを投与された10名の患者ではBMIと体重，血中サイトカインレベルはいずれも有意な変化を示さなかった[7]。Chouinardらは，203名の大うつ病患者に対して二重盲検法によりparoxetineあるいはfluoxetineのいずれかを12週間投与し，臨床効果と不安出現，副作用などについて検討した報告の中で，paroxetine投与群102名（1日投与量：20～40.2mg/日）のうち，10.78%の患者で体重増加が，11.88%の患者で体重減少が生じたと報告し，体重増加，体重低下の双方が認められたとしている[2]。

Paroxetineを始めとするSSRI投与による体重増加が生じる機序としてFavaは以下の3つの可能性を示唆している[5]。すなわち，1）うつ状態の改善，2）食欲増加あるいは炭水化物摂取の増加，3）セロトニン5-HT_{2C}受容体の活性変化をあげているが，体重増加を生じる病態生理を明確にする研究は存在しないとも述べている。しかし，例えば，paroxetineと同じくSSRIであるfluoxetineでは体重減少を示している報告が多く[4,6,8]，体重変化への影響はSSRIとして分類される薬物の中でも異なっているようである。

結論

従来のparoxetineによる体重変化の報告は，一致した見解を示してはいないが，体重増加を示すとする報告が比較的多く認められ，極端な体重増加を示した例が女性に多かったとする報告が存在し，これらは注意すべき点であろう。抗うつ薬治療における体重増加は，患者のコンプライアンス低下を招くことにつながり，臨床的に十分な配慮が必要であると考える。

文献

1) Amsterdam, J. D., Garcia-Espana, F., Goodman, D. et al. : Breast enlargement during chronic antidepressant therapy. J. Affect. Disord., 46 : 151-156, 1997.
2) Chouinard, G., Saxena, B., Bèlanger, M.-C, et al. : A Canadian multicenter, double-blind study of paroxetine and fluoxetine in major depressive disorder. J. Affect. Disord., 54 : 39-48, 1999.
3) Christiansen, P. E., Behnke, K., Black, C. H. et al. : Paroxetine and amitriptyline in the treatment of depression in general practice. Acta Psychiatr. Scand., 93 : 158-163, 1996.
4) De Wilde, J., Spiers, R., Mertens, C. et al. : A double-blind, comparative, multicentre study comparing paroxetine with fluoxetine in depressed patients. Acta Psychiatr. Scand., 87 : 141-145, 1993.
5) Fava, M. : Weight gain and antidepressants. J. Clin. Psychiatry, 61 (suppl. 11) : 37-41, 2000.
6) Fava, M., Judge, R., Hoog, S. L. et al. : Fluoxetine versus sertraline and paroxetine in major depressive disorder : changes in weight with long-term treatment. J. Clin. Psychiatry, 61 : 863-867, 2000.
7) Hinze-Selch, D., Schuld, A., Kraus, T. et al. : Effects of antidepressants on weight and on the plasma levels of leptin, TNF-alfa and soluble TNF receptors : a longitudinal study in patients treated with amitriptyline or paroxetine. Neuropsychopharmacology, 23 : 13-19, 2000.
8) Joubert, A. F., Gagiano, C. A., Joubert, G. : Antidepressants and weight : a comparative study of four antidepressants and their effect on weight. Eur. Neuropsychopharmacol., 6 (Suppl. 6) : 143, 1996.
9) Øhrberg, S., Cristiansen, P. E., Severin, B. et al. : Paroxetine and imipramine in the treatment of depressive patients in psychiatric practice. Acta Psychiatr. Scand., 86 : 437-444, 1992.

（森田幸代，下田和孝）

Question 66 Paroxetine 投与で緑内障が発症するか？

A Paroxetine 投与に伴い急性閉塞隅角緑内障が発症した報告がいくつか存在する。Kirwan らは paroxetine の投与翌日に（投与量不明），増悪する眼痛・霧視・口渇・悪心の訴えで眼科受診，70mmHg の眼圧上昇を認めた91歳のうつ病女性の症例を報告している。この症例では薬物療法とレーザーによる虹彩切除術で症状が軽快した[6]。また Lewis らは70歳女性に対して paroxetine 20mg/日投与開始翌日に，左眼の強い痛みと霧視を訴えた症例を報告している[7]。この症例では左の瞳孔径が 7 mm にまで拡大し，眼圧上昇（左85mmHg，右15mmHg）を認め，レーザーによる虹彩切除術を施行され眼圧が低下したとしている。さらに Eke らは84歳のうつ病の女性に対して paroxetine 10mg/日を10日間投与し，20mg/日に増量した 3 日後に，右目の眼痛・霧視などが出現した症例を報告している[4]。この女性では，眼圧が40mmHg に上昇（右隅角閉塞）し，paroxetine 中止とレーザーによる虹彩切除術により症状が軽快した。また，Bennett らの報告によると，過去に20mg/日の paroxetine 内服にて，軽度の眼痛などの症状が現れたために自己判断で内服を中断していた53歳女性が，再び同量の paroxetine 内服を再開した 3 日後に，眼痛・眉の部分の痛み・霧視を認め，眼圧は60mmHg まで上昇し急性閉塞隅角緑内障と診断された。この症例でも，レーザーによる虹彩切除術が施行され，症状は改善したとしている[2]。Browning らは，paroxetine 20mg/日投与開始 2 週間後に，右目の霧視と不快感を訴え，右眼圧が57mmHg まで上昇し，右眼の狭隅角を認めた40歳の男性患者症例を報告している[3]。この症例では薬物療法と虹彩切除術により症状は軽快した。これらのいずれの症例においても急性閉塞隅角緑内障の既往は示されていなかった。

選択的セロトニン再取り込み阻害薬（SSRI）である paroxetine は，三環系抗うつ薬などと比較して抗コリン作用が弱いことが知られているが，上記の症例における paroxetine による眼圧上昇の機序としては，抗コリン作用のみならずセロトニンによる虹彩や毛様体筋への直接作用が示唆されている[4]。Barnett らは[1]，ウサギから分離された虹彩括約筋において，セロトニンはその投与量に依存して，収縮している筋肉を弛緩させる作用をもち，$5-HT_{1A}$ 受容体が虹彩括約筋に存在しセロトニンにより瞳孔が散大すると示唆しており，Bennett らはヒトにおいてもセロトニンの局所的な増加により散瞳が生じるとしている[2]。また，Browing らは上記の症例報告の中で，過去の報告における緑内障の発症時期により，paroxetine 投与翌日に生じている 2 症例[6,7]は抗コリン作用が，投与約 2 週間後，すなわち paroxetine 血中濃度が定常状態となった時期に症状が発現した 2 症例[3,4]ではセロトニン神経系を介した機序が考えられるとしており，Eke らも症状発症時期と症状発現機序について同様の見解を示している[5]。

結　論

Paroxetine による急性閉塞隅角緑内障の報告は，いくつか存在し，高齢（53～91歳）女性の報

告が多かったが,男性例の報告も存在した.発症時期は,投与翌日から3日後のタイプと約2週間後のタイプがあるとされていた.いずれの症例においても薬物療法と虹彩切除術により症状は改善しているが,一般に抗コリン作用が少ないとされるSSRIであるparoxetine投与によっても,急性閉塞隅角緑内障は生じることが示されていた.ParoxetineをはじめとするSSRIを投与する際には,眼症状などの副作用にも充分な注意が必要である.

文献

1) Barnett, N. L., Osborne, N. N. : The effect of serotonin on the rabbit isolated iris sphincter muscle. Curr. Eye Res., 12 : 665-673, 1993.
2) Bennett, H. G., Wyllie, A. M. : Paroxetine and acute angle-closure glaucoma. Eye, 13 : 691-692, 1999.
3) Browning, A. C., Reck, A. C., Chisholm, I. H. et al. : Acute angle closure glaucoma presenting in a young patients after administration of paroxetine. Eye, 14 : 406-408, 2000.
4) Eke, T., Bates, A. K. : Acute angle closure glaucoma associated with paroxetine. BMJ, 314 : 1387, 1997.
5) Eke, T., Carr, S. : Acute glaucoma, chronic glaucoma, and serotoninergic drugs. Br. J. Ophthalmol., 82 : 976-978, 1998.
6) Kirwan, J. F., Subak-Sharpe, I., Teimory, M. : Bilateral acute angle closure glaucoma after administration of paroxetine. Br. J. Ophthalmol., 81 : 252, 1997.
7) Lewis, C. F., DeQuardo, J. R., DuBose, C. et al. : Acute angle-closure glaucoma and paroxetine. J. Clin. Psychiatry, 58 : 123-124, 1997.

(森田幸代,下田和孝)

Question 67 Fluvoxamine と多汗との関連はあるのか？

〈症例〉50歳の女性患者で，希死念慮を伴う重度のうつ病のためfluvoxamineの服用を開始した。治療は効果的であったが，かなり激しい発汗に終日見舞われるようになった。

A 多汗は，SSRI（selective serotonin reuptake inhibitor）のうちcitalopramで主要な副作用の1つとして知られている。一般に薬物の副作用頻度は治療開始後2，3週間で減弱する傾向にあるが，citalopramでは治療を開始して2週間経っても，発汗の頻度が増加するとの報告がある[4]。同剤で治療された746名の患者群をメタ分析した結果，治療後に発汗増加がみられた者は18％であった[4]。

また，他のSSRIであるfluoxetineでも，主要な副作用として多汗を指摘する報告がある[2]。Cohnらによると，プラセボを1週間投与後，fluoxetine，imipramine，プラセボに無作為割付した6週間の二重盲検比較試験の結果，fluoxetine服用患者では，多汗を認めたのが54名中16名（29.6％）で，これに対してプラセボ服用患者群では58名中4名（6.9％）であったという。一方，imipramine服用患者では54名中，実に22名（40.7％）と高率に多汗が認められた。Fluoxetineあるいはimipramineに反応した患者は引き続きオープン試験に参加し，48週まで維持量が投与され，fluoxetine服用患者31名中で多汗を認めたのは10名（32.3％）で，直前の二重盲検試験相と同様の結果であったのに対し，imipramine服用患者では14名中2名（14.3％）と，直前の二重盲検試験相の時と比較して半分以下の割合であった。このことは，imipramineでは治療の初期にみられた多汗がその後減弱するのに対し，fluoxetineでは多汗の割合が変化せずに続く可能性を示唆しているのかもしれない。こうした研究の一方で，fluoxetine服用患者185名のうち多汗がみられたのは8名（4.3％）程度であり，プラセボ投与群との間に有意差を認めなかったという報告もある[5]。

FluvoxamineについてはBenfieldらの報告によると，患者222名のうち発汗症状を認めたのは24名（11％）であったという[1]。ただしこの報告では，192名のプラセボ投与群のうち，発汗症状がみられたのが25名（13％）とされており，fluvoxamineと多汗との明確な関連は示唆されていない。また，うつ病の外来患者において，fluvoxamineとparoxetineとで二重盲検比較を行った別の報告では，fluvoxamine投与群30名のうち3名（10％），paroxetine投与群30名のうち10名（33％）で，副作用としての発汗が認められたという[3]。

結論

Citalopramやfluoxetineに関して，多汗のリスクが高いという報告があり，SSRIと多汗との関連が示唆されるが，fluvoxamineで明確な関連を示唆する報告は，現在のところ存在しないようである。

文　献

1) Benfield, P., Ward, A. : Fluvoxamine. A review of its pharmacodynamic and pharmacokinetic properties, and therapeutic potential in depressive illness. Drugs, 32 : 313-334, 1986.
2) Cohn, J. B., Wilcox, C. : A comparison of fluoxetine, imipramine, and placebo in patients with major depressive disorder. J. Clin. Psychiatry, 46 : 26-31, 1985.
3) Kiev, A., Feiger, A. : A double-blind comparison of fluvoxamine and paroxetine in the treatment of depressed outpatients. J. Clin. Psychiatry, 58 : 146-152, 1997.
4) Milne, R. J., Goa, K. L. : Citalopram. A review of its pharmacodynamic and pharmacokinetic properties, and therapeutic potential in depressive illness. Drugs, 41 : 450-477, 1991.
5) Stark, P., Hardison, D. : A review of multicenter controlled studies of fluoxetine vs. imipramine and placebo in outpatients with major depressive disorder. J. Clin. Psychiatry, 46 : 53-58, 1985.

〔佐藤　聡，染矢俊幸〕

Question 68 Mianserin投与によって不随意運動は惹起されるか？

A Mianserinによる神経系の副作用としては，けいれん[1]，せん妄[1]，restless legs syndrome[2,5]などが報告されている一方，アカシジアにmianserinが有効であったとの報告[6,7,8]もある。また，mianserinにより不随意運動が生じたという報告[4,10]もいくつかみられる。

Otaniら[4]は，30歳の精神遅滞（IQ＝30）の女性がmianserin投与中に口周囲ジスキネジア，斜頸などの不随意運動を呈した症例を報告している。患者は，27歳にうつ症状が出現し，うつ症状が再燃した30歳時にmianserin20〜30mgが投与されたが，投与開始2週間後より発声時に口すぼめ運動が出現し始め，さらにその1週間後には，斜頸，口周囲ジスキネジアが出現した。Mianserin中止後3日目に斜頸は消失し，口すぼめ運動や咀嚼様運動などの口周囲ジスキネジアは軽度改善されたが，中止後新たに右腕に舞踏病アテトーシス様の不随意運動が出現した。Mianserin中止後6週目には口周囲ジスキネジア，舞踏病アテトーシス様の不随意運動は完全に消失した。この症例では，mianserinでの治療を開始する前に，amitriptylineを約22ヵ月，投与されている。Amitriptylineは強い抗コリン作用を有しているため，Otaniら[4]は，amitriptyline投与により低コリン状態が生じ，さらにmianserinの投与により高ドパミン状態または低コリン状態が増強され，様々な不随意運動が生じたのではないかと推測している。

また，Sparringら[10]は，mianserinの投与中に不随意運動をきたした69歳の女性の症例を報告しているが，患者は幼少時から36歳まで，週に数回程度，構音障害，眼瞼チック，口唇チックなどが生じていた。過去にいくつかの抗うつ薬（trimipramine，amitriptyline，maprotiline，clomipramine）および抗精神病薬（thioridazine，dixyrazin）の投与を受けたことがあり，69歳時に抑うつ気分および不眠のためmianserin30mgが投与された。Mianserin投与開始直後より幼少時と同様の不随意運動が再び出現したが，mianserin中止後，数週間以内に不随意運動は消失した。

Mianserinが前シナプスα_2受容体を阻害することによりノルアドレナリンの放出を増加させること[3,11]，また，前シナプスα_2作動薬のclonidineがトゥレット症候群に有効であったという報告[9]があることより，Sparringら[10]は，mianserinのように中枢性にノルアドレナリン刺激作用のある薬物の投与により，トゥレット症候群が惹起されたのであろうと推測している。

結　論

Mianserinで不随意運動をきたすことはまれであるが，mianserin投与前にamitriptylineなど強い抗コリン作用を有する薬物を投与していた場合やトゥレット症候群の既往がある症例などで，mianserin投与により不随意運動をきたしたとの報告がある。

文　献

1) Koponen, H., Honkonen, S., Partanen, J. et al. : Epileptic attack, delirium and a Creutzfeldt Jakob-like syndrome during mianserin treatment. Neuropsychobiology, 23 : 164-168, 1990-1991.
2) Markkula, J., Lauerma, H. : Mianserin and restless legs. Int. Clin. Psychopharmacol., 12 : 53-58, 1997.
3) Marshall, R. J. : The pharmacology of mianserin-an update. Br. J. Pharmacol., 15 : 263S-268S, 1983.
4) Otani, K., Kaneko, S., Fukushima, Y. et al. : Involuntary movements associated with mianserin treatment. A case report. Br. J. Psychiatry, 154 : 113-114, 1989.
5) Paik, I-H., Lee, C., Choi, B-M. et al. : Mianserin induced restless legs syndrome. Br. J. Psychiatry, 155 : 415-417, 1989.
6) Poyurovsky, M., Meerovich, I., Weizman, A. : Beneficial effect of low-dose mianserin on fluvoxamine-induced akathisia in an obsessive-compulsive patient. Int. Clin. Psychopharmacol., 10 : 111-114, 1995.
7) Poyurovsky, M., Kosov, A., Halperin, E. et al. : Akathisia-like behavior following ECT, and its successful treatment with low-dose mianserin. Int. Clin. Psychopharmacol., 10 : 257-260, 1995.
8) Poyurovsky, M., Krenin, A., Modai, I. et al. : Lithium-induced akathisia responds to low-dose mianserin : case report. Int. Clin. Psychopharmacol., 10 : 261-263, 1995.
9) Shapiro, A. K.,Shapiro, E. S., Young, J. G. et al. : Gilles de la Tourette Syndrome ; 2nd ed., pp. 329-330, Raven Press, New York, 1988.
10) Sparring Björkstén, K., Wålinder, J. : Does mianserin induce involuntary movements in brain damaged patients? Int. Clin. Psychopharmacol., 8 : 203-204, 1993.
11) Tang, S. W., Seeman, P. : Effects of antidepressant drugs on serotonergic and adrenergic receptors. Arch. Pharmacol., 311 : 255-261, 1980.

（荻田謙治，下田和孝）

Question 69　Mianserin の副作用として関節痛が生じるか？

A 　Mianserin は，副作用に関して従来の抗うつ薬と比較すると，抗コリン作用が少ないため，かすみ目，口渇，便秘，尿閉，心毒性などの頻度が少なく，ヒスタミン受容体遮断作用を持つ影響として，嘔気，体重増加，眠気，浮腫などの出現が多いとされる[6]。さらに，mianserin に特徴的な副作用として，頻度は明らかではないものの，紅斑，発熱を伴った関節痛，顆粒球減少症などの出現が報告されている[4]。

　Cox は，20歳女性に，投与量に関しては記載がなかったが mianserin を投与したところ，3週間後に両上肢に紅斑と関節痛，口内炎を生じ，mianserin 中止後すみやかにこれらの症状は改善したと報告している[1]。この症例では，血液検査上，肝機能，電解質，赤沈，抗核抗体等の異常所見や，ヘルペスウィルスなどの感染兆候は認めなかった[1]。Hughes らは，36歳女性に mianserin 30 mg/日を投与したところ，6日目より，上肢，下肢に関節痛を認め，血液検査上，赤沈の亢進（1時間当たり70mm），C3の上昇と，抗核抗体，抗平滑筋抗体の軽度上昇を認め，mianserin 中止7日後に関節痛は消失し，異常検査所見も消失したと報告している[2]。Ostensen らは mianserin 服用中に関節痛を生じた6症例を報告している[5]。この報告では，62歳男性に対し，mianserin 60mg/日を4週間，51歳女性に60mg/日を2週間，48歳女性に40mg/日を2週間，52歳女性に60mg/日を2週間，67歳女性に30mg/日を1週間，81歳女性には60mg/日を4週間投与した時点で関節痛が生じたと報告しており，このうち，62歳男性，48歳女性の症例においては，浮腫の出現に伴い関節痛が生じたと報告し，81歳女性の症例では，関節痛がリウマチによるものと誤診され，6ヵ月間，mianserin の投与とリウマチに対する治療が行われたと報告している[5]。いずれの症例でもリウマチ因子，抗核抗体などの検査所見で異常は認められず，mianserin 中止後2週間以内に関節痛は消失したと報告している[5]。

　さらに Ostensen らは，1979年から1989年の間に，WHO Collaborative Centre for International Drug Monitoring に mianserin 服用中に関節に副作用が生じた症例として報告された169症例（男性36名，女性130名，3名については具体的記載無し）について調査を行った[5]。関節痛と診断された症例が115症例，関節症が33症例，関節炎が32症例であり，関節炎，関節痛の両方の診断をうけた症例が11症例であった[5]。服薬開始から関節に対する副作用出現までの期間について記載のあった135症例のうち，1週間以内に出現した症例が32症例，2週間以内が27症例，3週間以内が18症例，4週間以内が25症例，そして4週間以降が33症例であり，出現期間に特徴は認めなかった[5]。Jolliet らは，mianserin と同じ四環系構造を持ち，化学構造が酷似している mirtazapine 服用時に関節痛が出現し，mirtazapine の中止後，関節痛が改善した症例を報告している[3]。

　Mianserin による関節痛の発生機序として，Ostensen らは，関節痛は，浮腫による神経圧迫が原因であると推測しているが，関節炎の原因は不明と報告し，さらに，mianserin 投与時，副作

用として関節に症状が出現しても，リウマチ等と誤診されている可能性があり，臨床家はmianserinの副作用として，関節痛が存在することを考慮する必要があると報告している[5]。

結　論

Mianserin投与時に，頻度，機序ともに明らかではないが，副作用として関節痛が出現することが報告されている。いずれの報告でもmianserin中止後2週間以内に関節痛は改善したと報告されているが，mianserinによる関節痛は，服用開始後からかなりの時間が経過して出現する症例もあり，関節リウマチ等による関節痛と誤診される可能性もあるため，mianserin投与時には，副作用として関節痛が生じることを考慮しておく必要がある。

文　献

1) Cox, N. H. : Erythema multiforme due to mianserin—a case against generic prescribing. Br. J. Clin. Pract., 39 : 293-294, 1985.
2) Hughes, A., Coote, J. : Arthropathy associated with treatment with mianserin. Br. Med. J., 292 : 1050, 1986.
3) Jolliet, P., Veyrac, G., Bourin, M. : First report of mirtazapine-induced arthralgia. Eur. Psyciatry, 16 : 503-505, 2001.
4) Mashford, M. L. : Mianserin. An example of balancing benefits and risks in therapy. Med. J. Aus., 141 : 308-310, 1984.
5) Ostensen, M., Myhr, K. : Mianserin as a cause of arthritis. Br. J. Rheumatol., 30 : 74-75, 1991.
6) Guy, M., McEvoy, J. M. : A double-blind clinical trial of mianserin versus amitriptyline : differentation by adverse symptomatology. Phamacotherapy, 3 : 45-51, 1983.

（上田幹人，下田和孝）

Question 70

Trazodoneはせん妄を惹起しやすいか？
Trazodoneによってせん妄が起こった患者ではどのような抗うつ薬を投与すべきか？

> 〈症例〉46歳の女性。うつ状態のためにtrazodone150mg/日を投与したところ，投与開始後8日目より，幻視，幻臭，不眠，精神運動興奮などのせん妄状態を呈した。

A Trazodoneは，トリアゾロピリジン誘導体であり，強いセロトニン再取り込み阻害作用を有するが，5-HT$_2$受容体拮抗作用も有する抗うつ薬である。一般にtrazodoneの鎮静作用と血圧降下作用は比較的強いものの，ムスカリン性アセチルコリン受容体拮抗作用が弱く，心臓でのノルアドレナリン取り込み作用はほとんど阻害しないという特徴を持つ[9]。Gambleらの報告によると，trazodoneを単独で大量に服薬したとき血中濃度が有効域を越えていたにもかかわらず206例のうち死亡例は1例もなかった。それに比較して三環系・四環系抗うつ薬では2,263例中16例，モノアミン酸化酵素阻害薬（MAOI）では125例中3例死亡したとしている。以上のことよりtrazodone単独で過量摂取した場合，毒性は低く[4]，抗コリン性の副作用が少ない点や過量摂取の際の安全性から，心疾患などの身体疾患を合併する症例や高齢者などのせん妄に対するリスクファクターを持つ症例で使用する場合も多いことが推測される。

Trazodoneの投与によってせん妄を起こした症例としては，Kraftが報告している。この患者は46歳の典型的な内因性うつ病の症例であったが，trazodoneを300mg/日にまで増量した後から幻聴や精神運動興奮を呈し，trazodoneを中止したところ，1週間で幻覚や妄想は改善した。患者は症状増悪時の記憶は曖昧であったという[5]。

また，Damloujiらはbulimia nervosaの患者にtrazodoneを用いて治療した後に意識変容，知覚の混乱，幻視，失見当識などのせん妄状態を呈した3例を報告している。この症例は他の薬物は投与されておらず，症状もtrazodoneの投与を中止した後より消退したことより，trazodoneによってせん妄が惹起されたことが推測される[2]。

せん妄を起こす機序はいまだ解明されていないが，抗コリン作用を有する薬物が薬剤惹起性せん妄の原因の中で最も多いといわれており，せん妄は薬物の抗コリン作用によっておこるという仮説が最も有力である[1]。実際，抗うつ薬の中で抗コリン作用の強いamitriptyline等の三環系抗うつ薬投与後にせん妄を起こした報告が最も多く，三環系抗うつ薬を投与した患者では7％にせん妄が発生するといわれている[7]。せん妄に対するリスクファクターとして年齢，特に40歳以上ではせん妄を起こしやすくなるといわれている[3]。また，加齢により中枢のムスカリン受容体数が減少するという事実より，せん妄は抗コリン作用によって起こるという仮説が裏付けられる[8]。

以上のことより，せん妄を起こす機序として薬物の抗コリン作用が重要と考えられ，同じ抗うつ薬の中でも抗コリン作用の弱いものがせん妄を起こしにくいと思われる。抗コリン作用の弱い抗うつ薬としては，trazodoneのほかにはSSRIが挙げられるが，fluoxetineによってせん妄がおこっ

たという報告[6]もあり，投与に当たっては注意が必要である。

結　論

Trazodone は抗コリン作用が弱く，せん妄を惹起しにくいと考えられるが，本症例と同様な症例が少数ではあるが報告されている。Trazodone にかわるものとしては SSRI があげられるが SSRI でも同様の症例が報告されていることから，投与にあたっては注意が必要である。

文　献

1) Beresin, E. V. : Delirium in the elderly. J. Geriat. Psychiat. Neurol., 1 : 127-143, 1988.
2) Damlouji, N. F., Ferguson, J. M. : Trazodone-induced delirium in bulimic patients. Am. J. Psychiatry, 141 : 434-435, 1984.
3) Davis, R. K., Tucker, G, J. Harrow, M. et al. : Confusional episodes and antidepressant medication. Am. J. Psychiatry, 128 : 127-131, 1971.
4) Gamble, D. E., Peterson, L. G. : Trazodone overdose : four years of experience from voluntary reports. J. Clin. Psychiatry, 47 : 544-546, 1986.
5) Kraft, T. B. : Psychosis following trazodone administration. Am. J. Psychiatry, 140 : 1383-1384, 1983.
6) Leinonen, E., Koponen, H., Lepola, U. : Delirium during fluoexetine treatment. Ann. Clin. Psychiatry, 5 : 255-258, 1993.
7) Meyers, B. S., Mei-Tal, V. : Psychiatric reactions during tricyclic treatment of the elderly reconsidered. J. Clin. Psychopharmacol., 3 : 2-6, 1983.
8) White, P., Goodhardt, M. J., Keet, J. P. et al. : Neocortical cholinergic neurons in elderly people. Lancet, 1 : 668-671, 1977.
9) 山田光彦，上島国利：セロトニン系抗うつ薬（トラゾドンを中心に）．薬物治療の現状と課題．治療学，32 : 1081-1084，1998．

（椎野弥生，下田和孝）

Question 71 多発性硬化症患者の抑うつ症状に対して三環系抗うつ薬は安全か？

〈症例〉多発性硬化症に罹患して10年が経過している50歳の女性。3週間程前より著明なうつ状態を呈し希死念慮も認められ，抗うつ薬の投与が必要と思われる。

A 多発性硬化症（MS）と抑うつ症状との関連は以前より指摘されており，いくつかの総説が見受けられる[4,5,6,7]。またMS患者に合併した抑うつ症状は，MS患者の自殺の危険因子と考えられ[9]，注意が必要である。三環系抗うつ薬（TCA）が抑うつ症状の治療に安全かどうかを明らかにした論文は現在まで見当たらないが，有効性については，RDC診断で大うつ病性障害と診断されたMS患者に，desipramineとプラセボとでSchifferら[8]が二重盲検比較試験を行っている。これによるとMS患者の抑うつ症状が，プラセボ投与群14名に対してdesipramine投与群14名で有意に改善していた。Desipramine投与群の平均投与量は123.2±60.8mg/日であり，最高血漿中濃度の平均値は136.3±36.1ng/mlであった。またdesipramine投与群でみられた副作用は姿勢性低血圧・口渇，便秘といったものが主であった。このうち口渇は，興味深いことにプラセボ群でも同人数（5名）認められた。一方，以前のDean[2]の報告では，imipramineとプラセボで二重盲検比較試験を行い，プラセボ投与群19名とimipramine投与群17名の間に有意差を認めなかった。Imipramine投与群でうつ症状が改善したのは7名であり，プラセボ投与群では9名が改善した。副作用はimipramine投与群のうち8名にみられ，具体的には嘔気，便秘，眠気，平衡障害・排尿困難であり，重篤なものはなかった。同様の副作用がプラセボ投与群では7名にみられた。Imipramineの投与量は一律75mg/日であった。

TCA以外の薬物の有効性については，SSRIであるfluoxetineが20名のMS患者に非常に有効であったとのFlaxら[3]の報告がある。Fluoxetineの投与でMSの症状が増悪したとする1例のみの症例報告も見受けられる[1]が，他に同様の報告はなされておらず，おそらくこれは特異的あるいは偶然の事例と思われる。

結　論

現在までのところ，MS患者の抑うつ症状に対してTCAが安全かどうかを明らかにした論文は見受けられない。TCAの有効性については諸研究を概観してもこれを無効とするはっきりした結論は出ておらず，個別的具体的な改善例も報告されていることから，使用に躊躇するべきではないと思われる。ただしMSでは血液脳関門が障害されている可能性があり[8]，過量投与にならぬよう，治療的濃度監視（TDM）を行うなどの注意が必要であろう。具体的にどの抗うつ薬が推奨されるかは，情報に乏しく言及できない。SSRIはTCAと同様，あるいはそれ以上に有用かもしれない。

文　献

1) Browning, W. N. : Exacerbation of symptoms of multiple sclerosis in a patient taking fluoxetine (letter). Am. J. Psychiatry, 147 : 1089, 1990.
2) Dean, G. : A double-blind trial with an antidepressant drug, imipramine, in multiple sclerosis. South African Med. J., 43 : 86-87, 1969.
3) Flax. J. W., Gray, J., Herbert, J. : Effect of fluoxetine on patients with multiple sclerosis (letter). Am. J. Psychiatry, 148 : 1603, 1991.
4) Hutchinson, J., Burke, T., Hutchinson, M. : Neuropsychological assessment in multiple sclerosis : methodological issues and concerns. Multiple Sclerosis, 2 : 57-65, 1996.
5) Miller, C. M., Hens, M. : Multiple sclerosis : a literature review. J. Neuroscience Nursing, 25 : 174-179, 1993.
6) Patten, S. B., Metz, L. M. : Depression in multiple sclerosis. Psychother. Psychosom., 66 : 286-292, 1997.
7) Rodgers, J., Bland, R. : Psychiatric manifestations of multiple sclerosis : a review. Can. J. Psychiatry, 41 : 441-445, 1996.
8) Schiffer, R. B., Wineman, N. M. : Antidepressant pharmacotherapy of depression associated with multiple sclerosis. Am. J. Psychiatry, 147 : 1493-1497, 1990.
9) Stenager, E. N., Stenager, E., Koch-Henrikesn, N. et al. : Suicide and multiple sclerosis : an epidemiological investigation. J. Neurol. Neurosurg. Psychiatry, 55 : 542-545, 1992.

（佐藤　聡，染矢俊幸）

Question 72 甲状腺疾患のある患者に fluvoxamine などの SSRI を投与してよいか？

〈症例〉甲状腺機能低下症の既往をもつ40歳女性。大うつ病性障害と診断され，fluvoxamine による治療を検討されているが，甲状腺疾患のある患者に SSRI を投与して良いのか？

A うつ病と甲状腺機能には深い関わりがあることが知られている。例えば，未治療のうつ病患者においては triiodothyronine（T_3），thyroxine（T_4），freeT4（fT_4）などの甲状腺機能異常が存在するといった報告[3,4,9,10,12,19]，未治療のうつ病患者において，T_4値の低いものは抗うつ薬治療に反応しにくいといった報告[1]，TRH（thyrotropin releasing hormone）刺激テストに対する TSH（thyroid stimulating hormone）の反応がうつ病のマーカーになるといった報告[4]などがあることや，難治うつ病の治療において，甲状腺ホルモンの投与が有用である例が存在する[13,20,21]ことなどである。一方，治療が甲状腺機能に与える影響についてもいくつかの報告があり，lithium が甲状腺ホルモン値を減少させる可能性が知られている[5]。抗うつ薬による治療については甲状腺機能に有意に影響を与えるという報告[1,12,15]と，与えないという報告[11,16]があるが，いずれにしろ治療の必要性が生じるような大きな影響は与えないとされている。SSRI が甲状腺機能に対して与える影響についてもいくつかの報告で検討がなされており，Shelton ら[19]は，39名の大うつ病患者のうち fluoxetine で治療したグループと desipramine で治療したグループで甲状腺機能を比較し，desipramine 投与群で治療前に比べて total T_4 が有意に上昇したものの，fluoxetine 投与群では有意な変化を認めなかったと報告した。

Brady ら[4]は大うつ病患者を imipramine 投与群，fluvoxamine 投与群，プラセボ群に分け甲状腺機能を比較し，imipramine 投与群で T_4，T_3などの低下が見られたものの，fluvoxamine 投与群，プラセボ群では有意な変化を認めず，症状改善度については imipramine において T_3，T_4の減少と関係があると結論した。このように SSRI 投与と甲状腺機能異常との関係を否定する研究結果があるものの，一方でそれを肯定する結果も報告されている。うつ病患者40名を maprotiline と fluvoxamine で治療する群に分け，それらの甲状腺機能を比較した研究では両者において T_3，T_4値に変化はなかったが，TSH 値が前者では有意に増加，後者では有意に減少したとしている[6]。Konig ら[14]は，うつ病患者25名に対し paroxetine 20mg/日の治療を行い T_4値が減少したことを報告している。Sagud ら[17]は，sertraline で治療された大うつ病性障害患者15名で T_3値が増加したことを報告している。また，serotonin reuptake inhibitor として作用するといわれる clomipramine 治療により T_3値が減少した[1,18]が maprotiline 治療では T_3値が上昇した[1]とし，さらに前述の Shelton ら[19]も fluoxetine 投与群では症状改善度と T_3の減少には相関があったと報告している。Gendall ら[8]も，fluoxetine 治療反応群では，T_4 と fT_4値の低下，TRH チャレンジテストでの TSH 反応性の低下が観察されたと報告している。

三環系抗うつ薬(TCA)とSSRIが甲状腺機能に及ぼす影響に違いが認められるが，これらは各薬剤の作用機序が視床下部-下垂体-甲状腺系に与える影響の違いによるものであるという[4,19]。TCAはノルアドレナリン系を通して作用し，TRH分泌を促進し[1]，セロトニンはTSH分泌を抑制するといった報告[22]がこの仮説を支持している。また，Baumgartnerら[2,7]はラットにfluoxetineを投与したところ，脳皮質，前脳辺縁系で5′II-deiodinase isoenzyme($T_4 \rightarrow T_3$を触媒)の活性が高まったが，5D-III deiodinase isoenzyme($T_3 \rightarrow 3, 3′-T_2$を触媒)は阻害されていたとし，この結果よりfluoxetine投与によるT_3濃度上昇の可能性を示唆した。

TCAと同様にSSRI投与が甲状腺機能に影響を及ぼすといった報告はあるが，臨床的に問題となるような影響を与えるという報告はない。しかし，もともと甲状腺疾患のある患者についてはそれを十分治療することが望まれ，定期的な甲状腺機能の評価が必要と思われる。

結論

TCAと同様にSSRI投与が甲状腺機能に影響を及ぼすといった報告はあるが，SSRIが甲状腺機能に対して臨床上重大な影響を与えるという報告はない。

定期的な甲状腺機能の評価を行っていけば甲状腺疾患のある患者に対しても比較的安全であり，特に問題はない。

文献

1) Baumgartner, A., Graf, K. J., Kurten, I. et al. The hypothalamic–pituitary–thyroid axis in psychiatric patients and healthy subjects. Psychiatr. Res., 24 : 232–271, 1988.
2) Baumgartner, A., Dubeyko, M., Campos-Barros, A. et al. : Subchronic administration of fluoxetine to rats affects triiodothyronine production and deiodination in regions of the cortex and in the limbic forebrain. Brain Res., 635 : 68–74, 1994.
3) Brady, K. T., Anton, R. K. : The thyroid axis and desipramine treatment in depression. Biol. Psychiatry, 25 : 703–709, 1989.
4) Brady, K. T., Lydiard, R. B., Kellner, C. H. et al. : A comparison of the effect of imipramine and fluvoxamine on the thyroid axis. Biol Psychiatry, 36 : 778–779, 1994.
5) Kaplan, H. I., Sodock, B. J., Grebb, J. A. : Synopsis of Psychiatry, 7th ed., Williams & Wilkins, Baltimore, 1994.
6) De Mendonca Lima, C. A., Vandel, S., Bonin, B. et al. : Maprotiline versus fluvoxamine : comparison of their effects on the hypothalamic–hypophyseal–thyroid axis. Encephale, 23 : 48–55, 1997.
7) Eravci, M., Pinna, G., Meinhold, H. et al. : Effects of pharmacological and nonpharmacological treatments on thyroid hormone metabolism and concentrations in rat brain. Endocrinology, 141 : 1027–1040, 2000.
8) Gendall, K. A., Joyce, P. R., Mulder, R. T. et al. : Thyroid indices and response to fluoxetine and nortriptyline in major depression. J. Psychopharmacol., 17 : 431–437, 2003.
9) Gold, M. S., Pottash, A. L. C., Extein, I. : Hypothyroidism and depression. JAMA, 245 : 1919–1922, 1981.
10) Joffe, R. T., Roy-Byrne, P. P., Uhde, T. W. et al. : Thyroid function and affective illness. A reappraisal. Biol. Psychiatry, 19 : 1685–1691, 1984.
11) Joffe, R. T., Singer, W. : Effect of phenelzine on thyroid function in depressed patients. Biol. Psychiatry, 22 : 1033–1035, 1987.
12) Joffe, R. T., Singer, W. : The effect of tricyclic antidepressants on basal thyroid hormone levels in depressed patients. Pharmacopsychiatrica, 23 : 67–69, 1990.
13) Joffe, R. T., Singer, W. : Antidepressants and thyroid hormone levels. Acta. Med. Austriaca, 19 : 96–97, 1992.
14) Konig, F., Hauger, B., von Hippel, C. et al. : Effect of paroxetine on thyroid hormone levels in severely depressed patients. Neuropsychobiology, 42 : 135–138, 2000.
15) Langer, G., Schonbeck, G., Koinig, G. et al. : Antidepressant drugs and the hypothalamic-pituitary-thyroid axis. Lancet, 1 : 100–101, 1980.
16) Linnoila, M., Gold, P., Potter, W. Z., Weht, T. A. : Tricyclic antidepressants do not alter thyroid hormone levels in patients suffering from a major affective disorder. Psychiatr. Res., 4 : 457–460, 1981.
17) Sagud, M. Pivac, N., Muck-Seler, D. et al. : Effects of sertraline treatment on plasma cortisol,

prolactin and thyroid hormones in female depressed patients. Neuropsychobiology, 45 : 139–143, 2002.
18) Schlienger, J. L., Kapfer, M. T., Singer, L. et al. : The action of clomipramine on thyroid function. Horm. Metab. Res., 12 : 481–482, 1980.
19) Shelton, R. C., Winn, S., Ekhatore, N. et al. : The effect of antidepressants on the thyroid axis in depression. Biol Psychiatry, 33 : 120–126, 1993.
20) Stein, D., Avni, J. : Thyroid hormones in the treatment of affective disorders. Acta Psychiatr. Scand., 77 : 623–636, 1988.
21) Swartz, C. M. : Dependency of tricyclic antidepressant efficacy on thyroid hormone potentiation. Case studies. J. Nerv. Ment. Dis., 170 : 50–52, 1982.
22) Tuomisto, J., Mannisto, P. : Neurotransmitter regulation of anterior pituitary hormones. Pharmacol. Rev., 37 : 249–332, 1985.

（鈴木雄太郎，澁谷雅子，染矢俊幸）

Question 73 SSRIを妊婦に投与した場合の胎児への影響について

〈症例〉30歳の女性。米国在住中に抑うつ状態となりfluoxetineを投与されていた。帰国した現在も個人輸入で継続服用している。近い将来の出産を希望し，相談のため受診。

A 妊娠適齢期の多くの女性がSSRIを服用しており，すべての妊娠の約半分が計画的でないこと[12]，またSSRIの処方件数は男性に比べ女性で2倍多いという事実[19]から，SSRIを妊婦に投与した場合の胎児への影響に関する問題は，無視できないものである。

動物実験では，fluvoxamineと催奇形を結びつける報告はなく，sertralineでも奇形の発生を認めたものはない。しかしsertralineでは人での最高使用量の5倍の投与で新生児の死亡率が増加するかもしれないとする報告がある[4]。最初のSSRIとして発売されて以来，米国では抗うつ薬使用頻度第1位であるfluoxetineでは，胎生期大量投与によっても先天的な異常が全く生じなかったとする報告もあれば，頭蓋顔面の奇形や出産関連血腫，さらにはセロトニン神経系受容体の親和性と密度の変化などの異常と関連するとした報告もあり，残念ながら結果は一致していない[3]。しかしながら，最近低酸素血症[14]や低体重[6]を呈するとした報告もあり，注意が必要である。また行動面の変化として，fluoxetineの胎生期投与により，衝動性や攻撃性の亢進を呈したという報告もなされている[17]。

次に臨床研究では，Pastuszakら（1993）は妊娠初期3ヵ月間にfluoxetineを服用していた128例について，全て正常分娩であり，特に先天性奇形が出現する危険の増加は認められなかったと報告している[16]。さらに2000年にもAddisらによるメタアナリシスで妊娠初期のfluoxetine使用は重大な奇形と関連がないことが示された[1]。また，AltshulerらはIQを含んだ神経行動学的機能の異常がfluoxetineによって生じることはないと述べており[2]，最近，Nulmanらも認知や言語発達などの発育に影響がないことを示した[15]。さらにごく最近の2,500例の市販後調査での検討でも結果は問題なしとされている[7]。

このようにある程度の症例数を対象とした研究ではfluoxetineの胎児に与える影響については否定的な報告が多い。しかし，BaumとMisri（1996）は過去20年間のSSRIの報告を調べ上げ，流産の増加や過体重児との関連性を指摘し，警鐘を鳴らしている[3]。さらに一症例報告であるが，妊婦自体の妊娠中毒症，あるいは新生児の中枢神経系の興奮と頻脈が認められたとする報告[18]や高用量のfluoxetineが低体重と関連するという報告[9]がなされている。Paroxetineについても，先天性の奇形や未熟児との関連性を指摘する報告や逆に否定する報告等，結果が一貫していなかったが[10]，最近，新生児の呼吸器系の障害，低血糖，黄疸[5]，脳室内出血[8]などの報告が相ついでなされている。なお，sertraline[4]とfluvoxamine[13]では胎児への影響はないとする報告が少数ある。しかし以上の報告は全てretrospectiveで，ひとつまたは限られた施設での，健常対照群のない研究あるいは症例報告であり，近年，これらの欠点を補った形のコホ

ート研究が Kulin ら (1998) によってなされた。

彼らは米国とカナダの9つの奇形学情報サービスセンターで fluvoxamine, paroxetine, sertraline の胎児に対する安全性を調べるために，健常対照群 (267例) との比較を行っている。その結果，SSRI を投与された妊婦群 (267例) での奇形の出現率，流産の率，未熟児あるいは過熟児の率，平均出生児体重，全てで差がなかったという[12]。そして彼らは最適量を処方された場合には奇形に対する危険率は上がらないと結論している。しかしながら，奇形の出現率自体が非常に低いことから，このようなものを扱う場合には相当数のサンプルが必要と思われ，また前述したような報告が最近増えてきていることもあり，これらの結果の解釈は慎重にすべきであろう。

ちなみに，妊婦に関連したものとして，授乳への影響がある。動物実験では fluoxetine 投与によって母乳が出なくなる (milk-ejection reflex の抑制) といわれている[3]。母乳移行による重大な副作用の報告はないものの[13]，Kent と Laidlaw (1995) は sertraline の母乳への移行によって興奮，落ち着きのなさ，授乳困難，常時泣く，不眠，さらに驚愕反応の亢進などの症状からなる先天性の sertraline 依存状態が新生児に起こったと報告している[11]。ちなみにこれらの症状は sertraline に特異的なものではなく，三環系抗うつ薬でも生じるとされている。

結 論

SSRI を妊婦に投与した場合の胎児への影響については，Kulin らの報告のように比較的安全であることを示唆させる報告が多いようには思われる。しかし一方で，警鐘を鳴らす報告も散見されるので，そうした情報を与えて計画的な出産を行うように指導すること，SSRI の使用がやむをえない場合はできる限り最小の使用量を用いることが重要ではないかと思われる。

文 献

1) Addis, A., Koren, G.: Safety of fluoxetine during the first trimester of pregnancy: a meta-analytical review of epidemiological studies. Psychol. Med., 30: 89-94, 2000.
2) Altshuler, L. L., Cohen, L., Szuba, M. P. et al.: Pharmacologic management of psychiatric illness during pregnancy: dilemmas and guidelines. Am. J. Psychiatry, 153: 592-606, 1996.
3) Baum, A. L., Misri, S.: Selective serotonin-reuptake inhibitors in pregnancy and lactation Harv. Rev. Psychiatry, 4: 117-125, 1996.
4) Briggs, G. G.: Drugs in Pregnancy and Lactation, 4th ed., p. 780, Williams and Wilkins, Baltimore, 1994.
5) Costei, A. M., Kozer, E., Ho, T. et al.: Perinatal outcome following third trimester exposure to paroxetine. Arch. Pediatr. Adolesc. Med., 156: 1129-1132, 2002.
6) da-Silva, V. A., Altenburg, S. P., Malheiros, L. R. et al.: Postnatal development of rats exposed to fluoxetine or venlafaxine during the third week of pregnancy. Braz. J. Med. Biol. Res., 32: 93-98, 1999.
7) Newport, D. J. Hostetter, A. Arnold, A. et al.: The treatment of postpartum depression: minimizing infant exposures. J. Clin. Psychiatry, 63 (suppl): 31-44, 2002.
8) Duijvestijn, Y. C., Kalmeijer, M. D., Passier, A. L. et al.: Neonatal intraventricular haemorrhage associated with maternal use of paroxetine. Br. J. Clin. Pharmacol., 56: 581-582, 2003.
9) Hendrick, V., Smith, L. M., Suri, R. et al.: Birth outcomes after prenatal exposure to antidepressant medication. Am. J. Obstet Gynecol., 188: 812-815, 2003.
10) Inman, W., Kubotu, K., Pearce, G.: Prescription event monitoring of paroxetine. Prescription Event Monitoring Reports, 1-44, 1993.
11) Kent, L. S. W., Laidlaw, J. D. D.: Suspected congenital sertraline dependence. Br. J. Psychiatry, 167: 412-413, 1995.
12) Kulin, N. A., Pastuszak, A., Sage, S. R. et al.: Pregnancy outcome following maternal use of the new selective serotonin reuptake inhibitors: a prospective controlled multicenter study. JAMA, 279: 609-610, 1998.

13) Misri, S., Kostaras, X. : Benefits and risks to mother and infant of drug treatment for postnatal depression. Drug Saf., 25 : 903–911, 2002.
14) Morrison, J. L., Chien, C., Riggs, K. W. et al. : Effect of maternal fluoxetine administration on uterine blood flow, fetal blood gas status, and growth. Pediatr. Res., 51 : 133–112, 2002.
15) Nulman, I., Rovet, J., Stewart, D. E. et al. : Child development following exposure to tricyclic antidepressants or fluoxetine throughout fetal life : a prospective, controlled study. Am. J. Psychiatry, 159 : 1889–1895, 2002.
16) Pastuszak, A., Schick-Boschetto, B., Zuber, C. et al. : Pregnancy outcome following first-trimester exposure to fluoxetine (Prozac). JAMA, 269 : 2246–2248, 1993.
17) Singh, Y., Jaiswal, A. K. Singh, M. et al. : Effect of prenatal diazepam, phenobarbital, haloperidol and fluoxetine exposure on foot shock induced aggression in rats. Indian J. Exp. Biol., 36 : 1023–1024, 1998.
18) Spencer, M. J. : Fluoxetine hydrochloride (Prozac) toxicity in the neonate. Pediatrics, 92 : 721–722, 1993.
19) Stewart, D. E. : Are there special considerations in the prescription of serotonin reuptake inhibitors for women ? Can. J. Psychiatry, 43 : 900–904, 1998.

（塩入俊樹，澁谷雅子，染矢俊幸）

Question 74 小児期や思春期に見られる精神疾患に対するSSRIの使用について

〈症例〉12歳の女児。中学校でいじめにあい，不登校となる。自殺企図のため精神科を受診。抑うつ気分が著しく，興味の喪失，食欲不振，体重減少などの抑うつ症状を認めている。抗うつ薬による治療を開始したいが，fluvoxamineの小児期・思春期に及ぼす影響や投与時における注意点について教えて欲しい。

A 小児期・思春期の精神疾患の治療においても，薬物療法は多元的治療や初期の介入の鍵となる重要な位置を占めており，また付加的治療としても重要である[4]。主治医は，服薬が子供，家族，学校，仲間などにどういう意味を持つのかを考慮する必要がある。親，学校職員などと密に連絡を取り合い，協力を得ることが大切で，薬物の管理も親に指導する必要がある。

小児期・思春期では，薬物治療が認知的，対人的，情緒的な発達および身体の成長に特殊なあるいは重大な影響を与えることがある。向精神薬は身体的な副作用が出現する前に認知の鈍化などの障害が生じることがあるが，そのために学習技能や社会的機能が低下し，二次的に自己評価が低下することがある[4]。これらの問題は年少の患者に多い。

通常，薬物の適切な投与量については，成人についての用量設定試験の結果を基にしているため，小児についての適用の明示がないことが多い。また，薬物吸収や分布，蛋白結合，代謝，排泄には年齢依存性がある。例えば，年少の小児では成人よりも早く吸収され，最高血中濃度が高くなる薬物もある。小児では成人に比し体内水分率が高く，そのため最初に体内水分に分布するような薬物，例えばlithiumなどでは小児では血中濃度が低下する。逆に向精神薬の大部分をしめる脂溶性薬物では，脂肪の体内比率が年齢によって著しく変化し（例えば女児では，生後1年まで増加し，その後前思春期に再び増大する）[2]，効果や副作用に違いが生じる可能性がある。腎臓は生後1歳までに成人の機能に達するし，肝臓は成人と比べて年少の子供では体重に占める割合が大きいため，薬物代謝に占める肝臓の比率が高く[12]，この比率は思春期になると急激に低下する[7]。

小児期や思春期の患者に対するSSRI（選択的セロトニン再取り込み阻害薬）の処方は，その効果や安全性の十分な証明がされておらず，しかも使用方法の明確なガイドラインが定まっていないにもかかわらず，最近急激に増加してきている[11]。SSRIは心臓に対する副作用が少なく，過量服用時にも比較的安全であることから，三環系抗うつ薬よりもすぐれているが，成長期の小児に対する長期的影響についてはまだ不明である[11]。SSRIの有効性について最も説得力のある証拠が揃っている疾患としては，うつ病と強迫性障害であるが[3]，うつ病の次にSSRI使用の頻度が高い疾患は注意欠陥／多動性障害である[3]。その他，摂食障害，夜尿症，トゥレット障害，身体醜形障害，衝動性亢進状態などの13の精神疾患や状態に臨床的な効果があるという報告がなされている[3,5,9,11]。小児

期・思春期のうつ病については，二重盲検試験で有意差は認められなかったという報告[13]と，fluoxetineがプラセボに比して明らかにうつ状態を改善したとする報告がある[6]。また，McConvilleら（1996）は，非コントロール研究ではあるが，sertraline（25〜200mg/日，平均1日投与量：110mg）が思春期大うつ病患者に対して抑うつ症状と不安症状を改善したと報告している[8]。最近の小児科医と家庭医約1,200名を対象としたSSRIに関するアンケートによると，小児科医の76％，家庭医の55％が小児期・思春期の患者に対するSSRIの全体的有効性を認めている[11]。使用量としては，fluoxetineを20mg/日あるいはそれ以下で開始し，1日40mgを超えないようにする[4]。強迫性障害については，fluoxetineだと初回投与量を5〜20mg/日で始めて，朝食後の服用とする[4]。Fluoxetineは半減期が長く，活性代謝物があるため，隔日投与の場合もある。Fluvoxamineの場合には，通常25mg/日で開始，100〜175mg/日を用いるという結果であった。

危険性および副作用については，fluoxetineは比較的身体的副作用（例えば，食欲不振，体重減少，頭痛，嘔気，嘔吐，振戦）が少なく穏和な薬物とされているものの行動抑制はよく見られ[3]，その一部はアカシジアと関連すると考えられている。行動毒性の症状には，落ち着きのなさ，不眠，対人面での脱抑制，興奮，躁状態である。自殺念慮，自己破壊的行動，攻撃性，精神病症状も報告されているが，このような症状を呈する小児は以前より危険因子が存在していることが多い[4]。Fluoxetineは睡眠構築を変化させ，日中の疲労感を生じさせる場合がある。Sertralineの副作用は，不眠，緊張感と落ち着きのなさ，眠気，食欲不振，体重減少，頭痛，悪夢である[8]。問題行動の誘発もあり得る。Fluvoxamineでは，不眠，興奮，傾眠，胃の不快感がよく出現する副作用である。

一方，2003年6月10日に英国保健省は「臨床試験のレビューを検討した結果，fluoxetine以外のSSRIは若年者のうつ病には有効ではなく，自殺念慮や，自殺企図のリスクを増加させる可能性がある」とのセンセーショナルな報告を行い，18歳未満のうつ病患者には利益と危険性のバランスを検討しfluoxetine以外のSSRIを処方しないよう警告した[10]。また同年米国FDAもparoxetineを若年者に使用しないよう警告した[14]。これを受け日本でも2003年8月にparoxetineの使用上の注意において「18歳未満の大うつ病性患者への投与は禁忌であること」が追記された。

しかし，米国神経精神薬理学会では，これまでに発表されたSSRIのデータ及び未発表データのレビューを行い，若年者でもSSRIまたはその他新世代抗うつ薬の服用は自殺念慮や，自殺企図のリスクを上昇させず，若年者のうつ病治療に関するSSRIのベネフィットは自殺念慮や自殺企図のリスクを上回ると結論づけている。その上で，同学会は，若年者うつ病に対する有効で即座に提供できる治療としてSSRIとその他の新世代抗うつ薬の継続使用を推奨し，一方でうつ病患者に自殺念慮，自殺企図について詳しく尋ねるよう強く勧めている[1]。やはりこの年代での更なる臨床試験が必要と思われる。

結　論

小児期や思春期にみられる精神疾患に対するSSRI使用について，十分な検討がなされていない現状ではあるが，様々な精神疾患に有効性が指摘されている。近年18歳未満のうつ病患者ではSSRIによる自殺念慮，自殺企図のリスクを増加させるとの報告もあり我が国では若年者へのparoxetineの投与は禁忌となった。一方で，SSRIのベネフィットはこれらのリスクを上回るとの意見もあり，今後の更なる研究が待たれる。また，他の疾患でも，小児期や思春期の患者では薬物吸収や分布，蛋白結合，代謝，排泄などが年齢で変動すること，行動を抑制することによる学習の障害など小児・思春期特有の副作用が存在することに常に留意しておくべきである。

文　献

1) American college of Neuropsychopharmacology : Executive Summary. PRELIMINARY REPORT OF THE TASKFORCE ON SSRIs AND SUICIDAL BEHAVIOR IN YOUTH. www. acnp.

org/exec-summary. pdf(accessed 14 March 03)

2) Briant, R. H. : An intruduction to clinical pharmacology. In : Pediatric psychopharmacology : the use of behavior modifying drugs in children (ed. by Werry, J. S.), pp. 3–28, Brunner/Mazel, New York, 1978.

3) DeVane, C. L., Sallee, F. R. : Serotonin selective reuptake inhibitors in child and adolescent psychopharmacology : a review of published experience. J. Clin. Psychiatry, 57 : 55–66, 1996.

4) Dulcan, M. K., Martini, D. R. : Concise guide to child and adolescent psychiatry. American Psychiatric Press, Washington, D. C., 1999.(松浦雅人訳：小児・思春期の「心の問題」診療ガイド．メディカル・サイエンス・インターナショナル，東京，2000．)

5) Eapen, V., Trimble, M. R., Robertson, M. M. : The use of fluoxetine in Gilles de la Tourette syndrome and obsessive compulsive behaviors : preliminary clinical experience. Prog. Neuropsychopharmacol. Biol. Psychiatry, 20 : 737–743, 1996.

6) Emslie, G., Rush, A. J., Weinberg, A. W. et al. : A double-blind, randomized placebo-controlled trial of fluoxetine in depressed children and adolescents. Arch. Gen. Psychiatry, 54 : 1031–1037, 1997.

7) Jatlow, P. I. : Psychotropic drug disposition during development. In : Psychiatric Pharmacosciences of children and adolescents (ed. by Popper, C.), pp. 27–44, American Psychiatric Press, Washington, D. C., 1987.

8) McConville, B. J., Minnery, K. L., Sorter, M. T. et al. : An open study of the effects of sertraline on adolescent major depression. J. Child Adolesc. Psychopharmacol., 6 : 41–51, 1996.

9) Palmer, C. J., Yates, W. R., Trotter, L. : Childhood trichotillomania : successful treatment with fluoxetine following as SSRI failure. Psychosomatics, 40 : 526–528, 1999.

10) Ranchondani, P. : Treatment of major depressive disorder in children and adolescents. BMJ, 328 : 3–4, 2004.

11) Rushton, J. L., Clark, S. J., Freed, G. L. : Pediatrician and family physician prescription of selective serotonin reuptake inhibitors. Pediatrics, 105 : E82, 2000.

12) Sallee, F., Stiller, R., Perel, J. et al. : Targeting imipramine dose in children with depression. Clin. Pharmacol. Ther., 40 : 8–13, 1986.

13) Simeon, J. G., Dinicola, V. F., Ferguson, H. B. et al. : Adolescent depression : a placebo-controlled fluoxetine treatment study and follow-up. Prog. Neuropsychopharmacol. Biol. Psychiatry, 14 : 791–795, 1990.

14) Wooltorton, E. : Paroxetine (Paxil, Seroxat) : increased risk of suicide in pediatric patients. CMAJ, 169 : 446, 2003

（塩入俊樹，丸山麻紀，染矢俊幸）

Question 75 重篤な腎機能障害があった場合，SSRIを使用してよいか？

〈症例〉Lithium carbonateを服用していた双極性障害の40歳の男性患者。経過は良好であったが，重篤な腎障害が出現し服用を中止した。その後しばらくしてうつ状態を呈したため，SSRIの使用を検討中である。

A 薬物は一般に，その体内動態が肝に強く依存しているもの（主として脂溶性の高い薬物）と腎に強く依存しているもの（主として水溶性の高い薬物）の2つに大別される。脂溶性の高い薬物は，そのままの形では腎から排泄されにくく，肝で代謝され極性の高いものに変化した後，腎より，あるいは胆汁中に排泄される。これに対して，水溶性の高い薬物はそのままの形で尿中に排泄されるため，腎障害の影響を極めて受けやすい[5]。

腎機能障害の患者にある薬物を用いる場合，障害が薬物動態に与える影響を考慮しなければならない。具体的には薬物の吸収・生体内利用率，分布（蛋白結合やpH等の変化），代謝，排泄，透析性への影響を考慮する必要がある[8]。

まず，吸収・生体内利用率についてであるが，腎機能障害が著しく進行し胃腸症状が出現すると，消化管からの向精神薬の吸収に影響が及ぶ。また機序は不明なものの腎不全が腎外性排泄（おそらく肝排泄）を阻害する場合があり，初回通過効果が減少して生体内利用率が上がることがある[8]。

薬物の蛋白結合は腎不全患者で減少し，活性のある非結合型の割合が増加する。よって蛋白結合の高い薬はより腎機能障害の影響を受けやすく，こうした場合は蛋白結合の低い代替薬を用いる方がよい。蛋白結合減少の原因として，1）ネフローゼ症候群をはじめ腎疾患による血中アルブミン濃度の低下，2）腎からの排泄低下により薬物代謝産物が増加し薬物との間で蛋白結合の競合が起こる，3）腎不全時に蓄積した内因性の有機酸が薬物に代わってアルブミンと結合する，等が考えられている[8]。またpHの変化で組織への移行が変化する場合がある。例えばサリチル酸は弱酸性であり，尿毒症などでアシドーシスを呈すると組織への移行が容易となる。アシドーシスで血液脳関門の機能が低下し，薬物が中枢神経系へ移行しやすくなる。このため通常量でも中毒，副作用が出現しやすく注意が必要である[8]。

代謝に関しては，腎でグルクロン酸抱合，硫酸抱合される薬物があるが，腎不全での影響は詳しく分かっていない。また腎不全時に肝での代謝が変化することがある。一般に酸化，グルクロン酸抱合は亢進もしくは変化なく，還元，アセチル化，加水分解は遅延する[8]。

水溶性が高く腎から未変化体として排泄されるものや，活性代謝物が腎から排泄されるものは腎不全時の影響が大きい。腎排泄性の向精神薬としては，lithium, barbital, benzamide誘導体のsulpiride, sultopride, tiapride, 抗パーキンソン薬のamantadine等が知られている。Carbamazepine, phenobarbital, primidone, ethosuximideは一部が

腎から排泄される。ベンゾジアゼピン系薬物は肝代謝だが，なかには活性代謝物が腎より排泄されるものがある[8]。

薬物の透析性（各種薬物が透析によりどの程度体内から除去されるか）は，一般に以下の条件に影響される。まず，分子量が500以下のものや水溶性のものは透析を受けやすい。一方分布容積（Volume of Distribution；Vd）の多い薬物は血漿中の薬物量が少なく，そのため透析で除去される薬物量の割合が少ない。SSRI (selective serotonin reuptake inhibitor) を含む大部分の向精神薬は脂溶性のためほとんど透析されない。透析される向精神薬としては，lithium，phenobarbital，primidone，sulpiride，ethosuximide 等があげられる。透析膜を通過できるのは非結合型の分子のみであるため，蛋白結合率が強い薬物は透析を受けにくい[8]。

このように各種薬剤の薬物動態は腎機能障害により種々の面で影響を受ける。SSRI に関しては文献が少ないため断定的なことは言えないが，使用の際は排泄遅延の可能性を考慮して少量から始めるなど慎重な投与が望ましいと思われる。

我が国で現在使用可能な SSRI は fluvoxamine と paroxetine であり，以下これら2剤の薬物動態学的特徴と腎障害患者に投与した場合の結果について文献をもとに概説する。

まず fluvoxamine であるが，健康成人男子へ fluvoxamine 25，50，100 または 200mg を単回経口投与したときの T_{max} は 4〜5 時間，$T_{1/2}$ は 9〜14 時間であった[4]。また75mgを健康成人男子5名に1日1回，6日間反復投与したときの血清血中濃度は，投与3日目で定常状態に達し，また最終回投与後3日（72時間）で消失した[4]。Fluvoxamine 未変化体のヒト血清蛋白結合率は約80％（in vitro，添加濃度0.1および0.5μg/ml）であった[12]。主要代謝物は，肝臓で酸化的に脱メチル化された P-9 (fluvoxamino acid) と，さらに N-アセチル化された P-10 (acetylated fluvoxamino acid) であり，いずれも薬理活性は極めて弱い[9]。Fluvoxamine 100 または 200mg を健康成人男子6名に単回経口投与した後72時間までの未変化体，主要代謝物 (P-9，P-10) を合わせた累積尿中排泄率は，両投与量で約40％（うち未変化体は約1％）であった[4]。また，外国で健康成人男子に fluvoxamine の^{14}C 標識体 1mg（1名）または 5mg（5名）を単回投与後，約70時間までの累積尿中放射能排泄率は平均約94％であった[13]。

15名の慢性腎障害患者（平均の Ccr が17ml/min で範囲が5〜42ml/min）に fluvoxamine を 1日2回，6週間反復投与し，投与直前の血漿中濃度を健康成人（同用量を4週間反復投与）と比較した結果，慢性腎障害患者では高値を示す例もあるものの，健康成人と有意差はなく，また反復投与による蓄積傾向も認められなかった[10]。

次に paroxetine であるが，健康成人男子へ paroxetine 10，20，または 40mg を単回経口投与したときの T_{max} は約 5 時間後であり，$T_{1/2}$ は約15時間であったが，いずれの投与量でも個体差が大きかった[3]。また20mgを健康成年男子に1日1回10日間反復経口投与した時の血漿中濃度は投与7日目に定常状態に達し，最終投与後96時間（4日）で消失した[7]。Paroxetine の in vitro におけるヒト血漿蛋白結合率は約95％（最終濃度10〜1,000ng/ml）であった[11]。ヒトにおいて，paroxetine は肝臓で主に CYP 2 D 6 による代謝を受けて[1]，薬理活性をもたない代謝物に変換された後，グルクロン酸抱合体，硫酸抱合体となって排泄される[6]。Paroxetine 20mg を健康成人（日本人）8名に単回経口投与した後72時間までの尿中排泄率は，総排泄量が35.6％，主要代謝物が29.6％，未変化体が0.24％であった。同じく20mg を反復投与した時の最終投与96時間後までの尿中排泄率は，未変化体が1.96％，主要代謝物が56.3％で総排泄率は72.8％であった[7]。

Doyle ら[2]は，腎機能障害の程度別に group を A から D の各 6 名（年齢19〜65歳）に分け，それらに paroxetine 30mg を単回経口投与して，C_{max}，$T_{1/2}$，AUC 等を比較した。Group A は健康対照者（Ccr>100ml/min），group B は軽度腎機能障害者（Ccr=60〜80ml/min），group C は中等度腎機能障害者（Ccr=30〜60ml/min），group D は重度腎機能障害者（Ccr<30ml/min）であった。その結果，C_{max} と $T_{1/2}$ は，腎機能障害の程度が増すにつれて明らかに増加したが，個体間変動が大きく，

group間で統計学的な有意差が認められなかった。AUCにおいては，group Dと，group Aあるいはgroup Bとの間で統計学的有意差がみられた。全体として，健康対照者と各腎機能障害者との間でこれら薬物動態学的パラメータの重複が顕著であり，その臨床的意味はそれ程重要でないかもしれないと著者らは結論づけている。

結 論

重篤な腎機能障害患者へのSSRI使用の可否については，文献が少なく断定的なことはいえない。使用にあたっては，腎機能障害による薬物動態の変化を考慮するべきだが，それよりも薬物動態の個体間の差の方が大きい場合もある。

一般に使用の際は，排泄遅延の可能性を常に考慮し，慎重に少量から投与することが望ましいと思われる。

文 献

1) Bloomer, J. C., Woods, F. R., Haddock, R. E. et al.: The role of cytochrome P450 2D6 in the metabolism of paroxetine by human liver microsomes. Br. J. Clin. Pharmacol., 33:521-523, 1992.
2) Doyle, G. D., Laher, M., Kelly, J. G. et al.: The pharmacokinetics of paroxetine in renal impairment. Acta Psychiatr. Scand., 80(suppl. 350):89-90, 1989.
3) 入江 廣, 藤田雅巳, 井之川芳之他：塩酸パロキセチンの第Ⅰ相臨床試験(第3報)健常成人男子に塩酸パロキセチン10, 20及び40mgを単回経口投与した時の薬物動態に関する検討. 薬理と治療, 28(suppl. 1): S47-S68, 2000.
4) 石郷岡純, 若田部博文, 島田栄子他：選択的セロトニン再取り込み阻害薬SME3110(fluvoxamine maleate)の第Ⅰ相試験. 臨床評価, 21:441-490, 1993.
5) 加藤隆一：臨床薬物動態学 改訂第2版. 南江堂, 東京, 1998.
6) Kaye, C. M., Haddock, R. E., Langley, P. F. et al.: A review of the metabolism and pharmacokinetics of paroxetine in man. Acta Psychiatr. Scand., 80(suppl. 350):60-75, 1989.
7) 村崎光邦, 高橋明比古, 井之川芳之他：塩酸パロキセチンの第Ⅰ相臨床試験(第2報)健常成人男子に塩酸パロキセチン20mgを単回及び1日1回10日間反復経口投与した時の薬物動態に関する検討. 薬理と治療, 28(suppl. 1): S37-S46, 2000.
8) 村竹辰之, 染矢俊幸：腎障害時の向精神薬投与計画. 臨床精神薬理, 2:239-246, 1999.
9) Overmars, H., Scherpenisse, P. M., Post, L. C.: Fluvoxamine maleate: metabolism in man. Eur. J. Drug Metab. Pharmacokinet., 8:269-280, 1983.
10) Perucca, E., Gatti, G., Spina, E.: Clinical Pharmacokinetics of fluvoxamine. Clin. Pharmacokinet., 27:175-190, 1994.
11) 坂本孝司, 井之川芳之, 成田裕保他：塩酸パロキセチンの第Ⅰ相臨床試験(第6報)健常成人における薬物動態及び人種差の検討. 薬理と治療, 28(suppl. 1): S111-S118, 2000.
12) 佐藤信雄, 高田ひろみ, 津久井桃子他：Fluvoxamine Maleateの薬物動態(第3報)ラットにおける未変化体の血中動態および脳内移行. 薬理と治療, 23:637-643, 1995.
13) Van der Schoot, J. B.: Solvay Pharmacoceuticals社内資料, 1974.

(佐藤 聡，染矢俊幸)

Question 76

18歳未満の患者に fluvoxamine は安全か？

A Fluvoxamine（ルボックス®，デプロメール®）は，selective serotonin reuptake inhibitors (SSRI) の一種で，成人のうつ病およびうつ状態，強迫性障害の治療に広く用いられており，成人に対する使用の安全性は17年間2,800万人の市販後調査で良好な安全性プロファイルが確認されている[2]。小児および思春期では，大うつ病性障害，強迫性障害，社会恐怖，分離不安障害[3]，広汎性発達障害[6]などに対する有効性が提唱されているが，小児および思春期への使用の安全性についてはその確立が十分であるとはいえない。近年，同じSSRIのparoxetineが，18歳未満の患者への投与と自殺念慮の増悪との因果関係の有無について[12,14]メディアで大きく報じられたことは記憶に新しく，fluvoxamineについても18歳未満の患者における安全性の検討が必要であろう。

しかしながら，18歳未満の患者へのfluvoxamine使用に関するまとまった研究は限られている。Research Unit on Pediatric Psychopharmacology Anxiety Study Group[13]は，6歳から17歳の不安障害（社会恐怖，分離不安障害，全般性不安障害）患者128名に対し8週間の無作為割り付け比較試験を行い，fluvoxamine群で腹部不快感（49%）と活動性の亢進（27%）が有意に出現することを示した。Riddleら[8]は8歳から17歳の強迫性障害患者120名に無作為割り付け比較試験を行い，fluvoxamine群に不眠（29.8%），倦怠感（26.3%），消化不良（14.0%），過活動（12.3%），激越（12.3%），眠気（10.5%）が出現することを示した。Apterら[1]は，13歳から18歳の強迫性障害患者と大うつ病性障害患者20名にfluvoxamineを投与し，皮膚炎，不眠，過活動，興奮，不安，振戦，嘔気が各々3人以下に認められたことを報告した。衰弱した食欲不振の患者にせん妄と幻覚が出現したことを除いて重篤な副作用はみられず，いずれの副作用も薬剤中止後速やかに改善している。

これらの報告は，小児，思春期でのfluvoxamineの副作用は，消化器系症状と中枢神経系症状が主体であることを示しており，心血管系の重篤な副作用は稀で比較的緩徐な消化器症状が多い点は，成人の副作用プロファイルと一致するが，過活動，興奮，激越などの中枢神経系症状は成人ではあまり典型的でない[2]。SSRIで出現する小児の落ち着きのなさ，脱抑制，焦燥といった症状は，成人における軽躁状態やアカシジアとの関連が推測されている[11]がその機序は不明である。いずれにせよ，これらの問題は学童において学習技能や社会機能を低下させ，二次的に自己評価を下げる可能性があるため十分な注意が必要である[10]。

Fluvoxamineの18歳未満への使用と自殺念慮の関連を示す報告は，うつ病の10歳男児への投与中に希死念慮と攻撃性が増悪し同薬中止後に症状の軽減をみたとする一例報告[11]のみで，まとまった研究は見当たらない。現時点ではfluvoxamineと自殺念慮の関連は不明といわざるをえず，今後の詳細な検討がまたれるところであるが，同じSSRIのparoxetineをはじめ，fluoxetineでも思春期患者の希死念慮を増悪させる[5]という報告は，

fluvoxamineにおいてもそれが例外であるという十分なデータがない限りは，慎重な投与が当然必要であることを示しているといえよう．

その一方，いくつかの欧米の研究がSSRIの導入以降，地域の思春期自殺率が減少したことを統計上で示しており[7]，多くの患者への有効性を考えるといたずらにSSRIの小児への使用を避けることに対する批判もある．最近のセロトニントランスポーター（5-HTT）に関する研究では，小児および思春期うつ病患者の一部に，SSRI投与前後で5-HTTのbinding capacityが有意に変化する群が存在し，その群ではSSRIへの治療抵抗性と自殺念慮が認められたという[9]．SSRIはある患者群の自殺を減らす効果を持つが，一部の患者の自殺念慮を増悪させる作用があるのかもしれず[4]，さらなる研究報告が望まれる．

結 論

Fluvoxamineの18歳未満に対する使用では，消化器系と中枢神経系の副作用が認められるが，たいてい軽度である．現時点でfluvoxamineと自殺念慮の因果関係は不明であり，確定的なことはいえない．しかし，他のSSRIと同様に注意深い使用が望まれ，使用する場合においても，きめこまかな自殺リスクのモニタリングなど，慎重な態度が必要と思われる．

文 献

1) Apter, A., Ratzoni, G., King, R. A. et al. : Fluvoxamine open-label treatment of adolescent inpatients with obsessive-compulsive disorder or depression. J. Am. Acad. Child. Adolesc. Psychiatry, 33 : 342-348, 1994.
2) Buchberger, R., Wagner, W. : Fluvoxamine : safety profile in extensive post-marketing surveillance. Pharmacopsychiatry, 35 : 101-108, 2002.
3) Cheer, S. M., Figgitt, D. P. : Spotlight on fluvoxamine in anxiety disorders in children and adolescents. CNS Drugs, 16 : 139-144, 2002.
4) Healy, D. : Lines of evidence on the risks of suicide with selective serotonin reuptake inhibitors. Psychother. Psychosom., 72 : 71-79, 2003.
5) King, R. A., Riddle, M. A., Chappell, P. B. et al. : Emergence of self-destructive phenomena in children and adolescents during fluoxetine treatment. J. Am. Acad. Child Adolesc. Psychiatry, 30 : 179-186, 1991.
6) Martin, A., Koenig, K., Anderson, G. M. et al. : Low-dose fluvoxamine treatment of children and adolescents with pervasive developmental disorders : a prospective, open-label study. J. Autism. Dev. Disord., 33 : 77-85, 2003.
7) Olfson, M., Shaffer, D., Marcus, S. C. et al. : Relationship between antidepressant medication treatment and suicide in adolescents. Arch. Gen. Psychiatry, 60 : 978-982, 2003.
8) Riddle, M. A., Reeve, E. A., Yaryura-Tobias, J. A. et al. : Fluvoxamine for children and adolescents with obsessive-compulsive disorder : a randomized, controlled, multicenter trial. J. Am. Acad. Child Adolesc. Psychiatry, 40 : 222-229, 2001.
9) Sallee, F. R., Hilal, R., Dougherty, D. et al. : Platelet serotonin transporter in depressed children and adolescents : 3H-paroxetine platelet binding before and after sertraline. J. Am. Acad. Child Adolesc. Psychiatry, 37 : 777-784, 1998.
10) 塩入俊樹，染矢俊幸：そこが知りたい 薬物療法Q&A．臨床精神薬理，4 : 159-160, 2001.（本書Q74に加筆修正し再掲）
11) Vorstman, J., Lahuis, B., Buitelaar, J. K. : SSRIs associated with behavioral activation and suicidal ideation. J. Am. Acad. Child Adolesc. Psychiatry, 40 : 1362-1365, 2001.
12) Waechter, F. : Paroxetine must not be given to patients under 18. BMJ, 326 : 1282, 2003.
13) Walkup, J. T., Labellarte, M. J., Riddle, M. A. et al. : Fluvoxamine for the treatment of anxiety disorders in children and adolescents. N. Engl. J. Med., 344 : 1279-1285, 2001.
14) Wooltorton, E. : Paroxetine (Paxil, Seroxat) : increased risk of suicide in pediatric patients. CMAJ, 169 : 446, 2003.

（澁谷雅子，染矢俊幸）

Question 77　電気けいれん療法の前に抗うつ薬を中止すべきか？

〈症例〉62歳の大うつ病性障害の女性。これまでに imipramine, amitriptyline が投与されたが, 抗コリン性の副作用のため中止され, 現在 trazodone が投与されている。しかし効果が不十分のため, 電気けいれん療法 (ECT) の施行を考えている。ECT の前に trazodone を中止すべきか？

A 抗うつ薬の服用でけいれん発作をきたすことはよく知られている。動物実験でも抗うつ薬はけいれん閾値を低下させる。抗うつ薬によるけいれん発作の頻度は0.1～4.0%と少ないが[13], 過量服用でけいれん発作の危険性は高くなる。三環系抗うつ薬(TCA)と比較し trazodone はけいれんを起こすことは少ないが, これまでに常用量の trazodone によるけいれんが報告されている[2,10]。また trazodone 服用中に ECT を施行され, けいれんが遷延した例が報告されている[6,8]。同様に trazodone 服用中に ECT を施行され, 一時的に洞房ブロックと心室性期外収縮が生じた例もある[11]。選択的セロトニン再取り込み阻害薬 (SSRI) である fluoxetine が ECT 後のけいれんを遷延させたという症例報告[4]や, paroxetine により ECT 後のけいれんが64%延長したというケースコントロール研究がある[3]。さらに fluvoxamine によるけいれん発作の出現とけいれん閾値の低下も報告されている[15]。また ECT でのけいれんが微弱だったものが fluoxetine の投与で通常のけいれん持続時間となり, うつ病治療効果が生じた例もある[14]。このように ECT における抗うつ薬の併用では有害事象の報告が多く, 抗うつ薬は中止すべきであるという意見が多かった。

一方では SSRI は TCA に比し, けいれん等の副作用の危険が低く, ECT との併用をすすめるものもいる[7,12]。ECT と抗うつ薬の併用は急性期の治療効果を高め, ECT で問題となる再発率を減少させるとのことである[9]。Hammer と Huber は ECT を施行するためそれまで服用していた sertraline を中止したところ, うつ状態が悪化したため sertraline を再開し, その後 ECT を行うことで寛解に至った大うつ病を報告している[5]。ECT と SSRI の併用は有用である可能性がある。以上より, 2001年の米国精神医学会のタスクフォースレポート, ECT 実践ガイドでは, 大うつ病患者では ECT の抗うつ効果の増強のために, あるいは ECT が終了した後の再燃の危険を減少させるために, 抗うつ薬との併用も考慮されるとしている。しかし, 心血管系疾患をもつ患者においては TCA と ECT との併用は注意が必要であると述べている[1]。

結　論

Trazodone は常用量でもけいれんを起こす可能性がある。ECT との併用で心伝導障害が生じた報告がある。ECT を施行する場合は, trazodone の併用は避けるべきだろう。この症例では trazodone のうつ病改善効果を多くは期待できないので, ECT 施行前に中止するのがよい。ECT 単独では再発率が高く, SSRI との併用により再発率の改善が期待されており, ECT と SSRI の併用療

法の安全性，有効性を今後検討していく必要がある。

文献

1) APA Comittee on Electroconvulsive Therapy : The practice of electroconvulsive therapy. Recommendation for treatment, training, and privileging, second ed. APA, Washington, D. C., 2001.（日本精神神経学会，電気けいれん療法の手技と適応基準の検討小委員会監訳：米国精神医学会タスクフォースレポートECT実践ガイド．医学書院，東京，2002.）
2) Bowdan, N. D. : Seizures possibly caused by trazodone HCl. Am. J. Psychiatry, 140 : 642, 1983.
3) Curran, S. : Effect of paroxetine on seizure length during electroconvulsive therapy. Acta Psychiatr. Scand., 92 : 239-240, 1995.
4) Gamage, C. A., Plant, L. D. : Fluoxetine, electroconvulsive therapy and prolonged seizures, Nursing assessment leads to patient safety. J. Psychosoc. Nurs. Ment. Health Serv., 33 : 24-26, 1995.
5) Hamner, M., Huber, M. : Discontinuation of antidepressant medications before ECT. Convulsive Ther., 12 : 125-126, 1996.
6) Kaufman, K. R., Finstead, B. A., Kaufman, E. R. : Status epileptics following electroconvulsive therapy. Mt. Sinai J. Med., 53 : 119-122, 1986.
7) Kelnner, C. H., Bourgon, L, N. : Combined ECT and antidepressants : time to reassess. J. ECT., 14 : 65-67, 1998.
8) Lanes, T., Ravaris, C. L. : Prolonged ECT seizure duration in a patient taking trazodone. Am. J. Psychiatry, 150 : 525, 1993.
9) Lauritzen, L., Odgaard, K., Clemmesen, L. et al. : Relepse prevention by means of paroxetine in ECT-treated patients with major depression : a comparison with imipramine and placebo in medium-term continuation therapy. Acta Psychiatr. Scand., 94 : 241-251, 1996.
10) Lefkowitz, D., Kilgo, G., Lee, S. : Seizures and trazodone therapy. Arch. Gen. Psychiatry, 42 : 523, 1985.
11) McCracken, J., Kosanin, R. : Trazodone administration during ECT associated with cardiac conduction abnormality. Am. J. Psychiatry, 141 : 1488-1489, 1984.
12) Pritchett, J. T., Bernstein, H. J., Kellner, C. H. : Combined ECT and antidepressant drug therapy. Convulsive Ther., 9 : 256-261, 1993.
13) Rosenstein, D. L., Nelson, J. C., Jacobs, S. C. : Seizures associated with antidepressants : a review. J. Clin. Psychiatry, 54 : 289-299, 1993.
14) Tobiansky, I., Lloyd, G. : ECT seizure threshold and fluoxetine. Br. J. Psychiatry, 166 : 263, 1995.
15) Trabert, W., Hohagen, F., Winkelmann, G. et al. : A seizure, and electroencephalographic signs of a lowered seizure threshold, associated fluvoxamine treatment of obsessive-compulsive disorder. Pharmacopsychiatry, 28 : 95-97, 1995.

（村竹辰之，丸山麻紀，染矢俊幸）

Question 78 SSRIと他の抗うつ薬との併用は有効か？

A うつ病に対する薬物療法は単剤療法が原則であるが，単剤では改善のみられない難治性の症例が20〜30％程存在することはよく知られている[14]。Texas Medication Algorithm Projectのアルゴリズムでは単剤治療に反応しない場合の選択肢の1つにselective serotonin reuptake inhibitor（SSRI）と三環系抗うつ薬（TCA）の併用が挙げられており[19]，実際の臨床の場では難治性のうつ病に対して抗うつ薬どうしの併用が行われることがある。作用機序の異なる抗うつ薬どうしの組み合わせで，セロトニン作用やノルアドレナリン，ドパミン作用などモノアミン系の相乗作用を期待することは合理的であると思われるが，抗うつ薬どうしの併用の有効性に関する報告は限られており，十分検討されているとはいえない。本稿ではSSRIと他の抗うつ薬を併用した場合の有効性と問題点について検討する。

SSRIとTCAを併用した場合，各々を単剤で使用した場合よりも高い寛解率が得られた，という症例報告がある[3,8,12]。一方で，FavaらはSSRI（fluoxetine）とdesipramineの併用はSSRI単剤よりも寛解率が低かった，という二重盲検の結果を示している[4]。Taylorは，SSRIとTCAの併用で抗うつ効果が増強されるという証拠はなく，併用によりTCAの血中濃度が上昇し，抗うつ効果が増強されたようにみえた可能性が高いと述べている[18]。また，TCAは心臓や脳のナトリウムチャネルの阻害作用も有しており，血中濃度の上昇は不整脈や心停止，痙攣などの有害事象の危険を増大させる[16]。TCAのうちimipramine, clomipramine, amitriptylineなどの3級アミンは肝代謝酵素チトクロームP450（CYP）の分子種であるCYP1A2, 2C19, 3A4により脱メチル化され2級アミンとなるが，desipramine, nortriptylineなどの2級アミンはその水酸化にCYP2D6が大きく関与している[15]。FluvoxamineはCYP1A2, 3A4に対する阻害作用を，またparoxetineはCYP2D6に対して強い阻害作用をもつので[3]，SSRIとTCAの併用により，こうした薬物動態学的相互作用を介した効果の増強を期待することもできるが，相互作用の受け方は個体により異なっており，予測は十分できない。したがって，このような複雑な事象による効果増強の期待は危険であるといわざるを得ず，むしろ，TCAの血中濃度上昇による副作用の発現に十分留意すべきであろう。

Mianserinやsetiptilineなどの四環系抗うつ薬は，ノルアドレナリンとセロトニンの再取り込み阻害作用に加え，α_2受容体阻害作用をもつ。このα_2遮断作用によりノルアドレナリンとセロトニン両方の遊離が促進されるため，SSRIと併用するとセロトニン系の神経伝達がさらに促進され，抗うつ効果が増強するといわれている[16]。MaesらやFerreriらはSSRI（fluoxetine）単剤で改善がみられなかった患者にmianserinを併用したところ，抗うつ効果の増強がみられたとしている[5,9]。またSSRI（sertraline）のnon-responderに対してSSRIから四環系抗うつ薬（mirtazapine）に切り替えた場合と両者を併用した場合を比較し，切り替えた場合では37.8％，併用した場合では45.5％の寛解率が得られたとする報告がある[2]。すなわ

ち切り替えよりも，上乗せ併用の寛解率が若干高いことを示しているが，その差は大きなものではなく，副作用発現のリスクを考えると積極的に併用を推奨できるデータとはいえない。現にmirtazapineと同じくCYP2D6が代謝に関与するmianserinでは[13]，paroxetineとの併用によりmianserinの血中濃度が上昇し，鎮静，体重増加を来たす可能性が指摘されている[16]。

Trazodoneは強い鎮静作用をもつため，うつ病の不安，不眠の改善を目的に抗うつ薬に対して補助的に使用される場合があり[16]，MaesらはSSRI（fluoxetine）とtrazodoneの併用により抗うつ効果が増強されるとしている[10]。Trazodoneは5-HT_{2A}受容体拮抗作用とセロトニン再取り込み作用をもつため，SSRIと併用した場合，SSRIの5-HT_{2A}受容体刺激による副作用（不眠，焦燥など）を減少させ，かつセロトニン系神経伝達が増強されると考えられる[16]。また，SSRIの影響によりtrazodoneおよびその活性代謝産物であるmCPPの血中濃度が上昇し，これが抗うつ効果の増強に関係しているという仮説もある[11]。しかしtrazodoneの代謝にもCYP2D6が関与しており[13]，fluoxetineとの併用でtrazodoneの血中濃度が上昇し，セロトニン症候群が発現したという報告がある[6]。

SSRIどうしの併用については，SSRI単剤で反応が不十分な症例や，副作用のために高用量の投与が困難な場合にSSRIを併用することで，副作用の増強なく，効果増強が期待できるといわれている[8,17]。しかしその一方で，SSRIどうしの併用によりセロトニン系の副作用やセロトニン症候群の危険性が増加するという意見もある[17]。SSRIとSNRIの併用に関する報告はほとんどないが，Benazziは，代表的なSNRIであり，CYP2D6の基質であるvenlafaxineとfluoxetineを併用した症例を報告している[1]。この症例では抗うつ効果は増強したものの，venlafaxineの血中濃度が上昇し，セロトニン症候群や血圧上昇，重篤な抗コリン性の副作用が出現したという。Milnacipranは体内からの主な排泄経路が腎排泄型で，代謝にはCYP3A4が軽度に寄与しており，かつ蛋白結合率も低い[7]。このことから，比較的相互作用を起こしにくい薬物と考えられているが，SSRIとmilnacipranを併用したという報告は見当たらない。

このように，SSRIと他の抗うつ薬の併用が有効であったという報告はいくつかみられるが，現時点では，いずれの薬剤の組み合わせにおいても併用の有効性を支持する有力な証拠は得られていない。SSRIに他の抗うつ薬を上乗せした場合と，SSRIから他の抗うつ薬に切り替えを行った場合の効果を比較検討したものが少なく，そのため併用が有効であったとはいってもSSRIから他の薬剤に切り替えることによって症状が改善した症例も含まれていた報告が多い。またSSRI単剤では十分な用量ではなかったが，他剤との併用により結果として全体の抗うつ薬の用量が増加し，症状の改善がみられた症例も含まれている可能性も考えられる。さらに，前述したように，併用療法によって副作用の危険が増大することも大きな問題である。

結　論

併用が有効であると積極的にいえるデータは十分ではない。うつ病の薬物療法は単剤治療が原則であり，SSRI単剤療法にて十分な効果が得られない症例に対しては，まず他のSSRIまたは作用機序の異なる他の抗うつ薬への切り替えが考慮されるべきである。やむを得ず併用を行う場合には各薬剤の作用機序，代謝経路を十分に理解し，併用の目的を明確にする必要があると思われる。

文　献

1) Benazzi, F. : Venlafaxine-fluoxetine interaction. J. Clin. Psychopharmacol., 19 : 96–98, 1999.
2) Carpenter, L. L., Yasmin, S., Price, L. H. : A double-blind, placebo-controlled study of antidepressant augmentation with mirtazapine. Biol. Psychiatary, 51 : 183–188, 2002.
3) Fava, M. : Augmentation and combination strategies in treatment-resistant depression. J. Clin. Psychiatry, 62 (suppl.18) : 4–11, 2001.
4) Fava, M., Rosenbaum, J. F., McGrath, P. J. et al. : Lithium and tricyclic augmentation of fluoxetine treatment for resistant major depression : a

double-blind, controlled study. Am. J. Psychiatry, 151 : 1327-1374, 1994.
5) Ferreri, M., Lavergne, F., Berlin, I. et al. : Benefits from mianserin augmentation of fluoxetine in patients with major depression non-responders to fluoxetine alone. Acta Psychiatr. Scand., 103 : 66-72, 2001.
6) George, T. P., Godleski, L. S. : Possible serotonin syndrome with trazodone addition to fluoxetine. Biol. Psychiatry, 39 : 384-385, 1996.
7) 樋口輝彦, 小山 司, 神庭重信編：臨床精神薬理ハンドブック. pp.50-51, 医学書店, 東京, 2003.
8) Lam, R. W., Wan, D. D., Cohen, N. L. et al. : Combining antidepressants for treatment-resistant depression : a review. J. Clin. Psychiatry, 63 : 685-693, 2002.
9) Maes, M., Libbrecht, I., van Hunsel, F. et al. : Pindolol and mianserin augment the antidepressant activity of fluoxetine in hospitalized major depressed patients, including those with treatment resistance. J. Clin. Psychopharmacol., 19 : 177-182, 1999.
10) Maes, M., Vandoolaeghe, E., Desnyder, R. : Efficacy of treatment with trazodone in combination with pindolol or fluoxetine in major depression. J. Affect. Disord., 41 : 201-210, 1996.
11) Maes, M., Westenberg, H., Vandoolaeghe, E. et al. : Effects of trazodone and fluoxetine in the treatment of major depression : therapeutic pharmacokinetic and pharmacodynamic interactions through formation of meta-chlorophenylpiperazine. J. Clin. Psychoparmacol., 17 : 358-364, 1997.
12) Nelson, J. C. : Managing treatment-resistant major depression. J. Clin. Psychiatry, 64 (suppl.1) : 5-12, 2003.
13) Nemeroff, C. B., DeVane, C. L., Pollock, B. G. : Newer antidepressants and the cytochrome P450 system. Am. J. Psychiatry, 153 : 311-320, 1996.
14) 野村総一郎：抗うつ薬の多剤併用. 臨床精神薬理, 5 : 863-867, 2002.
15) 下田和孝：症例からみた薬物相互作用—抗うつ薬. 精神科治療学, 14 : 1059-1062, 1999.
16) Stahl, S. M.（仙波純一訳）：第6章 古典的抗うつ薬, 選択的セロトニン再取り込み阻害薬とノルアドレナリン再取り込み阻害薬, 第7章 新しい抗うつ薬と気分安定薬. 精神薬理学エセンシャルズ神経科学的基礎と応用（第2版）. pp.191-287, メディカル・サイエンス・インターナショナル, 東京, 2002.
17) 竹内 崇, 本橋伸高：気分障害でのコンビネーションセラピー. 精神科治療学, 18 : 887-892, 2003.
18) Taylor, D. : Selective serotonin reuptake inhibitor and tricyclic antidepressants in combination. Interaction and therapeutic uses. Br. J. Psychiatry, 167 : 575-580, 1995.
19) Trivedi, M. H. : Using treatment algorithms to bring patients to remission. J. Clin. Psychiatry, 64 (suppl.2) : 8-13, 2003.

（布川綾子, 染矢俊幸）

Question 79 妊娠中の三環系抗うつ薬治療が胎児の神経発達に及ぼす影響にはどのようなものがあるか？

A 妊娠中に抗うつ薬を使用することは、うつ病の症状が重篤になるまでは自重すべきとされているが、うつ病の既往歴があり、維持療法として抗うつ薬を内服している症例では出産を契機としてうつ病が再発する可能性もあり、その治療には注意を払う必要がある。妊娠中の向精神薬治療が子供に与える影響には、妊娠初期の器官形成期に生じる肉眼的奇形、胎盤を通過した薬物が新生児に対してひきおこす中毒・離脱症状、妊娠期だけではなく、授乳期での投薬がそれ以後の脳の発達を障害することによっておこる行動奇形などがある。行動奇形がおこる原因は、例えば薬物が母体から胎児への循環を悪くするなどの間接作用とシナプス形成や細胞分化などを障害するなどの直接作用があると考えられている。肉眼的奇形については器官形成期での三環系抗うつ薬（TCA）投与は比較的安全であるという報告があり[1]、また、新生児の離脱症状を避けるためには出産1週間以上前に抗うつ薬を中止すべきともいわれている[3]。しかし、行動奇形については脳の発達が生後何年も続くものであり、出現した異常と薬物との間の関連がわかりにくいため、研究報告の数は少ない。更に、動物実験の結果はそのままヒトにあてはまらないため、はっきりしたことはわかっていない。

Fileらはclomipramineを妊娠中のラットに投与したところ、clomipramine投与群ではその子供に探索行動の減少が認められ[4]、更にその後、雌雄のラットに対して行動に関する試験をおこなったところ、音刺激に対する驚愕反応、社会性行動においてもclomipramine投与群で異常が認められたと報告した[5]。また、clomipramineをラットの妊娠期、授乳期、妊娠期―授乳期にそれぞれ投与した群を比較した研究では、子供の奇形、出生時の体重、新生児死亡率に関して差はなかったが、出生2ヵ月には妊娠期投与群で探索行動、社会性行動の減少が認められ、いくつかの行動異常は出生4ヵ月においてもみられた。妊娠期―授乳期投与群では行動異常はより顕著となる傾向がみられたが、授乳期投与群では行動異常はほとんどなかったとのことである[7]。また、ラットの新生仔に抗うつ薬を投与すると成長したときに行動異常やREM睡眠の異常が認められることもわかっており、これは内因性うつ病の動物モデルとされ、TCA投与によってうつ病のリスクが高まるのではないかと示唆されている[8]。

臨床研究ではNulmanら[6]が胎児期に母体を通してTCAやfluoxetineに曝露された場合、出生後、子供の認知、言語、行動がどのような影響を受けるかを3グループに分けて検討したものがある。最初のグループは80組の親子で構成され、その中で妊娠期最初の3ヵ月にTCAによる治療を受けたのが40組、妊娠全期間においてTCAを投薬されたのは36組、妊娠初期から6ヵ月治療されたのが2組であった。80組の母親のうち62名がうつ病のためにTCAを投与された。2番目のグループは55組の親子で構成され、その中で37組が妊娠初期の3ヵ月にfluoxetineで治療され、18組は妊娠全期間において同薬で治療を受けた。3番目の対照群は84組の親子で構成された。子供たちは

16ヵ月から84ヵ月の間，全IQ，言語発達，行動発達について評価されたが，前述の3群間に有意な差は認められず，著者らは妊娠期間中にTCAやfluoxetineを投与しても子供たちの知能，言語，行動発達に影響はないと結論している。Buistら[2]は授乳期において，TCAのひとつであるdothiepinが子供にどのような影響を与えるかを研究した。過去にうつ病の治療のためにdothiepinを使用していてその当時に授乳していた女性15名，授乳していない女性15名，健康であった女性36名を選び，比較したところ母親がdothiepinを使用し，授乳していた群では有意に子供の行動異常がみられたという報告もある。

結論

TCAに曝露された子供の神経発達が実際にどのような影響を受けるかはわかっていない。しかし，動物実験では様々な行動異常やうつ病が起こる危険性が示唆されており，TCAを妊娠中に使用する場合は肉眼的奇形だけではなく，行動奇形のリスクも念頭におくべきである。

文献

1) Briggs, G., Freeman, R., Yaffe, S. : Drugs in Pregnancy and Lactation. Williams & Wilkins, Baltimore, 1994.
2) Buist, A., Janson, H. : Effect of exposure to dothiepin and northiaden in breast milk on child development. Br. J. Psychiatry, 167 : 370–373, 1995.
3) Cohen, L. S., Heller, V. L., Rosenbaum, J. F. : Treatment guidelines for psychotropic drug use in pregnancy. Psychosomatics, 30 : 25–33, 1989.
4) File, S. E., Tucker, J. C. : Prenatal treatment with clomipramine has an anxiolytic profile in the adolescent rat. Physiology & Behavior, 31 : 57–61, 1983.
5) File, S. E., Tucker, J. C. : Prenatal treatment with clomipramine : effects on the behaviour of male and female adolescent rats. Psychopharmacol., 82 : 221–224, 1984.
6) Nulman, I., Rovet, J., Stewart, D. E. et al. : Neurodevelopment of children exposed in utero to antidepressant drugs. N. Engl. J. Med., 336 : 258–262, 1997.
7) Rodriguez Echandia, E. L., Broitman, S. T. : Effect of prenatal and postnatal exposure to therapeutic doses of chlorimipramine on emotionality in the rat. Psychopharmacol., 79 : 236–241, 1983.
8) Vogel, G., Hagler, M., Hennesey, A. et al. : Dose-dependent decrements in adult male rat sexual behavior after neonatal clomipramine treatment. Pharmacol. Biochem. & Behavior, 54 : 605–609, 1996.

(鈴木雄太郎，染矢俊幸)

Question 80 SSRIの離脱症状について知りたい

A　SSRIの離脱症状については，いくつかの報告がなされている。まず，paroxetineについてはBarrらが，60mg/日から減量中に回転性めまい，動揺歩行，悪心，嘔吐，下痢，疲労，筋肉痛，鼻漏，不眠，偏頭痛に伴う視覚異常が生じたとしている[1]。Keuthenらもparoxetineを投与した強迫性障害(OCD)患者13人中5人(38.5％)で，paroxetine減量中や投与中止2～14日後に同様の症状が出現したとしている[16]。Oehrbergらのパニック障害患者についての研究でも55人中19人(34.5％)に上記のような離脱症状が出現し[21]，Favaらはparoxetine 20～40mg/日からの投与中止後に上記と同様の離脱症状が認められたとしている[10]。またさらに少量の10mg/日を中止した際にも，強度の倦怠感，悪心，めまい，不快感，下痢，悪寒を生じたという報告もある[9,22]。Paroxetineの離脱により，片側顔面のしびれなど[25]，脳梗塞に類似した神経学的所見を示したとするもの[12]，認知障害を示したとする報告もある[13]。加藤らはparoxetineの中止または減量に伴い離脱症状を呈した5症例を報告している[15]。症状としては焦燥，衝動性，希死念慮などの重篤な精神症状，全身の電撃感などの知覚異常がみとめられたとしている[15]。

Fluvoxamineについては，高用量(150mg/日)からの離脱症状として軽躁状態の出現が，低用量(50～100mg/日)からの離脱症状として焦燥感の出現をみた症例が報告されている[26]。Mallyaらは，fluvoxamine減量中に頭痛，めまい，物忘れ，活気のなさ，困惑，四肢の異常感覚，食欲低下，胸部拘厄感，手指の冷感，寝汗などを報告している[19]。またBlackら[6]によると14人のパニック障害患者のうち，12人(86％)で，fluvoxamine投与中止後5日目をピークとして，めまい，運動失調，頭痛，悪心，易刺激性が認められたとしている。さらに，Benazzi[5]とHirose[14]はfluvoxamine投与中止後に，著しい焦燥を伴う抑うつ状態が生じたと報告している。

Sertralineについては，100mg/日からの投与中止2日後に倦怠感，腹部疼痛，不眠，短期記憶障害，インフルエンザ様の全身痛，悪寒，頭痛，眼痛が出現し，25mg/日の再投与で急速にそれらの症状が消失した症例が報告されている[18]。また，50mg/日からの投与中止でも倦怠感，易刺激性，動揺歩行，思考遅延，集中力低下，頭部浮遊感，耳鳴り，突然のめまい，下肢・顔面にかけての灼熱感，刺激感も報告され[17]，これらは少量のsertraline再投与あるいは経過観察で軽快した。Favaらは50mg/日からの投与中止5日後に上記と同様の離脱症状が出現し，約1週間で軽快したとしている[10]。Sertralineの中断で躁状態が出現したという症例報告もある[3]。

Fluoxetineについては投与中止2日後に錐体外路症状[24]や焦燥，集中力低下，不眠[7]の報告がある一方で，その活性代謝物の半減期が長いという点からむしろsertralineやparoxetineの離脱症状の出現を防ぐために用いられたという報告が認められ，いずれもほとんど問題なく上記2剤ならびにfluoxetineを中止できたとしている[2,4]。またRosenbaumらは，220人のうつ病寛解状態の患者

に対する前方視的研究においてsertralineやparoxetineと比較してfluoxetineでは離脱症状が少ないと報告している[23]。

また，Frostらによると[11]，fluoxetineとtrazodone，paroxetineとclomipramine，sertralineとtrazodoneの併用例においてそれぞれのSSRIを中止した際に「電気ショック」「感電した」「電流のような」と表現される異常感覚が上肢や頸部，前額部から胸部，腹部，指先などにかけて広がる例が報告されている。これらの異常感覚は3～13週間にわたって認められ，Frostらは数週をかけての薬剤減量を奨めている。

Coupland ら[8]の大規模な前方視的な研究では，clomipramine，fluoxetine，fluvoxamine，paroxetine，sertralineを投与された352人の患者のうち，薬剤投与が中止された171人（48.6％）の患者のうち，21人に薬剤投与中止後に離脱症状が出現したとしている。この中で最も多く認められた症状がめまいで，「浮遊感」「ぼうっとしている」「酔っ払った」と表現されており，体動（患者によっては頭部や眼球を動かすとき）により増悪するものであった。次に多く認められた症状は知覚異常で，「焼けるような」「ひりひりする」「電気ショックのような」と表現される主に上肢や口・顔面に出現するものであった。その他は嗜眠，鮮明な夢や悪夢を伴う睡眠障害や不眠，頭痛，悪心であった。離脱症状の出現は薬物最終投与から5日以内，たいてい2～3日後に生じる場合が多かったが，2例ではparoxetineを20mg/日から10mg/日に，1例ではsertralineを50mg/日から25mg/日に減量した際に生じたとしている。また，SSRIの投与が再開された患者では投与再開24時間以内に症状は改善したとしている。しかし，oxazepamやdiazepam，moclobemideの投与ではその症状の改善を認めなかったとしている。離脱症状出現頻度はclomipramine（30.8％），fluvoxamine（14.0％），paroxetine（20.0％），sertraline（2.2％），fluoxetine（0％）であり，半減期が短い薬剤ほどその頻度が高い傾向にあった。離脱症状の発症率や重症度がSSRIの半減期と関連することは，MichelsonらのRCTでも示されている[20]。めまい，感覚異常，嗜眠，悪心，体動に関連した症候は半減期が短い薬剤中止後に多く起こった。

結　論

SSRIの投与中止や減量によってめまいや知覚異常をはじめとするさまざまな離脱症状が出現するが，これらはいずれも時間経過とともにあるいはSSRIの投与再開により軽快する。これらの離脱症状は投与中止数日後（3日以内が多い）に生じ，2週間以内にほぼ消失することが特徴的であるが，インフルエンザ様であることや，不安や抑うつ症状に類似していることがあり，症状発現に際しては，適切な診断が必要とされる。SSRIの投与中止に際してはこのような離脱症状の出現に留意し，漸減していくことが必須である。急激に生じた重篤な離脱症状に対しては，1）一時的な同一薬剤の再投与とその後のよりゆるやかな漸減，あるいは，2）半減期の長いfluoxetineなどの投与と漸減が推奨されるが，fluoxetineが使用できないわが国では前者が実際的であろう。

文　献

1) Barr, L. C., Goodman, W. K., Price, L. H. : Physical symptoms associated with paroxetine discontinuation. Am. J. Psychiatry, 151 : 289, 1994.
2) Benazzi, F. : Fluoxetine for serotonin reuptake inhibitor discontinuation syndrome. J. Psychiatr. Neurosci., 23 : 241-242, 1998.
3) Benazzi, F. : Psychotic mania in bipolar II depression related to sertraline discontinuation. Can. J. Psychiatry, 47 : 584-585, 2002.
4) Benazzi, F. : SSRI discontinuation syndrome treated with fluoxetine. Int. J. Geriat. Psychiatry, 13 : 421-422, 1998.
5) Benazzi, F. : SSRI discontinuation syndrome related to fluvoxamine. J. Psychiatr. Neurosci., 23 : 94, 1998.
6) Black, D. W., Wesner, R., Gabel, J. : The abrupt discontinuation of fluvoxamine in patients with panic disorder. J. Clin. Psychiatry, 54 : 146-149, 1993.
7) Cooper, G. L. : The safety of fluoxetine-an update. Br. J. Psychiatry, 153 : 77-86, 1988.
8) Coupland, N. J., Bell, C. J., Potokar, J. P. : Serotonin reuptake inhibitor withdrawal. J. Clin. Psy-

chopharmacol., 16：352–362, 1996.
9) Debattista, C., Schatzberg, A. F.：Physical symptoms associated with paroxetine withdrawal. Am. J. Psychiatry, 152：1235–1236, 1995.
10) Fava, G. A., Grandi, S.：Withdrawal syndromes after paroxetine and sertraline discontinuation. J. Clin. Psychopharmacol., 15：374–375, 1995.
11) Frost, L., Lal, S.：Shock-like sensations after discontinuation of selective serotonin reuptake inhibitors. Am. J. Psychiatry, 152：810. 1995.
12) Haddad, P. M., Devarajan, S., Durson, S. M.：Antidepressant discontinuation（withdrawal）symptoms presenting as 'stroke'. J. Psychopharmacol., 15：139–141, 2001.
13) Hindmarch, I., Kimber, S., Cockle, S. M.：Abrupt and brief discontinuation of antidepressant treatment：effects on cognitive function and psychomotor performance. Int. Clin. Psychopharmacol., 15：305–318, 2000.
14) Hirose, S.：Restlessness related to SSRI withdrawal. Psychiatry Clin. Neurosci., 55：79–80, 2001.
15) 加藤忠史，福田倫明，工藤耕太郎他：Paroxetine離脱症候群を呈した5例．精神医学，45：743–747, 2003.
16) Keuthen, N. J., Cyr, P., Ricciardi, J. A. et al.：Medication withdrawal symptoms in obsessive-compulsive disorder patients treated with paroxetine. J. Clin. Psychopharmacol., 14：206–207, 1994.
17) Leiter, F. L., Nierenberg, A. A., Sanders, K. M. et al.：Discontinuation reactions following sertraline. Biol. Psychiatry, 38：694–695, 1995.
18) Louie, A. K., Lannon, R. A., Ajari, L. J.：Withdrawal reaction after sertraline discontinuation. Am. J. Psychiatry, 151：450–451, 1994.
19) Mallya, G., White, K., Gunderson, C.：Is there a serotonergic withdrawal syndrome？ Biol. Psychiatry, 33：850–851, 1993.
20) Michelson, D., Fava, M., Amsterdam, J. et al.：Interruption of selective serotonin reuptake inhibitor treatment. Double-blind, placebo-controlled trial. Br. J. Psychiatry, 176：363–368, 2000.
21) Oehrberg, S., Christiansen, P. E., Behnke, K. et al.：Paroxetine in the treatment of panic disorder. A randomized, double-blind, placebo-controlled study. Br. J. Psychiatry, 167：374–379, 1995.
22) Pyke, R. E.：Paroxetine withdrawal syndrome. Am. J. Psychiatry, 152：149–150, 1995.
23) Rosenbaum, J. F., Fava, M., Hoog, S. L. et al.：Selective serotonin reuptake inhibitor discontinuation syndrome：a randomized clinical trial. Biol. Psychiatry, 44：77–87, 1998.
24) Stoukides, J. A., Stoukides, C. A.：Extrapyramidal symptoms upon discontinuation of fluoxetine. Am. J. Psychiatry, 148：1263, 1991.
25) Strickland, G. M., Hough, D. W.：Unilateral facial numbness and visual blurring associated with paroxetine discontinuation. J. Clin. Psychopharmacol., 20：271–272, 2000.
26) Szabadi, E.：Fluvoxamine withdrawal syndrome. Br. J. Psychiatry, 160：283–284, 1992.

（森田幸代，澁谷雅子，下田和孝）

Question 81 SSRI 投与中の患者の授乳は可能か？

A Fluvoxamine については，薬物の母乳中への移行や乳児に与える影響についての報告は少数ながらなされている。Wright らは産後うつ病に対して fluvoxamine を投与した症例を報告しており，1日投与量が200mgの場合，fluvoxamine の母体の血漿中濃度は310ng/ml，母乳中では90ng/ml（母乳／血漿中濃度比＝0.29）であった[16]。また，Yoshida らは100mg の fluvoxamine を投与した症例で母体の血漿中濃度は170ng/ml，母乳中濃度は50ng/ml（母乳／血漿中濃度比＝0.29）であったと報告している[17]。母乳を介して乳児に移行した薬物量は，母乳中の fluvoxamine 濃度は90ng/ml（1日200mg投与）[16]とし，1日あたりの乳児の母乳摂取量を1,000ml とした場合，乳児は1日あたり90μgの fluvoxamine を摂取するのみであり，母体への投与量の約0.05％と計算される。乳児の血漿中薬物濃度を測定した研究ではいずれも検出限界（2〜2.5ng/ml）以下であった[8,11]。Yoshida らは生後21ヵ月までの乳児の発達について調査し，母乳栄養による影響はなかったとしている[17]。

Fluoxetine について母乳と母体の血漿中濃度を測定した研究では，Isenberg は20mg 投与している母体での fluoxetine, norfluoxetine の血漿中濃度はそれぞれ100.5ng/ml，194.5ng/ml であるのに対して，母乳中濃度はそれぞれ28.2ng/ml，41.6ng/ml であると報告しており，母乳／血漿中濃度比は各々0.28，0.21であった[7]。Burch らは20mg 投与している母体の fluoxetine, norfluoxetine の血漿中濃度はそれぞれ129.5ng/ml，142ng/ml，母乳中濃度はそれぞれ42ng/ml，32.5ng/ml であったと報告しており，母乳／血漿中濃度比は0.32，0.23の値を示した[3]。Taddio らの10名の患者についての報告[14]では，0.17〜0.85（mean±SD＝0.39±0.21）mg/kg/日の投与量で fluoxetine 母乳中濃度は23.1〜189.1ng/ml，norfluoxetine 濃度は31.0〜169.4ng/ml であった。また，対象のうち3名についての母乳／血漿中濃度比は fluoxetine では0.52〜1.51（0.88±0.44），norfluoxetine では0.60〜1.15（0.82±0.3）であった。Yoshida らによる4人の患者についての研究[18]では，母体の血漿中ならびに母乳中の fluoxetine と norfluoxetine の合計濃度は各々，138〜427ng/ml と39〜177ng/ml であった。すなわち，fluoxetine, norfluoxetine はいずれも母乳中に分泌されるが，母乳中の fluoxetine＋norfluoxetine 濃度を上記報告の最高値の177ng/ml とし，1日の母乳摂取量を1,000ml とした場合，乳児は1日177μgの fluoxetine および norfluoxetine を摂取することになる。また，乳児の血漿中[6,14,18]あるいは尿中[18]薬物濃度を測定した研究ではいずれも検出限界（1〜2ng/ml）以下であった。さらに上記のうち乳児の発達について調査した研究では，調査時期に差はあるものの，いずれも発達に異常は示さなかった[3,18]と報告されている。

Sertraline について母乳と母体の血漿中濃度を測定した Altshuler らの報告[1]では，sertraline（100mg/日）と nortriptyline（125mg/日）を内服しながら，授乳を行った母親の sertraline 血漿中濃度は，分娩3週ならびに7週後で，それぞれ48

ng/ml，47ng/mlで，母乳中のsertraline血漿中濃度は平均26.6ng/mlであり，sertralineの母乳/血漿中濃度比は0.56であった．この場合，乳児の1日母乳摂取量を1,000mlとすると乳児は1日26.6μgのsertralineを摂取すると考えられる．

またsertralineについては乳児の血漿中濃度について検討した報告が多く認められ，Altshulerら[1]が100mgのsertralineを投与されている母親から授乳されている乳児のsertraline血漿中濃度について，Mammenら[10]が50～100mgのsertralineを投与されている母親から授乳されている3人の乳児のsertraline血漿中濃度，N-desmethyl-sertraline血漿中濃度を測定し，いずれもが検出限界（0.5～2ng/ml）以下であったと報告しており，Kristensenらも同様の報告をしている（検出限界以下：＜5ng/ml）[9]．また，検出できたとしてもStoweら[13]，Eppersonら[4]が報告しているようにsertralineおよびN-desmethylsertraline血漿中濃度は，検出限界（1ng/ml）以下あるいは非常に低い値（10ng/ml以下）である．一方，Wisnerら[15]の報告によれば，50～200mg/日のsertraline服用中の9名の母親が授乳する乳児についてsertralineとN-desmethylsertraline血漿中濃度を測定した結果，7名の乳児ではsertralineおよびN-desmethylsertraline血漿中濃度は検出限界以下（＜2ng/ml），あるいは非常に低い値（6ng/ml以下）を示したが，1名では血漿中sertraline濃度が検出限界以下であるにもかかわらず，N-desmethylsertraline濃度が24ng/mlと高値を示したとしている．この乳児の母親は他の母親に比して非常に高いN-desmethylsertraline血漿中濃度（=285ng/ml，他の母親の血漿中濃度：28～184ng/ml）を示していた．また，残りの1名ではsertralineならびにN-desmethylser-traline血漿中濃度は母親（117，114ng/ml）の約2分の1（64，68ng/ml）の値を示したとしている．これらの報告のうち，乳児の発達について言及しているものでは，いずれも発達異常は示されていない[9,10,15]．Sertraline内服中の母体では，血小板のセロトニントランスポーターが遮断されるが，その授乳児では血小板のセロトニン再取り込み機能は変化しなかったという報告もある[5]．

Paroxetineについては，母乳と母体の血漿中濃度を測定したSpigsetらの報告[12]では，20mg/日を内服していた母体の血漿中濃度は163ng/ml，母乳中濃度は7.6ng/mlであり，1日母乳摂取量を1,000mlとすると1日あたり乳児は7.6μgのparoxetineを摂取したことになる．またBeggらによれば，10～20mg/日を内服中の4名で母乳/血漿中paroxetine濃度比は平均0.96であり，血漿サンプルが得られた8人の乳児においてparox-etine血漿中濃度は検出限界（4ng/ml）以下であった[2]．いずれの報告においても，乳児に副作用は認められなかった[2,12]としている．

結　論

母体へのSSRIの投与により母乳中には投与薬物やその代謝物が分泌されることが確認されている．SSRIを投与されている母親が授乳した場合に乳児の発達障害や神経学的異常の出現をみとめた報告はないが，乳児の血漿中にSSRIないしはその代謝物が検出された症例もいくつか存在し，乳児への影響が皆無であると断言することはできない．母乳中への移行動態に関してはそれぞれのSSRIについて検討されるべきである．母乳中の濃度が低く，かつ血中濃度との相関が強い場合には，必要最小限の投与量の設定を前提とした上であるならば授乳は可能であろうが，母親の薬物血中濃度モニタリングと個々の症例の乳児を注意深く観察できる場合に限るべきであろう．

文　献

1) Altshuler, L. L., Burt, V. K., McMullen, M. et al.: Breastfeeding and sertraline: a 24-hour analysis. J. Clin. Psychiatry, 56: 243-245, 1995.
2) Begg, E. J., Duffull, S. B., Saunders, D. A. et al.: Paroxetine in human milk. Br. J. Clin. Pharma-col., 48: 142-147, 1999.
3) Burch, K. J., Wells, B. G.: Fluoxetine/norfluox-etine concentrations in human milk. Pediatrics, 89: 676-677, 1992.
4) Epperson, C. N., Anderson, G. M., McDougle, C. J.: Sertraline and breast-feeding. N. Engl. J. Med., 336: 1189-1190, 1997.
5) Epperson, N., Czarkowski, K. A., Ward-O'Brien,

D. et al. : Maternal sertraline treatment and serotonin transport in breast-feeding mother-infant pairs. Am. J. Psychiatry, 158 : 1631–1637, 2001.
6) Hendrick, V., Fukuchi, A., Altshuler, L. et al. : Use of sertraline, paroxetine and fluvoxamine by nursing women. Br. J. Psychiatry, 179 : 163–166. 2001.
7) Isenberg, K. E. : Excretion of fluoxetine in human breast milk. J. Clin. Psychiatry, 51 : 169, 1990.
8) Kristensen, J. H., Hackett, L. P., Kohan, R. et al. : The amount of fluvoxamine in milk is unlikely to be a cause of adverse effects in breastfed infants. J. Hum. Lact., 18 : 139–143, 2002.
9) Kristensen, J. H., Ilet, K. F., Hackett, L. P. et al. : Distribution and excretion of sertraline and N-desmethylsertraline in human milk. Br. J. Clin. Pharmacol., 45 : 453–457, 1998.
10) Mammen, O. K., Perel, J. M., Rudolph, G. et al. : Sertraline and norsertraline levels in three breastfed infants. J. Clin. Psychiatry, 58 : 100–103, 1997.
11) Piontek, C. M., Wisner, K. L., Perel, J. M. et al. : Serum fluvoxamine levels in breastfed infants. J. Clin. Psychiatry, 62 : 111–113, 2001.
12) Spigset, O., Carleborg, L., Norström, A. et al. : Paroxetine level in breast milk. J. Clin. Psychiatry, 57 : 39, 1996.
13) Stowe, Z. N., Owens, M. J., Landry, J. C. et al. : Sertraline and desmethylsertraline in human breast milk and nursing infants. Am. J. Psychiatry, 154 : 1255–1260, 1997.
14) Taddio, A., Ito, S., Koren, G. : Excretion of fluoxetine and its metabolite, norfluoxetine, in human breast milk. J. Clin. Pharmacol., 36 : 42–47, 1996.
15) Wisner, K. L., Perel, J. M., Blumer, J. : Serum sertraline and N-desmethylsertraline levels in breast-feeding mother-infant pairs. Am. J. Psychiatry, 155 : 690–692, 1998.
16) Wright, S., Dawling, S., Ashford, J. J. : Excretion of fluvoxamine in breast milk. Br. J. Clin. Pharmacol., 31 : 209, 1991.
17) Yoshida, K., Smith, B., Channikumar, R. : Fluvoxamine in breast-milk and infant development. Br. J. Clin. Pharmacol., 44 : 209–213, 1997.
18) Yoshida, K., Smith, B., Craggs, M. et al. : Fluoxetine in breast-milk and developmental outcome of breast-fed infants. Br. J. Psychiatry, 172 : 175–179, 1998.

(森田幸代，澁谷雅子，下田和孝)

Question 82

ClomipramineからfluvoxamineにE変更する場合，wash out periodは必要か？

〈症例〉大うつ病性障害の46歳の女性。Clomipramine200mg/日を内服していたが効果不十分なため，fluvoxamineへの変更を検討している。

A ある抗うつ薬から別の抗うつ薬に変更する際の留意点として，まず，離脱症状を惹起しないよう，抗うつ薬の急激な減量は避けるということがあげられる。また前の抗うつ薬がまだ排泄されていないうちに新しい抗うつ薬を導入することは相互作用を引き起こす危険性があり注意が必要である。Clomipramineからfluvoxamineへ変更する際，相互作用として最も注意すべき点はclomipramineによるfluvoxamineの薬物動態への影響であろう。Härtterら[10]は，fluvoxamineを200mg/日から100mg/日に減量したにもかかわらず，clomipramineの併用によりその血中濃度が32ng/mlから56ng/mlに上昇したと報告している。この機序について，彼らはfluvoxamineのO-desmethylationに関与する代謝酵素がclomipramineのdesmethylationの代謝酵素と同じで，fluvoxamineの代謝が競合的に阻害されるのではないかと考察している。Fluvoxamineは肝の代謝酵素であるCYP1A2，CYP2D6の基質であり[20]，同じくCYP1A2，CYP2D6の基質であるclomipramineとの併用によりその代謝が競合的に阻害され，血中濃度が上昇したという可能性が高い。したがって，clomipramineが完全に排泄される前にfluvoxamineを導入した場合，fluvoxamineの予想外の血中濃度上昇が生じ，副作用を発現する可能性が考えられる。SSRIの副作用としては，治療開始早期に不安焦燥感，不眠の増悪，さらに用量依存的に嘔気，食欲低下，軟便，下痢などが比較的多くみられるが，特に嘔気はfluvoxamineで数多く報告されている[24]。

また，両者の相互作用として，fluvoxamineがclomipramineの血中濃度を上昇させるという報告が数多くなされている[4,7,17,20,21,23]。ClomipramineはCYP1A2，CYP2C19，CYP2D6，CYP3A4の基質であるが[3]，その代謝経路においてclomipramineのdesmethylationにはCYP1A2，CYP2C19，CYP3A4が，またhydroxylationにはCYP2D6が主に関与すると報告されている[13]。一方，fluvoxamineはCYP1A2，CYP2C19，CYP2D6，CYP3A4のinhibitorであるが，とりわけCYP1A2の強力なinhibitorであることが知られている[3,7,9,11,16,17,20,23]。両者を併用した際，clomipramineの代謝酵素，特にCYP1A2がfluvoxamineによって阻害され，clomipramineの血中濃度が上昇すると考えられる。例えば，Vandelらはclomipramineで治療中の患者に150mgのfluvoxamineを10日間投与した場合，desmethylclomipramineの血中濃度は平均209ng/mlから72ng/mlに低下したが，clomipramineのそれは96ng/mlから407ng/mlへと約4倍に上昇したと報告している[21]。

一方，三環系抗うつ薬（TCA）単剤では臨床症状が容易に改善しない患者にTCAとSSRIの併用が有効であるという報告も散見される[12,19,20]。Conusらは，CYP2D6と2C19の酵素活性が高いた

めにclomipramineの血中濃度が上がらず難治性のうつ病であった患者が，fluvoxamineを併用したことによってclomipramineの血中濃度が上昇し，それに伴い臨床症状が改善したという症例を報告している[6]。Nelsonらはこれまでの報告を概観し，TCAからSSRIへ変更した場合とaugmentation therapyとしてTCAにSSRIを追加する場合では，ともに改善率は約50%であるが，これまでに両者の比較研究はなされていないため結論づけることはできないとしている[12]。実際，TCAが無効の症例において，TCAからfluvoxamineに変更した場合の改善率も4%，28%，75%とばらつきが大きく，見解の一致をみない[12]。

SSRIは一般的に生命に危険を及ぼすような副作用はないといわれているものの，高用量のfuluvoxamineによる致死例もわずかながら報告されている[2]。Clomipramineとfluvoxamineの併用は副作用を来しにくいという報告もあるが[19]，clomipramineは周知の通り主に5-HT再取り込み阻害作用を持つため，SSRIとの併用によりセロトニンの作用をより増強すると考えられ，serotonin syndromeを惹起するという可能性は常に念頭におくべきであろう[18]。一方，他のSSRIでは，paroxetineとfluoxetineはCYP2D6阻害作用が強く[8]，TCAと併用投与すると，これらの血中濃度が上昇する。特にdesipramineとの併用では，desipramine濃度を3～4倍に上昇させる[5,14,22]。SertralineはCYP450阻害作用は軽度～中等度でdesipramine濃度を30～40%上昇させ[15]，citalopramはsertralineと同程度上昇させると報告されている[8]。

以上より，paroxetineとfluoxetineでは，TCAからの変更の際，fluvoxamine以上に注意が必要である。

以上により，clomipramineからfluvoxamineへ変更する際，最も慎重な方法としては離脱症状に注意しながら徐々にclomipramineを減量し，drug-free gapをおき，低用量からfluvoxamineを開始するのがより安全であると考えられる。このdrug-free gapの期間について明確な定義はないが，clomipramineの半減期（24時間）[1]を考慮するとwash out periodは数日を要する。しかし，実際の臨床場面においてwash out periodを置くことが困難な場合には，clomipramineを徐々に減量しつつ，2剤のoverlapの期間中，副作用の発現に十分注意しながら，fluvoxamineを低用量で導入していくという方法をとるのが現実的である。

結　論

精神科臨床において，抗うつ薬の変更は多くの問題をはらんでいる。Clomipramineからfluvoxamineへの変更について適切な方法を示した報告はない。また，両者を併用しても副作用を来しにくいとの報告もあるが，最も慎重なアプローチとしては，離脱症状に注意しながらclomipramineを徐々に減量し，短いwash out period（数日間）の後，fluvoxamineを低用量で導入するという方法が望ましい。しかし，臨床的にwash out periodを置くことが困難である場合，clomipramineを徐々に減量しつつ，fluvoxamineを低用量で導入し，2剤のoverlapの期間中，副作用の発現に充分注意して変更を行わねばならない。有用なデータが不十分なため，厳密な経過観察が必要と思われる。

文　献

1) Balant-Gorgia, A. E., Gex-Fabry, M., Balant, L. P.: Clinical pharmacokinetics of clomipramine. Clin. Pharmacokinet., 20: 447-462, 1991.
2) Barbey, J. T., Roose, S. P.: SSRI safety in overdose. J. Clin. Psychiatry, 59 (suppl. 15): 42-48, 1998.
3) Bertilsson, L., Dahl, M. L., Tybring, G.: Pharmacogenetics of antidepressants: clinical aspects. Acta Psychiatr. Scand., 96 (suppl. 391): 14-21, 1997.
4) Bertschy, G., Vandel, S., Vandel, B. et al.: Fluvoxamine-tricyclic antidepressant interaction. An accidental finding. Eur. J. Clin. Pharmacol., 40: 119-120, 1991.
5) Brøsen, K., Hansen, J. G., Nielsen, K. K. et al.: Inhibition by paroxetine of desipramine metabolism in extensive but not in poor metabolizers of sparteine. Eur. J. Clin. Pharmacol., 44: 349-355, 1993.

6) Conus, P., Bondolfi, G., Eap, C. B. et al. : Pharmacokinetic fluvoxamine-clomipramine interaction with favorable therapeutic consequences in therapy-resistant depressive patient. Pharmacopsychiatry, 29 : 108-110, 1996.
7) DeVane, C. L., Gill, H. S. : Clinical pharmacokinetics of fluvoxamine : applications to dosage regimen design. J. Clin. Psychiatry, 58 (suppl. 5) : 7-14, 1997.
8) Gram, L. F., Hansen, M. G., Sindrup, S. H. et al. : Citalopram ; interaction studies with levomepromazine, imipramine, and lithium. Ther. Drug Monit., 15 : 18-24, 1993.
9) Greenblatt, D. J., von Moltke, L. L., Harmatz, J. S. et al. : Drug interactions with newer antidepressants : role of human cytochromes P450. J. Clin. Psychiatry, 59 (suppl. 15) : 19-27, 1998.
10) Härtter, S., Wetzel, H., Hammes, E. et al. : Inhibition of antidepressant demethylation and hydroxylation by fluvoxamine in depressed patients. Psychopharmacology, 110 : 302-308, 1993.
11) Kashuba, A. D., Nafziger, A. N., Kearns, G. L. et al. : Effect of fluvoxamine therapy on the activities of CYPIA2, CYP2D6, and CYP3A as determined by phenotyping. Clin. Pharmacol. Ther., 64 : 257-268, 1998.
12) Nelson, J. C. : Treatment of antidepressant non-responders : augmentation or switch? J. Clin. Psychiatry, 59 (suppl. 15) : 35-41, 1998.
13) Nielsen, K. K., Flinois, J. P., Beaune, P. et al. : The biotransformation of clomipramine in vitro, identification of the cytochrome P450s responsible for the separate metabolic pathways. J. Pharmacol. Exp. Ther., 277 : 1659-1664, 1996.
14) Preskorn, S. H., Beber, J. H., Faul, J. C. et al. : Serious adverse effects of conbining fluoxetine and tricyclic antidepressants. Am. J. Psychiatry, 147 : 532, 1990.
15) Preskorn, S. H., Alderman, J., Chung, M. et al. : Pharmacokinetics of desiplamine coadministered with sertraline or fluoxetine J. Clin. Psychopharmacol., 14 : 90-98, 1994.
16) 下田和孝, 染矢俊幸：選択的セロトニン再取り込み阻害薬 (SSRI) の薬物相互作用について. 精神医学, 39：1329-1336, 1997.
17) Sproule, B. A., Naranjo, C. A., Bremner, K. E. et al. : Selective serotonin reuptake inhibitors and CNS drug interactions. A critical review of the evidence. Clin. Pharmacokinet., 33 : 454-471, 1997.
18) Sternbach, H. : The serotonin syndrome. Am. J. Psychiatry, 148 : 705-713, 1991.
19) Szegedi, A., Wetzel, H., Leal, M. et al. : Combination treatment with clomipramine and fluvoxamine : drug montoring, safety, and tolerability data. J. Clin. Psychiatry, 57 : 257-264, 1996
20) van Harten, J. : Overview of the pharmacokinetics of fluvoxamine. Clin. Pharmacokinet., 29 (suppl. 1) : 1-9, 1995.
21) Vandel, S., Bertschy, G., Baumann, P. et al. : Fluvoxamine and fluoxetine : interaction studies with amitriptyline, clomipramine and neuroleptics in phenotyped patients. Pharmacol. Res., 31 : 347-353, 1995.
22) Vaugham, D. A. : Interaction of fluoxetine with tricyclic antidepressants. Am. J. Psychiatry, 145 : 1478, 1988.
23) Wagner, W., Vause, E. W. : Fluvoxamine. A review of global drug-drug interaction data. Clin. Pharmacokinet. 29 (suppl. 1) : 26-32, 1995.
24) 山田光彦, 上島国利：新しい抗うつ薬の可能性―特に SSRI を中心に―. 臨床精神薬理, 1：355-363, 1998

(中島悦子, 丸山麻紀, 染矢俊幸)

抗躁薬・抗てんかん薬

Question 83 双極性障害に対する valproate の効果，および lithium と併用した場合の効果や注意事項などについて教えてほしい

〈症例〉双極性障害の50歳の女性で，これまで carbamazepine と lithium を併用して治療してきた。発疹が出たため carbamazepine を中止し，今後 valproate と lithium の併用を考えている。

A 双極性障害の治療には lithium が最も有効であるが，約3分の1の患者は lithium 抵抗性であったり，また副作用出現などもあって，治療方針の変更が必要になる場合がある[9]。特に急速交代型や混合型の躁病では lithium に反応性を示すものは40%以下といわれている[4]。

一方，valproate の抗躁作用は，1960年代に，抗けいれん薬として投与された valproate がてんかん患者の気分障害を安定化するという事実から初めて気づかれた。McElroy らの総説[11]によると，16の臨床試験の結果，双極性障害および失調感情障害における急性躁状態の患者633名中419名（63%）で valproate が有効であったという。

その後も多くの臨床試験が行われ，米国で1995年より急性躁病の治療薬として承認され，わが国でも2002年9月に躁病に対する保険適応が認められた。

双極性障害に対する valproate の有効性について以下のような報告がある。

Pope らは過去に lithium に反応しなかったり継続投与が困難であった急性躁病エピソード（DSM-Ⅲ-R）の36名を対象に，プラセボを対照とした valproate の二重盲検試験を実施した[14]。Valproic acid と valproate sodium を1：1のモル比で含有する divalproex を750mg 分3で投与開始し，valproate の血清濃度が50〜100mg/l（= 347〜694μM）になるよう調節したところ，valproate を服用した17名は躁病症状得点が54%の減少を示したが，プラセボを服用した19名では5%の減少であった。

Freeman ら[6]は，躁病相（DSM-Ⅲ-R）の27名を無作為に lithium（0.5mEq/kg で開始し，1,800mg/日まで増量）または valproate（第1週は1,500mg/日，第2週は2,250mg/日，第3週は3,000mg/日）による治療に割り振って，二重盲検を行った。その結果，valproate で治療された14名中9名，lithium で治療された13名中12名が良好な反応を示した。また，治療前の抑うつ得点が高いものが valproate への反応性が高いという結果であった。この結果は，lithium の方が躁病症状改善作用においては若干有効性が高いものの，混合状態にあるものでは valproate の有効性が高いことを示唆している。

Bowden ら[1]は，入院中の179名の急性躁病患者（RDC）を無作為に割り振って，divalproex（750mg/日で開始し，3日目に1,000mg/日に増量）と lithium（900mg/日で開始し，3日目に1,200mg/日に増量）の効果をプラセボと二重盲検的に比較した。Divalproex と lithium の用量は問題がなければそれぞれ目標濃度の150mg/l（= 1041μM）と1.5mEq/l が得られるよう増加し，その結果 divalproex（p = 0.004），lithium carbonate（p = 0.025）ともにプラセボより有効であったとい

う。

　Müller-Oerlinghausenらは，抗精神病薬（haloperidol，perazine）で治療されている急性躁病エピソード（ICD-10）の69名を対象に，valproateの併用効果について，二重盲検でプラセボと比較した。その結果，プラセボ併用群に比し，valproate併用群で有意に有効であった（p=0.005）[13]。

　Keckらは，双極性障害の躁病患者（DSM-Ⅲ-R）19名にdivalproex 20mg/kg/日を5日間投与し，その後特に問題がなければ目標濃度の50mg/l（=347μM）が得られるよう用量を増加したところ，10名の患者（divalproex用量＝2,055±543mg/日，valproate血清濃度＝80±23mg/l（=555±159μM））で躁病得点の有意な減少（>50％）が得られたと報告している[10]。

　次に，急性うつ病（単極性・双極性）に対するvalproateの効果に関しては，統制された研究はみられないものの，valproateで治療された急性うつ病195名中58名（＝30％）が有意な抗うつ効果を示したという報告がある。これは急性躁病に対する効果よりも明らかに低い有効性である。一方，双極性障害に対するvalproateの予防効果に関しては，多くのオープン試験が，valproateが躁うつエピソードの回数や重症度を減少させている可能性を示唆している[3,12]。

　Valproateとlithiumを併用する効果については，valproateの併用がlithiumの用量反応曲線を左方偏移し，lithium非反応者を反応者に変換するというEmrichらの報告があるがさらに今後の検討が必要と思われる[5]。Sharmaらは，双極性障害の9名（うつ状態2名，躁状態4名，混合状態3名）を対象としたオープン試験で，lithiumとvalproateの併用療法の効果を検討している。Valproateとlithiumの初期投与量はそれぞれ500mg/日，300mg/日とし，その後用量をそれぞれ1,000±250mg/日，833±614mg/日に増加して，9名中8名で中等度以上の改善が得られたという[15]。この用量は単独投与の場合と比べると明らかに低く，併用による相互作用があるのかもしれない。

　一般に，valproate自体は他の抗けいれん薬やlithium，抗精神病薬より副作用の出現頻度が低く，またひどい副作用も少ないため，耐容性の高い薬物である[12]。この点に関してGuscottは，1,500mg/日が副作用（振戦，下痢，頻尿，認知障害，脱毛）が問題になってくる境界点である[8]と指摘し，Bowdenらは，valproate血中濃度125mg/l以上で，嘔気，嘔吐，鎮静の出現率が高いことを指摘している[2]。Valproate血清濃度と抗躁作用との相関は低いが，良好な臨床効果のために一般的に必要とされる濃度域はおおよそ50～150mg/l（＝347～1,040μM）と考えられている[12]。Valproateとlithiumの併用で，valproate血清濃度が若干上昇するという報告[7]もあり，血中濃度の推移には注意が必要であろう。

結　論

　双極性障害に対するvalproateの抗躁作用についてはlithiumとほぼ同等（または若干低い？）という報告が多い。急速交代型や混合型にはより有効性が高い可能性がある。予防効果について統制された検討はされていないが，その可能性を支持する報告がなされている。一方，抗うつ効果はそれほど高くない。用量に関しては，外国ではvalproate単独療法の場合で750～1,500mg/日という初期量が多いようである。Valproateとlithium併用療法の効果に関してよく統制された研究はみられないが，併用療法の場合，単独療法の場合と比べて用量が低く設定されている。

文　献

1) Bowden, C.L., Brugger, A.M., Swann, A.C. et al. : Efficacy of divalproex vs lithium and placebo in the treatment of mania. JAMA, 271 : 918-924, 1994.
2) Bowden, C.L., Janicak, P.G., Orsulak, P. et al. : Relation of serum valproate concentration to response in mania. Am. J. Psychiatry, 153 : 765-770, 1996.
3) Calbrese, J.R., Markovitz, P.J., Kimmel, S.E. et al. : Spectrum of efficacy of valproate in 78 rapid-cycling bipolar patients. J. Clin. Psychopharmacol., 12 (1 Suppl) : 53S-56S, 1992.
4) Dilsaver, S.C., Swann, A.C., Shoaib, A.M. et al. : The manic syndrome : factors which may predict

a patient's response to lithium carbamazepine and valproate. J. Psychiatry Neurosci., 18 : 61-66, 1993.
5) Emrich, H.M., Dose, M., von Zerssen, D. : The use of sodium valproate, carbamazepine and oxcarbazepines in patients with affective disorders. J. Affect. Disord., 8 : 243-250, 1985.
6) Freeman, T. W., Clothier, J.L., Pazzaglia P. et al. : A double-blind comparison of valproate and lithium in the treatment of acute mania. Am. J. Psychiatry, 149 : 108-111, 1992.
7) Granneman, G.R., Schneck, D.W., Cavanaugh, J. H. et al. : Pharmacokinetic interactions and side effects resulting from concomitant administration of lithium and divalproex sodium. J. Clin. Psychiatry, 57 : 204-206, 1996.
8) Guscott. R. : Clinical experience with valproic acid in 22 patients with refractory bipolar mood disorder. Can. J. Psychiatry, 37 : 590, 1992.
9) Harrow. M., Goldberg, J.F., Grossman, L.S. et al. : Outcome in manic disorders : a naturalistic follow-up study. Arch. Gen. Psychiatry, 47 : 665-671, 1990.
10) Keck, P.E. Jr., McElroy, S.L., Tugrul, K.C. et al. : Valproate oral loading in the treatment of acute mania. J. Clin. Psychiatry, 54 : 305-308, 1993.
11) McElroy, S.L., Keck, P.E. Jr., Pope, H.G. Jr. et al. : Valproate in the treatment of bipolar disorder : literature review and clinical guideline. J. Clin. Psychopharmacol., 12 : 42-52, 1992.
12) McElroy, S.L., Keck, P.E. : Treatment guideline for valproate in bipolar and schizoaffective disorders. Can. J. Psychiatry, 38 (3 suppl 2) : 62-66, 1993.
13) Müller-Oerlinghausen, B., Retzow, A., Henn, F. A. et al. : Valproate as an adjunct to neuroleptic medication for the treatment of acute episode of mania : a prospective, randomized, double-blind, placebo-controlled multicenter study. Europian Valproate Mania Study Group. J. Clin.Psychopharmacol., 20 : 195-203, 2000.
14) Pope. H.G. Jr., McElroy, S.L., Keck, P.E. Jr. et al. : Valproate in the treatment of acute mania. A placebo-controlled study. Arch. Gen. Psychiatry, 48 : 62-68, 1991.
15) Sharma, V., Persad, E., Mazmanian, D. et al. : Treatment of rapid cycling bipolar disorder with combination therapy of valproate and lithium. Can. J. Psychiatry, 38 : 137-139, 1993.

〔染矢俊幸，遠藤太郎〕

Question 84

Valproate の血中濃度と抗躁効果との関係は？
また valproate は双極Ⅱ型障害や大うつ病性障害に対しても有効か？

A Valproate の双極Ⅰ型障害に対する有効性については，かなりのエビデンス[2,7-9]が蓄積されてきた感があり，現在では lithium と並ぶ躁病の第一選択薬として広く用いられている。その流れを受け，1995年に valproate が FDA（米国食料医薬品局）により急性躁病の治療薬として正式に承認され，2002年9月に，わが国でも躁病に対する保険適応が認められた。しかしながら，双極Ⅰ型障害以外の類縁疾患に対する valproate の有効性，また血中濃度と臨床効果との関係については十分な検討がなされていない。

1）Valproate の血中濃度と臨床効果との関係

Valproate の血中濃度と躁病に対する臨床効果との関係について調査した研究は数少ないが，Bowden ら[3]は RDC（Research Diagnostic Criteria）で診断された69人の双極性障害患者を対象に，divalproex の血中濃度と臨床効果についての検討を行っている。このなかで彼らは，valproate の血中濃度が45μg/ml 以上の群で45μg/ml 未満の群に比し有意に高い改善率を見せたと報告している。さらに彼らは血中濃度と副作用についての検討も行い，血中濃度125μg/ml 以上の群で嘔気，嘔吐，鎮静の出現率が高いことを指摘している。彼らは valproate の血中濃度治療域を45～100μg/ml と推奨しており，この値は先行研究の50～100μg/ml[9]や48～102μg/ml[6]とほぼ同じ値である。またその他の副作用に関しても，APA のガイドライン[1]によると，胃腸症状（食欲不振，嘔気，嘔吐，消化不良，下痢），肝機能障害（transaminase の上昇），振戦，鎮静，白血球減少，血小板減少，脱毛などは用量依存性であるとされているため，valproate を臨床で用いる場合には血中濃度のモニタリングを注意深く行う必要があり，高血中濃度の患者ではこれらの副作用に注意が必要であろう。

2）Valproate の双極Ⅱ型障害に対する有効性

双極Ⅱ型障害についての valproate の研究もまた数が少なく，RCT（Randomized controlled trial）は存在しない。オープン試験ではあるが，Winsberg ら[10]は19人のうつ状態にある双極Ⅱ型障害の患者を divalproex で治療し，12人（63％）が反応（ハミルトンうつ病評価尺度〈HAM-D〉で50％以上の改善）したと報告している。また彼らは，divalproex 反応群で開始時の HAM-D の点数がより低く，過去に薬物治療を受けたことのない群で改善率がより高かったと報告している。Calabrese ら[4]は，55人の双極性障害，ラピッド・サイクラーの患者（うち30人が双極Ⅱ型障害）に対する divalproex の効果について prospective open trial を行い，双極Ⅱ型障害群は双極Ⅰ型障害群に比し，より多くの患者が divalproex に反応し，より高い改善率を示したと報告している。

以上のように，これらオープン試験の結果からは，valproate は双極Ⅱ型障害に対して有効であると考えられるが，まだ十分なエビデンスがあるとはいえず，今度のさらなる比較試験が必要である。

3）Valproate の大うつ病性障害に対する有効性

Valproate の大うつ病性障害に対する効果を検討した報告はさらに少なく，そのうちのほとんどがケースレポートである．そのなかでも Davis ら[5]は，比較的コントロールされたデザインで，33人の大うつ病性障害を対象に valproate 単剤で 8 週間のオープン試験を行った．その結果，86％の患者で有意な改善が認められたと報告している．しかしながら，この研究以外で，きちんとした研究計画で行われた試験は存在せず，この領域に関する valproate の有効性についても，今後さらなる検討が必要であろう．

また，valproate についての抗うつ薬との augmentation 効果についての報告は，我々の知る限り存在せず，現時点では抗うつ薬の作用増強を目的とした valproate の使い方は推奨できない．

結論

Valproate の抗躁薬としての治療血中濃度域，双極II型障害や大うつ病性障害に対する有効性に関する検討は，まだ十分でないというのが現状である．血中濃度治療域としては50～100μg/ml が推奨されている．また双極II型障害に対しても valproate は有効であると考えられ，大うつ病性障害に対しても valproate が有効である可能性があるといえるが，今後さらなる検討が必要である．

文献

1) American Psychiatric Association : Practice guideline for treatment of patients with bipolar disorder. Am. J. Psychiatry, 151 (suppl.12) : 1–36, 1994.
2) Bowden, C. L., Brugger, A. M., Swann, A. C. et al. : Efficacy of divalproex versus lithium and placebo in the treatment of mania. The Depakote Mania Study Group. JAMA, 271 : 918–924, 1994.
3) Bowden, C. L., Janicak, P. G., Orsulak, P. et al. : Relation of serum valproate concentration to response in mania. Am. J. Psychiatry, 153 : 765–770, 1996.
4) Calabrese, J. R., Delucchi, G. A. : Spectrum of efficacy of valproate in 55 patients with rapid-cycling bipolar disorder. Am. J. Psychiatry, 147 : 431–434, 1990.
5) Davis, L. L., Kabel, D., Patel, D. et al. : Valproate as an antidepressant in major depressive disorder. Psychopharmacol. Bull., 32 : 647–652, 1996.
6) Emrich, H. M., von Zerssen, D., Kissling, W. et al. : Therapeutic effect of valproate in mania (letter). Am. J. Psychiatry, 138 : 256, 1981.
7) Freeman, T. W., Clothier, J. L., Pazzaglia, P. et al. : A double-blind comparison of valproate and lithium in the treatment of acute mania. Am. J. Psychiatry, 149 : 108–111, 1992.
8) Müller-Oerlinghausen, B., Retzow, A., Henn, F. A. et al. : Valproate as an adjunct to neuroleptic medication for the treatment of acute episode of mania : a prospective, randomized, double-blind, placebo-controlled multicenter study. European Valproate Mania Study Group. J. Clin. Psychopharmacol., 20 : 195–203, 2000.
9) Pope, H. G. Jr., McElroy, S. L., Keck, P. E. Jr. et al. : Valproate in the treatment of acute mania : a placebo-controlled study. Arch. Gen. Psychiatry, 48 : 62–68, 1991.
10) Winsberg, M. E., DeGolia, S. G., Strong, C. M. et al. : Divalproex therapy in medication-naive and mood-stabilizer-naive bipolar II depression. J. Affect. Disord., 67 : 207–212, 2001.

（遠藤太郎，染矢俊幸）

Question 85

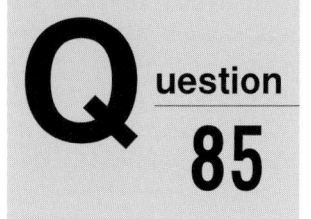

Carbamazepine の双極性障害に対する臨床効果と血中濃度の間に有意な関係は認められるか？

A Carbamazepine の双極性障害に対する有効性は竹崎らによって日本で初めて報告された[9]。抗うつ効果・抗躁効果・再発予防効果に対する有効性については比較的多くの報告があるが，これらと血中濃度の関係についての報告は少ない。

まず躁状態あるいはうつ状態に対する効果と血中濃度の関係については，Okuma らが63例の躁状態の患者で carbamazepine の有効性を検討し，その血漿中濃度は約2.7～11.7μg/ml（平均±標準偏差＝7.2±3.4μg/ml）であったが，有効例における血漿中濃度についての記載はなく，carbamazepine 血漿中濃度と臨床効果に有意な相関はなかったとしている[4]。22人の躁うつ病患者に対して carbamazepine を投与した場合の抗躁効果・抗うつ効果について二重盲検法により検討した報告[1]では，7～12μg/ml の血漿中濃度で臨床効果が現れたとしているが，臨床効果不良例については，躁状態患者では11～12μg/ml，うつ状態患者では8～12μg/ml の血漿中濃度を示していた。また気分障害あるいは失調感情障害と診断された18人の患者について，carbamazepine を投与した研究では，その血漿中濃度は約4～9μg/ml（平均±標準偏差＝6.55±0.69μg/ml）であり，臨床効果とは有意な相関を認めなかったとしている[8]。Lerer らによる34人の躁状態の患者に対する carbamazepine と lithium の効果を比較検討した二重盲検法の研究では，無作為に割り付けられた14人の carbamazepine 投与群患者のデータからは，carbamazepine 血漿中濃度と臨床効果の間に関連はなかったと報告している[3]。また，Okuma らは，双極性障害に対する carbamazepine と lithium の効果を二重盲検法により比較した結果，carbamazepine 投与群の51人の患者のうち，47人で carbamazepine 血漿中濃度が測定され，投与4週目において血漿中濃度と臨床効果には有意な相関は認められなかったとしている[6]。この報告の中で，中等度あるいは著明な症状改善を示した20人の反応良好者群の血漿中濃度の平均は8.0±2.1μg/ml であり，13人の反応不良者の6.3±2.5μg/ml と比較して有意に高い値を示したとしている。Petit らは，21人の躁状態の患者に carbamazepine を投与しその血漿中濃度は4.5～14.1μg/ml であるとし，7日目の血漿中濃度と14日目，21日目の臨床改善度の間に有意な相関があると報告している[7]。Vasudev らは，valproate と carbamazepine の躁状態に対する有効性を比較検討した報告の中で，carbamazepine を投与した12人のうち，8人の反応者群では血漿中濃度が6.01±2.44μg/ml（3～9μg/ml）であり，4人の非反応者群では6.17±1.5μg/ml（4.8～7.88μg/ml）であったとしている[10]。

再発予防効果については，22人の躁うつ病患者に対する carbamazepine の効果を調べた研究で血漿中濃度を測定した70サンプルの平均値は5.57±2.04μg/ml（0.9～11.9μg/ml）であり，反応良好者と非反応者との間では血漿中濃度に有意な差は認められなかったとしている[5]。また Kishimoto らは気分障害患者における carbamazepine による長期的な再発予防効果について32人の症例につい

て検討し，血漿濃度を測定した16人の患者では6〜10μg/mlの値を示し，有効例では平均6.8μg/ml，無効例では平均6.5μg/mlであったとしている[2]。

結論

躁状態・うつ状態に対するcarbamazepineの臨床効果と血中濃度との有意な関係を示した報告は，非常に少ない。

Ballengerらは7〜12μg/mlの血漿中濃度で臨床効果が現れたとしており[1]，他の報告における反応者群の血漿中濃度平均値（6〜9.5μg/ml）をあわせて推測すると，carbamazepineの双極性障害に対する臨床効果を示す血中濃度は，てんかんにおける有効血中濃度下限である4μg/mlよりも高値である可能性が考えられる。

文献

1) Ballenger, J. C., Post, R. M.: Carbamazepine in manic-depressive illness: a new treatment. Am. J. Psychiatry, 137: 782-790, 1980.
2) Kishimoto, A., Ogura, C., Hazama, H. et al.: Long-term prophylactic effects of carbamazepine in affective disorder. Br. J. Psychiatry, 143: 327-331, 1983.
3) Lerer, B., Moore, N., Meyendorff, E. et al.: Carbamazepine versus lithium in mania: a double blind-study. J. Clin. Psychiatry, 48: 89-93, 1987.
4) Okuma, T., Inanaga, K., Otsuki, S. et al.: Comparison of the antimanic efficacy of carbamazepine and chlorpromazine: a double-blind controlled study. Psychopharmacology (Berl), 66: 211-217, 1979.
5) Okuma, T., Inanaga, K., Otsuki, S. et al.: A preliminary double-blind study on the efficacy of carbamazepine in prophylaxis of manic-depressive illness. Psychopharmacology (Berl), 73: 95-96, 1981.
6) Okuma, T., Yamashita, I., Takahashi, R. et al.: Comparison of the antimanic efficacy of carbamazepine and lithium carbonate by double-blind controlled study. Pharmacopsychiatry, 23: 143-150, 1990.
7) Petit, P., Lonjon, R., Cociglio, M. et al.: Carbamazepine and its 10, 11-epoxide metabolite in acute mania: cliniclal and pharmacokinetic correlates. Eur. J. Clin. Pharmacol., 41: 541-546, 1991.
8) Post, R. M., Uhde, T. W., Ballenger, J. C. et al.: Carbamazepine and its-10, 11-epoxide metabolite in plasma and CSF. Relation to antidepressant response. Arch. Gen. Psychiatry, 40: 673-676, 1983.
9) 竹崎治彦, 花岡正憲：躁うつ病および症候性躁－うつ状態に対するCarbamazepine (Tegretol)の効果. 精神医学, 13: 173-183, 1971.
10) Vasudev, K., Goswami, U., Kohli, K.: Carbamazepine and valproate monotherapy: feasibility, relative safety and efficacy, and therapeutic drug monitoring in manic disorder. Psychopharmacology (Berl), 150: 15-23, 2000.

（森田幸代，下田和孝）

Question 86

Sodium valproate や clonazepam によって prolactin 濃度が上昇し，無月経になることはあるのか？

〈症例〉てんかんのため sodium valproate と clonazepam で治療を受けている24歳の女性。最近6ヵ月間無月経が続いている。血中プロラクチン濃度の上昇を認める。

A Sodium valproate（VPA）と無月経の関連を示唆する症例報告はいくつかみられる。Sackellares らは欠神発作の治療のために VPA を内服している16名の女性について調査を行い，その結果3名に無月経を認めたと報告している[10]。Margraf らは VPA で治療をうけている8名の女性について調査を行い，その結果5名は治療開始1ヵ月後，3名は2～3ヵ月後に無月経が出現したが，そのうち7名は処方変更せずに自然に正常化したという[5]。Jones は VPA を処方されて無月経が認められ，VPA を中止後に正常化した2名の女性患者を報告したが，血中プロラクチン濃度はそれぞれ190mIU/l，60mIU/l（正常60～600mIU/l）とやや低目の値であった[4]。彼らは視床下部の GABA（γ-aminobutyric acid）が月経周期に関与していて，VPA による GABA 活性の増強が月経周期の障害を引き起こすのかもしれないと考察している。

VPA とプロラクチンとの関連については，VPA はプロラクチンに影響を及ぼさないという報告がみられる一方[2,9]，VPA はプロラクチンを低下させるという報告が散見される[7,8]。Melis らは健常女性20名，hyperprolactinemia の患者15名を対象に VPA 400mg を内服後の血中プロラクチン濃度の変化について検討したところ，健常女性と hyperprolactinemia のうち非腫瘍性の7名では有意に血中プロラクチン濃度が低下したのに対し，prolactinoma の8名では変化が認められなかったという[8]。この機序として，VPA は GABA transaminase を阻害することにより GABA の作用を増強することが知られているが，そうした GABA 系薬理学的活性の増強がプロラクチンの分泌を抑制し，一方 prolactinoma 群では抑制性制御が障害されている可能性をあげている。さらに彼らは，17名の女性を3グループに分け，VPA 400mg 内服1時間後に，プロラクチン分泌を刺激する TRH，domperidone，sulpiride のそれぞれを注射し，その前後の血中プロラクチン濃度の変化について検討した[7]。その結果，TRH によるプロラクチン上昇反応に変化はなかったが，後者2つのグループでは有意にプロラクチン上昇反応が低下したという。GABA 系作用の増強は抗ドパミン薬によるプロラクチン上昇反応を鈍らせるのかもしれない。一方，TRH は下垂体レベルで直接プロラクチン分泌に影響を及ぼし，かつ下垂体の TRH レセプターは GABA の支配を受けないためプロラクチン分泌に変化がみられなかったのではないかと考察している。Sarnacchiaro らは健常者群，非腫瘍性の hyperprolactinemia 群，prolactinoma 群のそれぞれにおいて VPA がプロラクチン分泌に与える影響について検討したところ，プロラクチンの分泌は健常者群において VPA 400mg，800mg のいずれでも有意に低下したという[11]。いずれも VPA 内服120分後にプロラクチンは最低血中

濃度を呈し，ほぼ同様の値であった。阻害効果がVPAの用量に依存しないのは，VPA 400mgでGABA transaminaseを完全に阻害し，プロラクチン分泌抑制作用を最大限発揮するからだと考察している。

一方，ベンゾジアゼピンの1つであるclonazepamと無月経の関連を示唆する報告は現時点では見当たらない。また，ベンゾジアゼピン誘発性の内分泌変化は一般的ではなく，臨床的にも重要ではないという報告もある[6]。Clonazepamとプロラクチンとの関連については，ラットにおいてclonazepamがプロラクチン分泌を低下させるという報告があるものの[1,3]，それのみでclonazepamと無月経を結び付けるのは困難である。

以上によりVPAがGABAを介して無月経を惹起する可能性はあるが，本症例に関しては血中プロラクチン濃度が上昇しており，むしろprolactinomaの有無など他の要因について精査する必要があると思われる。

結　論

Clonazepamがプロラクチンを上昇させ，無月経を引き起こすという報告はない。VPAはGABA transaminaseを阻害することによってGABAの活性を増強し無月経を引き起こす可能性があるが，GABAを介したVPAとプロラクチンとの関連についての機序は報告によってまちまちであり，現時点でVPAがプロラクチンを上昇させて無月経を引き起こすかどうかは不明である。

文　献

1) Grandison, L. : Supression of prolactin secretion by benzodiazepines in vivo. Neuroendocrinology, 34 : 369-373, 1982.
2) Invitti, C., Danesi, L., Dubini, A. et al. : Neuroendocrine effects of chronic administration of sodium valproate in epileptic patients. Acta Endocrinologica (Copenh), 118 : 381-388, 1988.
3) Jarvinen, A., Rago, L., Mannisto, P. T. : Effects of central and peripheral type benzodiazepine ligands on thyrotropin and prolactin secretion. Neuropeptides, 21 : 183-191, 1992.
4) Jones, T. H. : Sodium valproate-induced menstrual disturbance in young women. Horm. Res., 35 : 82-85, 1991.
5) Margraf, J. W., Dreifuss, F. E. : Amenorrhea following initiation of therapy with valproic acid. Neurology, 31 : 159, 1981.
6) Marken, P. A., Haykal, R. F., Fisher, J. N. : Management of psychotropic-induced hyperprolactinemia. Clin. Pharm., 11 : 851-856, 1992.
7) Melis, G. B., Furuzzetti, F., Paoletti, A. M. et al. : Effects of the GABAergic drug, sodium valproate, on the prolactin release evoked by pharmacological stimuli in normal women. Clin. Endcrinol., 20 : 245-252, 1984.
8) Melis, G. B., Paoletti, A. M., Mais, V. et al. : The effects of the GABAergic drug, sodium valproate, on prolactin secretion in normal and hyperprolactinemic subjects. J. Clin. Endocrinol. Metab., 54 : 485-489, 1982.
9) Murialdo, G., Galimberti, C. A., Gianelli, M. V. et al. : Effects of valproate, phenobarbital, and carbamazepine on sex steroid setup in women with epilepsy. Clin. Neuropharmacol., 21 : 52-58, 1998.
10) Sackellares, J. C., Crosby, C., Tonelson, S. et al. : Long-term safety and efficacy of valproic acid (VPA) in the treatment of absence seizures. Neurology, 30 : 420, 1980.
11) Sarnacchiaro, F., Colao, A., Merola, B. et al. : Different sensitivity to sodium valproate in healthy, non-tumoral and tumoral hyperprolactinemic subjects. J. Endocrinol. Invest., 20 : 513-518, 1997.

（中島悦子，染矢俊幸）

Question 87 Sodium valproateの内服によって，聴覚障害が起こりうるか？

〈症例〉てんかんにてsodium valproate（VPA）で治療継続中の72歳男性。1ヵ月前よりVPAを増量したところ，聴力低下を訴えている。

A Sodium valproate（VPA）は，部分および全般てんかんの治療に加え，双極性障害に対する気分安定薬としても有効とされている[3]。VPAの内服に関連して聴覚障害を呈した症例として，ArmonらはVPA複雑部分発作に対しVPAを内服中に聴力低下をきたした高齢男性2例について報告している[1]。うち1例目は，73歳の男性で，36歳より複雑部分発作が出現し，39歳で脳動静脈奇形に対する手術治療を受け，以降phenytoin，phenobarbitalの内服で発作は抑制されていたが，68歳時にふらつきのためVPAに変薬された。VPAが3,000mg/日に増量（増量前の用量については記載されていない）されて数週間後より，記憶力の低下，振戦とともに家人が大声を出さないと聞こえない状態となった。この時VPAの血漿濃度は111.6μg/mlであったが，オージオグラム上でも左右とも0.25～8 kHzの全域での中等度の聴力低下が認められた。この男性では，VPAからcarbamazepineに変薬となりVPA中止後約10週間で聴力は回復した。2例目は71歳の男性で，61歳より複雑部分発作が始まり，64歳で脳動静脈奇形に対する手術が行われて以降発作は消失したが，70歳より複雑部分発作が再発したため，VPA 2,000mg/日が開始された。VPA開始2ヵ月後より聴力低下が出現し補聴器の使用が必要となった。VPAの血漿中濃度は95.9～116.5μg/mlで，オージオグラム上では，左右とも0.25～8kHzの全域での中等度以上の聴力低下が認められた。この症例でも，VPAからcarbamazepineに変薬されたところVPA中止後数ヵ月より聴力低下は改善し，中止5ヵ月後には補聴器が不要となったという。これら2症例は，いずれもVPAの比較的高用量を内服中の高齢者で両側性の聴力低下が生じたがVPAの中止によって改善したという点で共通しており，ArmonらはVPAを内服中の60歳以上の患者で聴力低下が生じた場合に，老人性の聴力低下と看過することがないよう注意が必要であるとしている[1]。さらに，Armonらは，40～100μg/mlの治療濃度域のVPAを12ヵ月以上内服中の36名のてんかん患者（22～74歳，平均51.5歳）のうち6名を対象としVPAの投与中の縦断的な聴力の評価を行った結果，3名で両側性の聴力低下，2名で右耳の聴力低下が認められたが，1名では変化が見られなかった[2]。また36名のうち23名を対象にVPA中止の前後でオージオメトリ検査を施行した結果，うち10例では有意な聴力の改善が認められ，特に2～4kHzの周波数帯域で最も改善が認められたと報告し，VPA投与中の聴覚障害の出現あるいは進行に注意が必要であるとしている[2]。

この他VPA内服に関連する聴覚器系障害の報告として，VPAの内服に関連して耳鳴が出現した症例が報告されている[5]。Reevesらによると，気分高揚，観念奔逸，誇大妄想，被害妄想を認め

る躁状態で入院となった52歳男性に対し，olanzapine 10mg，VPA 500mgによる治療が開始されVPAの血漿濃度は67.5μg/mlであったが，治療開始2日目より持続性の高音の耳鳴が出現して次第に増悪し，治療開始後8日目に他の精神症状が消失した後も持続して認められたという。当初は精神病症状と考えられたが，以前にもVPA内服中に同様の耳鳴が出現したという患者本人の訴えにもとづき，VPAを中止したところ10日後には耳鳴は消失し以降数ヵ月間の観察でも再燃しなかったという。この症例は聴力の低下は否定し，聴力検査は本人の拒否のため施行されなかった[5]。ReevesらはVPAの開始後48時間に耳鳴が生じVPAの中止に伴って速やかに消失したなどVPA投与と耳鳴の関連性を指摘し，VPAで治療中の患者で副作用として耳鳴が生じる可能性があり，出現した場合には精神病症状との鑑別に注意が必要であるとしている[5]。

現時点ではVPAによって聴力低下や耳鳴が生じる機序は明らかではないが，Armonらは，VPAがphenytoinやcarbamazepineと同様，治療有効量と等価なCSF中濃度でマウス培養中枢神経細胞の高頻度反復性発火を抑制すること[4]をあげ，VPAが蝸牛細胞や聴神経，蝸牛核などに影響を及ぼす可能性があると推測している[1]。

結 論

頻度は明らかではないが，治療域のVPAを内服中の高齢者での聴力低下やVPA内服に関連した耳鳴がVPA中止によって改善したという症例が報告されている。VPA内服中の患者で，聴力低下や耳鳴が認められた場合，VPAの副作用である可能性を考え，変薬による軽減をはかるなどの対応を検討する必要があると考えられる。

文 献

1) Armon, C., Brown, E., Carwile, S. et al. : Sensorineural hearing loss : a reversible effect of valproic acid. Neurology, 40 : 1896-1898, 1990.
2) Armon, C., Shin, C., Miller, P. : Reversible parkinsonism and cognitive impairment with chronic valproate use. Neurology, 47 : 626-635, 1996.
3) Davis, L. L., Ryan, W., Adinoff, B. et al. : Comprehensive review of the psychiatric uses of valproate. J. Clin. Psychopharmacol., 20(Suppl.) : 1 S-17S, 2000.
4) McLean, M. J., Macdonald, R. L. : Sodium valproate, but not ethosuximide, produces use- and voltage-dependent limitation of high frequency repetitive firing of action potentials of mouse central neurons in cell culture. J. Pharmacol. Exp. Ther., 237 : 1001-1011, 1986.
5) Reeves, R. R., Mustain, D. W., Pendarvis, J. E. : Valproate-induced tinnitus misinterpreted as psychotic symptoms. South. Med. J., 93 : 1030-1031, 2000.

（廣兼元太，下田和孝）

Question 88 バルプロ酸によって体重増加が生じるか？

A 抗てんかん薬および気分安定薬として用いられているバルプロ酸（valproic acid；VPA）の投与と関連して生じた体重増加については，主にてんかん患者を対象として1970年代から報告が見られる。Hassan らは，他の薬剤に抵抗性のてんかんに対するVPAの有用性についての報告の中で，VPA 400～2,400mgで治療中の全般性あるいは部分てんかんをもつ成人患者115名を6～24ヵ月間観察し，うち7％で体重増加が認められたと報告している[3]。体重増加の出現頻度について Jallon らは，1973年～2000年の間のVPAに関する16の臨床研究（対象数は22～480名）をまとめ，VPA 投与と関連した体重増加の出現頻度は，4～71％としている[4]が，異なる対象や報告者間でのばらつきが大きい。大規模な集団での報告として，Mattson らは複雑部分発作および二次性全般発作に対する VPA と carbamazepine の有用性比較を目的とし，成人のてんかん患者480名を対象に多施設での無作為割付盲検試験を行った結果，5.5kg 以上の体重増加が認められた頻度は，carbamazepine 投与例での8％に対し，VPA 投与例で20％と VPA 投与群で体重増加の出現頻度が有意に高かったと報告[5]している。

VPA 投与による体重増加と関連する因子の検討を目的とした報告では，Dinesen らは VPA で治療中のてんかん患者63名のうち，4kg 以上の体重増加を認めた36名と認めなかった27名を比較し，年齢・性別・治療開始前の過体重・治療期間・VPA の用量や血中 VPA 濃度に有意な差は認められなかったと報告[2]し，これらの因子による体重増加の予測は困難としている[2]。また Corman らは，VPA による治療を3～189ヵ月（中央値は27ヵ月）継続中の成人てんかん患者70名の調査を行い，うち24％で5～10％の体重増加，47％で10％以上の体重増加を認めたが，年齢・性別・治療開始時点での body mass index（BMI）や VPA の投与量，過体重の家族歴といった因子は，体重増加と有意な相関を認められなかった[1]。この結果から，年齢・性別・治療開始前の過体重や治療期間・VPA の用量・血中濃度から，VPA 投与による体重増加を予測することは困難であることに加え，さらに Corman らは VPA 開始前は正常範囲内またはそれ以下の BMI であった患者群で体重の増加率が最も高かったという結果[1]から，VPA を開始する時点では，もともと過体重でない患者で特に体重増加について注意して観察すべきであるとしている[1]。

VPA 投与によって体重増加が生じる機序は未だ明らかではないが，Verrotti ら[6]によれば，てんかんの女性患者40名を対象に VPA 治療開始前から1年間観察した結果，BMI が25以上の肥満は37.5％で認められ，体重増加群では，VPA 開始前と比べ体重増加後には，空腹時血清インスリン値が平均28.2pmol/ml から51.3pmol/ml，血清 leptin 値が平均9.0ng/ml から33.1ng/ml とそれぞれ有意に上昇していた[6]。一方，体重増加がなかった群では，血清インスリン値や血清レプチン値の有意な変化は認められなかったという[6]。この報告から，VPA 投与により，一部の患者では

血清インスリン値や血清レプチン値の上昇が生じ，これと関連して体重増加が生じる可能性があると考えられる．

結　論

VPA投与に関連して体重増加が生じる可能性がある．出現頻度は4〜71%と報告者間でばらつきが大きく，また性別・年齢・治療期間・VPA投与量や血中VPA濃度などと体重増加との一定した相関は認められていないため，予測は困難である．もともと過体重でない患者で体重増加が大きいとの報告もあり，VPA投与中の症例では，体重増加の出現に注意して観察を続ける必要があると考えられる．

文　献

1) Corman, C. L., Leung, N. M., Guberman, A. H. : Weight gain in epileptic patients during treatment with valproic acid : a retrospective study. Can. J. Neurol. Sci., 24 : 240–244, 1997.

2) Dinesen, H., Gram, L., Andersen, T. et al. : Weight gain during treatment with valproate. Acta Neurol. Scand., 70 : 65–69, 1984.

3) Hassan, M. N., Laljee, H. C., Parsonage, M. J. : Sodium valproate in the treatment of resistant epilepsy. Acta Neurol. Scand., 54 : 209–218, 1976.

4) Jallon, P., Picard, F. : Bodyweight gain and anticonvulsants : a comparative review. Drug Saf., 24 : 969–978, 2001.

5) Mattson, R. H., Cramer, J. A., Collins, J. F. : A comparison of valproate with carbamazepine for the treatment of complex partial seizures and secondarily generalized tonic-clonic seizures in adults. The Department of Veterans Affairs Epilepsy Cooperative Study No.264 Group. N. Engl. J. Med., 327 : 765–771, 1992.

6) Verrotti, A., Basciani, F., Morresi, S. et al. : Serum leptin changes in epileptic patients who gain weight after therapy with valproic acid. Neurology, 53 : 230–232, 1999.

（廣兼元太，下田和孝）

Question 89 バルプロ酸ナトリウムは多嚢胞卵巣症候群を惹起しうるか？

A バルプロ酸ナトリウム（sodium valproate，以下VPA）は単純側鎖を持つカルボキシル酸で，元来化学反応の溶媒として使用されていたが，1963年に抗けいれん作用を持つことが発見され，以後抗てんかん薬として広く用いられている。また，その抗躁作用は1960年代より報告されており，本邦でも2002年9月に躁病，躁うつ病の躁状態への適応が承認されている[12]。

多嚢胞卵巣症候群（polycystic ovary syndrome，以下PCOS）は女性の4～7％にみられる疾患である。卵巣の多嚢胞性変化，月経異常，男性化（多毛など），肥満など多彩な全身症状を伴い，その病態は複雑である。また，内分泌学的特徴としては血中LH，テストステロン，アンドロステジオン，LH/FSH比の上昇などが認められる。PCOSの病態は視床下部・下垂体・卵巣系の異常による悪循環サイクルと考えられていたが，近年ではインスリン抵抗性亢進と卵巣におけるアンドロゲン産生亢進が中心にあるとの考えが有力である[3,13]。アンドロゲン濃度とインスリン濃度との間には正の相関があり，アンドロゲン濃度を低下させてもインスリン濃度は変化しないがインスリン濃度を低下させるとアンドロゲン濃度が低下することから，高アンドロゲン血症は高インスリン血症の結果ではないかと考えられている[13]。

VPAをはじめとする抗てんかん薬を投与されている女性てんかん患者にPCOS，高アンドロゲン血症などをはじめとする性ホルモン異常の発症率が高いことは1980年代前半より報告されていた[10]。てんかん自体がホルモン機能に影響を及ぼした結果であると考えられていたが，1993年にIsojarviらは，VPA投与と性ホルモン異常との間には相関関係がみられると初めて報告した。彼らの報告によると，VPAを投与された患者の45％に月経障害がみられた。特に20歳未満でVPA投与開始された女性の80％に多嚢胞卵巣あるいは高アンドロゲン血症がみられた[4,7]。それ以降もVPA投与されている患者のPCOS発症率が高いとの報告が多くなされており，妊娠可能な女性はVPA投与を控え，既に投与されている患者はlamotrigine（本邦未承認）などに変更したほうがよいとの考えも発表されている[2,6,7]。VPA投与中に体重増加，多嚢胞卵巣あるいは高アンドロゲン血症を来たしたてんかん患者について，lamotrigineに置換することで症状改善がみられたとの報告もある[6]。しかし，いずれの研究も後ろ向き研究であり，サンプル数も少なくバイアスがかかっているとの批判もある。例えば，Bauerらはてんかん患者について，VPA投与と月経異常，高アンドロゲン血症に関連性は認めないと報告している[1]。

双極性障害の躁状態に対してもVPAを投与されることが多いが，双極性障害患者はしばしば体重増加，月経異常などを来たすことがある。投与されている薬物にかかわらず感情障害自体がPCOS発症に影響を及ぼすと言われている[8]。一方で双極性障害患者についてもVPA内服とPCOS発症との関連についての研究が行われており，VPA投与によりPCOS発症率が有意に高まるとの報告もみられる[9,11]。

VPA が性ホルモン異常を起こすメカニズムについては今のところ明らかではない。Isojarvi らは，肥満と肥満に関連した高インスリン血症，血中 IGFBP-1 (insulin-like growth factor-binding protein-1) 低値が VPA 投与中に卵巣の多嚢胞性変化あるいは高アンドロゲン血症につながるとの仮説を立てた[5]。IGFBP-1 は IGF-1 の調節因子であり，IGF-1 は卵巣でのアンドロゲン合成を刺激する。インスリンは肝臓での IGFBP-1 合成を阻害するので，高インスリン血症は IGFBP-1 低値をもたらす。しかし実際には高インスリン血症や IGFBP-1 低値を伴わない非肥満女性患者群でも，肥満女性患者群より低率ながら VPA 投与中に多嚢胞卵巣あるいは高アンドロゲン血症がみられた。肥満や血中インスリン高値は VPA 投与による性ホルモン異常を開始させるわけではないようだが，促進する働きはあるようである。VPA 投与と血中 LH 高値とは相関がなく，VPA が LH 分泌亢進を経由して卵巣でのアンドロゲン合成を刺激するのではないと考えられている。VPA が卵巣でのアンドロゲン合成に直接影響を及ぼすか，あるいは酵素阻害剤として性ホルモン代謝を阻害し，それが血中アンドロゲン濃度を上昇させる。テストステロン濃度上昇は卵胞成熟停止につながり，やがては多嚢胞卵巣発生を誘導すると考えられている[7]。

結論

VPA 投与と PCOS 発症の関連性について多くの研究報告がされているが，現在も明確な結論は出ていない。その原因として，研究方法の多様性，PCOS 診断基準が統一されていないことやサンプル数の少なさなどが挙げられる[10]。しかし，全体としてみると，VPA 投与中のてんかん患者の性ホルモン異常発生率が高いことがその因果関係はともかく多くの研究で示唆されている。てんかん発作と抗てんかん薬が，性ホルモン異常に異なる機序で関与している可能性があり，サンプル数を多くして前向き研究で検証する必要があろう。PCOS は長期的にみると不妊，糖・脂質代謝異常，虚血性心疾患，子宮内膜腫瘍を引き起こす可能性があり，またその症状は患者に心理的苦痛を与え QOL を低下させるものである。PCOS 発症の可能性について説明した上で VPA 投与開始するのが適当であろうし，VPA 投与中は内分泌機能（血中 LH，テストステロン，アンドロステジオン濃度）の定期的モニター，経膣超音波検査および，月経周期，体重，妊娠，多毛，乳汁漏出の有無についての観察が必要である。肥満患者や VPA 投与中に体重増加がみられる患者では特に注意が必要である。

文献

1) Bauer, J., Jarre, A., Klingmuller, D. et al.: Polycystic ovary syndrome in patients with focal epilepsy: a study in 93 women. Epilepsy Res., 41: 163-167, 2000.
2) Betts, T., Yarrow, H., Dutton, N. et al.: A study of anticonvulsant medication on ovarian function in a group of women with epilepsy who have only ever taken one anticonvulsant compared with a group of women without epilepsy. Seizure, 12: 323-329, 2003.
3) 藤井俊策, 福井淳史, 水沼英樹: 多嚢胞卵巣症候群（解説/特集）. 女性診療科医のための薬物療法マニュアル 婦人科の薬物療法 A. 生殖・不妊・避妊. 産婦人科治療, 86(3月増刊): 676-686, 2003.
4) Isojarvi, J. I., Laatikainen, T. J., Pakarinen, A. J. et al.: Polycystic ovaries and hyperandrogenism in women takig valproate for epilepsy. N. Engl. J. Med., 329: 1383-1388, 1993.
5) Isojarvi, J. I., Laatikainen, T. J., Knip, M. et al.: Obesity and endocrine disorders in women taking valproate for epilepsy. Ann. Neurol., 39: 579-584, 1996.
6) Isojarvi, J. I., Rattya, J., Myllyla, V. V. et al.: Valproate, lamotrigine, and insulin-mediated risks in women with epilepsy. Ann. Neurol., 43: 446-451, 1998.
7) Isojarvi, J. I.: Reproductive dysfunction in women with epilepsy. Neurology, 61(6 Suppl.2): S27-34, 2003.
8) Matsunaga, H., Sarai, M.: Elevated serum LH and androgens in affective disorder related to the menstrual cycle: with reference to polycystic ovary syndrome. Jpn. J. Psychiatry Neurol., 47: 825-842, 1993.
9) McIntyre, R. S., Mancini, D. A., McCann, S. et

al. : Valproate, bipolar disorder and polycystic ovarian syndrome. Bipolar Disord., 5 : 28–35, 2003.
10) Meo, R., Bilo, L. : Polycystic ovary syndrome and epilepsy : a review of the evidence. Drugs, 63 : 1185–1227, 2003.
11) O'Donovan, C., Kusumakar, V., Graves, G. R. et al. : Menstrual abnormalities and polycystic ovary syndrome in women taking valproate for bipolar mood disorder. J. Clin. Psychiatry, 63 : 322–330, 2002.
12) 尾鷲登志美, 中込和幸, 上島国利 : 臨床家のための精神薬理学．(10) 抗てんかん薬．精神療法, 29 : 464–471, 2003.
13) 齋藤英和, 中川浩次, 小澤伸晃他 : 多嚢胞卵巣症候群．小児科診療, 65 : 1611–1615, 2002.

（岡本浩之，下田和孝）

Question 90 Lithium は造血系に対してどのような影響を与えるか？

〈症例〉双極Ⅰ型障害にて lithium 600mg/日を内服している45歳女性。最近，近医にて血小板増加を指摘された。

A Lithium は双極性障害など気分障害を中心とした病態の治療と予防には欠かせない薬物であり，寛解期における維持療法は気分エピソードの再発頻度を減少させ，また起きたとしてもその重症度を比較的軽症に抑えるといわれている。したがって lithium 投与は長期におよぶことがあり，長期服薬による副作用のモニターは重要である。

主な副作用として口渇，多尿，胃腸障害，体重増加，振戦，疲労などが報告されている[5,12]が，造血系への影響としては白血球増加の報告が多い。Shopsin らは lithium 内服患者の22名中21名に白血球増加を認め，lithium 療法開始前は平均 9,116/mm^3 であったのが，治療濃度に達した後は 14,175/mm^3 に増加し有意差を認めたと報告している[9]。本邦では Watanabe らの33例中13例（39.4%）に白血球増加を認めたという報告がある[10]。白血球増加は血清 lithium 濃度，lithium 投与量，診断などとは関係なく[7,10]，増加した白血球は成熟好中球で形態学的，機能的に異常はないとされている[7]が，その原因は不明で，白血球コロニー刺激因子の増加[3,8]，コロニー刺激因子の作用増強[6]などが考えられている。また，この白血球増加は lithium 中止後１〜２週間で消失する良性の副作用であり，特に処置を必要としない[7,9,11]。

赤血球に関しては，lithium 投与による影響を受けないと報告されている[2,7]。lithium 投与が血小板に与える影響としては，血小板数を増加させるという報告があり[1,2,4]，Balon ら[1]の研究では，血小板数が増加した17例中正常上限を超えて増加したものは５例であり，他は増加しても正常範囲内であったということである。Joffe ら[4]は lithium 治療を終了しても，２〜４ヵ月は血小板増加が続くことがあると報告している。血小板増加は血中 lithium 濃度[1,4]，lithium 投与量，投与期間には関係ない[1]とされているが，その原因は不明で，骨髄での血小板前駆体や造血幹細胞の刺激を介するのではないかと示唆されている[2]。

結論

Lithium 長期投与は造血機能に対して，白血球増加，血小板増加などの影響を及ぼすことがあるが，特に治療などを必要とせず，lithium 中止により元に戻る良性の副作用であると考えられている。

文献

1) Balon, R., Burchan, R., Lycaki, H., Pohl, R. B. : The effect of lithium on platelet count. Acta Psychiatr. Scand., 74 : 474–478, 1986.
2) Bille, P. E., Jensen, M. K., Jensen, J. P. K. et al. : Studies on the hematologic and cytogenetic effect of lithium. Acta Med. Scand., 198 : 281–286, 1975.

3) Fehir, K. M., Rossof, A. H. : Lithium carbonate protects canine granulopoiesis from damage by cyclophosphamide. Clin. Res., 26 : 434A, 1978.
4) Joffe, R. T., Kellner, C. H., Post, R. M. et al. : Lithium increases platelet count. N. Engl. J. Med., 11 : 674-675, 1984.
5) 垣田康秀, 折橋洋一郎, 山口　登他：炭酸リチウム10年以上内服例の副作用調査. 臨床精神医学, 12 : 285-293, 1983.
6) Morley, D. C. Jr., Galbraith, P. R. : Effect of lithium on granulopoiesis in culture. Can. Med. Assoc. J., 118 : 288-290, 1978.
7) Murphy, D. L., Goodwin, F. K., Bunney, W.E. Jr. : Leukocytosis during lithium treatment. Am. J. Psychiatry, 127 : 1559-1561, 1971.
8) Rossof, A. H., Fehir, K. M. : Lithium stimulation of granulopoiesis. N. Engl. J. Med., 298 : 280-281, 1978.
9) Shopsin, B., Friedmann, R., Gershon, S. : Lithium and leukocytosis. Clin. Pharmacol. Ther., 12 : 923-928, 1971.
10) Watanabe, S., Taguchi, K., Nakashima, Y. et al. : Leukocytosis during lithium treatment and its correlation to serum lithium level. Folia Psychiatr. Neurol. Japon., 28 : 161-165, 1974.
11) 渡辺昌祐：リチウム　基礎と臨床. 医歯薬出版株式会社, 東京, 1983.
12) Vestergaard, P., Amdisen, A., Hansen, H. E. et al. : Lithium treatment and kidney function : a survey of 237 patients in long-term treatment. Acta Psychiatr. Scand., 60 : 504-519, 1979.

（鈴木雄太郎, 染矢俊幸）

Question 91 Lithium によって性機能障害が生じうるか？

〈症例〉双極性障害の治療のため lithium を1年間投与されている男性が、性欲の減退と勃起障害を訴えている。

A Lithium の性機能に及ぼす影響に関しては、いくつかの報告がある。Blay ら[3]は lithium 治療と関連して性的欲動の減退あるいは消失と勃起障害が生じた2症例について報告している。1人目の症例は双極性障害の治療のため lithium を投与されていた42歳の男性で、血清 lithium 濃度は0.7～0.9mEq/lに維持されていたが、lithium 投与開始後1ヵ月で性的欲動の消失と勃起障害を訴えた。Lithium を中止し、プラセボに置換後2日目で血清 lithium 濃度はほぼ0となり、性機能障害は消失したが、lithium を再開すると、短期間で性機能障害が再び出現した。この症例では、最終的に2週間ごとに lithium 内服と中止を繰り返すことで、性機能障害を軽減でき、lithium 治療を継続することができたという。2人目の症例は58歳の男性で、双極性障害のために lithium を7ヵ月間継続して投与され、血清濃度0.5mEq/lに維持されていたが、lithium 開始直後より性的欲動の減退と勃起困難が出現した。この症例では、lithium 投与を継続したにもかかわらず、2ヵ月後に性機能障害は消失した。これらの症例から、Blay ら[3]は、lithium によって性機能障害が生じる可能性があり、lithium 投与中の患者には性機能の変化について問診することが重要であるとしている。

Lithium 内服による性機能障害の出現頻度の報告として、約50%としている報告[5]もあるが、Vinarova ら[7]によれば、lithium 維持療法中の男性33人のうち5人(15%)で、勃起または勃起維持の障害が認められ、これらの勃起障害は lithium 中止により消失したという。また、Aizenberg ら[1]は、lithium 600～1,500mg 単剤で治療中の22名の双極性障害および13名の失調感情障害の男性を対象に性機能障害の調査を行い、うち11名(31.4%)が、2項目以上の性機能障害の症状を訴え、なかでも性的思考の頻度減少(22.9%)、性交時の勃起障害(20%)が認められたものの、性機能障害と血清 lithium 濃度との間に有意な関連は認められず、34名は現在の性生活に満足しているとの調査結果から、lithium 単剤で性機能に及ぼす影響は少ないと結論している。

これらの報告に対して、lithium による性機能障害の出現頻度が対照群と差がなかったとする報告もある。Kristensen ら[6]は、lithium 治療中の感情障害の男性14名女性10名の計24名を対象に、外科通院患者を対照群とし、性機能障害の有無を調査した結果、lithium 治療群と対照群の両群で男性・女性ともにおおむね30%で性機能不全を認めたが、性機能不全の出現数や特定の性機能不全項目の出現頻度には、両群間で有意差は認められなかったという。

Lithium による性機能障害の出現頻度が、併用薬剤の種類によって大きく変化するという報告もある。Ghadirian ら[4]は、双極性障害患者を対象と

し，lithium 単剤服用群（36名）と lithium に加えてベンゾジアゼピン系薬剤併用群（51名），三環系抗うつ薬併用群（18名），抗精神病薬併用群（18名）の各群で性機能不全を調査し，性機能不全の出現頻度が，lithium 単剤群では14％，lithium とベンゾジアゼピン以外の薬剤の併用群では17％であるのに対し，lithium とベンゾジアゼピン系薬剤併用群では49％と有意に高く，重回帰分析の結果，性機能障害の出現と lithium の用量や血漿濃度との間に関連はないが，lithium とベンゾジアゼピン系薬剤の併用と性機能障害の出現との間に有意な相関が認められたことを報告している。この結果から Ghadirian ら[4]は，lithium は単剤で用いられた場合，性機能への影響は大きくないが，ベンゾジアゼピン系薬剤と併用された場合には，約半数の患者で性機能障害が出現するため，両剤の併用の際には性機能の変化に十分な注意が必要であるとしている。なお，lithium が勃起障害を生じさせる機序について，結論は得られていないが，受容体感受性の低下や神経伝達物質の回転促進や放出の障害を介するなど様々な機序が想定されている[2]。

結　論

Lithium に関連した性機能障害として，性的欲動の減退・消失や勃起障害の報告があり，lithium は性機能不全を惹起する可能性があるが，lithium の投与を中止すれば消失する。性機能への影響の程度や出現頻度に関しては，報告によって差が認められる。Lithium 単剤服用時に比較して，Lithium とベンゾジアゼピン系薬剤を併用した場合にはより高頻度に性機能不全が出現することが報告されている。Lithium 内服中の患者には性機能の変化について問診し，性機能不全が出現した場合には，他剤への変更や一時的に休薬期間を設けることを検討すべきである。

文　献

1) Aizenberg, D., Sigler, M., Zemishlany, Z. et al. : Lithium and male sexual function in affective patients. Clin. Neuropharmacol., 19 : 515-519, 1996.
2) Aldridge, S. A. : Drug-induced sexual dysfunction. Clin. Pharmacy, 1 : 141-147, 1982.
3) Blay, S. L., Ferraz, M. P. T., Calil, H. M. : Lithium-induced male sexual impairment : two case reports. J. Clin. Psychiatry, 43 : 497-498, 1982.
4) Ghadirian, A. M., Annable, L., Bélanger, M. C. : Lithium, benzodiazepines, and sexual function in bipolar patients. Am. J. Psychiatry, 149 : 801-805, 1992.
5) Jefferson, J. W., Greist, J. H., Ackerman, D. L. et al. : Lithium Encyclopedia for Clinical Practice, 2nd ed. pp. 605-606, American Psychiatric Press, Washington, D. C., 1987.
6) Kristensen, E., Jørgensen, P. : Sexual function in lithium-treated manic-depressive patients. Pharmacopsychiatry, 20 : 165-167, 1987.
7) Vinarova, E., Uhlir, O., Stika, L. et al. : Side effects of lithium administration. Act. Nerv. Super (Praha)., 14 : 105-107, 1972.

（廣兼元太，下田和孝）

Question 92 Lithium 内服の副作用として認知機能障害が生じるか？

A 認知機能障害は lithium の内服の副作用として知られており，双極性障害患者の lithium 内服のコンプライアンスが低下している要因の1つと考えられている。Judd は lithium の神経心理学的な影響として健常被験者が記憶力・集中力の低下などを訴えたことを報告している[4]。Bajor は，同様に lithium 内服により学習困難・思考力の低下がみとめられたと報告している[1]。

Honig らは 'cognitive' 'bipolar disorder' 'lithium' という3つの単語をキーワードとして 'Medline' と 'Psych lit' の1977年以降の文献を検索し，17件の文献を得た[3]。彼らは，対象患者数（n＞20）・単一の人種か否か・単一の疾患（双極性障害）・研究デザイン（前方視的研究）・二重盲検法の使用・投与期間（2週間以上）・lithium 濃度（0.6mmol/l 以上）・気分症状（躁状態およびうつ状態）・認知機能テスト（特異性）・他に服用中の治療薬や身体疾患を明記しているかといった10項目の基準（各項目10点・満たさないもの5点・なし0点）を設け，これらの文献の中から70点以上の基準を満たす4件の文献について総括している[3]。このうち Kocsis らは，双極性障害の患者で，最低でも2ヵ月間 lithium の内服を継続している46名（血中濃度の平均0.75mmol/l）に対して lithium の治療を2週間中断し，記憶機能の検査（16個の単語を提示し，被験者に記憶させ，即座に答えさせる短期記憶の検査とその後，計10回施行し，最後に記憶していた単語数を評価する長期記憶の検査）を比較したところ，記憶機能の改善（短期記憶では，lithium 投与中：平均11.09語・中断後：平均11.98語，長期記憶では lithium 投与中：平均8.41語・中断後：平均10.22語，p＜0.05）が認められたと報告している[5]。また，tapping test（指で10秒間に何回 tapping できるかを評価）では，反応速度の改善（lithium 投与中：46.66回・中断後：51.47回，p＜0.05）が認められたと報告している[5]。同様に Shaw らは，長期間 lithium を内服している22名の患者（血中濃度の平均0.83mmol/l）に対して2週間内服を中断し，Kocsis らと同様の反応速度の検査（tapping test）と記憶機能の検査を施行したが，反応速度の改善（lithium 投与中：47.73回・中断後：54.56回，p＜0.01）を認め，また，記憶機能の改善（短期記憶では，lithium 投与中：平均11.91語・中断後：平均13.32語，長期記憶では，lithium 投与中：平均9.64語・中断後：平均12.04語，p＜0.01）が認められたと報告している[7]。また，Squire らは，16名の患者に対して lithium（n＝8）とプラセボ（n＝8）の2つのグループに分け，それぞれ2週間投与（血中濃度の平均0.94mEq/l）し，その前後で，一連の記憶・認知機能のテスト（記憶の検査は，32項目の事項を認識させ，即座に答えさせる短期記憶の検査と10分後に答えさせる長期記憶の検査などを行う。認知機能検査では連続引き算など7種類の検査を施行）で，lithium 投与のグループで記憶機能に対しての影響は認められなかったが，認知機能では，2種類の検査（2つのものを見せ，それが同一の種類のものかどうかを答えさせることを8分間継続

し，正答数を評価する検査5と，ある物を見せ，決まった記号に変換させ，90秒間継続し正答数を評価する検査6)で有意に低下が認められた（検査5では，プラセボ：131.6・lithium：116.6，$p<0.05$，検査6では，プラセボ：56.5・lithium 49.8，$p<0.01$)[8]。さらに，Hatcherらは，3ヵ月以上lithiumを内服中の患者16名（服用期間平均4.36年，血中濃度の平均0.61mmol/l)と22名の健常者との車の運転中における反応速度（信号が青から赤に変わった時に，アクセルペダルからブレーキペダルに踏みかえる速度)を比較し，患者グループの反応速度の低下（患者平均0.72秒，健常者平均0.58秒)が認められたと報告している[2]。

Stipらは，健常者30名で，lithiumないしは偽薬を二重盲検法にて3週間投与を継続し，投与前・3週間投与後・投与中断2週間後の計3回の認知機能検査を行った[9]。Lithiumの1日投与量は1,050～1,950mgで血中濃度が約0.8mmol/lになるように調節した。その結果，短期記憶テスト（試験者がいくつかの数字を1秒ごとに読み上げ，15秒以内に答える)では，lithium内服群の3週間投与後の成績が，中断2週間後の成績より悪かった（$t=2.617$，$p<0.03$)。また，長期記憶テスト（12対の語を提示し，被験者に記憶させ，再度24語を提示し当初の12対にさせる)では，lithiumの影響は認められなかった[9]。

Tremontらは，認知機能が視床下部-下垂体-甲状腺系（HPT axis)の変化，特に甲状腺機能障害に関連しているということに着目している[10]。Lithiumは甲状腺機能障害を起こすことが知られているが，Prohaskaらはlithiumを内服している16名の患者（8名：甲状腺機能正常，8名：甲状腺機能低下)に対して，T_3を4週間投与（前半2週間：25μg，後半2週間：50μg)したところ，反応速度の改善が認められたと報告している[6]。

結　論

Lithium内服により記憶機能障害・反応速度の低下などを認めたとする報告がいくつか存在する。治療としてはlithium投与中の患者に対しては，甲状腺ホルモン補充療法といった方法も考えられるが，データが不足しており，今後更なる検討が必要と思われる。

文　献

1) Bajor, G. F. : Memory loss with lithium. Am. J. Psychiatry, 134 : 588, 1977.
2) Hatcher, S., Sims, R., Thompson, D. : The effects of chronic lithium treatment on psychomotor performance related to driving. Br. J. Psychiatry, 157 : 275-278, 1990.
3) Honig, A., Arts, B. M., Ponds, R. W. et al. : Lithium induced cognitive side-effects in bipolar disorder : a qualitative analysis and implications for daily practice. Int. Clin. Psychopharmacol., 14 : 167-171, 1999.
4) Judd, L. L. : Effect of lithium on mood, cognition, and personality function in normal subjects. Arch. Gen. Psychiatry, 36 : 860-866, 1979.
5) Kocsis, J. H., Shaw, E. D., Stokes, P. E. et al. : Neuropsychologic effects of lithium discontinuation. J. Clin. Psychopharmacol., 13 : 268-275, 1993.
6) Prohaska, M. L., Stern, R. A., Nevels, C. T. et al. : Thyroid hormone and lithium-related neuropsychological deficits : a preliminary test of the lithium-thyroid interractive hypothesis. J. Int. Neuropsychol. Soc., 1 : 134, 1995.
7) Shaw, E. D., Stokes, P. E., Mann, J. J. et al. : Effects of lithium carbonate on the memory and motor speed of bipolar outpatients. J. Abnorm. Psychol., 96 : 64-69, 1987.
8) Squire, L. R., Judd, L. L., Janowsky, D. S. et al. : Effects of lithium carbonate on memory and other cognitive functions. Am. J. Psychiatry, 137 : 1042-1046, 1980.
9) Stip, E., Dufresne, J., Lussier, I. et al. : A double-blind, placebo-controlled study of the effects of lithium on cognition in healthy subjects : mild and selective effects on learning. J. Affect. Disord., 60 : 147-157, 2000.
10) Tremont, G., Stern, R. A. : Minimizing the cognitive effects of lithium therapy and electroconvulsive therapy using thyroid hormone. Int. J. Neuropsychopharmacol., 3 : 175-186, 2000.

（沖野剛志，下田和孝）

Question 93 急性lithium中毒により持続性の神経障害が生じるか？

A Lithiumは抗躁, 抗うつおよび病相予防作用を持ち, 双極性障害の治療の基本となる薬物である[3]。Lithiumは, 血中での治療有効濃度域と中毒濃度域が近接しており, 安全な使用のためには定期的なlithium血中濃度測定が必要である[3]。一般的なlithiumの副作用としては, 嘔吐, 多尿, 振戦, 腎障害, 心伝導障害があるが, lithiumの急性中毒と関連して持続的な神経障害が生じうることはあまり知られていない[5]。

Schouはlithiumの急性中毒後に2ヵ月以上持続する神経障害を生じた40症例（lithium血中濃度は, 平均3.8mmol/l）を報告している[7]。神経障害は主に小脳障害で, 断続性言語, 四肢の運動失調, 歩行失調, 粗大振戦, 眼振などの症状が認められ, また昏睡, 認知障害, 痙攣, 錐体外路症状, 脳幹障害, 末梢神経障害を伴う症例も認められたという[7]。血中濃度と神経障害出現の関連については, Koresらのlithium服用により持続的な神経障害が生じた43症例におけるlithium血中濃度の調査が報告されている。症例には, 自殺目的でlithiumを大量（lithium用量24,000mg）服薬した症例, 維持療法中（用量900mg）の症例, 偶発的な過量投与を受けた症例等が含まれ, 43例中11例ではlithium血中濃度は1.0mmol/l以下と, 治療濃度域でも持続的な神経障害が生じた症例があることを報告しており[4], lithiumに関連した持続的な神経障害は, lithium血中濃度だけに依存するとはいえない。さらにhaloperidol[1], thioridazine[8]などの薬物とlithiumとの併用によって持続的な神経障害が生じた症例の報告があることから, 神経障害出現の危険因子として, 抗精神病薬とlithiumの併用が挙げられる。また, lithiumの過量投与, 感染, 脱水, 低Na血症, 高熱, 脳波異常の既往などを危険因子とする報告がなされている[4]。

神経障害の出現の予防, 治療については, lithium治療中に, 意識障害, 筋力低下, 歩行障害, 粗大振戦, 言語不明瞭, 嘔吐, 下痢などの臨床症状が生じた場合, まずlithium血中濃度測定を行うべきである。しかし前述のように治療濃度域であっても神経障害が出現した例があることから, 臨床症状を注意深く観察し, 症状の重症度によってはlithiumの減薬・中止を検討しなければならない[9]。Koresらによれば, lithiumの急性中毒に対しては血液透析が有効であり, lithiumを大量服薬した症例では, 中毒症状が顕著でなくても早期に血液透析の施行を考慮すべきであるとしている[4]。その理由として, 急性のlithium中毒により神経障害が出現するまでの時間は, 概ね2時間から2週間までと遅発例もありうるとされている[2]こと, 持続的な神経障害が起これば, lithium服薬中止後6ヵ月以上続くとされている[7]ことを挙げている。発症した神経障害に対しては, 理学療法, 言語療法, リハビリテーションが有効であるという[4]。

結論

Lithiumの急性中毒と関連して持続的な神経障害が生じうる。小脳障害の報告が多く, 構音障

害，運動失調等の症状が出現する。持続的な神経障害の出現は，lithium の血中濃度だけに依存せず，発熱，感染，脱水などの身体状態，併用薬物が危険因子となる。予防にあたっては，危険因子に注意し，lithium の血中濃度モニタリングとあわせて臨床的な観察から神経症状を早期に発見し，lithium の減量・中止を検討することが重要である。

文　献

1) Cohen, W. J., Cohen, N. H. : Lithium carbonate, haloperidol, and irreversible brain damage. JAMA, 230 : 1283–1287, 1974.
2) Grignon, S., Bruguerolle, B. : Cerebellar lithium toxicity : a review of recent literature and tentative pathophysiology. Therapie, 51 : 101–106, 1996.
3) 加藤忠史：双極 I 型障害. 臨床精神医学講座 4 気分障害(松下正明総編集), pp.211-225, 中山書店, 東京, 1998.
4) Kores, B., Lader, M. H. : Irreversible lithium neurotoxicity : an overview. Clin. Neuropharmacol., 20 : 283–299, 1997.
5) Lang, E. J., Davis, S. M. : Lithium neurotoxicity : the development of irreversible neurological impairment despite standard monitoring of serum lithium levels. J. Clin. Neurosci., 9 : 308–309, 2002.
6) Mangano, W. E., Montine, T. J., Hulette, C. M. : Pathologic assessment of cerebellar atrophy following acute lithium intoxication. Clin. Neuropathol., 16 : 30–33, 1997.
7) Schou, M. : Long-lasting neurological sequelae after lithium intoxication. Acta Psychiatr. Scand., 70 : 594–602, 1984.
8) Spring, G. K. : Neurotoxicity with combined use of lithium and thioridazine. J. Clin. Psychiatry, 40 : 135–138, 1979.
9) Tyler, S. P. : Lithium intoxication. CNS Drugs, 6 : 426–439, 1996.

（高橋正洋，廣兼元太，森田幸代，下田和孝）

Question 94 Carbamazepine 服用の副作用として甲状腺機能低下症が生じるか？

A Carbamazepine（CBZ）が甲状腺機能に与える影響に関して，Connellらは，CBZ 400mg/日を健常者6例に3週間，健常者4例に2週間経口投与した結果，thyroxine（T_4），triiodothyronine（T_3），free T_4 の有意な減少を認め，この変化は2週間以降に最大となったこと，reverse T_3，thyroxine binding protein には変化が見られなかったことを報告している[2]。またHermanらは，11例の感情障害患者を対象としCBZ 200～1,400mgの服用開始前とCBZ服用開始後3～11週の時点での甲状腺機能を比較し，CBZ服用後は T_4 が$7.53±0.92\mu g/ml$ から$5.74±1.08\mu g/ml$ と約23%，free T_4 が$1.31±0.20\mu g/ml$から$1.04±0.14\mu g/ml$ と約21%それぞれ低下し，T_3 は低下傾向を認めたが，thyroid stimulating hormone（TSH）や安静時の代謝率には有意な影響が認められず，CBZの用量と T_4，free T_4 の低下との間に有意な関連が認められなかったとしている[4]。さらにCBZ服用例19名，phenytoin服用例13例，valproate服用例10例，CBZあるいはphenytoinを含む多剤併用例12例からなる54例を対照群である未治療のてんかん症例14例，正常被験者11例と比較したLarkinらの報告[7]によれば，肝の酵素誘導作用を有するCBZ, phenytoin服用群でのみ T_4, free T_4 の有意な低下が認められ，いずれの群でも T_3, TSH や thyrotropin releasing hormone（TRH）刺激試験によるTSH反応に有意な変化はなく，甲状腺機能低下症の臨床症状を示した例はなかった。なおCBZやphenytoinの血中濃度と T_4, free T_4 の低下との間には有意な相関は認められなかったという[7]。同様にCBZと他の抗てんかん薬の服用群で甲状腺機能を比較した報告として，Zhuらは CBZ, valproate, phenytoin 服用群それぞれ30例ずつを対照群と比較し，CBZ, phenytoin 群でのみ T_3, T_4, free T_3, free T_4 の低下が認められたことから，肝の酵素誘導作用が甲状腺ホルモンの低下に関連する可能性を示唆しているが，臨床的な甲状腺機能低下症を呈した症例は認められなかった[11]としている。また Eiris ら[3] や Yuksel ら[10]，Isojarvi ら[5] の報告でも CBZ 服用群で T_4, free T_4 の低下を認めたという点が共通しており，Eirisらは，CBZによってsubclinicalな甲状腺機能低下症が生じる可能性がある[3]とし，Yukselらは臨床的な甲状腺機能低下症は認められなかったものの，抗てんかん薬服用中の症例では頻回の甲状腺ホルモン検査が必要[10]としている。これら以外にも，42例のCBZ長期服用例で T_4, free T_4, T_3 の低下を認めたが，TSHは変化がなく，甲状腺機能低下の症状は認められなかったとするStrandjordの報告[8]があるが，以上をまとめるとCBZ服用による甲状腺機能低下に関する報告では，T_4, free T_4 の低下は認めるものの，TSHには変化がないという結果であり，甲状腺機能低下症の臨床症状を呈したという報告は，後述するAanderudらの症例報告[1]のみのようである。

この点に関してSurksらは，健常人ヒト血清に治療濃度のCBZあるいはphenytoinを加えたところfree T_4 の有意な増加を認めたことから，上記の報告[2,4,5,7,8,10,11]にあるようにCBZ服用中の患者

ではT$_4$の減少が認められるが，CBZやphenytoinがT$_4$の結合タンパクからの遊離を促進し，遊離分画すなわちfree T$_4$の比率を増加させることでT$_4$の減少を代償する可能性を示唆しており[9]，CBZ服用による甲状腺機能低下症の臨床症状の頻度が高くないことと関連している可能性がある。しかし，Aanderudらは，長期間CBZとphenytoinを併用していた1例とCBZ服用例の1例で臨床症状を伴う甲状腺機能低下症が認められ，これらの薬物の中止によって消失したとの症例報告[1]をしており，低頻度ながらCBZ服用により甲状腺機能低下症を発症する可能性は否定できない。

したがってCBZ服用の症例では，定期的な甲状腺ホルモン検査が必要であると思われる。なお，CBZによる甲状腺ホルモンの低下の機序は未だ明らかではないが，Isojarviらは，CBZによってT$_4$，free T$_4$が低下した12例で酵素誘導作用の少ないoxcarbazepineへの置換を行ったところ，T$_4$，free T$_4$が正常化したことを報告[6]しており，肝の酵素誘導作用と甲状腺ホルモン低下の関連が示唆される。

結 論

CBZ治療により，T$_4$，free T$_4$の低下が認められるという報告が複数あるが，臨床的な甲状腺機能低下症を発症したという報告は少ない。しかしCBZ服用中に甲状腺機能低下症を発症したとする症例報告もあり，低頻度ながらCBZ治療により甲状腺機能低下症が生じる可能性は否定できず，CBZ服用中の症例では，定期的な甲状腺機能検査が必要であると思われる。

文 献

1) Aanderud, S., Strandjord, R. E. : Hypothyroidism induced by anti-epileptic therapy. Acta Neurol. Scand., 61 : 330-332, 1980.

2) Connell, J. M., Rapeport, W. G., Gordon, S. et al. : Changes in circulating thyroid hormones during short-term hepatic enzyme induction with carbamazepine. Eur. J. Clin. Pharmacol., 26 : 453-456, 1984.

3) Eiris-Punal, J., Del Rio-Garma, M., Del Rio-Garma, M. C. et al, : Long-term treatment of children with epilepsy with valproate or carbamazepine may cause subclinical hypothyroidism. Epilepsia, 40 : 1761-1766, 1999.

4) Herman, R., Obarzanek, E., Mikalauskas, K. M. et al. : The effects of carbamazepine on resting metabolic rate and thyroid function in depressed patients. Biol. Psychiatry, 29 : 779-788. 1991.

5) Isojarvi, J. I., Pakarinen, A. J., Ylipalosaari, P. J. et al. : Serum hormones in male epileptic patients receiving anticonvulsant medication. Arch. Neurol., 47 : 670-676, 1990.

6) Isojarvi, J. I., Airaksinen, K. E., Mustonen, J. N. et al. : Thyroid and myocardial function after replacement of carbamazepine by oxcarbazepine. Epilepsia, 36 : 810-816,1995.

7) Larkin, J. G., Macphee, G. J., Beastall, G. H. et al. : Thyroid hormone concentrations in epileptic patients. Eur. J. Clin. Pharmacol., 36 : 213-216, 1989.

8) Strandjord, R. E., Aanderud, S., Myking, O. L. et al. : Influence of carbamazepine on serum thyroxine and triiodothyronine in patients with epilepsy. Acta Neurol. Scand., 63 : 111-121, 1981.

9) Surks, M. I., DeFesi, C. R. : Normal serum free thyroid hormone concentrations in patients treated with phenytoin or carbamazepine. A paradox resolved. JAMA, 15 ; 275 : 1495-1498, 1996.

10) Yuksel, A., Yalcin, E., Cenani, A. : Influence of long-term carbamazepine treatment on thyroid function. Acta Paediatr. Jpn., 35 : 229-232, 1993.

11) Zhu, S. Q., Liu, X. M., Ruan, X. Z. et al. : Changes of thyroid hormone levels in epileptic patients. J. Tongji Med. Univ., 14 : 119-123, 1994.

（廣兼元太，下田和孝）

睡眠薬・抗不安薬など

Question 95 重症の肝機能障害の患者にはどのような睡眠薬が推奨されるか？

〈症例〉37歳女性。重度の肝機能障害があるが，不眠を訴えるため睡眠薬の投与を検討している。

A 常用される睡眠薬の大半は主に肝臓で代謝される。したがって，肝臓による排泄機能が低下すると，薬物とその代謝産物が体内に蓄積される恐れがある[1,2]。また，肝障害の患者群と正常群で diazepam の静脈内投与を施行して，両群における鎮静効果および投与後30分の血中濃度を比較した研究では，肝障害群の方が有意に血中濃度が低かったにもかかわらず鎮静効果が有意に強かったという結果が報告されており[3]，このことは，重度の肝障害患者で，血液脳関門の通過性亢進，ないしはベンゾジアゼピン受容体に対する親和性の亢進がある可能性を示唆している[7]。

肝硬変の患者にも投与可能なベンゾジアゼピン化合物として oxazepam, lorazepam（ワイパックス®），lormetazepam（ロラメット®，エバミール®），temazepam などが知られている[1,2]。それらは他のベンゾジアゼピン化合物と異なり，肝臓で1回の生体内変化（グルクロン酸抱合）しか受けないので排泄が著しく遅延することはない[1,3]。ただし，lorazepam は肝硬変の患者で排泄が遅延することも指摘されている[4]。

Oxazepam はグルクロン酸抱合体としてほとんど腎で排泄され，未変化体は尿中にわずかに認められるのみである[5,6]。さらに oxazepam は活性代謝物を持たないため，肝硬変の患者に反復投与しても体内に蓄積しにくいと考えられる。しかしながら，上述したように，肝硬変の患者では脳内の薬剤感受性が増加している可能性があるため，少ない用量で注意して投与することが望ましい[1]。Oxazepam の作用発現は比較的緩徐であるため，睡眠薬として使用する場合は，就寝の1，2時間前に投与した方が望ましいと思われる。

結論

重症の肝機能障害のある患者では，その薬物の代謝・排泄が肝臓に強く依存しているもの（例：肝における酸化代謝をうける薬物）は，血中濃度の上昇を引き起こす可能性があり，注意が必要である。Oxazepam などは，グルクロン酸抱合をうけて主に腎で排泄されるため，鎮静を目的に肝障害の患者に投与するには最も安全な薬剤と思われる。しかし，感受性亢進など薬力学的な問題も示唆されているため，用量は注意深く設定すべきである。
※Zolpidem は重症肝機能障害患者には使用禁忌。

文献

1) Alvan, G., Slwers, B., Vessman, J. : Pharmacokinetics of oxazepam in healthy volunteers. Acta Pharmacol. Toxicol., 40 (suppl. 1) : 40–51, 1977.
2) Alvan, G., Lee, D. : Viewpoints on the clinical pharmacokinetics of hypnotic drugs. In : Treatment of Sleep Disorders. Workshop, National Board of Health and Welfare, Drug Information Committee, Sweden, No. 4 : 81–93, 1988.
3) Bozukurt, P., Kaya, G., Suzer, O. et al. : Diaze-

pam serum concentration–sedative effect relationship in patients with liver disease. Middle East J. Anesthesiol., 13 : 405–413, 1996.
4) Dollery : Therapeutic drugs, vol. 2 : L63–66, 1991.
5) Dollery : Therapeutic drugs, vol. 2 : 46–50, 1991.
6) Eisen, J., MacFarlane, J., Shapiro, C.M. : Psychotropic drugs and sleep. Br. Med. J., 306 : 1331–1334, 1993.
7) Schrier, R.W., Gambertoglio, J.G. (eds) : Handbook of Drug Therapy in Liver and Kidney Disease. pp. 61–62, Little Brown, Boston, 1991.

（中島悦子，遠藤太郎，染矢俊幸）

Question 96 ベンゾジアゼピン系薬物は乳汁分泌や女性化乳房，高プロラクチン血症をひきおこすか？

A 乳汁分泌・女性化乳房は reserpine，向精神薬ではフェノチアジン系薬物，hydroxyzine，sulpiride などの副作用として一般的である[6]が，ベンゾジアゼピン系薬物による乳汁分泌・女性化乳房の報告は比較的少ない。

まず，diazepam に関する報告についてみると，Moerck らは diazepam 投与中に女性化乳房をきたした55歳男性の症例を報告している[6]。この症例では diazepam 10〜30mg/日の投与量では女性化乳房は見られなかったが，乱用により80〜140mg/日と服用量が増加した際に女性化乳房が出現したとしている[6]。Bergman らは治療範囲内の diazepam 投与によって女性化乳房をきたした5人の男性患者について報告している[2]。いずれも diazepam 投与前に甲状腺疾患，ヒト絨毛ゴナドトロピン（hCG）産生腫瘍，肝疾患，性腺機能減退症を除外診断された後，diazepam を投与された。Diazepam 10mg/日を10ヵ月間投与された23歳の男性患者は2ヵ月もの間，女性化乳房が見られたが，diazepam を中止後数ヵ月で消失した。32歳の男性は4年間 diazepam 10〜30mg/日を断続的に投与され，女性化乳房と性欲減退が3年間にわたって見られたが投与中止後3ヵ月で症状は改善した。43歳の男性例では3年間にわたり断続的に amitriptyline と diazepam を10〜15mg/日投与されていた2ヵ月間，女性化乳房が認められた。Amitriptyline の投与が中止されたのちも症状は改善せず，diazepam 中止後1ヵ月で改善した。39歳男性例では15ヵ月間の diazepam 30mg/日の投与で9ヵ月間女性化乳房が見られ，中止後8ヵ月で症状は消失した。23歳の男性患者は6ヵ月間，10mg/週の diazepam を処方された際に女性化乳房を認め，中止後3ヵ月で改善している。また以上の5例全例において diazepam 投与中と中止後に血中エストラジオール値とテストステロン値を測定したところ，全症例において diazepam 投与中のエストラジオールの上昇（57〜1,500pg/ml）を認め，中止後は正常値（20〜50pg/ml）となった。テストステロン値については中止後と比較して投与中に低値を示す傾向はあったものの，いずれの場合も正常値であった。また，diazepam 投与中の血中プロラクチン値を測定された4例では，血中プロラクチン値は正常範囲内を示していた（2.7〜16ng/ml）[2]。さらに，Llop らは diazepam 5mg/日を投与開始した2ヵ月後に両側乳腺痛と女性化乳房を呈した58歳の男性患者を報告している[5]。この症例では diazepam の投与を中止した48時間後に症状は消失したとしているが，血中プロラクチン濃度に関する記載は見られなかった[5]。Diazepam 投与により高プロラクチン血症をきたした報告として，Weizman らが14歳から18歳の統合失調症患者13名（男性6名，女性7名）に対して高用量の diazepam 単剤を経口投与し，プロラクチン血中濃度を測定した報告がある[8]。Diazepam 投与前の全患者のプロラクチン血中濃度の平均は31.3±2.7（平均±標準誤差）ng/ml であり，diazepam 250mg/日未満の投与量では平均プロラクチン血中濃度の上昇は認められなかったが，250mg/日の投与で平均プロラ

クチン血中濃度は40.0±3.8ng/ml（p＜0.01），300mg/日投与で43.4±4.0ng/ml（p＜0.005），350mg/日投与で46.2±3.9ng/ml（p＜0.005），400mg/日投与で45.7±3.8ng/ml（p＜0.005）とdiazepam投与前に比較して有意に平均プロラクチン血中濃度が上昇したと報告している[8]。

Alprazolamによる乳汁分泌・高プロラクチン血症の報告もわずかながら存在する。Shioiri らは alprazolam により高プロラクチン血症をきたしたパニック障害の2症例を示している[7]。このうち26歳女性の例では alprazolam 1.2mg/日を投与されていたが，パニック症状の改善を認めなかった。このため alprazolam 2.4mg/日に増量したところ，5ヵ月後に無月経が出現し，プロラクチン血中濃度の上昇（約25ng/ml）が認められ，alprazolam を0.8mg/日に減量したところ無月経は改善し，血中プロラクチン濃度も正常化した。45歳女性の症例では alprazolam 3.2mg/日の投与を開始してわずか3週間で乳汁分泌と無月経が認められ，高プロラクチン血症（約110ng/ml）も認められた。この症例も alprazolam を2.4mg/日に減薬することで乳汁分泌と無月経は消失し，血中プロラクチン値は正常化した[7]。Alprazolamと高プロラクチン血症について，Zemishlany らは10人の男性健常被験者に対して3mgの alprazolam を単回経口投与し，プラセボ群との間で投与後24時間のプロラクチン血中濃度を比較した[9]。その結果，投与後2時間から8時間においては，alprazolam 投与群ではプロラクチン血中濃度が約14ng/mlから約21ng/mlであり，プラセボに比較して投与2・3・4・6・8時間後値とも有意に高い値を示したと報告している[9]。一方で，木村は心身症または神経症の患者10人（男性5名，女性5名）に対して alprazolam を1.2mg/日を投与し，4・8・12週間後にプロラクチン血中濃度を測定し投与前のそれと比較した[4]。投与前のプロラクチン濃度の値（11.5±2.50ng/ml）と比較して，いずれの時点においてもプロラクチン濃度は減少しており（4週後：10.04±1.42，8週後：9.8±2.87），8週目に有意な減少が認められた（p＜0.05）と報告している[4]。

上記以外のベンゾジアゼピン系薬物に関する報告をみると，Beary らは6人の女性健常被験者に対して temazepam 20mg を経口投与し，20分ごとにプロラクチン血中濃度を測定し，temazepam 非投与群と比較した[1]。その結果，temazepam 投与60分後のみでプロラクチン血中濃度が temazepam 非投与群に比較して約20％の有意な上昇を認めたと報告している[1]。また D'Armiento らは健常被験者10名（男性5名，女性5名）に対して bromazepam 3mg を投与し，血中プロラクチン濃度を測定したが，男女ともに変化はなかったと報告している[3]。

結論

Diazepam や alprazolam 投与による女性化乳房・乳汁分泌の報告はわずかながら存在する。いずれも，diazepam あるいは alprazolam 投与中止により48時間から数ヵ月で症状は消失している。ベンゾジアゼピン系薬物投与中に上記の症状が発現した際には早期の減量あるいは中止が望ましいと考える。

文献

1) Beary, M. D., Lacey, J. H., Bhat, A. V. : The neuro-endocrine impact of 3-hydroxy-diazepam (temazepam) in women. Psychopharmacology (Berl), 79 : 295–297, 1983.

2) Bergman, D., Futterweit, W., Segal, R. et al. : Increased oestradiol in diazepam related gynaecomastia. Lancet, 2(8257) : 1225–1226, 1981.

3) D'Armiento, M., Bisignani, G., Reda, G. : Effect of bromazepam on growth hormone and prolactin secretion in normal subjects. Horm. Res., 15 : 224–227, 1981.

4) 木村政資：抗不安薬 Alprazolam の下垂体ホルモンへの影響. 薬理と治療, 12 : 4281–4288, 1984.

5) Llop, R., Gomez-Farran, F., Figueras, A. et al. : Gynecomastia associated with enalapril and diazepam. Ann. Pharmacother., 28 : 671–672, 1994.

6) Moerck, H. J., Magelund, G. : Gynacomastia and diazepam abuse. Lancet, 1(8130) : 1344–1345, 1979.

7) Shioiri, T., Kita, N., Takahashi, S. : Two cases of alprazolam-induced hyperprolactinemia in patients with panic disorder. Int. Clin. Psychopharmacol., 11 : 149–152, 1996.

8) Weizman, A., Tyano, S., Wijsenbeek, H. et al.: High dose diazepam treatment and its effect on prolactin secretion in adolescent schizophrenic patients. Psychopharmacology (Berl), 82:382-385, 1984.
9) Zemishlany, Z., McQueeney, R., Gabriel, S. M. et al.: Neuroendocrine and monoaminergic responses to acute administration of alprazolam in normal subjects. Neuropsychobiology, 23:124-128, 1990-1991.

（北野雅史，廣兼元太，森田幸代，下田和孝）

Question 97 ベンゾジアゼピン誘導体を投与中の患者の授乳を許可してもよいか？

〈症例〉30歳女性。分娩後16日目より不安・焦燥・不眠を呈したために産婦人科医より diazepam 5 mg を毎食後に3回，flunitrazepam 1 mg を就寝前に1回継続して服用している。彼女は母乳栄養を希望している。

A 向精神薬を投与せざるをえない妊産婦に遭遇することはめずらしいことではない。ベンゾジアゼピン誘導体を服用している母親が新生児に授乳する場合には，薬物および代謝物の母乳中への移行と新生児への影響に注意する必要があることはいうまでもない。この症例では diazepam とその代謝物である N-desmethyldiazepam および flunitrazepam が母乳中へ移行すると考えられる。

ベンゾジアゼピン誘導体の母乳中移行と新生児への影響については，主として diazepam に関して検討されている。Patrick らは帝王切開にて出産後，強い不安，抑うつを呈したために diazepam を1日30mg 投与した症例を報告している[8]が，合計で diazepam 90mg を投与したところで乳児が昏睡状態となり，また体重が24時間で170g も減少したことに気づき，diazepam ないしはその代謝物が母乳を通して乳児に移行したと考えた。

また Erkkola と Kanto は diazepam 10mg を毎食後に3回，計30mg を3人の産婦に服用させ，4日後と6日後に diazepam と N-desmethyldiazepam の母親の血中濃度，母乳中濃度および乳児の血中濃度を測定しているが，6日後の母親の血中濃度と母乳濃度の比は10：1[3]であった。また乳児の血中濃度（乳児 diazepam 血中濃度＝74±10ng/ml，乳児 N-desmethyldiazepam 血中濃度＝31±6 ng/ml）は母乳中濃度（diazepam 母乳中濃度＝78±18ng/ml，N-desmethyldiazepam 母乳中濃度＝52±8 ng/ml）に近い値であったが[3]，乳児は眠気や呼吸抑制などの所見は示さなかった。しかし，薬物代謝機能が不十分な乳児に長期間授乳を続ければ，蓄積する可能性があり，diazepam 服用中には授乳を止めるべきとの見解を示している。また，Cole と Hailey は，9人の授乳産婦を対象に調査を行い，母親の diazepam 血中濃度と母乳中濃度の比は，4.75：1〜0.36：1であり，平均2：1であったが，約10倍と個体差が大きいことを指摘している[2]。Brandt は，4人の健康な母親に diazepam 10mg を反復投与した結果，diazepam の血漿／母乳の比は5.43〜7.65（平均6.14），N-desmethyldiazepam の血漿／母乳の比は2.86〜5.12（平均3.64）となり，N-desmethyldiazepam の方が血漿中よりも母乳中で濃度が高いことを報告し，この差は蛋白結合の差によるものとしている[1]。いずれにせよ，母乳中への移行は高値ではなく，1日に diazepam 10mg 程度を服用した場合，新生児が1日500ml の母乳を飲んだとしても，新生児が摂取する diazepam ＋N-desmethyldiazepam の量はせいぜい45μg となり，有意な障害は与えないであろう。しかし，産婦への投与量がより高用量となる場合には，新

生児の代謝能は低いだけに授乳は中止すべきといえる[1,7]。

Diazepam以外のベンゾジアゼピン誘導体としては，lorazepam，midazolam，nitrazepam，oxazepam，clonazepamで母乳中移行についての報告がある[6]。また，lormetazepamについては，帝王切開で分娩後の母親5名に，lormetazepam 1日2mgを10日間にわたり服用させた際，母乳／血漿の濃度比はlormetazepamで0.06以下，lormetazepamのグルクロン酸抱合体で0.04であり，母乳中のlormetazepamの濃度は0.2ng/ml以下で，母乳を通じて新生児へ移行するlorazepamとそのグルクロン酸抱合体は，100ng/kg程度，つまり親化合物の投与量の0.35％程度であるという報告がある[4]。

一方でMartensは，ベンゾジアゼピン誘導体を数日間服用していた母親から授乳を受けた新生児が，心停止・対光反射消失など危篤な状態を呈した症例を報告している[5]。

結　論

ベンゾジアゼピン誘導体は母乳中へ移行するので，一般に授乳は避けた方がよく，特に，ベンゾジアゼピン誘導体を反復して，あるいは高用量使用中の産婦では，新生児への蓄積の危険が大きく授乳は中止すべきである。産婦にベンゾジアゼピン誘導体を投与する際には，期待される治療効果による利点と授乳によって生じ得る危険性について十分吟味すべきであろう。

文　献

1) Brandt, R. : Passage of diazepam and desmethyldiazepam into breast milk. Arzneimittelforschung, 26 : 454-457, 1976.
2) Cole, A. P., Hailey, D. M. : Diazepam and active metabolite in breast milk and their transfer to the neonate. Arch. Dis. Child, 50 : 741-742, 1975.
3) Erkkola, R., Kanto, J. : Diazepam and breast-feeding. Lancet, 1 : 1235-1236, 1972.
4) Humpel, M., Stokkelli, I. Mila, S. et al. : Pharmacokinetics and biotransformation of the new benzodiazepine, lormetazepam, in man, Ⅲ. Repeated administration and transfer to neonates via breast milk. Eur. J. Clin. Pharmacol., 21 : 421-425, 1982.
5) Martens, P. R. : Sudden infant death like syndrome possibly induced by a benzodiazepine in breast-feeing. Eur. J. Emerg. Med., 1 : 86-87, 1994.
6) McElhatton, P. R. : The effects of benzodiazepine use during pregnancy and lactation. Reprod. Toxicol., 8 : 461-475, 1994.
7) 村崎光邦：BZの副作用　妊娠，分娩，授乳．精神科治療薬大系／第4巻　抗不安薬，睡眠薬（三浦貞則監修），pp. 210-238, 星和書店，東京，1997.
8) Patrick, M. J., Tilstone, W. J., Reavey, P. : Diazepam and breast-feeding. Lancet, 1 : 542-543, 1972.

（廣兼元太，下田和孝）

Question 98 ベンゾジアゼピン系薬物依存の患者の離脱スケジュールはどのように立てたらよいのか？

〈症例〉Diazepam 依存の56歳男性。最近数ヵ月間，20mg の diazepam を 1 日10回から15回内服していた。

A ベンゾジアゼピン系薬物は，主に抗不安薬，睡眠導入薬，抗痙攣薬，麻酔薬として使用されており，世界的にも最も頻繁に臨床で用いられている薬物の一つである[2,13]。ベンゾジアゼピン系薬物の使用状況や乱用・依存の頻度については，ドイツでの調査によるとバーゼルの30万人の住民で，0.01％がベンゾジアゼピン系薬物依存者であった[7]。中国の6,567人を対象にした調査では，1 年以上のベンゾジアゼピン系薬物長期使用者は6.2％で，ベンゾジアゼピン系薬物依存者は1.7％であった[6]。米国では1984年に Mellinger らの行った調査によると，アメリカ人の11％が過去 1 年間に 1 回以上抗不安薬を服用し，そのうち15％は 1 年以上連用しているという[9]。また，Malcom らは，米国の嗜癖治療センターで調査した結果，1483人の入院患者のうち136人（9.2％）がベンゾジアゼピン系薬物依存であったと報告している[8]。本邦では，このような調査はないが，1988年におけるベンゾジアゼピン系薬物の製造・販売量を常用量で換算すると，ベンゾジアゼピン系薬物の睡眠導入薬は160万人分，抗不安薬は320万人分が処方されていることになり，これは人口の約 4 ％に相当する[3]。

一般的にはベンゾジアゼピン系薬物の乱用・依存は高用量，長期使用者に多く見られる。また，前述の Malcom らの調査でも報告されているように，ベンゾジアゼピン系薬物の依存は，ベンゾジアゼピン系薬物単独の依存者は少なく（0.4％[8]），アルコールや他の物質の併用や乱用・依存経験者に多くみられる。ベンゾジアゼピン系薬物の離脱スケジュールには，このことに加え，ベンゾジアゼピン系薬物の種類や作用時間なども考慮する必要がある。つまり，短時間作用型ベンゾジアゼピン系薬物，例えば，alprazolam などは，離脱症状が早期からかつ症状も強く出る傾向があり，いったん長時間型に置換した後，漸減する方法も勧められている[3]。

次に，ベンゾジアゼピン系薬物離脱症状としては，吐き気，嘔吐，易怒性，振戦，不眠，口渇感などの軽い症状から，不安や多彩な自律神経症状や痙攣発作，失見当識，精神病状態や，抑うつ症状のような重篤な症状を呈するものまである[1]。特に高用量のベンゾジアゼピン系薬物を長期に服薬していた症例では重篤な離脱症状の出現に注意するべきである。

離脱症状の発生率に関して，Alexander らは平均 3 年間ベンゾジアゼピン系薬物を内服している患者の約50％に軽度の離脱症状を認めた[1]とし，また，Rickels らは，8 ヵ月以上ベンゾジアゼピン系薬物を内服していた患者の43％が症状を呈し，8 ヵ月未満の患者は有意に低かったとしている[12]。ベンゾジアゼピン系薬物中断後，短時間作用型薬物の場合は，24時間以内に離脱症状が出現し，長時間作用型薬物の場合は，5 日以内に出現

することが多いとされている。

　治療法としては，漸減法が原則であり，症状に応じて，1～2週間ごとに1日量の1/4～1/2ずつ減量し，4～8週間かけて漸減・中止していく。Higittらは，ベンゾジアゼピン系薬物中止までに最低4週間，できれば16週間必要であると述べている[5]。さらに，Noyesらは，diazepamの場合，1週間当たり2.5mg以下を4週間以上かけて減量していくべきであるとしている[10]。Harrisonらは，diazepamに換算して1日40～500mgに相当する高用量ベンゾジアゼピン系薬物依存から23人の患者を離脱させ，23人中16人は合併症なしに離脱させ，残る7人の内6人は軽度の症状を経験し，残る1人は妄想と錯乱という重度の症状を呈したと報告している[4]。この妄想と錯乱という重度の離脱症状を呈した症例については，患者自身は「450mgのdiazepamを毎日内服していた」と医師に申告したにもかかわらず，医師は患者の申告を信用せず，入院後50mgのdiazepamのみ処方した。そのため，重度の離脱症状が出現したとされている。この研究ではdiazepamを投与されていた1日投与量の40％に減じ，毎日10％の割合で減量し，6時間ごとの分割投与とされていた。Harrisonら[4]の漸減法は，Noyesら[10]の報告に比較し，やや漸減のペースが早いというものの，ベンゾジアゼピン系薬物を注意深く漸減しても離脱症状のすべてを防げるとは限らず，何らかの症状が出現することもある。その際は，それ以前の量を上回らない程度の量を再投与し，時期をみて再漸減するのが原則である[11]。

結　論

　ベンゾジアゼピン系薬物依存者の離脱スケジュールに関しては，漸減法が原則である。症状にあわせて1～2週間ごとに1日量の1/4～1/2ずつ減量し，4～8週間かけて徐々に減量・中止していく。しかし，漸減法によって離脱しようと試みても軽度の離脱症状が出現することもあり，そのような場合には，それ以前の量を上回らない程度の量を再投与し，時期をみて漸減するのが原則である。

文　献

1) Alexander, G., Perry, P. J., Pharm, D. et al. : Detoxification from benzodiazepines : schedule and strategies. J. Subst. Abuse Treat., 8 : 9–17, 1991.
2) Balter, M. B., Manheimer, D. I., Mellinger, G. D. et al. : A cross-national comparison of anti-anxiety/sedative use. Med. Res. Opinion, 8 : 5–20, 1984.
3) 福井　進，和田　清，伊豫雅臣：ベンゾジアゼピン系薬物―臨床編―長期服薬と乱用・依存の問題を中心に―．ベンゾジアゼピン系薬物の基礎と臨床．pp. 25-49，日本アップジョン，東京，1990.
4) Harrison, M., Busto, U., Naranjo, C. A. et al. : Diazepam tapering in detoxification for high-dose benzodiazepine abuse. Clin. Pharmacol. Ther., 36 : 527–533, 1984.
5) Higgitt, C., Lader, M. H., Fonagy, P. : Clinical management of benzodiazepine dependence. Br. Med. J., 291 : 688–690, 1985.
6) Jiang, Z., Guo, H., Zhu, Z. : An epidemiological survey on use and abuse of antianxiety drugs among Beijing residents. Chin. Med. Engl., 109 : 801–806, 1996.
7) Ladewig, D., Gorssenbacher, H. : Benzodiazepine abuse in patients of doctor in domiciliary practice in the Basle area. Pharmacopsychiatry, 21 : 104–108, 1988.
8) Malcom, R., Brady, K. T., Johnston, A. L. et al. : Types of Benzodiazepines abused by chemically dependent inpatients. J. Psychoactive Drugs, 25 : 315–319, 1993.
9) Mellinger, G. D., Balter, M. B., Uhlenhuth, E. H. : Prevalence and correlates of the long-term regular use of anxiolytics. JAMA, 251 : 375–379, 1984.
10) Noyes, R., Garvey, M. J., Cook, B. L. et al. : Benzodiazepine withdrawal : a review of the evidence. J. Clin. Psychiatry, 49 : 382–389, 1988.
11) 大坪天平，上島国利：抗不安薬の乱用．臨床精神医学，27：413-418，1999.
12) Rickels, K., Case, G., Downing, R. W. et al. : Long-term diazepam therapy and clinical outcome. JAMA, 250 : 767–771, 1983.
13) Skegg, D. C. G., Doll, R., Perry, D. : Use of medicines in general practice. Br. Med. J., 1 : 1561–1563, 1977.

（横野　文，下田和孝）

Question 99 ベンゾジアゼピン系誘導体依存の離脱には何を使用することが適当か？

〈症例〉32歳女性。パニック障害のため alprazolam 2.4mg，clomipramine 75mg を半年前から内服し，発作は消失している。このため alprazolam を減量し，clomipramine 単剤による治療を検討している。慎重に減量したとしても不安が再発する場合，どのような薬物療法が考えられるか。

A ベンゾジアゼピン系薬物は，いくつかの症状が複合した離脱症候群を起こすことが知られている[10,15]。そこでは，不眠，イライラ感，緊張感や不安感の増強，パニック発作，手の振戦，発汗，集中困難，嘔気，体重減少，動悸，頭痛，筋肉の痛みとこわばりおよび種々の知覚の変容，さらに重篤な場合は痙攣や精神病症状といったさまざまな症状が見られる。これらの離脱症候群は，ベンゾジアゼピン系薬物を3～8週間連用することによって起こり，高用量のベンゾジアゼピン系薬物使用者のみならず常用量の使用者にも起こることが報告されている[15]。ベンゾジアゼピン系薬物が離脱症候群を起こすメカニズムとして，抑制的に機能する benzodiazepine-GABA 受容体がベンゾジアゼピン系薬物の長期連用により機能的変化を起こし，さらにベンゾジアゼピン系薬物の急激な中断により，より下流のモノアミン系神経細胞の過活動が引き起こされるといった仮説が考えられている[15]。

このようなベンゾジアゼピン系薬物による離脱症候群は，薬物の要因として，①高用量で使用するほど，②使用期間が長いほど，③薬物の半減期が短いほど，④減量速度が速いほど，重症となり，またその他の臨床的要因として，⑤減量前の不安・抑うつ症状が強いほど，⑥不安・抑うつ・心気（Eysenck の神経症傾向）や依存などのパーソナリティの病理性が強いほど，⑦パニック障害の診断，⑦女性，⑧高学歴，⑨アルコールや薬物依存の既往があるほど，重症化する傾向が見られるという[15]。

このため，ベンゾジアゼピン系薬物依存から離脱する方法として，ゆっくりと薬物を減量する（減量の方法については塩入らの総説[16]があるので参照されたい），半減期の短い薬物は長い薬物に変更する，などが一般的に考えられている。Fontaine[6]，Albeck[2]は，半減期が20～40時間と長く，ベンゾジアゼピン系薬物の中でベンゾジアゼピン受容体にもっとも強い親和性を有する clonazepam がベンゾジアゼピン系薬物依存からの離脱に有効であることを指摘している。Patterson[9]は，37人の alprazolam 依存の患者（その内25名は PTSD の診断を受けていた）において，alprazolam を等量の clonazepam に置換し，その後 clonazepam を2日に1～1.5mg ずつ減量することで，すべての患者でベンゾジアゼピン系薬物の離脱に成功したことを報告した（うち2名は軽度のパニック症状を呈したが，一時的に clonazepam を増量し，再度減量することで解決した）。

また支持的精神療法・認知行動療法なども，薬物減量前の不安や抑うつを軽減し，神経症傾向を有する患者の認知的歪みを修正するといった効果が期待され，有効と考えられている[15]。

ベンゾジアゼピン系薬物の離脱症候群に対するその他の薬物療法としては，β遮断薬（propranolol），clonidine，alpidem（ベンゾジアゼピン受容体の partial agonist），progesterone（バルビツレート類似の代謝産物を有するとされている），carbamazepine，valproate，flumazenil（ベンゾジアゼピン受容体の antagonist），buspirone（5-HT$_{1A}$受容体作用性の抗不安薬），抗うつ薬などが試みられているが，clonidine，alpidem，progesterone の有効性は確認されていない[15]。

　Abernethy らは，diazepam の離脱によって起こる血圧上昇，頻脈が propranolol によって抑制されることを報告した[1]。しかし，倦怠，悲哀，興奮，易刺激性などの自覚症状は軽減されなかったという。Cantopher ら[4]は，propranolol を併用しながらベンゾジアゼピン系薬物を急に中断した患者群と，propranolol を併用せずベンゾジアゼピン系薬物を漸減した患者群とで比較し，後者の方がベンゾジアゼピン系薬物の中断に成功した割合が高かったことを報告した。これらの報告より，β遮断薬は，ベンゾジアゼピン系薬物の離脱症候群のうち頻脈など自律神経系の過緊張に対して有効である可能性は残されているものの，離脱症候群に有効な薬物とは考えにくい。

　Carbamazepine がベンゾジアゼピン系薬物の離脱に有効であるという症例報告がいくつかある[8,11]。Schweizer ら[14]は，carbamazepine（200～800mg／日）をプラセボと比較したランダム化二重盲検試験を実施し，週に25％ずつベンゾジアゼピン系薬物を減量した際，carbamazepine 服用中の患者は離脱症候群の症状に明らかな減少傾向は認められなかったものの，減量終了後5週目において，ベンゾジアゼピン系薬物を中止できた患者の割合が高かったことを報告し（carbamazepine 群95％に対しプラセボ群62％），carbamazepine の有効性を示唆した。なお12週目のフォローアップ時には，carbamazepine 群74％に対しプラセボ群52％とこの傾向は消失する傾向にあり，このうち carbamazepine 群の32％，プラセボ群の24％は抗うつ薬の治療を受けていたという。

　Valproate も GABA 機能を強化する薬理作用からその有効性を示唆する報告がある[3]。Rickels ら[12]は，valproate，trazodone をプラセボと比較したランダム化二重盲検試験を実施し，週に25％ずつベンゾジアゼピン系薬物を減量した際，valproate（500～2,500mg／日），trazodone（100～500mg／日）服用中の患者では離脱症候群の症状は軽減しなかったものの，減量終了後5週目においてベンゾジアゼピン系薬物を中止できた患者の割合が高かったことを報告し（valproate 群79％，trazodone 群64％に対しプラセボ群31％），それぞれ離脱症候群に有効であることを示唆した。なお12週目のフォローアップ時には，valproate 群79％，trazodone 群53％，プラセボ群50％がベンゾジアゼピン系薬物を中止しており，またこの間に抗うつ薬の治療を受けた割合は valproate 群55％，trazodone 群9％，プラセボ群40％であった。

　File ら[7]は，ラットを用い，chlordiazepoxide の離脱による不安行動が flumazenil によって抑制されたことを報告し，離脱症候群に対する flumazenil の有効性を示唆した。Schweizer の4人のヒトを対象とした予備的な二重盲検試験によると[15]，flumazenil を投与した患者はプラセボ投与者と比較して，離脱症候群の重症度が35％減少したと報告している。

　Buspirone は5-HT$_{1A}$レセプターの刺激作用を有する非ベンゾジアゼピン系の抗不安薬であるが，ベンゾジアゼピン系薬物の離脱症候群には有効でないという報告[13]があった。しかし Chiaie ら[5]は，全般性不安障害のため，4～8週間のベンゾジアゼピン系薬物による治療を受けていた44人の患者を対象として，無作為二重盲検試験を実施し，buspirone はベンゾジアゼピン系薬物の減量による不安症状を軽度改善し，buspirone 中断後の不安の再燃も無く，buspirone の有効性を報告している。彼らは，buspirone の無効性を指摘したこれまでの研究と比較して，診断の違い（buspirone の有効性は全般性不安障害に認められている）や，ベンゾジアゼピン系薬物から離脱する前に buspirone による pretreatment（2週間）を設けたことなどを考察している。

　抗うつ薬は，ベンゾジアゼピン系薬物減量時の不安・抑うつ症状を改善する可能性があり，ベンゾジアゼピン系薬物の離脱症候群に有効である可

能性がある．Rickels らの報告[12]は trazodone の有効性を示唆している．

結論

ベンゾジアゼピン系薬物依存から離脱する際には，ゆっくりと薬物を減量する，半減期の短い薬物は長い薬物（clonazepam など）に変更する，などの方法をとり，また支持的精神療法・認知行動療法なども併用すべきである．しかし，これらによっても離脱が困難な場合は，その他の薬物療法が試みられる．いずれも予備的な研究ではあるが，これまで carbamazepine，valproate，trazodone，flumazenil，buspirone（全般性不安障害）の有効性が示唆されている．副作用に注意しながら，これらの薬剤を試みることも有効と考えられる．

文献

1) Abernethy, D. R., Greenblatt, D. J., Shader, R. I. : Treatment of diazepam withdrawal syndrome with propranolol. Ann. Intern. Med., 94 : 354–355, 1981.
2) Albeck, J. H. : Withdrawal and detoxification from benzodiazepine dependence : a potential role for clonazepam. J. Clin. Psychiatry, 48 (10, suppl) : 43–48, 1987.
3) Apelt, S., Emrich, H. M. : Sodium valproate in benzodiazepine withdrawal. Am. J. Psychiatry, 147 : 950–951, 1990.
4) Cantopher, T., Olivieri, S., Cleave, N. et al. : Chronic benzodiazepine dependence. A comparative study of abrupt withdrawal under propranolol cover versus gradual withdrawal. Br. J. Psychiatry, 156 : 406–411, 1990.
5) Chiaie, R. D., Pancheri, P., Casacchia, M. et al. : Assessment of the efficacy of buspirone in patients affected by generalized anxiety disorder, shifting to buspirone from prior treatment with lorazepam : a placebo-controlled, double-blind study. J. Clin. Psychopharmacol., 15 : 12–19, 1995.
6) Fontaine, R. : Clonazepam for panic disorders and agitation. Psychosomatics, 26 (12, suppl) : 13–16, 1985.
7) File, S. E., Baldwin, H. A. : Flumazenil : a possible treatment for benzodiazepine withdrawal anxiety. Lancet, 2 : 106–107, 1987.
8) Klein, E., Uhde, T. W., Post, R. M. : Preliminary evidence for utility of carbamazepine in alprazolam withdrawal. Am. J. Psychiatry, 143 : 235–236, 1986.
9) Patterson, J. F. : Withdrawal from alprazolam dependency using clonazepam : clinical observations. J. Clin. Psychiatry, 51 (5, suppl) : 47–49, 1990.
10) Petursson, H. : The benzodiazepine withdrawal syndrome. Addiction, 89 : 1455–1459, 1994.
11) Ries, R. K., Roy-Byrne, P. P., Ward, N. G. et al. : Carbamazepine treatment for benzodiazepine withdrawal. Am. J. Psychiatry, 146 : 536–537, 1989.
12) Rickels, K., Schweizer, E., Espana, F. G. et al. : Trazodone and valproate in patients discontinuing long-term benzodiazepine therapy : effects on withdrawal symptoms and taper outcome. Psychopharmacol., 141 : 1–5, 1999.
13) Schweizer, E., Rickels, K. : Failure of buspirone to manage benzodiazepine withdrawal. Am. J. Psychiatry, 143 : 1590–1592, 1986.
14) Schweizer, E., Rickels, K., Case, W. G. et al. : Carbamazepine treatment in patients discontinuing long-term benzodiazepine therapy. Arch. Gen. Psychiatry, 48 : 448–452, 1991.
15) Schweizer, E., Rickels, K. : Benzodiazepine dependence and withdrawal : a review of the syndrome and its clinical management. Acta Psychiatr. Scand., 98 (Suppl. 393) : 95–101, 1998.
16) 塩入俊樹，染矢俊幸：不安障害に対する長期薬物療法．臨床精神薬理，1：519–526，1998．

（川嶋義章，遠藤太郎，染矢俊幸）

Question 100 Zolpidem の副作用として攻撃性が生じる可能性はあるか？

A Zolpidem はフランスの Synthelabo 社で開発された imidazopyridine 骨格を有する非ベンゾジアゼピン系の睡眠導入薬である。Zolpidem は中枢ベンゾジアゼピン受容体のサブタイプのうちベンゾジアゼピン1受容体（ω_1受容体）[11]に選択的に作用するとされ，筋弛緩作用・抗けいれん作用が睡眠誘導作用に比して弱いという特性を有しており，従来のベンゾジアゼピン系薬物と異なる作用特異性を有すると報告されている[1,2,4,5]。薬物動態学的特徴としては，血中濃度ピークは0.7～0.9時間と短時間で得られ，さらに体内からの消失が速く血中消失半減期は約1.8～2.3時間である[7]。主にチトクローム P450（CYP）3A4 によって代謝され，CYP1A2 や CYP2C9 などもその代謝に関与するといわれている[3,12]。

Zolpidem の服用と関連して生じた攻撃性についての報告はいまのところ認められない。Zolpidem の医薬品インタビューフォーム[8]によれば，zolpidem の主な副作用に関しては，1,102例の対象のうちで，ふらつき44件（4.0%），眠気38件（3.4%），頭痛31件（2.8%），倦怠感31件（2.8%），残眠感29件（2.6%），悪心23件（2.1%）との記載がある。一方，今回の質問にあるような，攻撃性に関連する精神神経症状としては，錯乱2件（0.2%），幻覚1件（0.1%），興奮1件（0.1%），脱抑制1件（0.1%），いらいら感1件（0.1%）があげられているが，いずれも0.1～0.2%と低頻度の出現率であった[8]。Schlich らは107例の不眠例を対象に6ヵ月間の長期投与を試み，入眠時間の短縮した症例および夜間の睡眠時間が延長した症例はそれぞれ，対象者の8割，6割に達し，以後180日後までその改善率は一定していたこと，投与終了後10日間の観察期にも反跳現象は起こらず，睡眠内容の低下があっても投薬開始以前と比較して悪化はなかったことを報告しているが，攻撃性といった精神神経系副作用についての記載は認められない[10]。

また，Markowitz らは精神病の既往のない不眠患者で zolpidem と fluoxetine と併用した際に幻覚・妄想状態が出現したと報告しており[9]，Katz らも同様に paroxetine との併用により幻覚やせん妄を認めたと報告している[6]。

結論

Zolpidem により攻撃性が増強したとの報告は現時点では認められないが，0.1～0.2%と比較的低頻度ながら，精神神経系副作用として錯乱や幻覚，興奮，脱抑制などが生じること，また SSRI（選択的セロトニン再取り込み阻害薬）との併用によって幻覚やせん妄が生じたとの報告があることから，使用時には精神神経系副作用にも十分な注意が必要と思われる。

文献

1) Arbilla, S., Depoortere, H., George, P. et al.: Pharmacological profile of the imidazopyridine zolpidem at benzodiazepine receptors and electrocorticogram in rats. Naunyn-Schmiedeberg's Arch. Pharmacol., 330: 248-251, 1985.
2) Benavides, J., Peny, B., Dubois, A. et al.: In vivo

interaction of zolpidem with central benzodiazepine (BZD) binding sites (as labelled by [^{3}H] Ro 15-1788) in the mouse brain. Preferential affinity of zolpidem for the ω_1 (BZD$_1$) subtype. J. Pharmacol. Exp. Ther., 245 : 1033-1041, 1988.
3) Chouinard, G., Lefko-Singh, K., Teboul, E. : Metabolism of anxiolytics and hypnotics : benzodiazepines, buspirone, zoplicone, and zolpidem. Cell. Mol. Neurobiol., 19 : 533-552. 1999.
4) Dennis,T., Dubois, A., Benavides, J. et al. : Distribution of central ω_1 benzodiazepine receptors subtypes in the monkey and human brain. An autoradiographic study with [^{3}H] flunitrazepam and the ω_1 selective ligand [^{3}H] zolpidem. J. Pharmacol. Exp. Ther., 247 : 309-322, 1988.
5) Depoortere, H., Zivkovic, B., Lloyd, K. G. et al. : Zolpidem, a novel nonbenzodiazepine hypnotic. I. Neuropharmacological and behavioral effect. J. Pharmacol. Exp. Ther., 237 : 649-658, 1986.
6) Katz, S.E. : Possible paroxetine-zolpidem interaction. Am. J. Psychiatry, 152 : 1689, 1995.
7) 工藤義雄,島田 修,黒河内寛他：Zolpidemの第I相試験—単回および連続投与試験．臨床医薬, 6 : 651-675, 1990.
8) マイスリー錠® 医薬品インタビューフォーム．2000年11月（改訂第2版）
9) Markowitz, J. S., Brewerton, T. D. : Zolpidem-induced psychosis. Ann. Clin. Psychiatry, 8 : 89-91, 1996.
10) Schlich, D., L'Heritier, C., Coquelin, J. P. et al. Long-term treatment of insomnia with zolpidem : a multicentre general practitioner study of 107 patients. J. Int. Med. Res., 19 : 271-279, 1991.
11) Squires, R. F., Benson, D. I., Braestrup, C. et al. : Some properties of brain specific benzodiazepine receptors : new evidence for multiple receptors. Pharmacol. Biochem. Behav., 10 : 825-830, 1979.
12) von Moltke, L. L., Greenblatt, D. J., Granda, B. W. et al. : Zolpidem metabolism *in vitro* : responsible cytochromes, chemical inhibitors, and *in vivo* correlations. Br. J. Clin. Pharmacol., 48 : 89-97, 1999.

（横野　文，下田和孝）

Question 101 Zolpidem の投与中に依存は生じるか？

A Zolpidem は imidazopyridine 構造を有する非ベンゾジアゼピン（BZD）系の速効性の短時間型睡眠導入薬である。Zolpidem は中枢 BZD 受容体のサブタイプである BZD 1 受容体（ω_1 受容体）[13] に選択的に作用し，その薬理作用においても筋弛緩作用・抗けいれん作用が睡眠作用に比して比較的弱いという特性を有している。また，生理的パターンに近い睡眠をもたらし，従来の BZD 系薬物と異なる作用特異性を有すると報告され，その作用機序は BZD 系睡眠導入薬と異なると考えられている[1,2,7,8]。したがって zolpidem は従来の BZD 系睡眠導入薬で見られる離脱症状，依存性，耐性形成などの副作用が少ない薬物として期待されている。また，本薬の特徴は速効性で，血中濃度頂値は 0.7〜0.9 時間で得られ，さらに体内からの消失が速く血中消失半減期は約 1.8〜2.3 時間であり[9]，作用発現が速やかで持続が短く，翌日への残遺作用の少ないことも期待されている。その代謝に関しては，肝のチトクローム P450（CYP）アイソザイムのうち主に CYP3A4 によって代謝され，他にも CYP1A2 や CYP2C9 などもその代謝に関与するといわれている[5,16]。

Zolpidem 投与中の依存形成に関して，Schlich らは不眠患者 107 名を対象として本剤を 6 ヵ月間投与した結果，耐薬性や依存を認めず安全に使用できたと報告[12]している。また日本において対象者数は少ないものの，筒井らは統合失調症を除く睡眠薬を必要とする 28 名の不眠患者に zolpidem を 3〜6 ヵ月間投与し，依存性を示唆する所見は認めなかった[15]としている。さらに工藤らは zolpidem と nitrazepam との二重盲検比較試験（対象者数各々 84 例と 83 例，計 167 例）において，zolpidem の依存性を示唆する所見は認めなかった[10]としている。このように，zolpidem の依存形成の可能性は低いことを示す報告[10,12,15]が見られる一方で，zolpidem の医薬品インタビューフォームや drug information では「連用により薬物依存（頻度不明）を生じることがあるので，観察を十分に行い，慎重に投与すること。また，0.1〜5 ％未満の頻度で，連用中における投与量の急激な減少ないし投与の中止により，反跳性不眠，いらいら感等の離脱症状が現れることがある」としており，連用によって依存が形成され，離脱症状が出現する可能性[11]が記載されており，これを支持する動物実験や症例報告もなされている。まず Weerts らは，ヒヒを用いた zolpidem の自己静脈内投与や胃内投与の実験を行い，zolpidem の連続投与によりヒヒで離脱症状を伴う身体依存形成が観察されたと報告している[18,19]。Zolpidem による依存と思われる症例の報告[3,4,17]として，Bottlender らによれば，物質乱用の既往歴を持つ患者で耐性の形成と離脱症状が見られたとしている[3]。また，Courtet らは zolpidem 乱用，依存がみられた 7 症例を報告し，うち 2 症例では多幸的な効果が認められ，少なくとも部分的にはこの効果が zolpidem の依存形成の一因であろうと考察している[6]。さらに Strohle らは，多物質乱用の既往がある 1 例と物質乱用の既往のない 1 例で，非 BZD 系薬物である，zopiclone や zolpidem の使用により，ともに依存が出現したと報告し，

zolpidem を含む非 BZD 系睡眠導入薬の依存の危険性に関して再評価が必要であるとしている[14]。

結論

頻度は不明ながら zolpidem 投与中に依存が生じる可能性は否定できず，特に物質乱用の既往を持つ症例へ処方する場合には，依存を示唆する耐性の出現や離脱症状の有無に注意する必要があると考えられる。

文献

1) Arbilla, S., Depoortere, H., George, P. et al. : Pharacological profile of the imidazopyridine zolpidem at benzodiazepine receptors and electrocorticogram in rats. Arch. Pharmacol., 330 : 248-251, 1985.

2) Benavides, J., Peny, B., Dubois, A. et al. : In vivo interaction of zolpidem with central benzodiazepine (BZD) binding sites (as labelled by [^{3}H] Ro 15-1788) in the mouse brain. Preferential affinity of zolpidem for the ω_1 (BZD$_1$) subtype. J. Pharmacol. Exp. Ther., 245 : 1033-1041, 1988.

3) Bottlender, R., Schutz, C., Moller, H.J. et al. : Zolpidem dependence in a patient with former polysubstance abuse. Pharmacopsychiatry, 30 : 108, 1997.

4) Bruun, T. G. : Abuse potential during use and withdrawal psychosis after treatment with the hypnotic zolpidem. Ugeskr. Laeger, 155 : 2711-2713, 1993.

5) Chouinard, G., Lefko-Singh, K., Teboul, E. : Metabolism of anxiolytics and hypnotics : benzodiazepines, buspirone, zoplicone, and zolpidem. Cell Mol. Neurobiol., 19 : 533-552, 1999.

6) Courtet, P., Pignay, V., Castelnau, D, et al. : Abuse of and dependence on zolpidem : a report of seven cases. Encephale, 25 : 652-657, 1999.

7) Dennis, T., Dubois, A., Benavides, J. et al. : Distribution of central ω_1 benzodiazepine receptors subtypes in the monkey and human brain. An autoradiographic study with [^{3}H] flunitrazepam and the ω_1 selective ligand [^{3}H] zolpidem. J. Pharmacol. Exp. Ther., 247 : 309-322, 1988.

8) Depoortere, H., Zivkovic, B., Lloyd, K. G. et al. Zolpidem, a novel nonbenzodiazepine hypnotic. I. Neuropharmacological and behavioral effect. J. Pharmacol. Exp. Ther., 237 : 649-658, 1986.

9) 工藤義雄，島田　修，黒河内寛他：Zolpidem の第 I 相試験―単回および連続投与試験．臨床医薬，6 : 651-675，1990．

10) 工藤義雄，川北幸男，齊藤正巳他：不眠症に対するゾルピデムの有効性と安全性―ニトラゼパムを対照とする二重盲検比較試験．臨床医薬，9 : 79-105，1993．

11) マイスリー錠® 医薬品インタビューフォーム．2000年11月（改訂第2版）

12) Schlich, D., L'Heritier, C., Coquelin, J. P. et al. Long-term treatment of insomnia with zolpidem : a multicentre general practitioner study 107 patients. J. Int. Med. Res., 19 : 271-279. 1991.

13) Squires, R. F., Benson, D. I., Braestrup, C. et al. Some properties of brain specific benzodiazepine receptors : new evidence for multiple receptors. Pharmacol. Biochem. Behav., 10 : 825-830, 1979.

14) Strohle, A., Antonijevic, I. A., Steiger, A. et al. Dependency of non-benzodiazepine hypnotics. Two case reports. Nervenarzt, 70 : 72-75, 1999.

15) 筒井末春，桂　戴作，河野友信他：新しい睡眠薬 Zolpidem の長期投与による有効性，安全性の検討．臨床と研究，70 : 1591-1602，1993．

16) von Moltke, L. L., Greenblatt, D. J., Granda, B. W. et al. : Zolpidem metabolism in vitro : responsible cytochromes, chemical inhibitors, and in vivo correlations. Br. J. Clin. Pharmacol., 48 : 89-97, 1999.

17) Watsky, E. : Management of zolpidem withdrawal. J. Clin. Psychopharmacol., 16 : 459, 1996.

18) Weerts, E. M., Griffiths, R. R. : Zolpidem self-injection with concurrent physical dependence under conditions of long-term continuous availability in baboons. Behav. Pharmacol., 9 : 285-297, 1998.

19) Weerts, E. M., Ator, N. A., Grech, D. M. et al. : Zolpidem physical dependence assessed across increasing doses under a once-daily dosing regimen in baboons. J. Pharmacol. Exp. Ther., 285 : 41-53, 1998.

（横野　文，下田和孝）

Question 102 不眠を訴える睡眠時無呼吸症候群の患者にzopicloneを投与してよいか？

A 睡眠時無呼吸症候群（SAS）とは終夜睡眠ポリグラフ上で睡眠時の無呼吸（換気の停止が10秒以上持続）が，1時間あたり5回以上出現し，それに伴う頻回の覚醒反応がみられるものをいう[2]。主症状は不眠，日中の眠気，覚醒時の倦怠感であり，合併症として高血圧症，不整脈，脳血管障害等が認められ，時に突然死に至ることもある[1]。SASは中枢型（胸腹部の呼吸運動自体が停止するもの），閉塞型（胸腹部の呼吸運動は認められるが，上気道の閉塞のために換気が停止するもの），混合型（1つの無呼吸エピソードの中で中枢型から閉塞型へ移行するもの）の3つの型に分類されている[4]。

このような疾患をもった患者にベンゾジアゼピン（BZD）系の睡眠薬が投与された場合，BZDによる中枢神経抑制作用による睡眠時の呼吸調整機能低下と呼吸筋支配神経抑制作用による舌咽頭筋のトーヌスの著しい低下のため，無呼吸の頻度の増加・無呼吸持続時間の延長をきたし，症状は悪化する[6]。これに対して非BZD系の睡眠薬であるzopiclone（ZPC）は筋弛緩作用が弱いことから，SASに安全に使用できる可能性が考えられてきた[6,7]。

ZPCは日本で1989年に製造が承認されたシクロピロロン類に属する非BZD系睡眠薬であるが，BZD系薬物と同様に抗不安作用，催眠鎮静作用，抗けいれん作用，筋弛緩作用などを有する[6]。しかし標準的BZD系薬物であるdiazepamと較べると，ZPCは催眠鎮静作用，抗不安作用が強く，筋弛緩作用，抗けいれん作用が弱い[6]。

睡眠脳波に及ぼす影響をみると，BZDは睡眠第2段階を増加させ，徐波睡眠を減少させるのに対して，ZPCは徐波睡眠を減少させず，むしろ増加させるとされている[5,6]。また，BZD系睡眠薬では持ち越し効果，反跳性不眠，記憶障害などの副作用がみられるが，ZPCではBZDと比較していずれの副作用も少ない[6]。

睡眠時無呼吸症候群に対するZPCの影響についての報告は少ない。井上らは無呼吸指数（睡眠1時間あたりにみられる無呼吸の回数）5以下の健常者，無呼吸指数5〜20の軽症例，無呼吸指数がそれ以上の重症例についての比較研究を行い，ZPCは健常者や軽症SASにおいては無呼吸指数をかえって減少させ，呼吸障害をむしろ改善すること，重症例ではBZDと同様に無呼吸を悪化させることを示した[3]。また，太田らは睡眠時無呼吸の程度の異なる3名の患者で，ZPC 10mgの内服前後で血中酸素飽和度の変化を調べた。その結果，服薬前の血中酸素飽和度が低いほど，服薬後の血中酸素飽和度の低下が著しいこと示した[7]。これらの結果より軽症のSASであればZPC投与により症状悪化をきたさず，重症であれば症状は悪化するといえる。

結　論

SASに対するZPCの影響を調べた研究報告は非常に少ないが，軽症のSASに伴う不眠症にはZPCが有効であり，むしろ呼吸障害を改善させるといった報告があった。しかし，重症のSASには無呼吸を増悪させることが報告されており，

SAS 患者に使用する場合には慎重に行うことが必要である。

文　献

1) Flamer, H. E. : Sleep problems. Med. J. Aust., 162 : 603-607, 1995.
2) 古田壽一：睡眠呼吸障害．臨床医のための睡眠・覚醒障害ハンドブック（大川匡子監修，内山真編），pp.97-103, メディカルレビュー社, 東京, 2002.
3) 井上雄一：高齢者の睡眠時無呼吸に対する睡眠薬の影響—ゾピクロンとフルラゼパムの比較．精神医学, 37 : 959-966, 1995.
4) 井上雄一：呼吸関連睡眠障害．[I]病態, 診断, 臨床精神医学講座 13 睡眠障害（太田龍朗, 大川匡子編），pp.239-256, 中山書店, 東京, 1999.
5) 菅野　道：新しい睡眠薬の臨床．臨床精神医学, 19 : 197-205, 1990.
6) 大熊輝雄：治療薬誕生秘話 Zopiclone. 臨床精神薬理, 2 : 915-920, 1999.
7) 太田龍朗，岩田宗久：精神科における閉塞性睡眠時無呼吸症候群—睡眠薬と睡眠時無呼吸症候群（SAS）．閉塞性睡眠時無呼吸症候群—その病態と臨床（岡田　保, 粥川裕平編），pp.141-148, 創造出版, 東京, 1996.

（高橋正洋，森田幸代，下田和孝）

Question 103 Tandospirone投与でセロトニン症候群が起こりうるか？

A Tandospirone citrate（セディール®，以下tandospirone）は本邦において開発され，1996年6月に承認されたアザピロン系の5-HT作動性抗不安薬であり，現時点では本邦でのみ使用されている[1]。Tandospironeは現在汎用されているベンゾジアゼピン系抗不安薬とは大きく異なる薬理特性を生かし，鎮静作用・筋弛緩作用に起因する眠気や脱抑制，身体依存形成，認知障害，アルコールとの相乗作用，退薬症候や反跳現象がないことなど臨床的問題点を克服した新しい薬物としても知られている。またベンゾジアゼピン系薬剤では重症筋無力症，急性狭隅角緑内障患者への投与は禁忌とされ，妊婦への投与も催奇形性の報告があり，また静脈内投与に際しては呼吸抑制にも注意を要するなど，使用に際し注意しなければならない面が比較的多い。一方，本薬剤は副作用の少ない特性を生かし，小児から高齢者，精神科領域のみならず身体合併症の多い内科・心療内科領域においても広く使用されている。

しかし近年，tandospirone単独内服後にセロトニン症候群を引き起こした症例が報告されるなど，その重大な副作用についても指摘されている[5]。本稿においてはtandospironeでセロトニン症候群が起こりうるか否かについて述べてみたい。

他のアザピロン系薬物としてはbuspirone, ipsapirone, gepironeがあり，これらは抗うつ効果も期待され海外では広く治験も行われている。これらの薬理学的作用機序としては脳内の5-HT_{1A}受容体へ作用し生理機能として神経活動を抑制させることが知られている[1]。Tandospironeは5-HT_{1A}受容体刺激作用に加え，軽微ながらドパミン遮断作用を有する[1]。

Sternbach[4]によるセロトニン症候群の診断基準としては，

A. 確立された薬物療法にセロトニン作動薬を追加するか，増量したとき，以下の少なくとも3項目の臨床症状が存在したときである。1）精神症状の変化（錯乱・軽躁状態），2）焦燥感，3）ミオクローヌス，4）反射の亢進，5）発汗，6）悪寒，7）振戦，8）下痢，9）協調運動の不良，10）発熱。

B. その他の要因（例：感染性，代謝性，依存性薬物あるいはその離脱など）によるものは除外される。

C. 上記の初発兆候あるいは症状出現前に向精神薬は投与開始していないか増量していない，

とされている。セロトニン症候群と悪性症候群の臨床的特徴は類似しており診断には注意が必要である。前者の特徴であるミオクローヌスが後者ではまれであること，前者は原因薬物の開始直後に急速に発症するが，後者は発症までに数日以上要すること，後者ではほぼ必発とされる高クレアチンホスホキナーゼ（CPK）血症が前者では低頻度であることが指摘される[2,3]。

現在のところtandospironeの単独投与で生じたセロトニン症候群の報告は1件[5]のみである。この症例は心身症と診断された42歳女性であり，tandospirone 30mg/日分3の内服を開始直後より

日中臥床傾向が続き，尿・便失禁も認められ，次第に脈絡のない会話の出現，立位保持不能となったため入院となった．入院時 tandospirone を不規則に内服していたことが判明したため，入院後規則的に服用させたところ，入院3日目より（投与開始後3週目より），軽度のせん妄，頸部・四肢に高度の筋強直，38度台の発熱，全身の発汗過多，全身のミオクローヌスが次々と出現した．頭部CT，MRI 所見では軽度の萎縮が認められるものの明らかな異常所見は認められず，脳波では burst 状に出現する約2～4Hz の同期性放電を認め，CPK の値は経過中の最高値で1,602U/l を示したがその後は正常化していった．その他血液・尿・脳脊髄液に明らかな異常所見は認められなかった．このように神経徴候と tandospirone の開始・増減（不規則な服用→規則的な服用）・中止との間に密接な関係があると考えられ，セロトニン症候群との診断に至った[5]．

現在，tandospirone 投与でセロトニン症候群が起こりうるという確証には至っていない．しかしこの症例を足掛かりとし，今後の報告を待ち，注意深く検証してゆく必要があると考えられる．安易な目的の使用には注意し選択的セロトニン再取り込み阻害薬（SSRI），モノアミン酸化酵素阻害薬（MAOI），lithium などと同様，セロトニン症候群を引き起こす危険性があることを銘記し，使用者は注意することが必要である．

結論

Tandospirone はその副作用の少ない特性を生かし，小児から高齢者，精神科領域のみならず身体合併症の多い内科・心療内科領域においても広く使用され，今後もその使用頻度の増加が期待される．反面，精神科領域以外で広く用いられる結果，セロトニン症候群の出現を他の身体合併症や悪性症候群と誤認されている可能性も否定できない．本報告の時点では本薬の単独投与で生じたセロトニン症候群の報告は1件のみであり，tandospirone でセロトニン症候群が起こりうるという確証には至っていないが，SSRI，MAOI，lithium などと同様，セロトニン症候群を引き起こす危険性があることに注意するべきである．

文献

1) 村崎光邦：Tandospirone の基礎と臨床．臨床精神薬理，1：81-92, 1998.
2) 西嶋康一, 石黒健夫：セロトニン症候群．臨床精神医学, 26：339-348, 1997.
3) 西嶋康一：セロトニン症候群と悪性症候群の鑑別．脳と精神の医学, 10：35-42, 1999.
4) Sternbach, H.: The serotonin syndrome. Am. J. Psychiatry, 148: 705-713, 1991.
5) 田村直俊, 中里良彦, 山元敏正他：クエン酸タンドスピロンの単独内服後に生じたセロトニン症候群．臨床神経学, 42：892-894, 2002.

（湊　崇暢，下田和孝）

Question 104

Tandosprone を投与している患者に電気けいれん療法を施行する場合，tandospirone の投与を中止するべきか？

〈症例〉56歳の男性。難治性うつ病のために電気けいれん療法（ECT）の施行が予定されているが，2週間前より tandospirone が投与されている。

A Tandospirone は，1996年に我が国で承認されたセロトニン作動性抗不安薬である[7]。Tandospirone は azapirone 系に属する薬物で，シナプス後の5-HT_{1A}受容体に選択的に高親和性をもって結合し，部分アゴニストとして作用する[7]。

ベンゾジアゼピン受容体が大脳皮質・小脳・脊髄あるいは末梢の臓器にも分布しているため，ベンゾジアゼピン誘導体は筋弛緩作用，鎮静・睡眠作用をもたらす。しかし，tandospirone の結合部位はより選択的に情動中枢に集中して分布していることから，より選択的に抗不安作用を呈することが期待されている[7]。

現在のところ，tandospirone の ECT に対する影響についての報告が認められないため，tandospirone と同じ azapirone 系に属している buspirone とけいれんとの関係について考察し，tandospirone の ECT に対する影響を推察したい。

Greenberg は，頭部外傷歴のある76歳の男性において，鼠径ヘルニアの手術後にせん妄と両側のミオクローヌスが生じ，carbamazepine の投与により症状が増悪したが，buspirone 1日15mg の投与によりミオクローヌスが抑制された症例を報告している[4]。この症例について Greenberg は，buspirone の主な代謝物である1,2-pyrimindylpiperazine が $GABA_A$ 受容体に対して，ベンゾジアゼピン誘導体と同様な薬理作用をもつために，けいれんが抑制されたのではないかと推察している[2,4]。

しかし，それとは逆に Grady らは24歳の強迫性障害の男性患者に対して，fluoxetine 1日80mg が12週間投与されていたが，臨床効果が得られないため buspirone 30mg/日を加えたところ，その3週間後にけいれん発作が起きた症例を報告しており，その原因として，fluoxetine が buspirone の代謝を阻害し，buspirone とその主な代謝物である1,2-pyrimindylpiperazine の血中濃度が上昇し，けいれん発作が生じたとしている[3]。また，Ritchie らは適応障害（不安と抑うつ気分の混合を伴うもの），うっ血性心不全と慢性腎不全を合併している62歳の女性患者に15mg/日の buspirone を投与したところ，初回投与から約12時間後にミオクローヌスが起こった症例を報告している[9]。

ECT は難治性うつ病に対して，有効な治療法[8]として現在も用いられているが，ECT の施行前に薬物が投与されている患者について，ECT 施行時の投与薬物との相互作用について評価する必要がある。一般的に三環系および四環系抗うつ薬，モノアミン酸化酵素阻害薬，抗精神病薬の投与は可能と考えられているが，抗精神病薬の中でも clozapine は遅発性のけいれんを誘発する可能性があるために中止するべきとされている[1]。抗けいれん薬，ベンゾジアゼピン系誘導体は抗けい

れん作用があるために，lithium は発作後のせん妄を助長し，けいれん発作を延長する可能性があるために中止するべきである[1]。また lidocaine は発作の閾値を著しく上昇させるため，また theophylline は発作時間を延長させるために禁忌とされている[1]。なお詳しくは成書にゆずるが，ECT 施行当日は嘔吐による窒息を予防するために，施行8時間前より絶飲食とし，服薬も行わない[5,6]とされている。

結　論

Buspirone に関しては，けいれんを促進・抑制のいずれの報告も存在し，tandospirone についても，けいれん閾値，ECT に対する影響に関して明確な結論は現在のところ導き出せない。

文　献

1) Dubovsky, S. L. : Electroconvulsive therapy. In : Comprehensive Textbook of Psychiatry (ed. by Kaplan, H. I., Sadock, B. J.), pp. 2129-2140, Williams & Wilkins, Baltimore, 1995.
2) Garattini, S., Caccia, S., Mennini, T. : Notes on buspirone's mechanisms of actions. J. Clin. Psychiatry, 43 : 19-24, 1982.
3) Grady, T. A., Pigott, T. A., L' Heureux, F. et al. : Seizure associated with fluoxetine and adjuvant buspirone therapy. J. Clin. Psychopharmacol., 12 : 70-71, 1992.
4) Greenberg, D. B. : Buspirone for myoclonus, obsessive fears, and confusion. Psychosomatics, 34 : 270-272, 1993.
5) 猪川和興, 守屋裕文：難治性うつ病の無けいれん電撃療法，適応と手技．精神科治療学，9 : 1211-1217, 1994.
6) 松島英介, 太田克也：電気けいれん療法（ECT）の適応と禁忌．精神科治療学，10 : 491-498, 1995.
7) 村崎光邦：Tandospirone の基礎と臨床．臨床精神薬理，1 : 81-92, 1998.
8) Nemeroff, C. B. : Augmentation strategies in patients with refractory depression. Depress. Anxiety, 4 : 169-181, 1996/97.
9) Ritchie, E. C., Bridenbaugh, R. H., Jabbari, O. : Acute generalized myoclonus following buspirone administration. J. Clin. Psychiatry, 49 : 242-243, 1988.

（下田和孝，大槻秀樹）

Question 105

Quazepamの医薬品添付文書中に「食後の服用を避けること」「食物との併用禁忌」との記載があるが，その根拠を知りたい

A ベンゾジアゼピン系睡眠導入薬のquazepamは，催眠鎮静作用への関与が推測されるベンゾジアゼピンタイプ1受容体に対して選択的な親和性を有し，他のベンゾジアゼピン系睡眠導入薬と比較して筋弛緩作用が弱いという特徴をもつことが知られている。また排泄半減期が約36時間と長く，服薬中止後の反跳性不眠や日中の不安の増強といった退薬症状が起こりにくい[1,2]ことも利点とされ，睡眠障害の治療への高い有用性が報告されている。本邦でも1999年11月の販売開始から注目を集めているが，quazepamの医薬品添付文書[4]中には【重要な基本的注意】として「食後の服用を避けること」，【相互作用】の(1)併用禁忌（併用しないこと）として「食物」という記載があり，臨床家の注意を喚起している。

この記載の根拠として，本邦での治験実施期間中に得られた薬物動態試験のデータ[5]が挙げられている。Quazepam 15mgを単回経口投与した場合，絶食後投与群（健常成人男性6名。発売元の三菱ウェルファーマによれば，「昼食以降約10時間の絶食」という条件）では，quazepamの最高血漿中濃度C_{max}は15.36ng/ml，最高血漿中濃度到達時間T_{max}は3.42時間，血漿中濃度曲線下面積$AUC_{0～∞}$は287.91ng・h/ml，半減期$T_{1/2}$は36.60時間であったのに対し，食後30分後投与群（同6名）ではC_{max}は47.90ng/ml，T_{max}は3.67時間，$AUC_{0～∞}$は621.99ng・h/ml，$T_{1/2}$は31.91時間となり，C_{max}と$AUC_{0～∞}$は絶食後投与群と比較して有意に上昇していた[5]。また活性代謝物である2-oxoquazepamとN-desalkylflurazepamについても絶食後投与群のC_{max}10.83ng/mlおよび30.21ng/ml，$AUC_{0～∞}$270.95ng・h/mlおよび5,112.18ng・h/mlに対して，食後投与群ではそれぞれC_{max}28.81ng/mlおよび48.76ng/ml，$AUC_{0～∞}$597.26ng・h/mlおよび9,406.02ng・h/mlと有意な上昇が認められた[5]。この結果に基づいて，就寝時の服用前に患者が夜食をとる可能性が考えられるため，食物との併用禁忌が設定されている。食後投与群では絶食後投与群と比べてquazepamの血漿中濃度が約3.1倍，2-oxoquazepamの血漿中濃度が約2.7倍と高値を示した原因としては，diazepamやflurazepam，triazolamといった他のベンゾジアゼピン系薬物と比較してquazepamが高い脂溶性を有しており[3]，食後の投与時には，食物中の脂質や胆汁酸の存在下で消化管内でのquazepamの溶解・吸収が促進され，生体内利用率が高まるためと考えられる。

上記の所見は，昼食後約10時間の絶食後と食後の投与を比較したものであるが，実際の使用にあたっては，夕食後何時間経過して服用するのが望ましいかといったような具体的な指針が示されていないことが臨床家にとっては問題となり，臨床場面で戸惑いが生じている印象も否定できない。今後，食後何時間後に投与するかによってquazepamの薬物動態がどのように変化していくのかという詳細な検討が行われることが期待される。

結　論

脂溶性が高いquazepamでは，消化管内の脂質

の存在下で吸収が促進され，食後投与時の血漿中濃度が絶食後投与時の約3倍に上昇することから，食事との併用は禁忌とされているため注意が必要である。現時点では，食後何時間経過して服用するのが望ましいかについて明確な指針が示されておらず，今後，食後何時間後に投与するかによってquazepamの薬物動態がどのように変化していくのかという詳細な検討が必要であろう。

文　献

1) Ankier, S. I., Goa, K. L. : Quazepam. A preliminary review of its pharmacodynamic and pharmacokinetic properties, and therapeutic efficacy in insomnia. Drugs, 35 : 42-62, 1988.
2) Kales, A. : Quazepam : hypnotic efficacy and side effects. Pharmacotherapy, 10 : 1-10, 1990.
3) Mendels, J. : Criteria for selection of appropriate benzodiazepine hypnotic therapy. J. Clin. Psychiatry, 52 : 42-46, 1991.
4) 三菱ウェルファーマ：ドラール®錠15・20　医薬品添付文書．2005．
5) 吉富製薬：医薬品インタビューフォーム　睡眠障害改善剤　ドラール®錠15　ドラール®錠20．1999．

（廣兼元太，下田和孝）

向精神薬・その他

Question 106 薬剤性肝障害を疑った場合，どのように対応すべきか？

A　薬剤性肝障害は様々なタイプの肝機能異常および臨床像を呈するため，原因不明の肝障害をみた場合には必ず薬剤性肝障害の可能性を念頭に置かなければならない。重症化（劇症化）や慢性化，また再発を防止するためにも早期かつ正確に診断する必要があるが，特異的なマーカーがないため鑑別診断が難しいこともある。

薬剤性肝障害は，その発生機序から中毒性とアレルギー性に大別される。中毒性は用量依存性であり，服用量から肝障害を予測することが可能である。アレルギー性肝障害の診断には，「薬剤と肝」研究会によって提唱された「アレルギー性肝障害の判定基準」[8]が用いられることが多い。判定基準には以下の5項目があげられている。1）薬物の服用開始後（1〜4週）に肝機能障害の出現を認める。2）初発症状として発熱・発疹・皮膚掻痒・黄疸などを認める。3）末梢血液像に好酸球増加（6%以上），または白血球増加を認める。4）薬物感受性試験（リンパ球培養試験・皮膚試験）が陽性である。5）偶然の再投与により，肝障害の発現を認める。このうち，1），4）または1），5）を満たすものを確診，1），2）または1），3）を満たすものを疑診とする。以上の項目を参考にして診断するが，アレルギー性では全ての薬剤が肝障害を起こす可能性があるため，多剤を服用している場合にはその中から起因薬剤を同定しなければならない。近年の報告によれば[7]，本邦における薬剤性肝障害の起因薬剤として，抗生物質（22.0%），解熱・鎮痛剤（11.9%），消化器用剤（7.4%），化学療法剤（7.2%），循環器用剤（6.5%）の頻度が多かったが，精神科用剤は6.0%，神経科用剤も1.8%を占めていた。精神・神経科用剤のうち，5例以上の報告があったものは，carbamazepine, chlorpromazine, sodium valproate, haloperidol, phenytoinである。しかし，各薬剤の使用頻度が異なるため，一概に肝障害を起こしやすい薬剤とは言えない。

起因薬剤の同定に最も重要なのは，服用薬剤の種類や服薬開始時期といった服薬歴と，発症時期の正確な聴取である。医師から処方された医薬品のみならず，薬局などから購入した売薬や漢方薬，健康食品，外用化粧品などについても聴取しなければならない。飲酒歴に関しても，本人が飲酒量を少なめに申告していることがあり，同居家族からも聴取し，アルコール性肝障害を確実に除外する必要がある。また服薬から発症までの期間は，90%の症例は4週以内であるが，まれに3ヵ月以上の例もあり注意が必要である。薬物感受性試験としては，リンパ球刺激試験（LST）が一般に行われているが，その陽性率は43〜95%と報告者によりかなり異なっている[6]。偽陰性が多いため，陰性だからといって薬剤の肝障害への関与は否定できない。一方，再投与試験（チャレンジテスト）は陽性率が高いものの危険性が高く，肝障害が疑われている薬剤の使用が治療上必須であるかまたは代替薬剤がない場合以外行うべきではない。多くの症例では，詳細な問診により起因薬剤の推定が可能である。

また薬剤性肝障害の臨床的病型は，肝細胞障害

型(肝炎型),胆汁うっ滞型,混合型に分けられ,各病型により鑑別診断を行うことも重要である。病型別の主な鑑別疾患と必要な検査項目は,肝細胞障害型では急性ウイルス性肝炎(IgM-HA抗体,HBs抗原,IgM-HBc抗体,HCV抗体,HCV-RNA)や自己免疫性肝炎(抗核抗体,免疫グロブリン),胆汁うっ滞型では胆道疾患(腹部超音波,腹部CT,MRCP),原発性胆汁性肝硬変(抗ミトコンドリア抗体,抗M2抗体),原発性硬化性胆管炎(MRCP,ERCP)などがある。混合型ではいずれも考慮しなければならない。重症例,肝障害が遷延する例,診断に迷う例などでは肝生検が必要になる場合もあり,そのような症例は消化器専門医に相談した方がよい。

アレルギー性肝障害と中毒性肝障害のいずれにおいても,起因薬剤が同定されたか,疑わしい薬剤が存在する場合には,直ちに投与を中止する。どうしても継続投与が必要な薬剤は,患者への有益性が危険性より優るもののみ投与する。軽症例で,投与中止とともに速やかに肝機能が改善してくる症例は経過観察のみでよい。肝細胞障害が比較的強い例では,注射用グリチルリチン製剤(強力ネオミノファーゲンC)を1～3A(20～60ml)/日,静注する。またprednisoloneは効果の評価が一定していないが[4,5],減黄効果を含め使用されない傾向にある。胆汁うっ滞が遷延する場合には,ursodeoxycholic acidを300～600mg/日,経口投与する[1,3,5]。また近年では,bezafibrateによる治療効果も報告されている[2]。しかし,高度の肝細胞障害や黄疸を呈する例,またはプロトロンビン時間やヘパプラスチンテストなどのrapid turn over proteinを測定し,肝予備能が低下している例では,急性肝不全に準じた治療が必要な場合もあるため,消化器専門医に紹介すべきである。

以上のように薬剤性肝障害を疑った場合には,服薬状況を正確に把握し,原因と推定される薬剤の投与中止とともに鑑別診断を同時に進めていくことが,早期診断・治療を行う上で重要である。

文献

1) Cicognani, C., Malavolti, M., Morselli-Labate, A. M. et al.: Flutamide-induced toxic hepatitis. Potential utility of ursodeoxycholic acid administration in toxic hepatitis. Dig. Dis. Sci., 41: 2219-2221, 1996.
2) 喜多竜一,大崎往夫,高松正剛他:胆道系酵素異常を呈する慢性肝疾患に対するbezafibrateの有用性.肝臓,43: 299-300, 2002.
3) Mizoguchi, Y., Kioka, K., Seki, S. et al.: Effects of ursodeoxycholic acid on intrahepatic cholestasis. Osaka City Med. J., 35: 71-82, 1989.
4) Moore, D. H., Benson, G. D.: Prolonged halothane hepatitis. Prompt resolution of severelesion with corticosteroid therapy. Dig. Dis. Sci., 31: 1269-1272, 1986.
5) Moradpour, D., Altorfer, J., Flury, R. et al.: Chlorpromazine-induced vanishing bile duct syndrome leading to biliary cirrhosis. Hepatology, 20: 1437-1441, 1994.
6) 恩地森一,太田康幸:薬物性肝障害の免疫学的診断法.別冊医学のあゆみ 消化器疾患―state of arts, pp.147-148, 医歯薬出版,東京, 1993.
7) 為田靭彦,高瀬幸次郎:近年の本邦における薬物性肝障害.肝胆膵,40: 849-859, 2000.
8) 薬物と肝研究会:薬剤性肝障害の判定基準案.薬物と肝.第3回薬物と肝研究会記録, p.96, 杜陵印刷,東京, 1978.

(川合弘一,青柳 豊)

Question 107 薬物治療中の患者に薬疹が疑われた場合，どのように対応すべきか？

A　薬疹とは通常の投与量の薬剤ないしはその代謝産物が血行性に作用し，不都合な副作用として皮膚に生じた皮膚または粘膜の病変をいう。その際，薬剤の投与経路は経口，注射のほかネブライザー，含嗽薬，点眼薬，坐薬，膣・膀胱洗浄薬など皮膚や粘膜からの吸収も含まれる[5]。

薬疹を疑った患者を診た時，原因薬剤を確定して再発を予防することが必要である。診断に際しては，皮疹をよく観察し，病歴をとり，薬疹を疑うことからはじまる。まず発疹を視診し，その分布，性状を観察する。ポイントは，発疹の色調すなわち鮮紅色，暗赤色，褐色，紫色，白色などをその分布とともに記載する。さらに個々の発疹の大きさ，範囲，それらに融合傾向があるのか，硬結があるか，浮腫性であるか，びらん，表皮剥離をともなうか，膿疱が存在するか，鱗屑，過角化を有するかなどを体系的に観察することが必要である。その際，眼，口腔内，外陰部に充血，びらん，発赤などの所見があるかを必ず確認する。すなわち，それらの症状は後に述べる重症型薬疹の1つである Stevens–Johnson syndrome（皮膚粘膜眼症候群）に特徴的であるからである。皮疹の観察と同時にそれぞれについて初発部位，疼痛，そう痒の有無，光による増悪，再燃の有無なども含めてその程度，状態を問診する。次に薬疹を疑った場合，服用薬剤の数，量および服用歴と皮疹出現までの期間を明らかにし被疑薬を特定しなければならない。被疑薬が初回投与なのか，過去に服用歴があるかを本人，およびカルテから情報を得る。他院での処方に関しては薬剤リストや薬剤手帳を患者が持参していることも多い。処方医への問い合わせが必要な場合もある。問診の際に気をつけなければならないのは民間薬，漢方薬，通信販売，生薬，市販の感冒薬，鎮痛薬などで，これらについては患者自身は安全であると思いこみ，質問しないかぎり自発的に回答しないことがかなり多くある。

皮疹の観察，薬剤歴の確認をしたらそれらを経時的変化がわかるように図表にすることで全体像が見えてくることがある。薬剤感作から10日から2週間で皮疹が出現するものが多いが，即時型のもの，蓄積型のものなど，薬剤使用時間と発疹出現までの期間はいろいろであり，2週間より以前から内服しているものでも被疑薬の候補として念頭にいれる。とくに各種疾病の治療のため副腎皮質ホルモン，免疫抑制剤などを使用している場合には症状が抑制されていることがあり，1，2ヵ月経過して皮疹が現れることもある。

以上のような初期診断，診察後に薬疹の病型を判断する。その際，重症型をつねに念頭におく必要がある。重症型薬疹といわれるものは TEN（toxic epidermal necrolysis，中毒性表皮壊死症候群），Stevens–Johnson syndrome（皮膚粘膜眼症候群），紅皮症型薬疹である。TEN は，全身の表皮壊死のために熱傷に類似の水疱やびらんの形成を特徴とし，ウイルスや薬剤により発熱，咽頭痛や全身倦怠感につづき，多形滲出性紅斑の皮疹が生じ，融合しながら全身に拡大していく[2]。物理的刺激によりずるずると表皮がはがれる Nikolsky現象がみられたらTENの可能性が高く，早急に薬剤の中止とともに治療を開始しなければならない。皮膚のみならず粘膜も高度に侵され口腔，眼球粘膜，食道，気管，尿道に及ぶことがある。TENの死亡率は20〜25％であり，とくに老人で死亡率が高い[3]。Stevens-Johnson syndromeは多形滲出性紅斑にはじまり水疱やびらんの形成が拡大する。皮膚と同時に粘膜，眼球結膜が侵される。重症な場合はTENと類似するか，鑑別は困難となる[1]。紅皮症型薬疹は全身の皮膚が紅潮を伴い，落屑もみられる。薬剤投与後数週間で起こり，薬剤中止後も軽快に時間を要する。原因薬剤としてはcarbamazepine，ピラゾロン誘導体，バルビタール，アロプリノールなどが多い。

　薬疹の初期診察，薬剤歴の確認，病型・重症度の判別をし，必要であれば皮膚生検を施行する。その後，被疑薬の中止をするが，多数の薬剤を使用している場合，特定できないことも多い。可能な限り薬剤を中止，変更をするよう，処方医に依頼する。軽症であれば薬剤中止のみで皮疹が軽快することもある。中程度まではステロイドの外用と抗アレルギー剤などの内服で対処できることもあるが，それ以上の程度では副腎皮質ホルモンの全身投与が必要である。さらに重症型では各種輸液が必要となることも多く，入院による管理となる。

　これらの診断，治療は皮膚科医師にとっては一連のものであるが，他科の医師，医療関係者が薬疹を疑わせる患者を診た場合，まず必要なことは，使用中の薬剤をすべて考慮にいれることである。とくに複数の診療科からの薬剤を使用していないか，市販の薬などについても確かめる。それらの薬剤使用歴，皮疹の程度，性状などとあわせて可能なかぎり記載して皮膚科医に相談するのがよいと思われる。とくに重症型のものと考えた場合，迅速な判断，治療が必要であることを考慮する。

　薬剤の中止，変更とともに皮疹，全身状態が改善した後にはそれぞれの薬剤について誘発試験が必要となる場合もある。とくに，原疾患に対して中心的なものであったり，複数の薬剤を中止した場合などである。病型に応じて，皮内テスト，プリックテスト，パッチテスト，光パッチテストなどを行い，陽性反応がみられた時点でその薬剤に対してはアレルギーカードをわたす。これらで陰性の場合には少量からの内服テスト，点滴での使用テストといった，薬疹が出現した時点での使用方法に近づけて判定する[4]。

　以上，薬疹の初期診断から治療，薬剤確認について概要を述べた。

文献

1) Bastuji-Garin, S., Rzany, B., Stern, R. S. et al. : Clinical classification of cases of toxic epidermal necrolysis, Stevens-Johnson syndrome, and erythema multiforme. Arch. Dermatol., 129 : 92-96, 1993.
2) 岩月啓氏：重症薬疹とその治療. Monthly Book Derma, 10 : 79-86, 1998.
3) Revuz, J., Penso, D., Roujeau, J. C. et al. : Toxic epidermal necrolysis : clinical findings and prognosis factors in 87 patients. Arch. Dermatol., 123 : 1160-1165, 1987.
4) 清水正之：薬疹「診断とその対策」. pp.105-116, 金原出版，東京，1999.
5) 安野洋一：薬疹・中毒疹. TEXT皮膚科学（小川秀興，新村眞人編），pp.127-139, 南山堂，東京，1998.

（佐藤信之）

Question 108 向精神薬の投与で吃音は生じるか？

A 向精神薬のうち吃音が生じると報告されている薬物としては，神経遮断薬ではフェノチアジン系化合物（trifluoperazine[19]，chlorpromazine[19]，fluphenazine[19]，perphenazine[1]），clozapine[6,22,23]，risperidone[13]，三環系抗うつ薬（desipramine[1,15]，dothiepin[20]，amitriptyline[20]），選択的セロトニン再取り込み阻害薬（SSRI）ではsertraline[3,5,14,16]，fluoxetine[10,17]，ベンゾジアゼピン系誘導体ではclorazepate[21]，chlordiazepoxide[21]，alprazolam[7]，その他の薬物としてmethylphenydate[4]，lithium[1,9]などの報告がある。いずれの報告においても，上記薬物の投与を中止すると直ちに吃音は消失しており，また原因と思われる薬物を再投与した症例[4,15,23]では吃音が再び発生している。

向精神薬投与による吃音発生のメカニズムについてはさまざまな見解が述べられているが，まず向精神薬の抗コリン作用によるものがあげられる。三環系抗うつ薬や神経遮断薬の抗コリン作用が直接的に小脳系と線条体に作用することによって生じるとする[1,18,20]ものがあり，bethanecolが吃音の治療に有効であったというHays[12]の報告はこの説を支持するものであるといえる。また，ドパミンとアセチルコリンのバランス異常が吃音の発生に関与する[19]という説もあり，これは，吃音が錐体外路症状と同様の機序により生じるとするものと考えられる。また，一方，向精神薬投与による吃音はアカシジアの一症状として生じるとする説[11]もある。たとえば，向精神薬投与中にアカシジアと同時に吃音が存在している症例に対して，アカシジアに有効であるpropranololを投与したところ，アカシジアと同時に吃音も改善したと報告[1]されている。このことについてBrady[2]はノルアドレナリン系が関与している可能性を指摘している。またMcCall[16]やFriedman[8]もSSRIによるアカシジアと吃音の併発から，アカシジアと向精神薬による吃音の間には密接な関係があると示唆している。SSRIにおけるアカシジアと吃音についてHamiltonら[11]は，セロトニンが黒質線条体におけるドパミン経路に対し抑制的に働くことが両者を引き起こす可能性があると述べている。Leeら[13]はrisperidoneにより生じた吃音を報告し，セロトニン・ドパミン拮抗薬（SDA）という薬剤特性から，ドパミンやセロトニンのバランス異常が関与していると示唆している。Garveyら[9]やMasand[15]は吃音を薬剤性のミオクローヌスとして述べており，またSupprianら[22]はclozapineによって吃音と脳波異常を呈し，抗てんかん薬にて両症状が軽快した症例を報告している。

しかし，これらの向精神薬による吃音についての報告は少なく，その発生頻度を系統的に調べたものはない。上記のように異なった薬理作用を持つ種々の向精神薬で吃音が生じうることから，吃音発生には向精神薬がいくつかの神経伝達系に作用して影響を与えている可能性が考えられる。また，てんかん閾値を下げるような薬剤では脳波異常が出現し，それが吃音発生に関与している可能性もある。

結論

種々の向精神薬投与によって，吃音が惹起される可能性がある．異なった薬理作用を持つ種々の向精神薬で吃音が生じうることから，吃音発生にはいくつかの神経伝達系が影響を与えている可能性，脳波異常が影響を与えている可能性が考えられる．

文献

1) Adler, L., Leong, S., Delgato, R. : Drug-induced stuttering treated with propranolol. J. Clin. Psychopharmacol., 7 : 115-116, 1987.
2) Brady, J. P., : Drug-induced stuttering : a review of the literature. J. Clin. Psychopharmacol., 18 : 50-54, 1998.
3) Brewerton, J. P., Markowitz, J. S., Keller, S. G. : Stuttering with sertraline. J. Clin. Psychiatry, 51 : 85, 1996.
4) Burd, L., Kerbeshian, J. : Stuttering and stimulants. J. Clin. Psychopharmacol., 12 : 444-445, 1991.
5) Christensen, R. C., Byerly, M. J., McElroy, R. A. : A case of sertraline-induced stuttering. J. Clin. Psychopharmacol., 16 : 92-93, 1996.
6) Ebeling, T. A., Compton, A. D., Albright, D. W. : Clozapine-induced stuttering. Am. J. Psychiatry, 154 : 1473, 1997.
7) Eliott, R. L., Thomas, B. J. : A case report of alprazolam-induced stuttering. J. Clin. Psychopharmacol., 5 : 159-160, 1985.
8) Friedman, E. H. : Fluoxctine and stuttering. J. Clin. Psychiatry, 51 : 310-311, 1990.
9) Garvey, M. J., Tollefson, G. D. : Occurrence of myoclonus in patients treated with cyclic antidepressants. Arch. Gen. Psychiatry, 44 : 269-272, 1987.
10) Guthrie, S., Grunhaus, L. : Fluoxetine-induced stuttering. J. Clin. Psychiatry, 51 : 85, 1990.
11) Hamilton, M. S., Opler, L. A. : Akathisia suicidality and fluoxetine. J. Clin. Psychiatry, 53 : 401-416, 1992.
12) Hays, P. : Bethanecol chloride in treatment of stuttering. Lancet, 31 : 271, 1987.
13) Lee, H. J., Lee, H. S., Kim, L. et al. : A cace of risperidone-induced stuttreing. J. Clin. Psychopharmacol., 21 : 115-116, 2001.
14) Makela, E. H., Sullivan, P., Taylor, M. : Sertraline and speach blockage. J. Clin. Psychopharmacol., 14 : 432-433, 1994.
15) Masand, P. : Desipramine-induced oral-pharyngeal disturbances : stuttering and jaw myoclonus. J. Clin. Psychopharmacol., 12 : 444-445, 1992.
16) McCall, W. V. : Sertraline-induced stuttering J. Clin. Psychiatry, 55 : 316, 1994.
17) Meghji, C. : Acquired stuttering. J. Fam. Pract., 39 : 325-326, 1994.
18) Mankes, D. B., Ungvari, G. S. : Adult-onset stuttering as a presenting features of schizophrenia : restoration of fluency with trifluoperazine. J. Nerv. Ment. Dis., 181 : 64-65, 1993.
19) Numberg, H. G., Greenwald, B. : Stuttering : an usual side effect of phenothiazines. Am. J. Psychiatry, 138 : 386-387, 1981.
20) Quader, S. E. : Dysarthria : an usual side effect of tricyclic antidepressants. Br. Med. J., 9 : 97, 1977.
21) Rentschler, G. J., Driver, L. E., Callaway, E. A. : The onset of stuttering following drug overdose. J. Fluency. Disord., 9 : 265-284, 1984.
22) Supprian, T., Retz, W., Deckert, J. : Clozapine-induced stuttering : epileptic brain activity? Am. J. Psychiatry, 156 : 1663-1664, 1999.
23) Thomas, P., Lalaux, N., Vaiva, G. et. al. : Dose-dependent stuttering and dystonia in a patient taking clozapine. Am. J. Psychiatry, 151 : 1096, 1994.

（森田幸代，小泉暢大栄，下田和孝）

Question 109　Gilbert症候群の患者が精神病症状を呈した場合，どのような向精神薬を用いるべきか？

〈症例〉幻覚妄想を呈している20歳女性。高ビリルビン血症（総ビリルビン値3 mg/dl，間接型ビリルビン2 mg/dl，AST，ALTは正常）が認められ，Gilbert症候群と診断されている。

A　Gilbert症候群は，良性家族性高ビリルビン血症で，血清非抱合型ビリルビン上昇を呈する体質性黄疸として，1901年にGilbertとLereboulletによって報告された体質性黄疸である[5]。病態生理としては，肝の非抱合型ビリルビン摂取から，グルクロン酸抱合に至るまでの各段階における障害が関与し，病因は単一なものではないと考えられており，非抱合型ビリルビンの肝への取り込みの低下，血液への逆流増加，抱合の低下が認められるが，ビリルビン摂取機構の障害が重要視されている。アルコール多飲，術後黄疸，疲労などを契機に診断され，人口の2～7％に存在するとされている[1]。精神疾患患者におけるGilbert症候群の割合は，Mullerら[7]によれば統合失調症患者は他の精神疾患患者に比べ合併する頻度が高いという報告があり，またMiyaokaら[6]は，統合失調症以外の精神疾患患者がGilbert症候群を合併する割合は2.6％〜4.2％と一般人口と変わりがないのに対し，統合失調症患者では20.6％と有意に高かったと報告している。

薬物の代謝には，酸化，還元，加水分解，水和といった第Ⅰ相反応，硫酸抱合，グルクロン酸抱合といった第Ⅱ相反応があるが，Gilbert症候群の患者の中には，グルクロン酸抱合能や硫酸抱合能が低下している症例も含まれるので，第Ⅱ相反応が低下し，種々の薬物の代謝・排泄に影響を与える可能性がある。

例えば，Okolicsanyiらの報告によれば，正常被験者，Gilbert症候群の患者，肝硬変代償期患者の3群におけるjosamycin経口1g投与時の薬物動態の比較では，Gilbert症候群の患者で代謝障害が認められ，Gilbert症候群の患者では，用量調節が必要と報告している[9]。また，de Moraisらによれば，Gilbert症候群の患者では健常被験者と比較して，acetaminophenのグルクロン酸抱合が，約30％低下しており，Gilbert症候群の患者では，生物学的活性のある尿中代謝物量が正常被験者の1.7倍と有意に高値であったと報告[4]しており，josamycin同様に投与量の設定に注意が必要である。

Gilbert症候群の患者での向精神薬の代謝に関する報告は極めて少ないが，oxazepamやlorazepamのように直接グルクロン酸抱合をうける向精神薬でも，そのクリアランスと分布容積に正常被験者との間に有意差は認めないという報告がある[10]。しかし近年，uridine disphosphate-gulcuronosyltransferase（UGTs）の遺伝子多型が同定されており，*UGT1A1*遺伝子のプロモータ領域における異常がGilbert症候群に関連しており，薬物の代謝能の低下原因になると考えられている[2]。Martin-Escuderoら[8]は，Gilbert症候群の統合失調症患者にolanzapineを常用量使用し，過量投与した場合と同様の無言症がみられた症例を

報告し，この遺伝子異常をもつ場合，常用量のolanzapineでも中毒症状が起こる危険性があることを指摘している．一方，Durstらは抗精神病薬（fluphenazine, chlorpromazine, perphenazine, zuclopenthixol, chlorprothixene）および三環系抗うつ薬（nortriptyline, clomipramine, amitriptyline）を投与したGilbert症候群の症例を4例報告しているが，安全に使用できたと報告している[3]．

結論

Gilbert症候群の患者に対して抗精神病薬を用いる場合，中毒症状を起こす可能性があるが報告は少ない．そのため，投薬・増量は慎重におこなうべきであろう．

文献

1) 足立幸彦，上硲俊法：体質性黄疸．日本内科学会雑誌，86；574-581，1997.
2) Burchell, B., Soars, M., Monaghan, G, et al.: Drug-mediated toxicity caused by genetic deficiency of UDP-glucuronosyltransferases. Toxicol. Lett., 112-113：333-340, 2000.
3) Durst, R., Jabotinsky-Rubin, K., Dorevitch, A. et al.: Idiopathic unconjugated hyperbilirubinemia (Gilbert's syndrome) and concurrent psychotropic drug administration. Pharmacopsychiatry, 26：49-52, 1993.
4) de Morais, S. M., Uetrecht, J. P., Wells, P. G.: Decreased glucuronidation and increased bioactivation of acetaminophen in Gilbert's syndrome. Gastroenterol., 102；577-586, 1992.
5) Gilbert, A., Lereboullet, P.: La cholemie simple familiale. Sem. Med. (Paris) 21；241-245, 1901.
6) Miyaoka, T., Seno, H., Iijima, M. et al.: Schizophrenia-associated idiopathic unconjugated hyperbillirubinemia (Gilbert's syndrome). J. Clin. Psychiatry, 61：868-871, 2000.
7) Muller, N., Schiller, P., Ackenheil, M.: Coincidence of schizophrenia and hyperbilirubinemia. Pharmacopsychiatry, 24：225-228, 1991.
8) Martin-Escudero, J. C., Duenas-Laita, A., Perez-Castrillon, J. L. et al.: Olanzapine toxicity in unconjugated hyperbilirubinemia (Gilbert's syndrome). Br. J. Psychiatry, 182：267, 2003.
9) Okolicsanyi, L., Venuti, M., Strazzabosco, M. et al.: Pharmacokinetics of Josamycin in patients with liver cirrhosis and Gilbert's syndrome after repeated doses. Int. J. Clin. Pharmacol. Ther. Toxicol., 3；434-438, 1985.
10) Shader, R. I., Divoll, M., Greenblatt, G. J.: Kinetics of oxazepam and lorazepam in two subjects with Gilbert's syndrome. J. Clin. Psychopharmacol., 1；400-402, 1981.

（横野　文，小泉暢大栄，下田和孝）

Question 110 多発性外傷の患者の精神運動興奮の鎮静について教えてほしい

〈症例〉35歳の統合失調症の男性。精神運動興奮を伴い，自殺企図により多発性外傷（右大腿骨骨折，外傷性気胸，腎・脾破裂）にて救急搬送された症例の鎮静はどのような向精神薬を用いたらよいか？

A 近年，精神運動興奮に対する鎮静に関して考え方が変わってきている。lorazepam と haloperidol の両者を筋注で使用した場合，それぞれ単独よりも鎮静効果が早いという報告がなされ[2]，また鎮静において，lorazepam の注射剤が haloperidol を凌ぐ有効性を示した[1]。またベンゾジアゼピン系薬剤を使用することで過鎮静や錐体外路症状などの副作用を起こすことが少ない。これらのことより，精神運動興奮に対し初期の鎮静にはベンゾジアゼピン系薬剤を使用し，同時に抗精神病薬は精神症状の改善のために適用量の投与を行なうことが推奨されるようになってきている。またこの流れを踏まえ，かつ我が国の現状と合わせ，我が国でも精神科救急のガイドラインが発表された[7]。これによると，患者の状態および使用できる医療機材の有無などにより，安全性および目的によりいくつかの方法が推奨されている。経口可能で患者が協力的な場合には，定型抗精神病薬や非定型抗精神病薬，抗てんかん薬，抗不安薬が推奨される。患者の協力が得られない場合，モニター類がなければhaloperidol の筋注やそれに diazepam の筋注を併用するか，または levomepromazine の筋注を行なう。パルスオキシメーター以上のモニターがある場合は，ベンゾジアゼピン系薬剤の静注，それが無効ならば barbiturate の静注を推奨している。また，鎮静の維持には haloperidol またはベンゾジアゼピンの静注が推奨されている[7]。

では，多発性外傷患者に関してはどうであろうか。この症例のように多発性外傷を伴っている症例では呼吸抑制による低酸素状態，低血圧による脳虚血は二次的な脳障害を惹起し，生命の危機を招きかねないので，呼吸抑制が少なく，なおかつ心脈管系への影響の少ないものを選択するのが妥当である。

我が国でよく用いられるhaloperidolに関しては，Clinton らの報告によると，136例の急性精神病状態の患者（90例のアルコール酩酊，23例の頭部外傷）が haloperidol で治療され，異常行動は136例中113例で30分以内に軽減されたとしている[4]。しかし，頭部外傷などの身体合併症を有する症例でhaloperidol を用いる際には，悪性症候群が誘発される可能性を認識しておくべきである。例えば，Shalev らによると脳器質性疾患からの悪性症候群発症者は10％[13]で，死亡率も38.5％と他の基礎疾患からの発症患者の死亡率（11.6％）よりも有意に高かったと報告されている[14]。例えば，38歳の男性が自動車事故で肺挫傷，軽度の頭部外傷を受け，焦燥が強く，haloperidol（投与量は不明）によって鎮静しようとしたところ，投与開始後12日後より呼吸困難，40度台の発熱，緊張病様症状，頻脈，CPK 上昇といった典型的な悪性症候群の症状を示したという症例報告[3]もある。

また，多発性外傷の患者に対するhaloperidolまたは他の抗精神病薬の投与によって循環不全を来さぬように特別な注意を払う必要がある．抗精神病薬とベンゾジアゼピンとの併用，例えばhaloperidolとdiazepam，またはlorazepamを組み合わせると，互いの投与量を減らすことが可能で，過鎮静，低血圧，錐体外路症状などの有害作用を抑えることが可能となる[6]．

非定型抗精神病薬の心血管系に対する影響では，血圧低下はrisperidone, perospirone, olanzapine, quetiapineのいずれも5％未満の頻度である[12]．但し，これら非定型抗精神病薬およびhaloperidolなどの定型抗精神病薬ではα遮断作用により，α, β受容体刺激薬であるアドレナリンのβ受容体刺激作用が優位となり，血圧降下作用が増強されるため併用禁忌となっていることに注意が必要である[12]．またQT延長の危険性は上記4剤では少ないが，ziprasidoneでの報告がみられる[10]．呼吸不全に関してはolanzapineで1例のみ報告がある[11]．また，risperidoneは液剤が発売されている．鎮静に関しても，haloperidolの筋注と同等の即効性が認められている[9]．現在のところ心血管系や呼吸器に関する副作用の報告は無い．鎮静へのrisperidone液剤使用に関しては今後の検討課題であろう．

ベンゾジアゼピン系薬剤に関しては，呼吸抑制が問題となる．しかし，錠剤の経口では頻度が少なく，また静注時においても拮抗剤であるflumazenilにより対処が可能なため有用であろう．

麻酔科領域で頻用されている薬物としてはmidazolamが心血管系および呼吸器系に対する副作用が少なく，この症例のような多発性外傷を合併した患者には比較的安全に用いることができる[5]が，midazolamは麻酔中の外科的な患者のように重篤な状態では排泄が遅れるため，体内での分布容積が増大するという欠点がある[8]という点も無視できない．集中治療室にて呼吸管理を行うために鎮静を要する患者8人についての研究では健常者に比べ患者では排泄半減期は平均2.3時間から5.4時間に延長され，分布容積は0.9l/kgから3.1l/kgに増加した．クリアランスは健常者4.9ml/min/kgに対し患者6.3ml/min/kgと差はなかった[8]．

結論

本症例のような重症の多発性外傷の患者に対しては，心血管系，呼吸器系への影響が少ない薬物が推奨されるが，患者の病態，使用できる医療機器などを考慮して症例ごとに薬剤を選択することが重要であろう．

文献

1) Allen, M. H. : Managing the agitated psychotic patient : a reappraisal of the evidence. J. Clin. Psychiatry, 61 (Suppl. 14) : 11-20, 2000.
2) Battaglia, J., Moss, S., Rush, J. et al. : Haloperidol, lorazepam, or both for psychotic agitation? A multicenter, prospective, double-blind, emergency department study. Am. J. Emerg. Med., 15 : 335-340, 1997.
3) Burke, C., Fulda, G. J., Castellano, J. : Neuroleptic malignant syndrome in a trauma patient. J. Trauma, 39 : 796-798, 1995.
4) Clinton, J. E., Sterner, S., Stelmachers, Z. et al. : Haloperidol for sedation of disruptive emergency patients. Ann. Emerg. Med., 16 : 319-322, 1987.
5) Deo, S., Knottenbelt, J. D. : The use of midazolam in trauma resuscitation. Eur. J. Emerg. Med., 1 : 111-114, 1994.
6) Dubin, W. R. : Rapid tranquilization : antipsychotics or benzodiazepins? J. Clin. Psychiatry, 49 : 5-12, 1988.
7) 八田耕太郎：鎮静法．精神科治療学，18（増刊）：79-81, 2003.
8) Malacrida, R., Fritz., M. E., Suter, P. M. et al. : Pharmacokinetics of midazolam administered by continuous intravenous infusion to intensive care patients. Crit. Care Med., 20 : 1123-1126, 1992.
9) Marder, S. R., Meibach, R. C. : Risperidone in the treatment of schizophrenia. Am. J. Psychiatry, 151 : 825-835, 1994.
10) Meltzer, H. Y., Davidson, M., Glassman, A. H. et al. : Assessing cardiovascular risks versus clinical benefits of atypical antipsychotic drug treatment. J. Clin. Psychiatry, 63 : 25-29, 2002.
11) Mouallem, M., Wolf, I. : Olanzapine-induced respiratory failure. Am. J. Geriatr. Psychiatry, 9 : 304-305, 2001.
12) 日本医薬情報センター編：日本医薬品集2004

(第27版). じほう, 東京, 2003.
13) Shalev, A., Munitz, H. : The neuroleptic malignant syndrome : agent and host interaction. Acta Psychiatr. Scand., 73 : 337–347, 1986.

14) Shalev, A., Hermesh, H., Munitz, H. : Mortality from neuroleptic malignant syndrome. J. Clin. Psychiatry, 50 : 18, 1989.

〔宿南浩司, 小泉暢大栄, 下田和孝〕

Question 111　けいれん発作を起こしやすい向精神薬は？

A　向精神薬のなかでも抗うつ薬と抗精神病薬は、てんかん閾値を下げるため、臨床上、特に注意が必要である[11]。治療によりてんかん発作を誘発したと報告されたものとして、抗うつ薬では、imipramine, clomipramine, maprotiline などの三環系抗うつ薬、モノアミン酸化酵素阻害薬（MAOI）, trazodone, fluoxetine, fluvoxamine などの選択的セロトニン再取り込み阻害薬（SSRI）, venlafaxine などのセロトニン・ノルアドレナリン再取り込み阻害薬（SNRI）が、抗精神病薬では、chlorpromazine, zotepine, clozapine, olanzapine, quetiapine, risperidone がある[5,11,13]。

これまでの大規模な研究においては、抗うつ薬や抗精神病薬を常用量投与された患者の0.1〜1.5％において、てんかん発作が誘発されたとしている（一般人口におけるてんかん発作の出現率は0.07〜0.09％である）[11]。この副作用は量依存性であり、過量投与を受けた患者の場合は、てんかん発作出現のリスクは4〜30％に上昇する[11]。

これらの研究報告は、サンプル規模、投与量、てんかん素因のある者や脳器質性疾患を合併している者、高齢者、他の薬剤を併用している者を対象から除外しているか、などにおいて差があるため、考察を慎重に行う必要がある[11]。

これらの研究では、抗うつ薬（imipramine, clomipramine, maprotiline, fluoxetine, fluvoxamine）によるてんかん発作誘発のリスクは0.1〜0.6％であった[10]。一方、amitriptyline は0.1％以下であった[10]。これらの報告から、抗うつ薬により、てんかん発作を誘発するリスクは約7倍に上昇すると考えられる[11]。特に clomipramine（0.5％）, maprotiline（0.4％）は、てんかん発作を誘発するリスクが高く、高用量では10％まで上昇すると報告されている[5,11]。逆に MAOI, SSRI, venlafaxine は、そのリスクが低いとされている[11]。

抗精神病薬においては、chlorpromazine が最初に報告された[3]。次いで、haloperidol 0.6〜1.2 mg/kg を投与したヒヒを使った動物実験では、脳波上、spike の頻度が増し、光刺激賦活法中に突発波が増強したと報告された[8]。Chlorpromazine のてんかん発作誘発のリスクは全体として1.2％であり[7]、非定型抗精神病薬である clozapine は1.3％と報告され[9]、近似している。Quetiapine, olanzapine においても、てんかん発作が報告されている[2,11]。鎮静作用の強い chlorpromazine, zotepine, levomepromazine は、てんかん発作を誘発するリスクが高いとされる[5,6,11,13]。Zotepine は、わが国における全国的な調査で、てんかんの出現率が2.3％と報告されている[5]。Clozapine は、頻繁に脳波異常やてんかん発作を引き起こすため、リスクが高いと考えられる[11]。Olanzapine も、おそらくリスクが高いと考えられる[11]。Quetiapine は、clozapine, olanzapine に比べ、比較的リスクが低いと考えられる[11]。一方、鎮静作用が比較的弱く、錐体外路作用の強い haloperidol, fluphenazine, pimozide, trifluoperazine, risperidone は、てんかん発作を誘発するリスクが低いとされている[11]。Fluphenazine[12], risperidone[1]は、高用量の使用においても、てんかんが誘発されなかったとい

う報告がある。他にthioridazine[11,13]，propericiazine[6]などが，リスクが低いと考えられる。

抗精神病薬，抗うつ薬によるてんかん発作の発生機序については仮説の域を出ない[5,11]。ノルアドレナリンやγアミノ酪酸（GABA）は，てんかん発作の誘発を抑制する[5]。GABA系は，抗てんかん薬の抗てんかん作用に関与している。抗コリン作用は抗てんかん作用と関連していると考えられる[5]。しかし，強力な抗コリン作用を有するclozapineは，てんかん発作を誘発するリスクが高い。Clozapineは抗ノルアドレナリン作用，抗セロトニン作用，抗ヒスタミン作用も強力で，これらの薬理作用がてんかん発作に関与している可能性がある[5]。

他に，lithiumは，背景脳波の徐波化などの脳波変化を起こし，てんかん発作を誘発することがある[11]。

また，薬物相互作用により，てんかん発作が誘発される可能性もある。肝代謝酵素のCYP2D6は多くの抗うつ薬，抗精神病薬の代謝に関与するが，SSRIのparoxetine，fluoxetine，norfluoxetineは，強力にCYP2D6活性を阻害する[4]。Fluvoxamineはやや弱いCYP2D6阻害作用を持つ[4]。これらの薬物を他の向精神薬と併用した場合，CYP2D6阻害作用により，併用した薬物の血中濃度が上昇し，てんかん発作を誘発する可能性がある。したがって，薬物相互作用を考慮に入れて薬物を選択するか，初期投与量を減量する必要がある[4]。

結論

向精神薬のなかでも抗うつ薬と抗精神病薬は，てんかん閾値を下げるため，臨床上，特に注意が必要である。抗うつ薬のなかではclomipramineとmaprotilineが，抗精神病薬のなかではchlorpromazine, zotepine, levomepromazine, clozapine, olanzapineが，てんかん発作を誘発するリスクが高いと考えられる。複数の薬物を使用している場合，薬物相互作用によって，てんかん発作が誘発される可能性がある。

文献

1) Acri, A. A., Henretig, F. M. : Effects of risperidone in overdose. Am. J. Emerg. Med., 16 : 498-501, 1998.
2) Alldredge, B. K. : Seizure risk associated with psychotropic drugs : clinical and pharmacokinetic considerations. Neurology, 53 : 68-75, 1999.
3) Anton-Stephens, D. : Preliminay observations on the psychiatric use of chlorpromazine. J. Ment. Sci., 100 : 543-547, 1953.
4) 越前宏俊：薬物代謝におけるチトクロームP450の役割. 臨床精神薬理, 1 : 685-691, 1998.
5) 原田俊樹：抗精神病薬の副作用. 抗精神病薬の使い方（大月三郎監修），pp.197-199, 日本アクセル・シュプリンガー出版, 東京, 1996.
6) 久郷敏明：てんかん治療の覚書 精神医学的合併症. 精神科治療学, 12 : 983-986, 1997.
7) Logothetis, J. : Spontaneous epileptic seizures and electroencephalographic changes in the course of phenotiazine therapy. Neurology, 17 : 869-877, 1967.
8) Meldrum, B., Anlezark, G., Trimble, M. : Drugs modifying dopaminergic activity and behaviour, the EEG and epilepsy in Papio papio. Eur. J. Pharmacol., 32 : 203-213, 1975.
9) Pacia, S. V., Devinsky, O. : Clozapine-related seizures : experience with 5629 patients. Neurology, 44 : 2247-2249, 1994.
10) Peck, A. W., Stern, W. C., Watkinson, C. : Incidence of seizures during treatment with tricyclic antidepressant drugs and bupropion. J. Clin. Psychiatry, 44 : 197-201, 1983.
11) Pisani, F., Oteri, G., Costa, C. et al. : Effects of psychotropic drugs on seizure threshold. Drug. Saf., 25 : 91-110, 2002.
12) Quitkin, F., Rifkin, A., Klein, D. F. : Very high dosage versus standard dosage fluphenazine in schizophrenia. Arch. Gen. Psychiatry, 32 : 1276-1281, 1975.
13) 渡辺昌祐, 江原嵩：抗精神病薬の選び方と用い方. pp.108-109, 新興医学出版, 東京, 1993.

（渡辺　崇，遠藤太郎，下田和孝）

Question 112 インターフェロンαで生じたうつ状態をはじめとする精神症状に対する治療薬は？

A　2001年12月に，C型慢性肝炎に対しインターフェロン（以下IFN）＋リバビリン併用療法とコンセンサスIFN療法が承認され，また2002年2月にはIFNの投与期間や再投与の制限が撤廃され，さらにPeg-IFN療法，Peg-IFN＋リバビリン併用療法などの開発も進んでいる。このように従来の方法では限界のあったIFN療法だが，再びIFNが使用され機会は増加傾向にある。IFN使用中には多彩な副作用が出現することは知られているが，なかでも精神症状は発現率が高く，中止理由の中で一番多い[4]。精神症状の発生率は報告によってばらつきがあり内科医主体の報告は精神科主体の報告よりも低い傾向にある[11]。これらの報告をまとめると向精神薬の投与やIFNの中止，減量などの対処が必要な中等症以上の精神症状の発生率は5～10数％，対処を必要としない軽度の精神症状は20～40％程度と予想される[6,11]。IFNによる精神神経症状の種類は不眠，不安焦燥感，抑うつ状態，性格変化，躁状態，幻覚妄想状態，意識障害（IFN脳症）と極めて多彩であるが，最もよく見られるものは抑うつ状態である。本稿では主にこの抑うつ症状に対する薬物治療について概説する。ただし，これらの精神症状は必ずしも独立して起こるものではなく移行したり合併することが多いため抑うつ症状以外の精神症状に対する治療についても簡単に触れたい。

IFN治療中にうつ状態となった場合，IFNの減量，中止が推奨されている。特に希死念慮を示すような場合や重症例では中止を原則とする[6,11]。中止後数日から10日ほどで症状消失することが多いが遷延することもまれではなく注意を要する[6,11,13]。IFNは1回投与量が高いほど，精神症状を発現しやすく[6,11,13]，軽症の場合では，減量のみで継続できることも多い[11]。また，IFNα，コンセンサスIFN，IFNβの間での変更も有用であると考えられている[6,9]。

軽症の抑うつ症状に対して，およびIFN中止後も症状が持続する場合には抗うつ薬を使用する。以前は三環系抗うつ薬が選択されることが多かったが，最近ではparoxetineやfluvoxamineなどの選択的セロトニン再取り込み阻害薬（SSRI）やmilnacipranを使用することが推奨されている[6,10,11]。MusselmanらはIFN投与開始2週間前からparoxetineを投与した群とプラセボを投与した群を比較し，IFN投与開始から12週間後に大うつ病性障害の診断基準を満たした割合が前者では18名中1名，後者では20名中9名であったとして，paroxetineの予防的投与によってうつ状態の発生率が低下したと報告している[8]。また現時点ではまとまった研究報告はほとんどないが，milnacipranは肝臓のミクロゾーム代謝経路を経由しないことから薬物相互作用も少ないため，肝炎のみならず他の身体疾患を合併したうつ病患者に有用である可能性が高いと考えられる[14]。不眠，不安焦燥感に対してはベンゾジアゼピン系薬物を投与する[6,11]ことが多いが，lorazepam，lormetazepamは他のベンゾジアゼピン系薬物と異なり直接グルクロン酸抱合されて速やかに排泄される。この代謝経路は進行した肝疾患で

も比較的保たれるため，薬物動態変化が少なく肝障害を持つ患者に対して使用されることが多い。抑うつ症状は不安焦燥感，不眠に引き続き出現することがほとんどなので抑うつ症状の発現を防ぐためにもこれらの症状には特に注意が必要である[6,10,11]。

幻覚妄想などの精神病様症状が出現した場合はIFNの中止が原則である[6,11]。中止しても改善しない場合は抗精神病薬を使用する。以前はhaloperidol等の定型抗精神病薬が選択されることが多かったが，錐体外路症状の出現頻度が高いため，最近ではrisperidone等の非定型抗精神病薬が用いられることが多い。また後述するようにこれらの精神症状の発現には心理・社会的要素も大きいため精神療法的アプローチも重要であろう[6,11]。

IFN治療中に生じる抑うつ症状の発現機序について明らかではないが，現時点で考えられているのは次のようなものである。①ヒトの正常脳ではIFNは血液脳関門（BBB）を通過しないが，低濃度ではあるが第三脳室前壁近傍などから中枢神経系内に移行し得ることが確認されており[10]，IFNαをラットの脳室内に投与すると用量依存性に前頭葉のセロトニン，ノルアドレナリン量が低下することが確認されている[5]。また長期反復投与によりBBBの透過性が高まり初期投与から反復投与後に抑うつ症状が出やすいとも言われている[10]。②IFNは構造式が副腎皮質刺激ホルモン（ACTH）やβエンドルフィンと類似しており，IFN投与によってコルチゾールが減少するなど内分泌系および免疫系に影響し，これらが抑うつ症状に関与している可能性がある[1,2,13]。③IFNの中枢神経への直接の細胞毒性やIFNによって誘導されたサイトカインの神経障害作用が関与している[7]。④IFNの適応疾患は重篤なものが多く，IFN使用には身体的副作用がほぼ必発である。このため患者は身体的，経済的，社会的に大きな困難にさらされることになり反応性に抑うつ症状を示すことも予想される。事実IFN治療を受けていないC型慢性肝炎患者にも，抑うつ症状を多く認めたとの報告がある[3]。

結論

IFN投与により生じたうつ病に対しても，通常の大うつ病性障害と同様の薬物療法が効果的であり，重症例ではIFN中止を原則とするが，軽症例ではSSRI等の抗うつ薬を使用しながらIFNを継続することが推奨されている。またparoxetineはIFN投与によるうつ病を予防するとの報告もある。現在のところmilnacipranの研究報告はほとんどないが，薬物相互作用が少ないという点でSSRIの欠点を克服しておりIFNによるうつ病に有用である可能性は高い。

文献

1) Blalock, J. E., Stanton, J. D. : Common pathways of interferon and hormonal action. Nature, 283 : 406-408, 1980.
2) Farkkila, M., Iivanainen, M., Harkonen, M. et al. : Effect of interferon-γ on biogenic amine metabolism, electroencephalographic recordings, and transient potentials. Clin. Neuropharmacol., 11 : 63-67, 1988.
3) Fontana, R. J., Hussain, K. B., Schwartz, S. M. et al. : Emotional distress in chronic hepatitis C patients not receving antiviral therapy. J. Hepatol., 36 : 401-407, 2002.
4) 飯野四郎：厚生省特定疾患難治性の肝炎調査研究．平成5年度研究報告．p.7, 1994.
5) Kamata, M., Higuchi, H., Yoshimoto, M. et al. : Effect of single intracereboventricular injection of alpha-interferon on monoamine concentrations in the rat brain. Eur. Neuropsychopharmacol., 10 : 129-132, 2000.
6) 上島国利：インターフェロンの精神神経症状．日本医師会雑誌，128 : 1063-1067, 2002.
7) Meyers, C. A., Scheibel, R. S., Forman, A. D. : Persistent neurotoxicity of systemically administered interferon-alpha. Neurology, 41 : 672-676, 1991.
8) Musselman, D. L., Lawson, D. H., Gumnick, J. F. et al. : Paroxetine for the prevention of depression induced by high-dose interferon alpha. N. Engl. J. Med., 344 : 961-966, 2001.
9) 大坪天平：インターフェロンによる精神症状．精神科治療学，11 : 121-131, 1996.
10) 大坪天平，宮岡 等，上島国利他：C型慢性肝炎

患者のインターフェロン療法中にみられる抑うつ状態に関して―前方的研究. 精神経誌, 99：101-127, 1997.
11) 大坪天平：IFN によるうつ病. 肝・胆・膵, 45：1063-1069, 2002.
12) Puozzo, C., Albin, H., Vincon, G. et al.：Pharmacokinetics of milnacipran in liver impairment. Eur. J. Drug Metab. Pharmacokinet., 23：273-279, 1998.
13) Schaefer, M., Engelbrecht, M. A., Gut, O. et al.：Interferon alpha（IFNα）and psychiatric syndromes：a review. Prog. Neuropsychopharmacol. Biol. Psychiatry, 26：731-746, 2002.
14) 髙橋一志, 内藤信吾, 吉田契造他：Milnacipran を使いこなす　身体疾患を合併したうつ病患者に対する milnacipran の効果. 臨床精神薬理, 6：125-132, 2003.

（道願慎次郎, 下田和孝）

Question 113 ADHDにチックが合併した患者の治療にはどのような薬剤を用いるべきか？

A 注意欠陥／多動性障害（以下 ADHD）は，その50〜90％に行為障害や学習障害など他の精神疾患を合併することが知られている[13]。中でもチック障害の合併は多いが，その薬物治療には統一された見解がない。

現在 ADHD の第一選択薬といえば中枢神経刺激薬であり，methylphenidate（リタリン®），dextroamphetamine（本邦未発売），magnesium pemoline（ベタナミン®），methamphetamine（ヒロポン®）などが知られている。実際に本邦で使用可能な薬剤は methylphenidate と magnesium pemoline のみであるが，これら中枢神経刺激薬は ADHD の中核症状に対して約70％の患者に有効であるとされている[5]。これらの作用機序はドパミン系の機能亢進であるが，ADHD の治癒機序としては，ドパミン系以外にもセロトニンなどの他の神経化学物質の関与も推測されている[7]。また，methylphenidate をはじめとした中枢神経刺激薬はその副作用として約10％の症例にチックを引き起こすといわれている。

一方，チック障害には前者と反して，ドパミン系の機能を遮断する haloperidol，pimozide などの定型抗精神病薬や，近年では risperidone などの非定型抗精神病薬が第一選択として使用されており，ADHD とチックが合併した場合どのように薬剤選択するかは単純ではない。

以下，methylphenidate 以外に ADHD の代替薬としてその効果と安全性について検討された薬剤について述べることとする。

①三環系抗うつ薬

Desipramine や imipramine などは ADHD に対して以前から中枢神経刺激薬と同等以上の効果を確認されている。Biederman らによれば62人の児童 ADHD 患者に対してプラセボ比較試験を行った結果，体重あたり4.6mg/日の desipramine を投与した群では，プラセボと比較して約70％の患者が有意な改善率（p＝0.001）を示し，この改善率は従来の中枢神経刺激薬と同等であった。また彼らはこの desipramine に反応した患者は，以前に中枢神経刺激薬で治療された際に，その69％はほぼ反応がなかったことから，両者の作用は異なるようだと述べている[4]。また，Spencer らはトゥレット障害を含む慢性チック障害を合併した ADHD 患者に対し desipramine を投与したところ，チックも含めて有意に症状が軽快したと報告している[14]。しかし，稀ではあるが重篤な副作用として QT 延長による突然死も報告されているため，その使用には十分な注意が必要であることはいうまでもない。

②モノアミン酸化酵素阻害薬（MAOI）

Zametkin らは中枢神経刺激薬である dextroamphetamine と clorgyline, tranylcypromine を比較したオープン試験でいずれも明らかな ADHD の症状改善を認めたと報告している[16]。Moclobemide[1]や seregiline[8]などについても同様の報告があるが，seregiline では一部にチック症状の増悪を認めた。実際には副作用として，重篤な食欲減退を来たしやすいためあまり使用されることはない。

③選択的セロトニン再取り込み阻害薬（SSRI）

ADHDに関する効果としてはエビデンスに乏しいが，Barrickmanらはfluoxetineを用いたオープン試験で約60％の患者にADHDの症状が改善されたと報告した[2]。SSRI自体にADHDに対する効果があるかははっきりしないが，合併した抑うつ状態等に有効であり，中枢神経刺激薬との併用についても安全性が確認されている。

④Bupropion（本邦未発売）

Barrickmanらは二重盲検法を用いたmethylphenidateとの比較試験でADHD症状の有意な改善（$p<0.01$）を報告した[3]。またADHDに合併した物質乱用や行為障害等の精神疾患も改善したとの報告もある[11]。しかし一般には中枢神経刺激薬に比してADHDの改善効果には確実性に乏しい印象がある。

⑤降圧薬（$α_2$アドレナリンアゴニスト）

Connorらはclonidine単剤投与，methylphenidate単剤投与，clonidineとmethylphenidateの併用による盲検試験で，いずれも攻撃的または反抗的な態度や行為障害が有意に改善したと報告した[6]。またScahillらはguanfacineによりADHDに合併したチック症状にも有意な改善を認めたことを報告している[12]。これらはいずれも鎮静作用による効果と考えられている。

⑥Atomoxetine

選択的ノルアドレナリン再取り込み阻害薬である同薬は近年アメリカで認可されたばかりの薬剤（本邦では現在治験中）であり，そのADHDに対する効果が注目されている。Princeらによれば10～90mg/日のatomoxetineを30人のADHD患者に11ヵ月間投与したところ，不注意や多動に加えて認知機能にも有意な改善を示した[10]。また副作用についても軽度なものにとどまり，脈拍や血圧の上昇が認められたという。食欲減退や不眠などが有意に認められるが，頭痛や腹痛，嘔気，情緒不安定性などの副作用はいずれもプラセボと比較して有意差は認めず，加えて心血管系の機能に明らかな影響を及ぼすことはなかったという報告がある[15]。

ADHDにチック症状が合併した場合，methylphenidateをはじめとした中枢神経刺激薬の使用はチックの増悪が懸念され，可能であれば避けるべきと考えられてきた。しかし，実際にアメリカなどではADHDに伴う行動異常の方が問題となるケースが多いこと，methylphenidateの使用により，ADHDの行動異常とチック双方の改善がみられる症例が存在することから，そのような症例に対してmethylphenidateを慎重に使用する方向に転じてきている[9]。その場合，チック症状が目立つ場合にはmethylphenidateに加えて少量の抗精神病薬を用いる。またはADHD／チックの双方に効果があるとされるclonidineで導入した後にそれぞれの症状を見ながらmethylphenidate，抗精神病薬をそれぞれ追加，調節することも有効と考えられる。その他，副作用に留意しながら，imipramineなどの三環系抗うつ薬で治療を開始し，同様にして他剤を加え，調節するのも有効であろう。MAOIやSSRIに関してはまだエビデンスに乏しいが，他剤との併用による効果は期待できるかもしれない。これらに加えて，本邦ではまだ治験中の段階であるが，アメリカではatomoxetineの有効性や安全性について評価され，その使用も確実に増えてきている。

結　論

ADHDにチック症状を合併した場合，例えばADHDの方が問題となるケースではmethylphenidateを主剤として少量のhaloperidolを加えるなど，それぞれの症状で重症度のバランスを見ながら，methylphenidate～三環系抗うつ薬～clonidine～抗精神病薬へと至る治療薬を併用・調節しながら治療するのが実情である。

上述薬剤のうちADHDに対して保険適応のある薬剤がないという問題点なども以前から指摘されているが，今後さらなる研究によりatomoxetineをはじめとした効果的で危険性の少ないとされる薬剤が次々と導入され，ADHDの薬物治療に新たな局面が展開されることが期待される。

文　献

1) Antkowiak, R., Rajewski, A. : Administration of moclobemide⁺⁺ in children with attention deficit hyperactivity disorder [in Polish]. Psychiatr. Pol., 32 : 751-757, 1998.
2) Barrickman, L., Noyes, R., Kuperman, S. et al. : Treatment of ADHD with fluoxetine : a preliminary trial. J. Am. Acad. Child Adolesc. Psychiatry, 30 : 762-767, 1991.
3) Barrickman, L. L., Perry, P. J., Allen, A. J. et al. : Bupropion versus methylphenidate in the treatment of attention-deficit hyperactivity disorder. J. Am. Acad. Child Psychiatry, 34 : 649-657, 1995.
4) Biederman, J., Baldessarini, R. J., Wright, V. et al. : A double-blind placebo controlled study of desipramine in the treatment ADD, II : serum drug levels and cardiovascular findings. J. Am. Acad. Child Adolesc. Psychiatry, 28 : 903-911, 1989.
5) Cantwell, D. P. : Attention deficit disorder : a review of the past 10 years. J. Am. Acad. Child Adolesc. Psychiatry, 35 : 978-987, 1996.
6) Connor, D. F., Barkley, R. A., Davis, H. T. : A pilot study of methylphenidate, clonidine, or the combination in ADHD comorbid with aggressive oppositional defiant or conduct disorder. Clin. Pediatr.(Phila), 39 : 15-25, 2000.
7) 市川宏伸 : ADHDの薬物療法. 精神療法, 26 : 253-259, 2000.
8) Jankovic, J. : Deprenyl in attention deficit associated with Tourette's syndrome. Arch. Neurol., 50 : 286-288, 1993.
9) 金生由紀子 : 慢性チック障害. 精神科治療学, 16(増) : 239-247, 2001.
10) Prince, J. B., Wilsens, T. E., Biederman, J. et al. : Clonidine for sleep disturbances associated with attention-deficit hyperactivity disorder : a systematic chart review of 62 cases. J. Am. Acad. Child Adolesc. Psychiatry, 35 : 599-605, 1996.
11) Riggs, P. D., Leon, S. L., Mikulich, S. K. et al. : An open trial of bupropion for ADHD in adolescents with substance use disorders and conduct disorder. J. Am. Acad. Child Adolesc. Psychiatry, 37 : 1271-1278, 1998.
12) Scahill, L., Chappell, P. B., Kim, Y. S. et al. : A placebo-controlled study of guanfacine in the treatment of children with tic disorders and attention deficit hyperactivity disorder. Am. J. Psychiatry, 158 : 1067-1074, 2001.
13) 白瀧貞昭 : 注意欠陥多動性障害（ADHD）の薬物療法. 臨床精神薬理, 3 : 1129-1134, 2000.
14) Spencer, T., Biederman, J., Coffey, B. et al. : A double-blind comparison of desipramine and placebo in children and adolescents with chronic tic disorder and comorbid attention-deficit/hyperactivity disorder. Arch. Gen. Psychiatry, 59 : 649-656, 2002.
15) Spencer, T., Heiligenstein, J. H., Biederman, J. et al. : Results from 2 proof-of-concept, placebo-controlled studies of atomoxetine in children with attention-deficit/hyperactivity disorder. J. Clin. Psychiatry, 63 : 1140-1147, 2002.
16) Zametkin, A., Rapoport, J. L., Murphy, D. L. et al. : Treatment of hyperactive children with monoamine oxidase inhibitors, I : clinical efficacy. Arch. Gen. Psychiatry, 42 : 962-966, 1985.

（須貝拓朗，染矢俊幸）

Question 114

Haloperidolやベンゾジアゼピン系薬剤を服用している場合，母乳による授乳を続けてもよいか？また授乳した場合，乳児の薬物摂取量はどのくらいになるのか？

〈症例〉30歳の女性が産後2週間目に精神病を発病した。現在haloperidol 10mgで治療されており，当面この服薬を続ける必要があるという。また昨日よりdiazepamとflunitrazepamが追加投与された。

A 神経遮断薬を服用している患者では，母乳中にその薬物および代謝物が分泌される。乳児に母乳を与えた場合，ドパミン受容体への何らかの薬理学的作用が生じる可能性があるので，一般に授乳は勧められない。動物実験では，神経遮断薬を投与したラットやウサギの子供に運動発達や学習行動の障害が観察されているが，これらのデータがヒトでどういう意味を持つのかについては未確定である[2]。

Haloperidolの場合，母乳中に分泌される量はわずかである。乳児が母乳を介して1日に摂取するhaloperidol量は，母親が服用している量の0.2～2.1％であるという[2]。また，1日29.2mgのhaloperidolを服用していた患者では母乳中のhaloperidol濃度が5 ng/ml，1日10mgを服用していた患者では母乳中濃度が23.5ng/mlであったという報告がある[3]。仮に1日の母乳摂取量を750mlとすると，乳児が摂取するhaloperidol量はそれぞれ3.8μg，17.6μgになり，これは母親のhaloperidol摂取量の0.013％と0.18％，体重あたりの摂取量では約0.2～3％に相当するにすぎない。

もし血漿中濃度の測定が行われていれば，乳児が摂取するhaloperidol量はより予測しやすい。母乳中濃度／血漿中濃度の比は0.6～0.7と報告されているので[3]，母親の血漿中濃度が10ng/mlで，1日に摂取する母乳の量が750mlの場合，乳児が摂取するhaloperidol量は4.5～5.3μgになる。この症例では1日のhaloperidol用量が10mgなので，平均的には血漿中濃度は7 ng/ml前後と予測され[7]，母乳中濃度は約4.5ng/ml，さらにこの値に1日の母乳摂取量をかけたものが乳児のhaloperidol摂取量となる。ただし，血漿中濃度／用量の比はばらつきが非常に大きいので[8]，血漿中濃度のデータが利用できない場合にはこの予測値は大きくばらつくことになる。特に，用量に比して著しく高い血漿中濃度を呈するような個体では注意が必要である。

いずれにせよ母乳を介して乳児が摂取するhaloperidolの量は一般には非常に少なく，実際これによって過鎮静や錐体外路性の副作用が問題になることは少ないようである。しかし，米国小児科学会でも「乳児に与える影響は不明だが，関与の可能性がある薬剤」として分類されているように[1]，その危険性は否定できず，やはり原則的にhaloperidol服用中の授乳は避けた方が望ましいと思われる。どうしても母乳を与える必要がある，といったやむを得ぬ事情がある場合には，血漿中濃度をモニターしながらhaloperidol量をできるだけ少なく維持するよう心がけるべきである。

Diazepamやflunitrazepamなどベンゾジアゼピ

ン系薬剤についてもその考え方は同様である。すなわち，①その薬物および代謝物が母乳中に分泌され，影響を与える可能性があるので[1]，原則的には服用中の授乳は避けることが望ましい。②ただし母乳中に含まれる濃度は血漿中濃度とだいたい同じオーダー以下であり[4,5,6,9,10]，それに母乳摂取量をかけても量的にはごくわずかである。③代謝を担っている酵素系が十分発達していない可能性があるので，授乳が長期に及ぶ場合には乳児に薬物が蓄積する可能性が考えられる[10]。④投与にあたっては，そのメリット（例えば，母親への治療効果）とデメリット（例えば，母乳を与えられなくなる，あるいは与えた場合に児に何らかの作用が及ぶ，など）をよく検討し，判断を下すべきである。

結　論

Haloperidolやベンゾジアゼピン系薬物を服用中の授乳は，原則的には避けた方が望ましい。やむを得ず授乳する場合は，血漿中濃度をモニターしてできるだけ少量を維持するなどの慎重な配慮が必要である。

文　献

1) American Academy of Pediatrics : Transfer of drugs and other chemicals into human milk. Pediatrics, 84 ; 924-936, 1989.
2) Bennet, P. N. : Drugs and Human Lactation. Elsevier, Amsterdam, 1988.
3) Briggs, G. : Drugs in Pregnancy and Lactation. Williams and Wilkins, Baltimore, 1994.
4) Erkkola, R., Kanto, J. : Diazepam and breast-feeding. Lancet, 1 ; 1235-1236, 1972.
5) Matheson, I., Lunde, P. K. M., Bredesen, J. E. : Midazolam and nitrazepam in the maternity ward : milk concentrations and clinical effects. Br. J. Clin. Pharmacol., 30 ; 787-793, 1990.
6) McElhatton, P. R. : The effects of benzodiazepine use during pregnancy and lactation. Reprod. Toxicol., 8 ; 461-475, 1994.
7) Someya, T., Takahashi, S., Shibasaki, M. et al. : Reduced haloperidol/haloperidol ratios in plasma : polymorphism in Japanese psychiatric patients. Psychiatry Res., 31 ; 111-120, 1990.
8) 染矢俊幸，下田和孝，高橋三郎：TDMはなぜ有用なのか．臨床精神薬理，1；39-45，1998.
9) Whitelaw, A. G. L., Cummings, A. J., McFadyen, I. R. : Effect of lorazepam on the neonate. Br. Med. J., 282 ; 1106-1108, 1981.
10) Wretlind, M. : Excretion of oxazepam in breast milk. Eur. J. Clin. Pharmacol., 33 ; 209-210, 1987.

（染矢俊幸）

Question 115

Sulpiride が消化性潰瘍，うつ病，統合失調症いずれにも有効な理由は？ またそれぞれに対して，使い分ける際の留意点は？

A Sulpiride は選択的ドパミン2（D_2），ドパミン3（D_3）受容体遮断作用の強い薬剤で，消化性潰瘍，うつ病，統合失調症以外にも神経症，適応障害，摂食障害，せん妄などにも有効性を持つとされており消化性潰瘍には150mg/日，うつ病・うつ状態には150〜300mg/日（600mg/日まで増量可能），統合失調症には300〜600mg/日（1,200mg/日まで増量可能）という用量が推奨されている。

Sulpiride はベンズアミド系の薬剤であるが，metoclopramide を原型とし，その誘導体として開発された経緯を有する。1953年にパラアミノ安息香酸の誘導体として合成された ortho-chloro-procainamide に強い制吐作用が見いだされ，オルト位のクロルをメトキシ基に置換した ortho-methoxy-procainamide は局所麻酔薬作用と同時に強い中枢性の制吐作用を示した。次いでそのベンゼン環の5位にクロルをいれた 2-methoxy-5-chloro-procainamide に強い制吐作用と消化器症状に対する改善が認められ，この種の誘導体の治療薬として登場することになった。これが metoclopramide で1964年のことである。Metoclopramide の使用中，稀に錐体外路症状が出現することが気づかれ，抗精神病作用があるのではないかと推測された。その後大量投与により抗精神病作用を示すことがわかり，その時点で metoclopramide の誘導体が数百個つくられていくつかの候補化合物が上がり，1967年に sulpiride が合成された。

わが国では，sulpiride は1973年に消化性潰瘍薬として販売され，1979年から統合失調症，うつ病・うつ症状への効能が追加されている。Sulpiride の抗潰瘍作用，抗うつ作用，抗精神病作用に関する薬理学的な機序については下記のような理解が現時点では一般的である。

1）抗潰瘍作用

Sulpiride の抗潰瘍作用は，sulpiride が合成された後に行なわれた臨床実験によって確かめられており，また，潰瘍治癒効果を示す動物実験の報告もいくつかある。それらによると sulpiride には『胃内容排出促進作用』『抗ガストリン作用による胃分泌抑制作用』『胃脾静脈血流量の増加作用』が認められ[7,10]，それらを介して抗潰瘍作用を生じるとされている。さらに sulpiride が視床下部を電気刺激して起こる交感神経刺激反応状態としての昇圧反応を抑制したことから，sulpiride が視床下部後部刺激による交感神経性刺激を抑制して胃粘膜血流の増加を起こすことが示唆された[1]。今日，消化性潰瘍薬としては H_2 ブロッカー，プロトンポンプ阻害薬や粘膜保護薬が頻用されており，sulpiride が第一選択薬として使用されることは稀であるが，心理的要因の強いストレス潰瘍やうつ状態の合併などには有用性が高いと考えられる。

2）抗うつ作用

Sulpiride の抗うつ作用の機序はいまだ不明であるが，低用量で抗うつ作用を説明する薬理学的研究はいくつかある。第1は「前頭葉の D_2 自己受容体への阻害作用を介して前頭葉でのドパミン濃度を高める」という仮説[3,9]であるが，MoghaddamとBunney[2]によればsulpirideはほとんど前頭葉のドパミンを遊離させなかったという。第2は「前頭葉のノルアドレナリンの遊離を促進する」とする説[4]で，若松[8]は低用量のsulpirideが前頭葉のノルアドレナリン神経末端に存在するD_2受容体を選択的に阻害すると，前頭葉でのノルアドレナリン濃度が増大し，三環系抗うつ薬と同様に抗うつ作用を呈すると報告している。第3は「側坐核におけるドパミン機能増強作用」からの説[8]である。側坐核は海馬・扁桃体などと同様に大脳辺縁系に含まれ感情発現に深く関わっており，杉田ら[5]の報告では，脳内透析法を用いて，低用量のsulpiride 5 mg/kgをラットの腹腔内に投与後にドパミンとその代謝物である3,4-dihydroxyphenylacetic acid（DOPAC）が側坐核で有意に増加したという。すなわち側坐核における前シナプス性D_2自己受容体の阻害によってその領域のドパミン機能が増強することが抗うつ作用の機序であり，現時点ではこの可能性が最も高いと考えられている。

3）抗精神病作用

高用量のsulpirideは，大脳辺縁系でのD_2受容体阻害作用を示して陽性症状（幻覚，妄想，思考障害など）の改善に有効である。統合失調症の陽性症状は脳内4つのドパミン経路のうち，中脳辺縁系ドパミン経路（脳幹の腹側被蓋野のドパミン神経細胞から大脳辺縁系〈側坐核，海馬，扁桃体など〉に軸索終末を投射）のドパミン過剰状態が原因であるとする仮説が一般的である。そして，抗精神病薬は主としてD_2受容体を遮断することにより抗幻覚・妄想作用を発揮すると考えられてきた。若松[8]は高用量のsulpirideが線条体に対する作用よりもむしろ選択的に側坐核での後シナプス性D_2受容体を阻害する作用を示している。陰性症状に関しては，前頭葉のドパミン，ノルアドレナリンなどの低下が関与していると考えられている。そのため，前述した少量のsulpirideによる前頭葉でのノルアドレナリン濃度の増加にて陰性症状にも有効であると考えられる。また，近年ドパミン受容体はD_1〜D_5の5つのサブタイプに分類されるようになり，抗精神病作用が従来の理論でのD_2遮断作用からのみでは説明するには不十分である。多田ら[6]はD_2受容体が線条体に多く分布するのに対し，D_3受容体は認知や情動に関連深いと考えられる大脳辺縁系に多いこと，ドパミンやドパミン作動薬のD_3受容体に対する親和性がD_2に比べはるかに高いことを述べている。さらに，D_3受容体を遮断するとドパミン自己受容体遮断作用によりドパミン作動性神経の活動性が部分的に亢進される可能性を報告している。これにより，D_3遮断作用も強いsulpirideが，統合失調症の賦活効果を持つことが示唆される。

結 論

Sulpirideの薬理学的機序としては，消化性潰瘍に関しては視床下部の交感神経遮断作用による胃粘膜血流増加が考えられ，また低用量のsulpirideが前シナプス性D_2受容体遮断を介してドパミン機能を増強させることによる抗うつ作用を，高用量のsulpirideが後シナプス性D_2受容体遮断による抗精神病作用を呈する可能性が考えられている。抗うつ作用を期待してsulpirideを使用する際に，高用量を使用すれば後シナプス性D_2受容体を遮断し，抗精神病作用や錐体外路症状が出現するため，むしろドパミン機能を抑制するのでうつ状態を増悪させる可能性もある。これらのことを念頭におき，薬剤の使用量を決定することが重要であろう。

文 献

1) 松尾 裕，関 敦子：Sulpirideの抗潰瘍作用 第3報 視床下部後部刺激によるラット胃粘膜血流変化に対するSulpirideの効果. 診療, 24：958-959, 1971.

2) Moghaddam, B., Bunney, B. S.：Acute effects of typical and atypical antipsychotic drugs on the release of dopamine from prefrontal cortex, nucleus accumbens, and striatum of the rat：an in vivo microdialysis study. J. Neurochem., 54：1755-1760, 1990.

3) Planteje, J. F., Dijcks, F. A., Verheijden, P. F. H. M. et al.：Stimulation of D-2 dopamine receptors in rat mesocortical areas inhibits the release of [3H] dopamine. Eur. J. Pharmacol., 114：401-402, 1985.

4) Rossetti, Z. L., Pani, L., Portas, C. et al.：Brain di-

alysis provides evidence for D2-dopamine receptors modulating noradrenaline release in the rat frontal cortex. Eur. J. Pharmacol., 163 : 393–395, 1989.
5) 杉田倫太郎, 清水邦夫, 野村総一郎他 : 低用量 sulpiride 投与によるラット側坐核ドパミン代謝と運動活性の時間的経時的変化 脳内透析法による検討. 日本神経精神薬理学雑誌, 19 : 27–31, 1999.
6) 多田幸司, 小島卓也 : ドパミン受容体サブタイプと抗精神病薬. Pharma Medica, 12 : 133–138, 1994.
7) 田中直樹, 古賀毅継, 松島孝雄他 : Sulpiride の胃運動におよぼす影響およびその抗潰瘍作用についての考察. 診療と新薬, 7 : 753–759, 1970.
8) 若松　昇 : スリピリド（ドクマチール®）の精神薬理 塩酸スルトプリド, ネモナプリドとの臨床的対比. Pharma Medica, 13 : 149–155, 1995.
9) Wolf, M. E., Roth, R. H. : Dopamine neurons projecting to the medial prefrontal cortex posses release-modualating aoutoreceptors. Neuropharmacol., 26 : 1053–1054, 1987.
10) 銭場武彦 : Sulpiride の胃運動並びに胃血行におよぼす影響. 広島医学, 24 : 48, 1971.

（阿部美紀, 染矢俊幸）

Question 116 選択的セロトニン再取り込み阻害薬（SSRI）の効果を増強する併用薬としては，どのようなものがあるか？

A SSRI 単独では十分な治療効果が得られない場合に，併用により効果の増強が期待できる薬物として報告ないし検討されているものには，lithium, tri-iodothyronine (T₃), 三環系抗うつ薬（TCA），pindolol, buspirone が挙げられる[19]。

Lithium に関しては，1988～1998年に報告された lithium と SSRI の併用治療に関する文献（合計症例数＝503例）を吟味した Hawley らの総説[8]によれば，fluvoxamine[13] や citalopram[2] 投与中の症例で lithium の追加により効果が増強したという報告があるものの，fluoxetine 投与中の症例でプラセボ投与群と差がないという報告[10]もあり，lithium による治療効果の増強については一定の結論は得られていない。一方で lithium と fluvoxamine の併用[17]や lithium と他の SSRI（paroxetine[22], fluoxetine[16], sertraline）の併用でセロトニン症候群が出現したとの報告があり，また，わが国でも fluvoxamine と lithium が併用注意とされていることを考慮すると，SSRI で投与中の症例への lithium の追加投与はむしろ避けるべきであろう。

T₃による SSRI の効果増強に関しては，fluoxetine 投与中の3例にT₃を追加投与し，臨床症状に改善が認められたとする症例報告[9]はあるものの，増強効果の有無や安全性の評価を目的とした臨床試験などは行われていない。

TCA と SSRI の併用による効果増強に関しては，難治性うつ病8例に nortriptylne と sertraline ないし fluoxetine を併用し，全例で有意な改善が認められたという報告[20]があるが，paroxetine, fluoxetine, sertraline は，desipramine, nortriptyline といった2級アミン TCA の水酸化に関与する CYP2D6 の阻害作用をもち[21]，これら2級アミン TCA の血中濃度の著しい上昇が生じ，けいれん発作，せん妄を呈した症例が認められている[6,7]。また fluvoxamine は imipramine, clomipramine, amitriptyline といった3級アミン TCA の脱メチル化に関与する CYP1A2 の阻害作用をもち[16]，やはり併用により3級アミン TCA 血中濃度の大幅な上昇[25]を来たす危険がある。したがって，SSRI投与中の症例に TCA を追加投与する場合，薬物動態学的な相互作用に基づく TCA の副作用の増強を十分考慮する必要がある。

Pindolol は5-HT₁ₐ受容体の拮抗作用を有するβ遮断薬であるが，Artigas らは，paroxetine や fluvoxamine による治療効果が不十分な8症例を対象に1日7.5mg の pindolol を追加投与し，8例中5例で改善が見られたと報告[1]している。また Blier ら[4]は SSRI 投与中の17例と moclobemide 投与中の2例からなる難治性うつ病19例で pindolol 7.5mg を追加投与し，易刺激性が増強して pindolol が中止された2例を除く17例のうち10例で，pindolol 追加後1週間で抑うつ症状のスコアが半減し，2週間後には sertraline 群を除く13例で抑うつ症状のスコアは10点以下と改善が見られた。このようにオープン試験では，pindolol の併用により比較的安全に効果の増強が期待できるとされていたが，1996～1997年に行われた，二重盲検法による試験7編では，速効性が認められたも

のは4編[18,23,24,26]，増強効果は3編[12,18,26]，速効性も増強効果もないもの1編[3]と併用の効果に関する結果は一致しなかった。また，難治性うつ病を対象としたMorenoらの研究では，有効性が認められず，今後の大規模なコントロール研究が必要である[15]。

Buspironeに関しては，Bouwerらは，SSRIを投与中の難治性うつ病症例14例を対象としたretrospectiveな調査の結果，6名でbuspirone追加により有意な改善が認められたと報告[5]している。一方，Landenらは，citalopramまたはparoxetine治療で改善しないうつ病症例119名を対象に，プラセボを対照とする無作為割付試験を行ったところ，buspirone追加群で改善を示した例は50.9％で，プラセボ群での46.7％と比較して有意な差は認められなかったと報告している[11]。Citalopramとbuspironeの過量投与で生じたセロトニン症候群の報告[19]があり，SSRI処方中の症例にbuspironeを追加投与する場合，十分に注意する必要がある。

結　論

SSRIの効果を増強する可能性がある薬物として，lithium，T_3，TCA，pindolol，buspironeなどが挙げられるが，いずれも現時点では有効性と安全性の双方が確立されているとは言い難く，今後の検討が待たれる。これら薬物の中でも，特にlithiumやTCAは，セロトニン症候群の発症や薬物動態学的相互作用による副作用の増強が報告されており，SSRIへの追加投与は避けるべきであると思われる。

文　献

1) Artigas, F., Perez, V., Alvarez, E. : Pindolol induces a rapid improvement of depressed patients treated with serotonin reuptake inhibitors. Arch. Gen. Psychiatry, 51 : 248–251, 1994.
2) Baumann, P., Nil, R., Souche, A. et al. : A double-blind, placebo-controlled study of citalopram with and without lithium in the treatment of therapy-resistant depressive patients : a clinical, pharmacokinetic, and pharmacogenetic investigation. J. Clin. Psychopharmacol., 16 : 307–314, 1996.
3) Berman, R. M., Darnell, A. M., Miller, H. L. et al. : Effect of pindolol in hastening response to fluoxetine in the treatment of major depression : a double-blind, plasebo-controlled trial. Am. J. Psychiatry, 154 : 37–43, 1997.
4) Blier, P., Bergeron, R. : Effectiveness of pindolol with selected antidepressant drugs in the treatment of major depression. J. Clin. Psychopharmacol., 15 : 217–222, 1995.
5) Bouwer, C., Stein, D. J. : Buspirone is an effective augmenting agent of serotonin selective reuptake inhibitors in severe treatment-refractory depression. S. Afr. Med. J., 87(4 Suppl) : 534–537, 540, 1997.
6) Downs, J. M., Downs, A. D., Rosenthal, T. L. et al. : Increased plasma tricyclic antidepressant concentrations in two patients concurrently treated with fluoxetine. J. Clin. Psychiatry, 50 : 226–227, 1989.
7) Eisen, A. : Fluoxetine and desipramine : a strategy for augmenting anti-depressant response. Pharmacopsychiatry, 22 : 272–273, 1989.
8) Hawley, C. J., Loughlin, P. J., Quick, S. J. et al. : Efficacy, safety and tolerability of combined administration of lithium and selective serotonin reuptake inhibitors : a review of the current evidence. Int. Clin. Psychopharmacol., 15 : 197–206, 2000.
9) Joffe, R. T. : Triiodothyronine potentiation of fluoxetine in depressed patients. Can. J. Psychiatry, 37 : 48–50, 1992.
10) Katona, C. L., Abou-Saleh, M. T., Harrison, D. A. et al. : Placebo-controlled trial of lithium augmentation of fluoxetine and lofepramine. Br. J. Psychiatry, 166 : 80–86, 1995.
11) Landen, M., Bjorling, G., Agren, H. et al. : A randomized, double-blind, placebo-controlled trial of buspirone in combination with an SSRI in patients with treatment-refractory depression. J. Clin. Psychiatry, 59 : 664–668, 1998.
12) Maes, M., Vandoolaeghe, E., Dennyder, R., : Efficacy of treatment with trazodone in combination with pindolol or fluoxetine in major depression. J. Affect. Disord., 41 : 201–210, 1996.
13) Miljkovic, B. R., Pokrajac, M., Timotijevic, I. et al. : The influence of lithium on fluvoxamine therapeutic efficacy and pharmacokinetics in depressed patients on combined fluvoxamine-

lithium therapy. Int. Clin. Psychopharmacol., 12 : 207-212, 1997.
14) McAskill, R., Mir, D., Tayler, D. : Pindolol augumentation of antidepressant therapy. Brit. J. Psychiat., 173 : 203-208, 1998.
15) Moreno, F. A., Gelenberg, A. J., Bacher, K. et al. : Pindolol augmentation of treatment-resistant depressed patient. J. Clin. Psychiatry, 58 : 437-439,1997.
16) Muly, E. C., McDonald, W., Steffens, D. et al. : Serotonin syndrome produced by a combination of fluoxetine and lithium. Am. J. Psychiatry, 150 : 1565, 1993.
17) Ohman, R., Spigset, O. : Serotonin syndrome induced by fluvoxamine-lithium interaction. Pharmacopsychiatry, 26 : 263-264, 1993.
18) Perez, V., Gilberte, I., Faries, D. et al. : Randomized double-blind, placebo-controlled trial of pindolol in combination with fluoxetine antidepressant treatment. Lancet, 349 : 1594-1597, 1997.
19) Schweitzer, I., Tuckwell, V. : Risk of adverse events with the use of augmentation therapy for the treatment of resistant depression. Drug Saf., 19 : 455-464, 1998.
20) Seth, R., Jennings, A. L., Bindman, J. et al. : Combination treatment with noradrenalin and serotonin reuptake inhibitors in resistant depression. Br. J. Psychiatry, 161 : 562-565, 1992.
21) 下田和孝：症例からみた薬物相互作用―抗うつ薬．精神科治療学，14：1059-1062, 1999.
22) Sobanski, T., Bagli. M., Laux, G. et al. : Serotonin syndrome after lithium add-on medication to paroxetine. Pharmacopsychiatry, 30 : 106-107, 1997.
23) Thomas, P., Bordet, R., Thomas, J. Y. et al. : Pindolol addition shortens delay of action of paroxetine in major depression : a double blind controlled trial. Eur. Neuropsychopharmacol., 7 (suppl, 2) : 173, 1997.
24) Tome, M. B., Issac, M. T., Harre, R. et al. : Paroxetine and pindol : a randomized trial of serotonergic autoreceptor blockade in the reduction of antidepressant latency. Int. Clin. Psychopharmacol., 12 : 81-89, 1997.
25) Vandel, S., Bertschy, G., Baumann, P. et al. : Fluvoxamine and fluoxetine : interaction studies with amitriptyline, clomipramine and neuroleptics in phenotyped patients. Pharmacol. Res., 31 : 347-353, 1995.
26) Zarate, C. A., Kando, J. C., Tohen, M. et al. : Dose intolerance or lack of response with fluoxetine predict the same will happen with sertraline? J. Clin. Psychiatry, 57 : 67-71, 1996.

(廣兼元太，丸山麻紀，下田和孝)

Question 117 Methylphenidate はてんかん発作の閾値を下げるか？

〈症例〉てんかんと注意欠陥／多動性障害（ADHD）を合併している11歳の男子。抗てんかん薬による治療を現在受けているが，衝動性や多動を抑えるのに methylphenidate を追加投与したい。

A 中枢刺激薬である methylphenidate は，ADHD の治療に現在最も使用されている薬剤であり，その効果が知られている。また methylphenidate がてんかん患者の発作コントロールに及ぼす影響についても，これまでにいくつかの研究が知られている。

Gross-Tsur ら[2]は，6.4歳から16.4歳までの，てんかんと ADHD の重複診断がなされた患者30名について4ヵ月間の追跡調査を行った。最初の2ヵ月は抗てんかん薬のみが投与され，残りの2ヵ月間に0.3mg/kg の methylphenidate が追加投与された。最初の2ヵ月にてんかん発作のみられなかった25名のうち，methylphenidate 投与で発作をきたした者は1人もいなかった。これに対して，最初の2ヵ月にてんかん発作がみられた5名では，このうち3名で発作の頻度が増加し（週2回から週7回に増加した者が1名，週2回から週3回に増加した者が2名），1名では発作頻度に変化が無く（週2回のまま），残りの1名では発作頻度が減弱した（週1回から週0回）。彼らはこの研究の結果，抗てんかん薬でてんかん発作の消失している患者に methylphenidate を用いるのは安全であるが，てんかん発作のコントロールが不良な患者では，使用にあたり注意が必要であると結論づけている。Wroblewski ら[3]は，主に事故により頭部損傷を受け，それに引き続いててんかん発作や，様々な行動上の問題を呈した17歳から69歳までの30名の患者（このうち25名が事故による頭部外傷，3名が酸素欠乏脳症，2名が動脈瘤）について，methylphenidate 投与の3ヵ月前と3ヵ月後とでそのてんかん発作の頻度を遡及的に比較した。てんかん発作のため，28名に抗てんかん薬（26名で carbamazepine，2名で valproic acid）が当初より投与されていた。彼らの調査結果によると30名のうち26名で，methylphenidate 投与後にてんかん発作の頻度は同じかあるいは減弱していた。4名の患者で methylphenidate 投与後，てんかん発作の頻度が増加したが，そのうち3名は三環系の抗うつ薬を同時に投与されており，これがてんかん発作を誘発した可能性もあると推測された。結論として彼らは，てんかん発作のある頭部外傷の患者に methylphenidate を使用することに危険性はないようだとしている。また，血漿中の抗てんかん薬の濃度は，methylphenidate の投与前後で変化はなかった。ただ彼らは，30名中28名で，当初から抗てんかん薬が投与されていたため，その効果が methylphenidate のてんかん誘発作用を抑えた可能性も否定できないとしている。また頭部外傷それ自体が時間経過と共に治癒したために，methylphenidate 投与後もてんかん発作頻度の増悪をきたさなかった可能性もある。

Feldman ら[1]は，てんかん発作と ADHD を併発した6歳10ヵ月から10歳10ヵ月までの小児で

methylphenidate の安全性を評価した。彼らは，抗てんかん薬の単剤投与で発作が消失している10名の患児に，プラセボと methylphenidate を用いて二重盲検交叉試験を行った。抗てんかん薬とプラセボの同時投与，あるいは抗てんかん薬と methylphenidate の同時投与のいずれにおいても，てんかん発作の再発は，全ての患児で全く認められなかった。また，てんかん様の臨床症状や脳波上の変化は認められず，抗てんかん薬の血中濃度にも変化は認められなかった。この結果から，彼らはてんかん発作とADHDを合併した患児の治療に，methylphenidate は安全であろうとしている。

結論

いくつかの追跡研究や遡及的研究の結果から，てんかんや，他のてんかん性の障害を有する患者の衝動性や多動を抑えるのに methylphenidate を使用することは，てんかん発作のコントロールが抗てんかん薬により良好な場合，特に問題はないと思われる。しかし，てんかん発作のコントロールが不良の場合はこの限りではなく，注意深い使用が必要である。

文献

1) Feldman, H., Crumrine, P., Handen, B. L. et al.: Methylphenidate in children with seizures and attention-deficit disorder. Am. J. Dis. Child., 143 : 1081-1086, 1989.
2) Gross-Tsur, V., Manor, O., van der Meere, J. et al.: Epilepsy and attention deficit hyperactivity disorder : is methylphenidate safe and effective? J. Pediatr., 130 : 670-674, 1997.
3) Wroblewski, B. A., Leary, J. M., Phelan, A. M. et al.: Methylphenidate and seizure frequency in brain injured patients with seizure disorders. J. Clin. Psychiatry, 53 : 86-89, 1992.

（佐藤　聡，染矢俊幸）

Question 118

Methylphenidate 長期投与に伴う副作用には，どのようなものがあるか？

A Methylphenidate は注意欠陥／多動性障害（ADHD）に対する薬物治療として広く処方されている薬物である[4]。Methylphenidate の長期投与に関する副作用としては，成長抑制の可能性があげられる。いくつかの研究報告によれば，1日当たり20mgを越える投与量で成長の抑制が起こりうる。例えば，Safer らは，dextroamphetamine（1日10ないし15mg）もしくは methylphenidate（1日20, 30, 40mgのいずれか）を服用している20人のADHDの小児を1年間調査し，同年齢の小児の1ヵ月あたりの平均体重増加に対して患児の体重増加は60％であったと報告している[8]。さらに methylphenidate の投与量として1日あたり20〜40mg（n＝9）では月あたりの体重増加が0.23±0.14kgであったのに対して，投与量を30および40mgに限定した場合（n＝5）では0.13±0.05kgと有意な差を認めた[8]。Safer らは，ADHDに対する治療として methylphenidate を投与されている小児で，夏季に3ヵ月の投薬休止期間を設けた群（n＝24）と投薬を続行した群（n＝8）を3年間にわたって調査した。その結果，投薬休止期間を設けた群では投薬期間の月あたりの体重増加は平均0.21kgであり，年齢および性別から期待される増加より25％低かったのに対して，投薬休止期間の月あたりの体重増加は平均0.47kgであり，期待される増加より68％高く，投薬期間中と比べ有意な差を認めた[9]。同様に身長においても投薬休止期間は投薬期間と比較して有意に月あたりの増加が高かった。投薬を続行した群では成長は一定しており，投薬休止期間を設けた群での投薬期間中の成長率と差を認めなかった[9]。長期間の methylphenidate 治療が成長に及ぼす影響についての長期追跡の研究において，中枢神経作動薬の治療が小児の成長を抑制するという結論は一般的に得られていない[7,10]。Klein らは小児期にADHDに対する治療として6ヵ月以上のmethylphenidate 治療を受けた男性61人（平均年齢17.93歳，平均治療期間2.24年，平均投与量45mg）と対照群99人の身長を比較し，有意な差が認められなかったとしている[5]。また Spencer らは124人のADHDの小児と109人の対照群を比較し，思春期中期まで一時的な成長抑制があっても，思春期後期には正常化すると報告している[11]。

Methylphenidate の長期間使用に関連した中枢神経系の副作用としてはチックないしは不随意運動が惹起されたという報告が存在する。例えば Weiner らは，5歳から3年間 methylphenidate を投与された少年が1日投与量を25mgから30mg に増加されたところ不随意運動を発症した症例を報告している[12]。Extein らは，抗精神病薬とlithium の投与を受けていた躁うつ病の55歳の女性について述べている。彼女はそれらの服薬を中止し methylphenidate 30〜100mg の投与を受けたところ，不随意運動を発症した。四肢，頭，首の舞踏病様の症状と，顔面のジスキネジアがみとめられた[2]。どちらの症例も不随意運動は methylphenidate を中止した後消失した。

Denckla らは微細脳障害に対し methylphenidate を投与されている1,520人の小児について調

査し，チックが認められた症例は20例（1.3％）存在したと報告している[1]。しかしながら，この報告は適切な対照群を設定した調査ではないという問題がある。Lawらは91人のADHDの小児にmethylphenidate（平均0.5mg/kg，1日2回投与）とプラセボの無作為割付試験を行い，その結果治療前にチックを有しなかった小児のmethylphenidate投与群で19.6％，プラセボ群で16.7％が臨床的に単純運動性チックを発症し，両者の間で有意な差は認められなかった。同様に治療前チックを有した小児においてもチックの悪化率に差は認められなかった[6]。Gadowらも同様に34人のADHDとチックを併存する小児にmethylphenidateとプラセボの無作為割付試験を行い，チックの重症度の変化において両者に有意な差はなかったと報告している[3]。

結　論

Methylphenidateによる成長抑制の可能性についての議論があったが，長期追跡の結果からは一時的な成長抑制があっても思春期後期には正常化すると報告されている。またmethylphenidateの投与と不随意運動との関係が示唆される2例の症例報告がなされているが，methylphenidateとプラセボによる無作為割付試験による研究結果からはmethylphenidateが不随意運動を増加させるという結論は得られていない。

文　献

1) Denckla, M. B., Bemporad, J. R., MacKay, M.C. : Tics following methylphenidate administration. A report of 20 cases. JAMA, 235 : 1349–1351, 1976.
2) Extein, I. : Methylphenidate-induced choreoathetosis. Am. J. Psychiatry, 135 : 252–253, 1978.
3) Gadow, K. D., Sverd, J., Sprafkin, J. et al. : Efficacy of methylphenidate for attention-deficit hyperactivity disorder in children with tic disorder. Arch. Gen. Psychiatry, 52 : 444–455, 1995.
4) Greenhill, L. L. : Pharmacologic treatment of attention deficit hyperactivity disorder. Psychiatr. Clin. North Am., 15 : 1–27, 1992.
5) Klein, R. G., Mannuzza, S. : Hyperactive boys almost grown up. III. Methylphenidate effects on ultimate height. Arch. Gen. Psychiatry, 45 : 1131–1134, 1988.
6) Law, S. F., Schachar, R. J. : Do typical clinical doses of methylphenidate cause tics in children treated for attention-deficit hyperactivity disorder? J. Am. Acad. Child Adolesc. Psychiatry, 38 : 944–951, 1999.
7) Roche, A. F., Lipman, R. S., Overall, D. P. et al. : The effects of stimulant medication on the growth of hyperkinetic children. Pediatrics, 36 : 847–850, 1979.
8) Safer, D., Allen, R., Barr, E. : Depression of growth in hyperactive children on stimulant drugs. N. Engl. J. Med., 287 : 217–220, 1972.
9) Safer, D. J., Allen, R. P., Barr, E. : Growth rebound after termination of stimulant drugs. J. Pediatr., 86 : 113–116, 1975.
10) Satterfield, J. H., Cantwell, D. P., Schell, A. et al. : Growth of hyperactive children treated with methylphenidate. Arch. Gen. Psychiatry, 36 : 212–217, 1979.
11) Spencer, T. J., Biederman, J., Harding, M. et al. : Growth deficits in ADHD children revisited : evidence for disorder-associated growth delays? J. Am. Acad. Child Adolesc. Psychiatry, 35 : 1460–1469, 1996.
12) Weiner, W. J., Nausieda, P. A., Klawans, H. L. : Methylphenidate-induced chorea : case report and pharmacologic implications. Neurology, 28 : 1041–1044, 1978.

〔市村麻衣，下田和孝〕

Question 119 Methylphenidate は発がん性を有するか？

A Giner-Sorolla らはマウスに100mg/l の nitrosomethylphenidate を 4 週間与え，その発がん性について検討したが，対照群との間に有意差は認められなかった[3]。Price らはラットの胎児細胞培養液中に methylphenidate, amphetamine, dextroamphetamine を20μg/ml，40μg/ml の濃度で混入し，その影響を検討したが，発がん性は認められなかった[7]。また Dunnick らはラットに 4 ～47mg/kg/日，マウスに 5 ～67mg/kg/日の methylphenidate を投与し，その発がん性について検討したが，対照群との間に有意差は認められなかった[1]。また1969年～1973年に methylphenidate を服薬していた529人の患者のコホート研究で悪性腫瘍に罹患した患者数が少ないことから，疫学的にも methylphenidate と発がん性の関連は証明できないとしている[8]。以上のように1995年までの動物実験，疫学的研究では methylphenidate と発がん性の関連性については証明されていなかった。

1996年 1 月 Food & Drug Administration(FDA)は「Methylphenidate を投与したげっ歯類の研究で，肝臓がんを引き起こすわずかな可能性が認められた」と発表した[2,4]。この研究は 2 年間行われ，雌・雄のラットに対して methylphenidate 5，25，50mg/kg/日が，雄性マウスに対しては methylphenidate 6, 30, 60mg/kg/日が，雌性マウスに対しては methylphenidate 8, 40, 80mg/kg/日がそれぞれ投与された。マウスでは，methylphenidate 投与により肝細胞腺腫（良性腫瘍）の増加がみられ，また雄性のみに methylphenidate の 1 日投与量60mg/kg/日群で肝芽細胞腫の増加が認められた[6]。FDA が methylphenidate に発がん性を有する可能性があるとしてもわずかであるとした理由は，1 ）動物の臓器にのみ見られた。2 ）マウスの肝臓は非常に感受性の高いモデルである。3 ）認められた増加は主として良性であった。4 ）腫瘍が原因となった死亡率の増加は認められなかった。5 ）他に広く使われている薬剤，例えば phenobarbital, carbamazepine 等は動物実験では methylphenidate より強い発がん性を持つことが知られているが，一般的に安全であると認められているということを挙げている[4,5]。

しかし，同時に子供への methylphenidate の投与機会が増加しており，時に長期に及ぶことから更なる研究が必要であり，潜在的な危険性があると示唆されており[2]，感度のより高い短期の in vivo 発がん性試験と疫学的調査を含む追試を計画中である[6]。FDA は米国がん患者登録データベースからの疫学的調査結果（the Surveillance Epidemiology and EndResults：SEER）から，1973年から1991年までのヒトの肝芽細胞腫の発生率を調査した。この調査によればこの腫瘍の一般人口における発生率は非常に低く，約20年間で，5 ～25歳のグループで肝芽細胞腫の報告例はわずか10例のみであった（methylphenidate が使用されていたかどうかは不明）。予測発生頻度はおよそ 5 ～ 9 歳群で年間一千万人に 1 人であり，これより年齢の高い 5 ～25歳群ではさらに低いとしている。Methylphenidate の使用量が増加しているにもかかわらず，この腫瘍の発生頻度が増加していると

いう事実は全く見あたらなかった[6]。

結　論

1995年以前の動物実験や疫学調査から methylphenidate が発がん性を有するという積極的証拠は認められなかった。しかし1996年の FDA の研究ではわずかながら methylphenidate が発がん性を有する可能性が示唆される結果が得られていることから，FDA が予定している発がん性試験や疫学調査のみならず更なる研究や調査が行われ，methylphenidate の安全性が証明されることを期待したい。

文　献

1) Dunnick, J. K., Hailey, J. R. : Experimental studies on the long-term effects of methylphenidate hydrochloride. Toxicology, 103 : 77–84, 1995.
2) Farley, D. : Attention disorder : overcoming the deficit abuse of attention deficit drug can be deadly. FDA consumer magazine, July-August : 32–35, 1997.
3) Giner-Sorolla, A., Greenbaum, J., Last-Barney, K. et al. : Lack of carcinogenic effect of nitrosochlordiazepoxide and of nitrosomethylphenidate given orally to mice. Food Cosmet. Toxicol., 18 : 81–83, 1980.
4) Methylphenidate studies give 'weak signal' of carcinogenic potential. Am. J. Health Syst. Pharm., 53 : 610, 1996.
5) Novartis Healthcare A/S. Ritalin. Summary of product, 1998.
6) Toxicology and Carcinogenesis Studies of Methylphenidate Hydrochloride (CAS No.298-59-9) in F344/N Rats and B6C3F1 Mice (Feed Study). National Toxicology Program Technical Report Series, No.439.
7) Price, P. J., Gregory, E. A., Skeen, P. C. : Ritalin, Benzedrine and Dexedrine do not transform F 1706 rat cells. Cancer Lett., 5 : 345–349, 1978.
8) Selby, J. V., Friedman, G. D., Fireman, B. H. : Screening prescription drugs for possible carcinogenicity : eleven to fifteen years of follow-up. Cancer Res., 49 : 5736–5747, 1989.

（北野雅史，下田和孝）

Question 120　Biperidenに乱用の危険はあるか？

A 抗コリン性抗パーキンソン薬biperidenは，抗精神病薬による治療中に出現した錐体外路系副作用の軽減を目的に精神科領域で幅広く用いられている。Biperidenの乱用や依存性に関しては，1989年11月の厚生省医薬安全局よりの医薬品副作用情報No. 99[4]において，抗精神病薬を服用中にbiperidenの投与を執拗に要求し依存形成が疑われた2症例の紹介があり，対策として「biperiden投与により依存形成につながるおそれがあるので，十分な観察のもと，慎重に投与することが必要である」と記されている。この2症例はともにbiperidenを数年にわたり使用していた症例で，患者はbiperidenにより「イライラが消える」「元気になる」「スーッとする」との表現をしており，精神依存性・身体依存性が疑われた。またわが国では，6例の統合失調症患者が，抗精神病薬による副作用軽減や「元気になる」との向精神作用を求め，連日biperidenの筋注を要求し，1日用量が25～30mgに至った例も認められたという報告がある[7]。また，石田らは統合失調症15例，てんかん性精神病1例，アルコール症1例，パーソナリティ障害1例で，慢性の抑うつ感・イライラ感を改善するためにbiperidenを服用する依存（biperiden服用後の即効的な気分変容感を自覚しており，主に精神依存と考えられる）例が認められたと報告している[2]。この報告の中でbiperiden以外の薬物乱用があった例が多く，また慢性の抑うつ感を認めた例が多いとされているが，他の向精神薬との関係では特定の薬物種や量との相関は認められなかった[2]。

Biperidenを含む抗パーキンソン薬の乱用のおそらく最初の報告は，重症斜頸に対し8～12mg/日のtrihexyphenidylを投与されていた32歳女性の症例で，trihexyphenidyl服用により斜頸の軽減に加え，多幸感が体験された[1]。このため，この症例はイライラしたときなど頻回にtrihexyphenidylを服用するようになり，24～30mg/日以上の乱用に陥り，1ヵ月以内に中毒性の精神病状態を呈した[1]。Trihexyphenidylの乱用については，Marriottもfluphenazine投与中の複数の患者が，trihexyphenidylには気分の高揚，"トリップ"，抑うつからの解放などの作用があると述べ，時には違法な刺激性薬物とtrihexyphenidylを交換したり，他の薬物と組み合わせて用いる乱用を行っていたと報告[6]しており，これらの症例ではtrihexyphenidylの減量・中止に対する強い抵抗が見られたという。さらにMacVicarは，haloperidolで治療中の統合失調症妄想型の30歳男性では，trihexyphenidyl 4 mg/日がジストニアに対し処方されていたが，次第に15mg/日に増量され乱用傾向に陥り，幻視を伴う精神病状態となったと報告[5]しているが，この症例でもtrihexyphenidylによる気分の高揚が自覚されていたという。またJellinekは抗精神病薬服用中の統合失調症患者で，投与中のbiperidenとtrihexyphenidylの減量・中止を試みたところ，大多数の患者は，抗パーキンソン薬の投与なしでは，"状態がよいと感じられない"と減量・中止に抵抗する依存傾向を認めたと報告[3]し，無動や

振戦といったパーキンソン症状の軽減による2次的な気分への影響だけにとどまらず，抗パーキンソン薬が気分高揚などの中枢作用を有する可能性があるとしている。またWoodyとO'Brienは，抗コリン性抗パーキンソン薬benztropine投与中に抗パーキンソン薬誘発性の精神病状態となった6例の報告[9]の中で，統合失調症妄想型1名，ヘロイン依存3名の計4名で乱用を認めたと記載しており，benztropineについても乱用とそれに続く精神病状態の出現が報告されている。この報告でWoodyとO'Brienは，薬物乱用の既往がある症例で，抗コリン性抗パーキンソン薬を処方する場合，乱用に注意が必要であるとしている[9]。Smithは，抗コリン性パーキンソン薬の乱用についての総説[8]中で，薬物種による差に関してはtrihexyphenidylの報告が多いようであるが，処方頻度も影響するため発生頻度は明らかではないとしている。

このように，biperidenでの報告は多くはないものの，同じ抗コリン性抗パーキンソン薬であるtrihexyphenidyl，benztropineを含めると，多幸感や気分高揚に関連した乱用あるいは依存傾向の報告や乱用により精神病状態が発症したとの報告が認められる。系統的な検討がなされていない現時点では，正確な頻度は明らかでなく，薬物の種類や投与期間・投与量・特定の背景因子による乱用の危険性予測について，一致した見解には至っていない。

結論

頻度は不明ながら，biperidenは他の抗コリン性抗パーキンソン薬と同様，乱用の報告があり，気分高揚作用が乱用と関連している可能性がある。現時点では，投与期間や投与量・特定の背景因子による乱用の危険性の予測について一致した見解には至っていないが，一部の報告では，薬物乱用の既往のある症例での乱用の危険性が指摘されている。

文献

1) Bolin, R. : Psychiatric manifestations of artane toxicity. J. Nerv. Ment. Dis., 131 : 256-259, 1960.
2) 石田 悟, 武田 修, 百成公美：ビペリデンによる昂揚気分と依存形成について．精神神経学雑誌, 90 : 1087-1088, 1988.
3) Jellinek, T. : Mood elevating effect of trihexyphenidyl and biperiden in individuals taking antipsychotic medication. Dis. Nerv. Syst., 38 : 353-355, 1977.
4) 厚生省医薬安全局：ビペリデン（アキネトン他）投与と依存傾向．医薬品副作用情報 No. 99. 1989.
5) Macvicar, K. : Abuse of antiparkinsonian drugs by psychiatric patients. Am. J. Psychiatry, 134 : 809-811, 1977.
6) Marriott, P. : Letter : Dependence on antiparkinsonian drugs. Br. Med. J., 1 : 152, 1976.
7) 武藤 隆, 桶掛忠彦, 野沢征一郎：抗精神病薬投与中にビペリデン筋注の乱用の生じた6例．精神神経学雑誌, 90 : 163-164, 1988.
8) Smith, J. M. : Abuse of the antiparkinson drugs : a review of the literature. J. Clin. Psychiatry, 41 : 351-354, 1980.
9) Woody, G. E., O'Brien, C. P. : Anticholinergic toxic psychosis in drug abusers treated with benztropine. Compr. Psychiatry, 15 : 439-442, 1974.

（松尾雅博，廣兼元太，森田幸代，下田和孝）

Question 121 Disulfiram の副作用として精神病状態が生じるか？

A Disulfiram の副作用として何らかの精神病状態が生じたという最初の報告は 1949 年の Lemieux によるものである[6]。Kane の報告した 44 歳男性の症例では，1 日 500 mg の disulfiram を投与されていたが，患者の判断で 1 日 1,500～3,000 mg を服用するようになって 1 週間後より，傾眠，血圧低下が出現し，入院 20 日後には失見当識，困惑，振戦，幻覚がみとめられたと記載されている[3]。Kirubakaran らの報告によれば 7,500 mg の disulfiram を服用した 31 歳の男性患者では易怒性，幻聴が認められ，のちにはせん妄状態となったが，haloperidol の投与にて 1 週間で軽快したと報告されている[4]。尚，この患者の disulfiram およびその代謝物である carbon disulfide の血中濃度が入院 4 日目，7 日目でそれぞれ，disulfiram が 1.8μg/ml，0.7μg/ml，carbon disulfide が 117.5μg/ml，132.0μg/ml であった[4]。

Liddon と Satran は disulfiram の投与量が過剰でなくても副作用として精神症状がおこりうるとしている[7]。Hotson と Langston の報告した 2 症例の 1 例目では，長期間のアルコール依存歴のある 55 歳の男性（軽度の痴呆を伴う）にアルコールを禁止し，disulfiram を 1 日 250 mg 投与したところ，焦燥，振戦，失見当識，不安，構音障害がみとめられ，disulfiram 中止後，5 日間の haloperidol 投与にて寛解したが，退院後 disulfiram を再開して同様の症状が再発した[2]。また 2 例目は 37 歳の男性で 500 mg の disulfiram を開始後 2 週間でひきこもり，抑うつ，失見当識などの症状が認められるようになった。投与開始 3 週間後には強直間代性けいれん，情緒的不安定，注意・了解不良などの症状が認められたため，disulfiram 中止後 phenobarbital を投与開始，4 週間後には精神症状が寛解したとされている[2]。この 2 例目と同様に Liddon と Satran の報告した症例もけいれん発作を起こしたと報告されている[7]。また，Quail と Karelse は，disulfiram 400 mg/日を 2 週間の投与で落ち着きのなさ，まとまりのない会話，妄想・幻聴等の症状が認められた症例を報告し，chlorpromazine を投与したが，精神症状は不安定で異常行動，失見当識，集中力の欠如が持続して認められた。Disulfiram 以外の薬物を中止しても症状は持続，ミオクローヌス発作が生じたため disulfiram を中止し，phenytoin 投与にて改善が認められたと報告されている[9]。Knee らは抗精神病薬の投与によって精神症状がむしろ悪化することがあり，disulfiram の中止が最も適切であるとしている[5]。

Murthy は disulfiram を内服している 52 人のアルコール依存・乱用患者（男性 51 人，女性 1 人）を調査し，そのうちの 6 人に disulfiram によると考えられる精神症状を認めたと報告している[8]。その患者の特徴や症状をまとめると，精神医学的診断は 6 人全員アルコール乱用，精神症状が出現する時期が disulfiram を服用開始してから 2，3 週間，入院時にアルコールによる神経学的合併症や精神病の家族歴・精神疾患の既往歴がないということである。また，disulfiram によると考えられる精神症状としては，多動，多弁，不眠，落ち

着きのなさ，妄想様観念，自我の肥大・多幸，幻聴であるが，思考の障害は認められなかった[8]。

Disulfiram による精神症状発現のメカニズムとしては disulfiram およびその代謝物である carbon disulfide が dopamine-β-hydroxylase 活性を阻害し，脳内ドパミン濃度を上昇させ，同時にノルアドレナリン濃度を低下させる[1]，つまり，ドパミンアゴニストとして作用しているためであると推測されている。

結論

従来から disulfiram によって精神症状を呈したという症例は数多く報告されている。症状としては，失見当識，異常脳波，運動失調，不眠，幻覚，妄想様観念，感情不安定，けいれん発作などが報告されている。精神症状発現のメカニズムとしては disulfiram およびその代謝物である carbon disulfide が dopamine-β-hydroxylase 活性を阻害し，脳内 dopamine 濃度を上昇させるためであると推察されている。精神症状は disulfiram 中止後，数日から数週で改善すると報告されている。

文献

1) Goldstein, M. : Inhibition of dopamine-hydroxylase by disulfiram. Life Sci., 3 : 703-707, 1964.
2) Hotson, J. R., Langston, J. W. : Disulfiram-induced encephalopathy. Arch. Neurol., 33 : 141-142, 1976.
3) Kane, F. J., Jr. : Carbon disulfide intoxication from overdosage of disulfiram. Am. J. Psychiatry, 127 : 690-694, 1970.
4) Kirubakaran, V., Liskow, B., Mayfield, D. et al. : Case report of acute disulfiram overdose. Am. J. Psychiatry, 140 : 1513-1514, 1983.
5) Knee, S. T., Razani, J. : Acute organic brain syndrome : a complication of disulfiram therapy. Am. J. Psychiatry, 131 : 1281-1282, 1974.
6) Lemieux, H. L. : Chronic alcoholism and its treatment. Laval Med., 14 : 1304-1318, 1949.
7) Liddon, S. C., Satran, R. : Disulfiram (Antabuse) psychosis. Am. J. Psychiatry, 123 : 1284-1289, 1967.
8) Murthy, K. K. : Psychosis during disulfiram therapy for alcoholism. J. Indian Med. Assoc., 95 : 80-81, 1997.
9) Quail, M., Karelse, R. H. : Disulfiram psychosis. A case report. S. Afr. Med. J., 57 : 551-552, 1980.

（佐々木亮一，下田和孝）

Question 122 不整脈・心伝導障害のある患者に donepezil の投与は安全か？

A Donepezil は我が国で開発され，1999年に発売されたアセチルコリンエステラーゼ阻害作用をもつアルツハイマー病治療薬である。アセチルコリンエステラーゼを可逆的に阻害し，脳内のアセチルコリン量を増加させることにより，脳内コリン作動性ニューロンを賦活することがその薬理作用である。Donepezil は，中枢神経系への移行が容易であり，末梢性のコリン作動性副作用が少ないことが特徴である[3]。実際，本邦の268人の患者（平均年齢70歳，40人は研究参加を中断したため男性75人，女性153人）を対象にした報告においても donepezil 投与群の副作用出現率は，プラセボ群における副作用出現率と有意差が認められず，またその程度も軽度であったと報告されている[4]。

Donepezil の添付文書には，慎重投与すべき患者として「洞不全症候群・心房内および房室接合部伝導障害等の心疾患のある患者」が示され「迷走神経刺激作用により徐脈あるいは不整脈を起こす可能性」があげられている。不整脈や徐脈が発生した報告をあげると，まずイギリスで行われた1,762人の患者（平均年齢72.9歳，42％が男性）に対する前向き研究がある。この研究で donepezil 投与後に不整脈（徐脈・ブロック）が出現したが，その報告数はわずか7例であり投与量との関連は認められなかったとしている[2]。また，ヨーロッパを中心とした多施設における544人の donepezil 投与患者を含む研究では，5mg 投与群では1人，10mg 投与群では5人の計6人の患者が心血管系の副作用により，donepezil 投与を中断されたとしている[1]。これら2つの報告において，対象患者群の心血管系合併症の有無は不明であった。アメリカで行われた468人の患者に対する donepezil の第Ⅲ相臨床試験においては，プラセボ群と比較して donepezil 服用群では有意に心拍数が減少したことが示されているものの，心拍数50/分未満の徐脈を示した患者の出現頻度は，5mg 投与群と10mg 投与群とで差がなかったとしており，認められた心拍数の減少の程度は有意でなく，臨床的に重要なものではないとされていた[6]。この報告では，食事療法や薬物療法によって心血管系合併症が十分コントロールできていない症例は，対象から除外されていたが，徐脈の出現した患者プロフィールは述べられていなかった。しかしながら，本邦においては，長江らがⅡ度房室ブロック患者において，donepezil を投与した際に，高度房室ブロックによる失神を生じた症例を報告している[5]。この症例では，donepezil 投与が3mg から5mg に増量された後に失神発作が出現し，心電図上，徐脈と高度房室ブロックが認められた。Donepezil 投与を中止し，β_2アドレナリン受容体刺激薬である orciprenaline を30から80mg に増量したところ，徐脈も改善し失神の再発も認められなかったとされている。

一方で，donepezil 大量服薬に伴って生じた不整脈例については Shepherd らが，通常量の10倍である50mg の donepezil を誤って内服した79歳女性について報告しており，その症例では悪心・嘔吐と18時間以上にわたる頑固な徐脈を認めたとしている[7]。

結論

 Donepezil 投与に関する海外の大規模な研究において，頻度は多くはないが徐脈や心伝導障害の発生が報告されている。これらの報告において対象患者が心疾患を合併していたかどうかは不明であるが，我が国においてⅡ度房室ブロックを合併する患者への donepezil 投与により徐脈と高度房室ブロックが出現したという症例が報告されている。これらの症状は donepezil 投与量増加に伴い出現しやすくなる傾向にあるとする報告もあった。

 Donepezil の作用は可逆的でありかつ末梢性の副作用が少ないとされてはいるが，徐脈や心伝導障害から急速に死に至る可能性も否定できないため，不整脈・心伝導障害のある患者には donepezil の投与はできるかぎり回避することが望ましいと考える。また，やむを得ない場合は，低用量にとどめ，心電図モニターなどで経過を観察するなどの十分な注意を払うべきであると考える。

文 献

1) Burns, A., Rossor, M., Hecker, J. et al.: The effects of donepezil in Alzheimer's disease—results from a multinational trial. Dement. Geriatr. Cogn. Disord., 10 : 237-244, 1999.
2) Dunn, N. R., Pearce, G. L., Shakir, S. A. W.: Adverse effects associated with the use of donepezil in general practice in England. J. Psychopharmacol., 14 : 406-408, 2000.
3) 長谷川和夫, 青葉安里: Donepezil—痴呆医療へのインパクトと課題. 臨床精神薬理, 3 : 991-999, 2000.
4) Homma, A., Takeda, M., Imai, Y. et al.: Clinical efficacy and safety of donepezil on cognitive and global function in patients with Alzheimer's disease. A 24-week, multicenter, double-blind, placebo-controlled study in Japan. Dement. Geriatr. Cogn. Disord., 11 : 299-313, 2000.
5) 長江明宏, 水口 卓, 吉田昭雄: Ⅱ度房室ブロックにて経過観察中, 他科にて投薬された塩酸ドネペジルにより高度房室ブロック, 失神発作が出現した1例. Jp. Circu. J., 65 (Supple. Ⅲ): 814, 2001.
6) Rogers, S. L., Doody, R. S., Mohs, R. C. et al.: Donepezil improves cognition and global function in Alzheimer disease. Arch. Intern. Med., 158 : 1021-1031, 1998.
7) Shepherd, G., Klein-Schwartz, W., Edwards, R.: Donepezil overdose : a tenfold dosing error. Ann. Pharmacother., 33 : 812-815, 1999.

（森田幸代, 下田和孝）

Question 123 脳梗塞後の抑うつに対する脳循環改善薬の有効性は？

A 脳梗塞慢性期の後遺症には，運動麻痺，失語・失認，高次脳機能障害，感覚障害などの神経症候，頭痛，しびれ，めまいなどの自覚症状，自発性・意欲低下，抑うつ，問題行動，痴呆などの精神症状があげられる[1]。特に精神症状としての抑うつ（血管性うつ病：VD）は，脳梗塞後の患者の20〜65%[2]にみられ，高頻度で認められる病態である。

VDに対して抗うつ薬は有効であると言える[2]が，MRIで潜在性脳梗塞を持つVD患者は，非VD患者に比し抗うつ薬に対する反応性が不良で，パーキンソン症候群などの中枢神経系の副作用が出現しやすく[4]，またMRIで基底核病変を認めるVD患者は抗うつ薬によりせん妄を生じやすい[3]と報告されており，特に副作用面において，抗うつ薬はVDに対して使いづらく，時には抗うつ薬以外の治療を選択しなければならなくなる。

このようなVDを含む脳梗塞後遺症の各種症状に対し，精神科領域のみならず，内科，脳外科領域でもしばしば用いられる脳循環代謝改善薬は，大きく分けて脳循環改善薬と脳代謝改善薬に分類され，前者は主に自覚症状の改善を，後者は主に精神症状の改善を目的に投与される[1]。

脳循環改善薬は，脳血管拡張作用，血小板凝集粘着抑制作用，赤血球変形能改善作用，赤血球酸素解離能促進作用などを有し，脳血管拡張もしくは血液成分側の因子の改善により，微小循環を改善し脳血流を増加させ，さらに降圧作用，脳保護作用を持つものもある[5,6]。脳循環改善薬の脳血流増加作用により最も期待される効果は自覚症状の改善であるが，二次的な脳代謝改善作用を持つものもあり，このため精神症状の改善が期待される薬剤も多い。

脳循環改善薬のプラセボとの二重盲検比較試験における脳梗塞後の抑うつに対する改善率は，dihydroergotoxine mesilate，nilvadipine では10〜17%であったのに対し，bencyclane，cinnarizin，tocopherol nicotinate では47〜67%と，プラセボに比し有意に高く，さらに後者の群では，頭痛，頭重感，めまいなどの自覚症状に対し，58〜75%といった高い改善率を認めた[7-12]。その他の薬剤についても，既存の同効薬との比較試験で改善率に有意差が無いことで，脳梗塞後遺症の諸症状に対する承認を認められた。抗うつ薬との比較試験が存在しないため単純な比較はできないが，これら脳循環改善薬のVDに対する有効性は，抗うつ薬に比べると若干劣っているものの，抗うつ薬が無効な症例に対しては試してみる価値はあるものと思われる。

また，これら多くの脳循環改善薬の改善率が8〜12週でプラトーに達すると言われていることから[11]，それ以上の期間が過ぎても精神症状に改善が認められない場合は，他の脳循環改善薬，もしくは向精神薬への変更が必要であろう。

ちなみに，脳代謝改善薬は神経伝達機能改善作用を持つ薬剤で，amantadine hydrochloride，aniracetam，lisuride 等（後2つは現在生産中止）が含まれる。これら薬剤の持つドパミン系賦活作用，アセチルコリン系機能調節作用が，脳梗塞後に認められる精神症状に有効であるとされてい

る。さらに一般に三環系抗うつ薬で認められるような，抗コリン作用，抗ヒスタミン作用を持たないため，副作用による更なるADL（日常生活動作）の低下の心配が少ないとされている[14,15]。

以上，脳循環代謝改善薬のVD，脳梗塞後遺症に対する有効性を述べたが，近年，これら脳循環改善薬の再評価試験を厚生労働省が指示し，抗痴呆作用がないとの理由で，脳梗塞後遺症の周辺症状に対して有効であるものも，その承認を取り消されたり，適応が制限されるといった結果となり[13]，現在使用できる脳循環代謝改善薬の数は限られている。

結　論

近年，多くの脳循環代謝改善薬が，厚生労働省からプラセボを対象とする二重盲検比較再評価試験を指示され，抗痴呆作用がないとの理由で，その承認を取り消されたり，適応が制限されるといった結果となった。このため，現在使用できる脳循環代謝改善薬は限られてしまったが，身体症状を強く訴える脳梗塞後の症例や抗うつ薬が無効もしくは副作用で抗うつ薬が使いづらいVD症例に対しては，脳循環代謝改善薬は有効であり，投与を試みる価値があるだろう。

文　献

1) 有井孝子，片山泰朗：脳血管障害後の抑うつ状態の治療―内科の立場から．Clinical Pharmacotherapy, 5：220-225, 1999.
2) 遠藤太郎，染矢俊幸：そこが知りたい　薬物療法Q&A．臨床精神薬理, 6：231-232, 2003.（本書Q38に再掲）
3) Figiel, G. S., Krishnan, K. R., Breitner, J. C. et al.: Radiologic correlates of antidepressant-induced delirium: the possible significance of basal-ganglia lesions. J. Neuropsychiatry Clin. Neurosci., 1：188-190, 1989.
4) Fujikawa, T., Yokota, N., Muraoka, M. et al.: Response of patients with major depression and silent cerebral infarction to antidepressant drug therapy, with emphasis on central nervous system adverse reactions. Stroke, 27：2040-2042, 1996.
5) 平井俊策：脳梗塞後遺症の薬物療法の指針．脳梗塞後遺症の薬物療法指針―最小の薬剤で最大の効果をあげるために. pp.21-35, ヴァンメディカル，東京, 1998.
6) 平井俊策：抗痴呆薬の歴史と分類．臨床精神医学講座　第14巻　精神科薬物療法（松下正明総編集），pp. 315-312, 中山書店，東京, 1999.
7) 稲垣義明，木下安弘，小川道一他：dl-α-Tocopheryl nicotinate（Juvela Nicotinate）の各種循環器疾患諸症状に対する臨床治験―二重盲検群間比較法および心・脈管力学的考察．診断と治療, 65：929-944, 1977.
8) 木原武士，下濱　俊：脳代謝改善薬，脳循環改善薬とその作用機序．臨床精神医学講座　第14巻　精神科薬物療法（松下正明総編集），pp.313-321, 中山書店，東京, 1999.
9) 小玉隆一，本間　威，長谷川重雄他：Bencyclaneの脳血管障害に対する薬効評価―Cinnarizin, Placeboを対照とした多施設二重盲検試験．臨床評価, 3：329-355, 1975.
10) 大友栄一，東儀英夫，小暮久也他：慢性期脳血管障害に対するニルバジピン（FK235）の臨床評価―多施設共同研究，用量検索二重盲検試験．臨床医薬, 7：103-127, 1991.
11) 大友栄一：主な脳循環代謝改善薬，脳卒中後遺症の最新知見．pp.144-157, 医薬ジャーナル社，大阪, 1997.
12) Pohjasvaara, T., Leppavuori, A., Siira, I. et al.: Frequency and clinical determinants of post-stroke depression. Stroke, 29：2311-2317, 1998.
13) 棚橋紀夫，福内靖男：脳循環代謝改善薬．綜合臨牀, 42：3102-3105, 1993.
14) 山口啓二，福内靖男：脳血管障害慢性期の薬物療法の適応と問題点，2）脳循環改善薬．Clinical Pharmacotherapy, 5：41-45, 1999.
15) 吉川政巳，平井俊策，大池弥三郎他：脳血管障害に対するHydergineの効果―二重盲検法による検討．医学のあゆみ, 100：836-845, 1977.

（遠藤太郎，染矢俊幸）

Question 124 メラトニンは睡眠障害ないしは精神疾患に有効か？

A メラトニン（N-acetyl-5-methoxy-tryptamine）の種々の疾患に対する作用や老化を防止する効果に関して，相次いで一般向けの本[2,13,15]がベストセラーとなり，わが国のマスメディアにも取り上げられたことは記憶に新しい。米国において，メラトニンはFood & Drug Administration（FDA）による規制をうけない「健康補助食品」として入手可能であること，つまり，医薬品として正式に認可されておらず，効果や副作用の検討がなされないまま，安易に使用することを危惧する声もある[8]。

メラトニンは松果体で産生されるホルモンであり，その分泌パターンには日内変動がみられ，内因性計時機構の制御をうけていると考えられるが，その血中濃度は夜間に頂値を示し，光に暴露することによって分泌が抑制される[9]。それゆえ，メラトニンは"darkness hormone"ともよばれている。

1980年代にいくつかの研究グループによってメラトニンがげっ歯類の内因性生物リズムを同調する作用があることが報告[14]され，メラトニンが内因性計時機構に対して同調因子として働いている可能性が示唆された。このことからメラトニンは概日リズム睡眠障害（例えば睡眠位相後退症候群や時間帯域変化症候群，交替勤務睡眠症候群，非24時間型睡眠覚醒症候群）に対する治療へ応用が可能ではないかと考えられた。また，高齢の不眠症患者のメラトニン分泌が減少していることから，高齢不眠症患者への治療応用も試行された[6]。

高齢不眠症患者に対するメラトニンの効果に関する報告はいくつかあるが，8人の高齢不眠症患者（平均年齢73.6歳）を対象とした二重盲検法による研究では2mgのメラトニンを投与した場合，睡眠潜時が約60分から35〜40分に短縮したという結果であった[7]。12人の高齢不眠症患者（平均年齢76±8歳）を対象とした二重盲検法による別の研究では睡眠効率の上昇，つまり就寝後の総睡眠時間の延長（75±3％→83±4％，$p<0.001$），入眠後の覚醒時間の減少（73±13分→49±14分，$p<0.001$）を認めたが，入眠潜時の短縮は統計学的には有意ではなかった（33±7分→19±5分，$p=0.088$）。

メラトニンの概日リズム睡眠障害に対する効果に関してもいくつかの報告がある[1,4,5,12]。例えば，6人の睡眠位相後退症候群の患者に2mgのメラトニンを投与したところ，平均115分の入眠時刻の前進が認められたという[12]。これはDahlitzらの二重盲検法による研究結果，つまり，5mgのメラトニン投与で入眠時刻が平均82分，覚醒時刻が平均117分前進したとする報告にほぼ一致するものである[4]。また症例報告ではあるが，5mgのメラトニンを23：00または23：30に投与することによって睡眠が自由継続（free-running）していた盲目の患者の睡眠が改善したという報告がある[1,5]。睡眠が自由継続する視覚障害のない患者においても，21：00に3〜6mgのメラトニンを投与することによって睡眠位相が24：00〜8：00の範囲に固定したという報告もある[11]。同様に睡眠が自由継続する視覚障害のない

患者において，より少量のメラトニン（0.5mgを21：00に投与）が睡眠の位相を固定するのに効果があったという報告がある[10]。

精神疾患に対するメラトニンの有効性については，1970年代に経口で1日1,100〜1,600mg，静脈内に1日150〜250mgのメラトニンをうつ病患者6例に投与した報告があるが，気分障害，睡眠障害，体重減少など抑うつ症状が悪化し，関係念慮，幻聴，蠟屈症などの精神病症状も惹起されたという[3]。

結 論

概日リズム睡眠障害や高齢者の不眠症に対して，0.5〜5mgのメラトニンが有効であるという報告が散見される。うつ病患者に150〜1,600mgという大量のメラトニンを投与したという報告があるが，少なくとも，このように大量に投与した場合には精神症状の悪化をきたす可能性がある。

文 献

1) Arendt, J., Aldhous, M., Wright, J. : Synchronization of a disturbed sleep-wake cycle in a blind man by melatonin treatment. Lancet, 1 : 772-773, 1988.
2) Bock, S. J., Boyette, M. : Stay Young the Melatonin Way : The Natural Plan for Better Sex, Better Sleep, Better Health and Longer Life. Dutton, New York, 1995.
3) Carman, J. S., Post, R. M., Buswell, R. et al. : Negative effects of melatonin on depression. Am. J. Psychiatry, 133 : 1181-1186, 1976.
4) Dahlitz, M., Alvarez, B., Vignau, J. et al. : Delayed phase sleep symdrome response to melatonin. Lancet, 337 : 1121-1124, 1991.
5) Folkard, S., Arendt, J., Aldhous, M. et al. : Melatonin stabilises sleep onset time in a blind man without entrainment of cortisol or temperature rhythms. Neurosci. Lett., 113 : 193-198, 1990.
6) Haimov, I., Laudon, M., Zisapal, N. et al. : Sleep disorders and melatonin rhythms in elderly people. Br. Med. J., 309 : 167, 1994.
7) Haimov, I., Lavie, P. : Potential of melatonin replacement therapy in older patients with sleep disorders. Drugs Aging, 7 : 75-78, 1995.
8) Kendler, B. S. : Melatonin : media hype or therapeutic breakthrough? Nurse Pract., 22 : 66-67, 71-72, 77, 1997.
9) Lewy, A. J., Wehr, T. A., Goodwin, F. K. et al. : Light supresses melatonin secretion in humans. Science, 210 : 1267-1269, 1980.
10) McArthur, A. J., Lewy, A. J., Sack, R. L. : Non-24-hour sleep-wake sydrome in a sighted man : circadian rhythm studies and efficacy of melatonin treatment. Sleep, 19 : 544-553, 1996.
11) Nakamura, K., Hashimoto, S., Honma, S. et al. : Daily melatonin intake resets circadian rhythms of a sighted man with non-24-hour sleep-wake syndrome who lacks the nocturnal melatonin rise. Psychiatry Clin. Neurosci., 51 : 121-127, 1997.
12) Oldani, A., Ferini-Strambi, L., Zucconi, M. et al. : Melatonin and delayed sleep phase syndrome : ambulatory polygraphic evalution. Neuroreport, 6 : 132-134, 1994.
13) Pierpaoli, W., Regelson, W. : The Melatonin Miracle : Nature's Age Reversing, Disease Fighting, Sex-Enhancing Hormone. Simon & Schuster, New York, 1995.
14) Redman, J., Armstrong, S., Ng, K. T. : Free-running activity rhythms in the rat : entrainment by melatonin. Science, 219 : 1089-1091, 1983.
15) Reiter, R. J., Robinson, J. : Melatonin : Your Body's Natural Wonder Drug. Bantam Book, New York, 1995.

（下田和孝）

Question 125 Flumazenil はベンゾジアゼピン系薬物依存の症例の離脱症状の軽減に有効か？

A Flumazenil はベンゾジアゼピン（BZD）受容体拮抗薬であり，BZD 系薬物の精神生理学的作用に拮抗し，通常ではBZD 系薬物の過剰摂取による過鎮静の治療などに用いられる[4]。

Flumazenil が BZD 系薬物の離脱症状に及ぼす影響については，いくつかの動物実験および臨床研究に基づく報告がみられる。まず動物実験では，File らが，ラットで chlordiazepoxide の離脱による不安行動が flumazenil の投与によって抑制されたことを報告し，flumazenil が BZD 系薬物の離脱症状を軽減する可能性を示唆している[1]。File らは，さらに実験開始時の不安レベルの異なる BZD 系薬物依存ラットを用いた検討を行い，高不安ラットでは flumazenil の投与によって離脱時の不安行動が有意に減少したのに対し，低不安レベルラットでは flumazenil の投与により不安行動が増強したとの結果から，投与開始時の不安レベルが低いラットでは，flumazenil がむしろ不安惹起作用を示すこと，同様の変化が BZD 依存症例に対しても生ずる可能性があることを示唆している[2]。他に diazepam を長期投与されたマウスで flumazenil 投与が離脱症状を促進したという Pesce らの報告[6]，zolpidem を連用したヒヒで flumazenil 投与が離脱症状を惹起したとの Weerts らの報告[9]もある。

一方，ヒトを対象として，離脱症状の軽減に対する flumazenil の有効性を検討した報告として，Schweizer らは，治療用量の BZD 中断例を対象とした予備的な二重盲検試験の結果，プラセボ静注例 2 名と比較して flumazenil 静注例 4 名では，離脱症状の重症度が約35％減少したと報告している[8]。また Gerra らは，lormetazepam 2 mg を30日間投与された健常被験者36名と lormetazepam 6〜8 mg を服用中の lormetazepam 依存症例18名からなる集団を対象とし flumazenil あるいはプラセボを投与した結果，flumazenil の投与によって，健常被験者・依存症例共に平衡機能や主観的評価，客観的評価上で見られた lormetazepam の効果は見られなくなり，flumazenil 投与によって対象全体で重大な離脱症状は認められなかった[3]と報告している。また Saxon らは，BZD の離脱症状を有する依存症例10名と対照群10名を対象に無作為盲検クロスオーバー方式で flumazenil ないしプラセボを投与し，flumazenil 1 mg を投与した依存症例群で不安や焦燥など88項目からなる自己評価点が有意に減少したことから，flumazenil が離脱症状を軽減する可能性を示唆したが，反対に対照群では flumazenil の投与により自己評価点が悪化した例があったことから，flumazenil の有効性については依存症例群・対照群共に多数例での検討が必要であるとしている[7]。

一方，diazepam 換算で 1 日用量11.2mg の比較的低用量を長期間（平均4.6年）服用している13例を対象とし，二重盲検法で flumazenil あるいはプラセボを投与した Mintzer らの報告によれば，flumazenil の投与によってめまいや神経過敏といった離脱症状が促進され，4 例ではパニック発作が出現した[5]という。この結果から，Mintzer らは，低用量の BZD 系薬物の長期服用症例では，

flumazenil の投与はむしろ離脱症状を促進すると結論している。

このように BZD 系薬物依存の離脱症状の軽減に対する flumazenil の有効性については，臨床研究の結果でも一致が見られず，現段階では一定の結論に至っているとは言いがたい。

結論

BZD 系薬物依存での離脱症状に対する flumazenil の有効性に関しては，いくつかの動物実験や臨床研究の報告があるが，臨床研究の結果，離脱症状の軽減に有効とするものと離脱症状を促進するとする報告が認められる。このため，現段階では flumazenil が BZD 系薬物依存の症例で離脱症状の軽減に有効であるとは断定できない。

文献

1) File, S. E., Baldwin, H. A. : Flumazenil : a possible treatment for benzodiazepine withdrawal anxiety. Lancet, 2 : 106-107, 1987.
2) File, S. E., Hitchcott, P. K. : A theory of benzodiazepine dependence that can explain whether flumazenil will enhance or reverse the phenomena. Psychopharmacology (Berl), 101 : 525-532, 1990.
3) Gerra, G., Giucasto, G., Zaimovic, A. et al. : Intravenous flumazenil following prolonged exposure to lormetazepam in humans : lack of precipitated withdrawal. Int. Clin. Psychopharmacol., 11 : 81-88, 1996.
4) Hoffman, E. J., Warren, E. W. : Flumazenil : a benzodiazepine antagonist. Clin. Pharm., 12 : 641-656 ; quiz 699-701, 1993.
5) Mintzer, M. Z., Stoller, K. B., Griffiths, R. R. : A controlled study of flumazenil-precipitated withdrawal in chronic low-dose benzodiazepine users. Psychopharmacology (Berl), 147 : 200-209, 1999.
6) Pesce, M. E., Acevedo, X., Pinardi, G. et al. : Progesterone modulation of diazepam withdrawal syndrome in mice. Pharmacol. Toxicol., 79 : 331-333, 1996.
7) Saxon, L., Hjemdahl, P., Hiltunen, A. J. et al. : Effects of flumazenil in the treatment of benzodiazepine withdrawal—a double-blind pilot study. Psychopharmacology (Berl), 131:153-160, 1997.
8) Schweizer, E., Rickels, K. : Benzodiazepine dependence and withdrawal : a review of the syndrome and its clinical management. Acta Psychiatr. Scand., 98 (Suppl. 393) : 95-101, 1998.
9) Weerts, E. M., Griffiths, R. R. : Zolpidem self-injection with concurrent physical dependence under conditions of long-term continuous availability in baboons. Behav. Pharmacol., 9 : 285-297, 1998.

〈廣兼元太，下田和孝〉

Question 126 新生児に対して flumazenil は投与可能か？

〈症例〉28歳の女性。出産直前の不眠，不安のために diazepam を投与していたが，出産した新生児が無呼吸となった。

A 妊娠中の母体に diazepam を投与した際，新生児には筋緊張低下，呼吸障害，低体温，中枢神経系の機能低下，吸啜反射の低下による授乳困難などが生じることがある[3]。Flumazenil は1980年代に登場したベンゾジアゼピン受容体拮抗薬であり，ベンゾジアゼピン系薬物の過剰摂取による昏睡や，手術時のベンゾジアゼピン系薬物による鎮静からの覚醒などに用いられるが，上記のような diazepam による副作用として生じる新生児の無呼吸等に対して flumazenil を投与した報告は非常に少ない。

Richard ら[10]は，出産3週前から1日25mgのdiazepam と hydroxyzine（投与量は不明）を投与されていた母親から生まれた新生児について報告している。妊娠38週で生まれた新生児は生後直後から周期的な無呼吸を繰り返し，0.02mg/kg の flumazenil の経静脈的投与が開始され，維持量として 0.05mg/kg/時間で投与された。Flumazenil 投与開始後6時間で無呼吸の再発は認められなくなり，flumazenil 投与は中止された。また，Cone ら[2]によると，分娩直前に diazepam20mg を経静脈的に投与された母親から生まれた新生児に出生直後から無呼吸と筋緊張低下が生じたが，flumazenil 0.01mg/kg/時間の経静脈的投与を6時間継続したところ，無呼吸は改善した。さらにDixon ら[4]は，けいれん発作に対して出産前に総量120mg の diazepam と750mg の phenytoin を投与された母親から生まれた新生児に，0.01mg/kg/時間の flumazenil を投与し，無呼吸の改善をみたため flumazenil の量を漸減し5日後に投与を中止したとしている。いずれの報告でも，flumazenil は母体から移行した diazepam による新生児の無呼吸に有効であり，副作用は報告されていない。

一般に成人では flumazenil 投与による副作用は，不安・落ち着きのなさ・悪心・嘔吐・焦燥など軽度なものであるとされている[5,12]。しかし，ベンゾジアゼピン系薬物と他の薬物，例えば三環系抗うつ薬や抱水クロラールなどのけいれんや不整脈の原因となり得る薬物を大量に摂取していた場合には，けいれん発作[6,9]や不整脈[1,9,11]が出現し，死亡例も報告されている[1,6,11]。これらの副作用発現のメカニズムとして，ベンゾジアゼピン系薬物の作用により抑制されていた他の薬物の副作用が flumazenil により顕在化する可能性が示唆されている。この点からも新生児への flumazenil 投与に先立っては母親の詳細な薬物摂取に関する情報を得ることが必須である。また成人では脳血管系の障害や心疾患の合併例で flumazenil 投与後の死亡例も報告されており[7,8]，新生児についても合併症が存在する場合には投与は慎重に行うべきであろう。

結 論

新生児に対する flumazenil 投与の報告は今回調査した限りでは3例と非常に少ない。いずれも 0.01〜0.05mg/kg/時間の静脈内投与が diazepam により生じた無呼吸に効果があり，投与期間は6時間〜5日であった。投与時点での副作用は報告されていなかったが，新生児への flumazenil 投与についての大規模な研究や，flumazenil 投与後の新生児を長期的に観察した研究はなく，新生児に対する flumazenil の安全性は確立されているとは言い難い。また，成人についての報告から考えると，母親が他の薬物を投与されていた場合や新生児に何らかの合併症が存在する場合には，flumazenil 投与により新生児にけいれんや不整脈が生じる可能性もあり，投与の可否については症例ごとの慎重な検討が必要である。

文 献

1) Burr, W., Sandham, P., Judo, A. : Death after flumazenil. Br. Med. J., 298 : 1713, 1989.
2) Cone, A. M., Nadel, S., Sweeney, B. : Flumazenil reverses diazepam-induced neonatal apnoea and hypotonia. Eur. J. Pediatr., 152 : 458-459, 1993.
3) Cree, J. E., Meyer, J., Hailey, D. M. : Diazepam in Labour : its metabolism and effect on the clinical condition and thermogenesis of the newborn. Br. Med. J., 4 : 251-255, 1993.
4) Dixon, J. C., Speidal, B. D., Dixon, J. J. : Neonatal flumazenil therapy reverses maternal diazepam. Acta Paediatr., 87 : 225-226, 1998.
5) Galletly, D. C., Ure, R., Turley, A. : Flumazenil : a twelve-month survey of use in a New Zealand Public Hospital. Anaesth. Intensive Care, 18 : 229-233, 1990.
6) Haverkos, G. P., DiSalvo, R. P., Imhoff, T. E. : Fatal seizures after flumazenil administration in a patient with mixed overdose. Ann. Pharmacother., 28 : 1347-1349, 1994.
7) Katz, Y., Boulos, M., Singer, P. et al. : Cardiac arrest associated with flumazenil. Br. Med. J., 304 : 1415, 1992.
8) Lim, A. G. : Death after flumazenil. Br. Med. J., 299 : 858-859, 1989.
9) Marchant, B., Wray, R., Leach, A. et al. : Flumazenil causing convulsions and ventricular tachycardia. Br. Med. J., 299 : 860, 1989.
10) Richard, P., Autret, E., Bardol, J. et al. : The use of flumazenil in a neonate. J. Toxicol. Clin. Toxicol., 29 : 137-140, 1991.
11) Short, T. G., Maling, T., Galletly, D. C. : Ventricular arrhythmia precipitated by flumazenil. Br. Med. J., 296 : 1070-1071, 1988.
12) Weinbroum, A. A., Flaishon, R., Sorkine, P. et al. : A risk benefit assessment of flumazenil in the management of benzodiazepine overdose. Drug Saf., 17 : 181-196, 1997.

（森田幸代，下田和孝）

Question 127 うつ病の既往のある患者にβ遮断薬を投与してよいか？

〈症例〉52歳女性。拡張型心筋症のために入院中。3年前にうつ病のため入院し，imipramine の投与を受けたことがある。現在は無投薬で寛解状態。循環器科の担当医は現在，拡張型心筋症による心不全への対症療法としてβ遮断薬の投与を考慮中である。

A

β遮断薬の使用とうつ病との関連を示唆する症例報告として，Waal は propranolol の1日用量120mgを3ヵ月以上服用した症例の約半数に抑うつが生じたことを報告している[7]。また Petrie らは，抑うつが propranolol の内服後に生じ，propranolol の中止によって速やかに改善した3症例について報告し，うつ病の既往がある症例への propranolol の使用は注意が必要であるとしている[5]。

これらの症例報告に対し，前向き調査などの臨床研究では，β遮断薬とうつ病との関連性について否定的な結果を示唆する報告が多い。例えば，Carney らは，胸痛を訴え精査を受けた77名を対象とし，DSM-Ⅲの大うつ病の診断基準を満たす症例の有病率を調査した結果，β遮断薬服用群では21%，他の治療薬を服用中の群では33%と両群で有病率に差はなかったと報告している[2]。また Gerstman らは，propranolol 服用群（704名），他のβ遮断薬服用群（587名），angiotensin 変換酵素阻害薬服用群（976名），Ca拮抗薬服用群（742名），利尿薬服用群（773名）の各群でのうつ病の有病率を調査した結果，年齢と性で補正したβ遮断薬内服による，大うつ病などのうつ病性疾患の相対リスクは0.8であり，他の治療薬と比較してβ遮断薬の服用で抑うつの頻度が増加するわけではないとしている[4]。一方，Saskatchen Prescription Drug Plan という処方薬の記録を用いて，β遮断薬を服用中の症例で抗うつ薬の処方頻度を分析した Thiessen らの報告[6]では，3,218名のβ遮断薬新規服用例のうち抗うつ薬投与を受けていたものは6.4%で，対照群の2.8%と比較して高く，特にβ遮断薬の中でも propranolol 服用群では9.5%と高頻度であったという。この報告[6]は，抗うつ薬の処方頻度がβ遮断薬服用群で有意に高いという結果であるが，交絡因子の考慮が不十分であるといった方法論上の問題点も指摘[8]されている。Bright らは，4,302名のうつ病症例を対象に以前のβ遮断薬の使用を処方薬記録に基づいて調査し，ベンゾジアゼピン系抗不安薬の使用や頻回の受診といった交絡因子も含めて分析した結果，β遮断薬の服用とうつ病との間に関連は認められないと報告している[1]。このように，β遮断薬の服用とうつ病の関連の有無については，否定的な報告が多いものの，一定の結論は得られていない。

なお，β遮断薬には，脂溶性のもの（propranolol）と水溶性のもの（atenolol や nadolol など）があるが，Conant らは，高血圧症例17名を対象に脂溶性の propranolol ないし水溶性の atenolol を服用中の気分や不安など21項目について二重盲検クロスオーバー方式での比較を行い，水溶性の atenolol 服用時の方が propranolol 服用時と比べて副作用が有意に少ないことを報告している[3]。

これに基づいてYudofskyは，もしβ遮断薬がうつ病と関連があるとしても，水溶性のβ遮断薬ではその危険が少ないと推測している[8]。また，うつ病の既往や家族歴を有する症例でのβ遮断薬の使用について，Yudofskyは，必ずしも禁忌ではないが，投与する場合には注意深い症状観察を行い，抑うつ症状が出現した場合には，甲状腺機能低下や物質乱用等，他の原因の有無を評価した上で，薬剤性が考えられればβ遮断薬以外の治療薬への変更やβ遮断薬の中でも中枢神経系副作用が少ないとされる水溶性の薬物への変更を行うことが望ましい[8]としている。

結論

β遮断薬の使用とうつ病の関連性については，一致した結論は得られていない。うつ病の既往や家族歴を有する症例へのβ遮断薬投与は禁忌ではないが，投与する場合は抑うつの出現に注意して症状を観察し，抑うつが出現しそれがβ遮断薬投与によるものと考えられれば，β遮断薬以外の治療薬への変更やβ遮断薬の中でも中枢神経系副作用が少ないとされる水溶性の薬物への変更を行うことが望ましい。

文献

1) Bright, R. A., Everitt, D. E. : Beta-blockers and depression. Evidence against an association. JAMA, 267 : 1783-1787, 1992.
2) Carney, R. M., Rich, M. W., teVelde, A. et al. : Prevalence of major depressive disorder in patients receiving beta-blocker therapy versus other medications. Am. J. Med., 83 : 223-226, 1987.
3) Conant, J., Engler, R., Janowsky, D. et al. : Central nervous system side effects of beta-adrenergic blocking agents with high and low lipid solubility. J. Cardiovasc. Pharmacol., 13 : 656-661, 1989.
4) Gerstman, B. B., Jolson, H. M., Bauer, M. et al. : The incidence of depression in new users of beta-blockers and selected antihypertensives. J. Clin. Epidemiol., 49 : 809-815, 1996.
5) Petrie, W. M., Maffucci, R. J., Woolsey, R. L. : Propranolol and depression. Am. J. Psychiatry, 139 : 92-94, 1982.
6) Thiessen, B. Q., Wallace, S. M., Blackburn, J. L. et al. : Increased prescribing of antidepressants subsequent to beta-blocker therapy. Arch. Intern. Med., 150 : 2286-2290, 1990.
7) Waal, H. J. : Propranolol-induced depression. Br. Med. J., 2 : 50, 1967.
8) Yudofsky, S. C. : Beta-blockers and depression. The clinician's dilemma. JAMA, 267 : 1826-1827, 1992.

（廣兼元太，下田和孝）

Question 128 カルシウムチャンネル拮抗薬の服用によって，うつ病が誘発されるか？

〈症例〉62歳，男性。狭心症治療のため nifedipine 10mg の投与が開始された1週間後，抑うつ気分，興味の減退が出現した。

A カルシウムチャンネル拮抗薬は狭心症，高血圧，不整脈などの治療に広く用いられている[4]が，このうち nifedipine, flunarizine, cinnarizine の投与に関連してうつ病が出現したという症例報告が認められる。Nifedipine 投与に関連してうつ病を発症した4症例の報告[3]を見ると，このうち1例目は感情障害の既往のない62歳男性で，狭心症の悪化に対し nifedipine 10mg が開始されて1週間後に，抑うつ気分，興味・活動性の低下，食思不振，早朝覚醒，希死念慮，さらに重度の精神運動制止が出現した。症状の持続期間を除き DSM-Ⅲ の大うつ病の基準を満たしたが，nifedipine を中止した当日から抑うつ気分は改善し，中止して1週間後には正常気分に回復した[3]。2例目の57歳男性では，狭心症で nifedipine 10mg が開始された2日後から興味・活動性の減退，食思不振，中途覚醒を認める重度の抑うつ状態となり，nifedipine を中止したところ約1週間でほぼ正常気分に回復した。3例目の62歳男性では狭心症の悪化に対して nifedipine の服用が開始された後から，希死念慮を伴ううつ状態が出現し，精神科通院にかかわらず約1ヵ月持続したため，入院治療を必要とした。この症例では nifedipine を中止したところ約2週間でうつ状態は改善したという。4例目は，30年にわたり繰り返す大うつ病エピソードの治療歴をもつ76歳女性で，狭心症に対して nifedipine 20mg を開始したところ8年ぶりにうつ病が再発し，以前有効であった治療濃度域（50～100ng/ml）の nortriptyline も無効であった。しかし nifedipine を中止したところ3日で改善が見られ，3週間でほぼ回復したという[3]。これら4例は何れも，うつ病が nifedipine 開始後1週間以内に発症し，中止後1週間以内に改善が見られた点で共通している[3]。また Eccleston らは，うつ病で40年の治療歴をもつ67歳女性で，うつ病の再発後まもなく高血圧に対して nifedipine 40mg が開始され，以後3年間にわたって種々の抗うつ薬や電気けいれん療法に反応しないうつ状態が持続した症例を報告している[2]。Nifedipine の減量・中止後2日で改善し，2週間で正常気分となったという[2]。同様に Lyndon らは，うつ病の既往や家族歴のない66歳男性が，nifedipine 20mg による1ヵ月の降圧治療の後，焦燥，貧困妄想を伴う重症うつ病（ハミルトン評価尺度で39点）が2ヵ月持続したが，nifedipine 中止後48時間で改善が見られ，中止1週間後にはハミルトン評価尺度で10点と軽快したことを報告[5]しており，nifedipine の副作用としてうつ病が起こる可能性に注意するべきであるとしている[5]。Flunarizine に関しては，Chouza らは flunarizine 10～40（平均22.9）mg を3週間～15ヵ月内服中の平均年齢64.7歳の12名（男性4名，女性8名）を観察し，軽症4名，中等症6名，重症1名，計11名でうつ状態が出現し

たと報告している[1]。これら以外のカルシウムチャンネル拮抗薬に関しては，cinnarizine の服用開始後11日から，抑うつとパーキンソン症状，アカシジアが認められた25歳の症例の報告がある[6]。

このように，カルシウムチャンネル拮抗薬のうち nifedipine，flunarizine，cinnarizine では，服用後比較的早期にうつ病を発症した症例の報告があり，重症例や治療抵抗性のものも含まれることから，高血圧や狭心症を合併してカルシウムチャンネル拮抗薬を服用中の症例では注意が必要であると考えられる。

結論

カルシウムチャンネル拮抗薬のうち nifedipine，flunarizine，cinnarizine では，服用後比較的早期にうつ病を発症した症例があり，一部には重症例や治療抵抗性のものも含まれ，カルシウムチャンネル拮抗薬を中止したところ早期に改善したという報告がある。このためカルシウムチャンネル拮抗薬を服用中の患者でうつ病・うつ状態が認められた場合，中止や上記以外の薬物への変薬を考慮する必要があろう。

文献

1) Chouza, C., Scaramelli, A., Caamano, J. L. et al.: Parkinsonism, tardive dyskinesia, akathisia, and depression induced by flunarizine. Lancet, 1: 1303-1304, 1986.
2) Eccleston, D., Cole, A. J.: Calcium-channel blockade and depressive illness. Br. J. Psychiatry, 156: 889-891, 1990.
3) Hullett, F. J., Potkin, S. G., Levy, A. B. et al.: Depression associated with nifedipine-induced calcium channel blockade. Am. J. Psychiatry, 145: 1277-1279, 1988.
4) Lewis, J. G.: Adverse reactions to calcium antagonists. Drugs, 25: 196-222, 1983.
5) Lyndon, R. W., Johnson, G., McKeough, G.: Nifedipine-induced depression. Br. J. Psychiatry, 159: 447-448, 1991.
6) Stucchi-Portocarrero, S., Vega-Dienstmaier, J. M., Saavedra, J. E. et al.: [Akathisia, parkinsonism and depression induced by cinnarizine: a case report]. Rev. Neurol., 28: 876-878, 1999.

（廣兼元太，下田和孝）

Question 129 プロトンポンプ阻害薬の服用によって，うつ病が誘発されるか？

〈症例〉うつ病の既往を有する58歳女性。胃潰瘍に対し lansoprazole 40mg が開始されて数日後より抑うつ症状が出現し，lansoprazole を中止したところ抑うつ症状は改善した。

A Omeprazole，lansoprazole，pantoprazole といったプロトンポンプ阻害薬は，壁細胞の H(+)-K(+)-ATPase の阻害を介して胃酸分泌を抑制する作用をもち，消化性潰瘍などの治療にヒスタミン H_2 受容体阻害薬と並んで広く用いられている[4]。これらプロトンポンプ阻害薬の副作用はいずれも類似しており，主に下痢，嘔気，腹痛，頭痛などが知られている[2]。プロトンポンプ阻害薬の服用に関連して生じるうつ病などの精神症状については，lansoprazole について調査の結果が報告されている。まず，Colin-Jones は lansoprazole 7.5～60mg（最頻値は30mg）を服用中の4,749例を対象とする副作用報告をまとめた結果，下痢，腹痛，嘔気，便秘などの消化器系副作用が430例（9％）で認められ，次いで頭痛，めまいといった中枢神経系副作用が282例（6％）で認められたが，抑うつや不安といった精神症状が認められたのは8例（0.17％）のみと低頻度であったと報告している[3]。この報告[3]では，いずれも重篤な副作用は認められなかったとしているが，抑うつや不安を生じた8例での lansoprazole の用量や服用期間，精神症状の詳細は記載されていない。また Leufkens らは，lansoprasole 30～60mg を平均98日間服用中の5,669例を対象とした prospective な追跡調査の結果，副作用は頻度が高いものから順に，頭痛4.7％，下痢3.2％，腹痛2.2％，咽頭炎1.8％，嘔気1.4％などで，精神症状では抑うつ0.2％，不安0.2％が低頻度ながら認められたことを報告している[5]。なお Leufkens らの報告[5]では，対象のうち不眠や不安に対して向精神薬を服用中の者が精神疾患合併例として721例（17.1％）含まれていたが，精神疾患合併の副作用出現のオッズ比は0.7であり，精神疾患の合併する群で副作用の出現頻度はむしろ低い傾向にあった[5]。Lansoprazole 以外のプロトンポンプ阻害薬では，omeprazole で治療中の患者の1％以下で抑うつを含む精神症状が出現したという Archambault らの報告[1]がある。現時点では，これら以外のプロトンポンプ阻害薬の投与に関連した抑うつの出現についての報告は認められない。

結 論

Lansoprazole や omeprazole では，0.2～1％以下とごく低頻度ながら，これらの服用に関連して抑うつが出現したという報告があり，プロトンポンプ阻害薬によって抑うつが生ずる可能性は否定できない。現時点ではプロトンポンプ阻害薬の用量や服用期間と精神症状発現との関連については不明である。

文 献

1) Archambault, A. P., Pare, P., Bailey, R. J. et al.: Omeprazole (20mg daily) versus cimetidine (1200

mg daily) in duodenal ulcer healing and pain relief. Gastroenterology, 94 : 1130-1134, 1988.
2) Arnold, R. : Safety of proton pump inhibitors—an overview. Aliment. Pharmacol. Ther., 8 (Suppl. 1) : 65-70, 1994.
3) Colin-Jones, D. G. : Safety of lansoprazole. Aliment. Pharmacol. Ther., 7 (Suppl. 1) : 56-60, 1993.
4) Fellenius, E., Berglindh, T., Sachs, G. et al. : Substituted benzimidazoles inhibit gastric acid secretion by blocking H(+)-K(+)-ATPase. Nature, 290 (5802) : 159-161, 1981.
5) Leufkens, H., Claessens, A., Heerdink, E. et al. : A prospective follow-up study of 5669 users of lansoprazole in daily practice. Aliment. Pharmacol. Ther., 11 : 887-897, 1997.

（廣兼元太，下田和孝）

Question 130 痴呆を有する患者に非ステロイド系消炎鎮痛薬（NSAID）を投与してよいか？

A 高血圧に罹患している65歳から74歳の2,651名を対象にPaired Association Learning Test（PALT）を用いて認知機能を調査した研究では、非ステロイド系消炎鎮痛薬（NSAID）と認知機能との間に有意な関係は認められなかった[8]。また65歳以上の1,310名を対象とし、無投薬群（n＝117）、NSAID投与群（n＝110）、aspirin投与群（n＝151）、対照群（n＝932）で、Mini-Mental State Examination（MMSE）を用いて認知機能を調査した研究でも同様に有意な関係は認められなかった[5]。また関節炎に罹患している12名の高齢者（平均70.1歳）を対象に3週間naproxen 750mgを投与し、投与前後でWechsler Adult Intelligence Scale（WAIS）を用いて認知機能を調べた研究では2名が注意、記憶の項目で低下が見られたが、統計的に有意なものではなかった[12]。

一方、無作為に抽出した65歳以上の2,087名で単語の復唱を使用して記憶機能を評価した研究では、NSAIDの高用量投与は記憶障害の危険因子であることが示されている[11]。

NSAIDとAlzheimer's disease（AD）との関連についてはいくつかの総説がある[2,6]。RogersらはMMSEスコアが16点以上のAD患者28名をindomethacin（100～150mg）投与群（n＝14）とプラセボ群（n＝14）に分類し、6ヵ月後MMSE、Alzheimer Disease Assessment Scale（ADAS）、Boston Naming Test（BNT）、Token Test（TK）を使用し評価した[10]。Indomethacin投与群では認知機能の低下が有意に低かった（p＜0.003）[10]。Broeらは75歳以上の高齢者536名（平均81歳）を無作為に抽出し、これらをaspirin投与群、NSAID投与群、対照群に分類し比較したところ、ADの罹患率はaspirin投与群で16%（対照群28%）、NSAID投与群で8%（対照群28%）と有意に低い値が得られた。一方、脳血管性痴呆やその他の痴呆の罹患率はaspirin投与群、NSAID投与群、対照群で有意差を認めなかった[1]。またRichらは210名のAD患者を、NSAIDを毎日投与されていた群（n＝32）およびNSAID未投与群（n＝177）に分類し、それぞれの痴呆症状について1年間観察した。その結果、NSAID未投与群に比べNSAID投与群では、空間認知（p＝0.0002）、流暢な会話（p＝0.038）、見当識（p＝0.004）の項目についての症状の発現が有意に少なかったとし、NSAIDはADの進行を遅らせる効果があるという可能性を示唆している[9]。

これらの他にもNSAIDがADの進行に防御的な役割を果たしている可能性を示唆している疫学的研究は多数報告されており、このことからADに炎症が関与しているという仮説もある[2,6,7]。Mackenzieらはリウマチ様関節炎（RA）や骨関節症（OA）に罹患しており少なくとも1年以上NSAIDの投与歴のある群（n＝32、77±7歳、RA＝13人、OA＝19人）と、RA・OAいずれもなくNSAIDを投与されていない群（n＝34、77±6歳）に分類し、死後脳を比較検討した。両群で59%の患者に老人斑（SP）を認め、また神経線維の病理もほとんど類似していた。また、マイクログリアの活動に関しては、SPの見られたNSAID投与群は対照群に

比して，活動性マイクログリアが有意に少なく，またSPを伴わないNSAID投与群でも対照群に比べてマイクログリアの活動が有意に少なかった。これらのことからNSAIDがADに対して防御的効果を持つという機序はマイクログリアの活動性が抑制されることによることが示唆される[4]。しかし，マイクログリアを介した機序に否定的な報告もある[3]。

結論

健常高齢者においてのNSAIDの認知機能への影響に関する結論は得られていない。疫学的にNSAIDがADの進行を遅らせるという報告は多く存在するが，ADに対するNSAIDの使用方法についての具体的な研究はなされていない。ADの進行を遅らせる目的でNSAIDを投与する場合の消化器系や中枢神経系副作用についての詳細な報告はなく，現段階では痴呆に対するNSAID投与は慎重に行う必要があろう。

文献

1) Broe, G. A., Grayson, D. A., Creasey, H. M. et al. : Anti-inflammatory drugs protect against Alzheimer disease at low doses. Arch. Neurol., 57 : 1586–1591, 2000.
2) Flynn, B. L., Theesen, K. A. : Pharmacologic management of Alzheimer disease part III : nonsteroidal antiinflammatory drugs—emerging protective evidence? Ann. Pharmacother., 33 : 840–849, 1999.
3) Halliday, G. M., Shepherd, C. E., McCann, H. et al. : Effect of anti-inflammatory medications on neuropathological findings in Alzheimer disease. Arch. Neurol., 57 : 831–836, 2000.
4) Mackenzie, I. R., Munoz, D. G. : Nonsteroidal anti-inflammatory drug use and Alzheimer-type pathology in aging. Neurology, 50 : 986–990, 1998.
5) May, F. E., Moore, M. T., Stewart, R. B. et al. : Lack of association of nonsteroidal anti-inflammatory drug use and cognitive decline in the elderly. Gerontology, 38 : 275–279, 1992.
6) McGeer, P. L., Schulzer, M., McGeer, E. G. : Arthritis and anti-inflammatory agents as possible protective factors for Alzheimer's disease : a review of 17 epidemiologic studies. Neurology, 47 : 425–432, 1996.
7) O'Banion, M. K., Finch, C. E. : Inflammatory mechanisms and anti-inflammatory therapy in Alzheimer's disease. Neurobiol. Aging, 17 : 669–671, 1996.
8) Prince, M., Rabe-Hesketh, S., Brennan, P. : Do antiarthritic drugs decrease the risk for cognitive decline? An analysis based on data from the MRC treatment trial of hypertension in older adults. Neurology, 50 : 374–379, 1998.
9) Rich, J. B., Rasmusson, D. X., Folstein, M. F. et al. : Nonsteroidal anti-inflammatory drugs in Alzheimer's disease. Neurology, 45 : 51–55, 1995.
10) Rogers, J., Kirby, L. C., Hempelman, S. R. et al. : Clinical trial of indomethacin in Alzheimer's disease. Neurology, 43 : 1609–1611, 1993.
11) Saag, K. G., Rubenstein, L. M., Chrischilles, E. A. et al. : Nonsteroidal antiinflammatory drugs and cognitive decline in the elderly. J. Rheumatol., 22 : 2142–2147, 1995.
12) Wysenbeek, A. J., Klein, Z., Nakar, S. et al. : Assessment of cognitive function in elderly patients treated with naproxen. A prospective study. Clin. Exp. Rheumatol., 6 : 399–400, 1988.

〔北野雅史，下田和孝〕

Question 131 Propranololによって精神病状態が誘発されることがあるか？

A Propranololは高血圧，狭心症，不整脈などの循環器疾患の治療薬として使用される非選択性のβ遮断薬である。Propranololは脂溶性が非常に高いため，血液脳関門を容易に通過し，中枢を介した交感神経抑制作用も有する薬剤である[7]。この中枢神経系への作用により，機序は明らかではないが，propranololを始めとするβ遮断薬は，不安障害（パニック障害，社会恐怖，PTSDなど）の治療に有効であり，統合失調症，精神発達遅滞，痴呆性疾患や外傷などによる脳器質性障害の焦燥感や攻撃性などの症状改善にも有効であるとの報告がある[7]。

Propranolol投与により，降圧効果等による脳血流減少に伴い，意識レベルの低下が出現することがあるが，これらとは無関係に精神状態に生じる副作用として，睡眠障害，抑うつ症状のほか，精神病状態，せん妄，悪夢，焦燥がpropranolol服用開始後または増量後，数日以内に出現することがある[3]。これらの副作用は，何らかの精神障害の既往を持つ患者，甲状腺機能亢進症の患者，脳梗塞など脳に器質的な障害のある患者に対して，高用量のpropranolol（500mg/日以上）を投与した際に生じる危険が高いとされている[3]が，低用量のpropranolol（160mg/日以下）をこれらの危険因子を持たない患者に投与した際に，精神病状態が出現したとの報告もある[4,6]。Gershonらは，21歳の健康な女性にpropranolol（40mg/日）を単独投与したところ，投与3日目で悪夢を体験し，160mg/日投与7日目より，幻聴，被害妄想が出現した症例を報告している[4]。またParkerは，狭心症に対しpropranololを160mg/日投与されていた63歳男性に対し，240mg/日に増量したところ2日後に不穏，興奮状態となり，160mg/日に減量したところ，これらの症状が消失した症例を報告している[6]。いずれの報告でも精神病状態は可逆性であり，propranololを減量または中止すれば24時間以内に改善すると報告している。またChenらは低用量（30〜60mg/日）のpropranolol服用により，服用開始から1週間以内に幻覚，妄想を伴ったせん妄を生じた症例を報告しているが，propranololは，血中では90％以上がアルブミンと結合しているため，肝障害などでアルブミンが3.5mg/dl以下の患者で精神症状が出現しやすく，また投与期間の長さより，1日の投与量が多くなるほど精神症状出現の危険性が高いと報告している[2]。

また逆に，長期にわたりpropranololを服用している患者で，減量または中止した際に精神病状態が誘発されるとの報告もある[5]。Goldenはpropranolol服薬中断後，精神病状態となり，propranolol再開後に，それらの症状が消失した症例を報告している[5]。この症例では，精神病の既往歴がなく，数週間以上propranololをそれぞれ160mg/日内服していた68歳女性および，80mg/日服用していた52歳男性がともに服薬中止後，被害妄想，幻聴，幻視などを伴った精神病状態となり，68歳女性ではpropranolol再開9日後，52歳男性では12時間後に精神病状態は消失したと報告されている[5]。Propranolol中止後に精神症状が出現することの原因としては，propranololを長期投与

されたラットの大脳皮質では，βアドレナリン受容体が増加することが確認されており，またpropranolol 中止後24時間以内に propranolol は血中から消失するが，少なくとも2日間はβアドレナリン受容体の増加は消失しないとされている[1]。Golden は，精神症状出現の機序として，突然の propranolol 中止は脳内βアドレナリン受容体のカテコールアミンに対する感度を上昇させ，結果的に脳内のノルアドレナリンの活動性が過剰な状態となるためと考察し，propranolol を中断する際には，慎重に減量すべきであると報告している[5]。

結論

Propranolol は，脂溶性の非常に高いβ遮断薬であり，中枢神経への作用も有しており不安軽減作用の有用性が認められる反面，副作用として精神病状態を引き起こすという報告がある。Propranolol 服用開始直後，増量直後だけでなく，propranolol 中止直後に，妄想，幻覚，不穏，興奮などの精神病状態を惹起されることがあり，propranolol 処方に際しては，脳器質性疾患・甲状腺機能障害・精神疾患の既往のある症例に対する高用量の propranolol 投与や propranolol の急な中断などには関して注意が必要である。

文献

1) Ararons, R. D., Nies, A. S., Gal, J. et al. : Elevation of β-adrenergic receptor density in human lymphocytes after propranolol administration. J. Clin. Invest., 65 : 949–959, 1980.
2) Chen, W. H., Liu, J. S., Chang, Y. Y. : Low dose propranolol-indced derilium : 3 case report and a review of literature. Kaohsiung J. Med. Sci., 10 : 40–47, 1994.
3) Fraser, H. S., Carr, A. C. : Propranolol psychosis. Br. J. Psychiatry, 129 : 508–509, 1976.
4) Gershon, E. S., Golden, R. E., Moss, A. J. et al. : Psychosis with ordinary doses of propranolol. Ann. Intern. Med., 90 : 938–939, 1979.
5) Golden, R. N. : Psychoses associated with propranolol withdrawal. Biol. Psychiatry, 25 : 351–354, 1989.
6) Parker, W. A. : Propranolol-induced depression and psychosis. Clin. Pham., 4 : 214–218, 1985.
7) 谷川真道, 小渡 敬, 金城みづえ他：Propranololの併用により焦燥感や攻撃性および暴力行為が軽減した慢性統合失調症の2症例. 精神医学, 43 : 299–306, 2001.

（上田幹人，下田和孝）

Question 132 睡眠障害とセントジョーンズワート（St. John's Wort）とは関連があるか？

〈症例〉抗うつ薬（amitriptyline, paroxetine），抗不安薬（alprazolam），睡眠導入薬（flunitrazepam）を服用中のうつ病患者が，セントジョーンズワート服用後に抑うつ症状は改善したが，睡眠障害が持続していると訴えて来院した。

A　セントジョーンズワート（SJW：学名 *Hypericum perforatum*）は，オトギリソウ科の多年草であり，抗炎症作用や癒しの効果を持つハーブとしてギリシャ・ローマ時代より服用されており，現在も抽出物の錠剤が，不安，うつ症状，睡眠障害の改善を目的に用いられている[10]。SJWは，その主要成分の1つであるhypericin類の含有量を0.3%として規格化された抽出物がよく用いられており，ヨーロッパ諸国では医薬品として，アメリカでは栄養補助食品として扱われているが，日本では規制がなく，健康食品として販売されている[9,10]。そのため，今回の症例のように，病院で薬物を処方されている患者が，自己判断でSJWを摂取する場合や，SJWをすでに内服中の人が受診し，抗うつ薬等の処方を受ける可能性があると考えられる。

SJWの抗うつ効果に関しては，軽症から中等症のうつ病に対しては，三環系抗うつ薬とほぼ同等の有効性を認め，副作用は三環系抗うつ薬より少ないとの報告が多い[3,10]。SJWの抗うつ効果の有効成分としては，hyperforinが注目されており，セロトニン，ノルアドレナリン，ドパミンの再取り込み阻害効果や，GABA受容体，グルタミン酸受容体への効果等を有するとされるが，その作用機序は分かっていない[2]。

一方で，SJWと他の薬物との相互作用についての報告も近年増加しつつある。SJWは，チトクロームP450（CYP）に対しては，CYP1A2やCYP3A4の酵素誘導作用を持ち[8]，これらの酵素により代謝される薬物をSJWと併用した場合，血漿中濃度を減少させ効果を減弱させる可能性がある[9]。CYP3A4で代謝を受けるindinavir, digoxin, cyclosporine, 経口避妊薬や，CYP3A4およびCYP1A2で代謝されるwarfarin，主にCYP1A2で代謝されるtheophyllineに関しては，SJWとの併用により血漿中濃度の低下または効果の減弱が認められたとの報告がある[3,9]。

SJWと向精神薬の相互作用についての報告は現時点では少ないものの，向精神薬はCYPにより代謝される薬物が多いため，SJWとの併用により薬物動態学的相互作用を受ける可能性や，抗うつ効果を持つSJWとの薬力学的相互作用を受ける可能性があると考えられる[10]。Amitriptylineに関しては，12名のうつ病患者において，amitriptyline 150mg/日を12〜14日間単独投与後と，SJW 900mg/日とamitriptyline 150mg/日を14〜16日間併用した場合の，amitriptyline, nortriptylineの血漿中濃度を比較したところ，SJW併用時における血漿中濃度はそれぞれ，約22%，約41%低下したとの報告がある[5]。Alprazolamに関しては，7名の健常者において，SJW 900mg/日を3

日間投与前後で，alprazolam の血漿中濃度推移を比較したところ有意差を認めなかったとの報告がある[6]。しかし，その一方で長期間 SJW を併用した場合，慢性的な SJW 投与が alprazolam の代謝に及ぼす効果については，今後調査が必要であると考えられている[10]。Flunitrazepam の代謝には，CYP3A4 が関与することが示唆されている[4]が，SJW の相互作用についての報告はない。今回の症例では，SJW と amitriptyline，alprazolam，flunitrazepam が併用されており，CYP3A4 誘導作用を持つ SJW との併用により，これらの代謝が促進された結果，効果が減弱し，睡眠障害が生じた可能性があると考えられる。

また，SJW 自体の副作用として不眠が生じる可能性もある[1]。SJW の副作用としての不眠の出現率は高くなく，嘔気，下痢等の腹部症状や，倦怠感，めまい，口渇等の症状が一般的であるとされる[3]。しかし，アメリカで行われた43名の SJW 服用者に対する調査では，副作用として10名に不眠が出現したとの報告もある[1]。また，70歳女性のうつ病患者が，SJW を300mg/日服用したところ，2週間後に躁転し，不眠，早朝覚醒が認められるようになったとの報告がある[7]。

結　論

SJW は CYP1A2，CYP3A4 等に対して酵素誘導作用を持つため，向精神薬と併用した場合，向精神薬の血漿中濃度低下または効果減弱を引き起こし，睡眠障害を生じさせる可能性がある。また頻度は明らかではないが，SJW の副作用として，不眠，躁転による不眠，早朝覚醒があり，睡眠障害を生じさせる可能性がある。

文　献

1) Beckman, S. E., Sommi, R. W., Switzer, J. : Consumer use of St. John's wort : a survey on effectiveness, safety and tolerability. Pharmacotherapy, 20 : 568-574, 2000.
2) Butterweck, V. : Mechanism of action of St. John's wort in depression : what is known? CNS Drugs, 17 : 539-562, 2003.
3) Greeson, J. M., Sanford, B., Monti, D. A. : St. John's wort : a review of the current pharmacological, toxicological, and clinical literature. Psychopharmacology (Berl), 153 : 402-414, 2001.
4) Hesse, L. M., Venkatakrishnan, K., von Moltke, L. L. et al. : CYP3A4 is the major CYP isoform mediating the in vitro hydroxylation and demethylation of flunitrazepam. Drug Metab. Dispos., 29 : 133-140, 2001.
5) Johne, A., Schmider, J., Brockmoller, J. et al. : Decreased plasma levels of amitriptyline and its metabolites on comedication with an extract from St. John's wort. J. Clin. Psychopharmacol., 22 : 46-54, 2002.
6) Markowitz, J. S., DeVane, C. L., Boulton, D. W. et al. : Effect of St. John's wort on cytochrome P 450 2D6 and 3A4 activity in healthy volunteers. Life Sci., 66 : PL133-139, 2000.
7) Moses, E. L., Mallinger, A. G. : St. John's wort : three cases of possible mania induction. J. Clin. Psychopharmacol., 20 : 115-117, 2000.
8) Nahrstedt, A., Butterweck, V. : Biologically active and other chemical constituents of the herb of Hypericum perforatum L. Pharmacopsychiatry, 30 : 129-134, 1997.
9) 澤田康文：セントジョーンズワートが関係した相互作用．月刊薬事, 43：560-577, 2001.
10) 志村二三夫：セントジョーンズワートと抗うつ作用．薬局, 52：1083-1091, 2001.

（上田幹人，森田幸代，下田和孝）

相互作用・併用

Question 133 コーヒー，茶，コーラなどの caffeine を含んだ飲料で抗精神病薬・抗うつ薬を服用した場合，相互作用を考慮すべきか？

〈症例〉うつ病の治療のために clomipramine を投与されている男性患者。1日約1,500mlのコーラを飲用しており，clomipramine もコーラで服用しているという。

A コーヒーまたは茶と抗精神病薬（fluphenazine, haloperidol）の液剤を混合した場合，沈殿物を生じ，その沈殿物の中に抗精神病薬の成分が含まれること，また，このような沈殿は各液剤に塩酸 caffeine を加えた場合には認められなかったと報告されている[11]。また，chlorpromazine の場合はコーヒーよりも茶の方が沈殿率が高いとされている[6]。Lasswell らの報告では chlorpromazine, haloperidol, prochlorperazine, amitriptyline, imipramine の茶，コーヒーによる沈殿率を検討しているが，やはり前述の報告[6]と同様に，全般的に茶はコーヒーより沈殿率が高く，また類似した構造をもつ三環系抗うつ薬（amitriptyline, imipramine）の間でも沈殿率が異なるようである[12]。Bowen らの報告[2]によれば，コーヒー，茶の飲用は chlorpromazine, haloperidol, fluphenazine, trifluoperazine などの抗精神病薬の血中濃度に影響を与えないとされているが，上記の報告を考慮すれば，コーヒー，茶に含まれる caffeine 以外の成分が抗精神病薬・三環系抗うつ薬の溶解度に変化を与え，ひいてはそれらの抗精神病薬・三環系抗うつ薬の吸収率に影響を与えることが考えられる。

コーヒー，茶に caffeine が含まれることは常識の範疇に入ることであるが（たとえば，コーヒー1杯に100～150mg の caffeine を含有），コーラをはじめとする清涼飲料水にも caffeine が含まれているものがある。例えば，コーラの場合，銘柄によって異なるが65～180μg/ml の caffeine が含まれており[8]，質問にある症例のように，1日で1,500ml のコーラを摂取した場合，97.5～270mg の caffeine を摂取することになる。

Imipramine, clomipramine, amitriptyline などの3級アミン三環系抗うつ薬の脱メチル化には肝臓のチトクロム P450（CYP）に属する CYP1A2 が関与する[10]とされているし，非定型抗精神病薬である clozapine[1]，olanzapine[13]の代謝にも CYP1A2 が関与している。また選択的セロトニン再取り込み阻害薬の1つである fluvoxamine は強力に CYP1A2 活性を抑制する[3,9]と同時に，その代謝にも CYP1A2 が関与しているとされている[5]。

Caffeine も主に上記の CYP1A2 によって代謝され，その半減期は3から7.5時間[7]といわれている。Caffeine をプローブドラッグとして行った CYP1A2 に関する研究[4]でも，CYP1A2 活性の極端に低い個体の存在が示唆されている。つまり，こういった CYP1A2 活性の低い個体では少量の caffeine の併用でもその代謝に CYP1A2 が関与しているとされる向精神薬との間で相互作用が起こりうる可能性は否定できない。

結論

抗精神病薬，抗うつ薬などを茶およびコーヒーで服用した場合，その溶解度に影響を及ぼし，吸

収に影響する可能性がある。caffeineとこれらの向精神薬との間にはCYP1A2を介した薬物動態学的相互作用が，特にCYP1A2活性の低い個体で起こる可能性がある。

本症例では，コーラに含まれるcaffeineとclomipramineの間で，CYP1A2を介した相互作用が起こり，clomipramineの血中濃度が上昇する可能性がある。CYPが代謝に関与しないmilnacipraneや，CYP1A2があまりその代謝に関与しないparoxetine等の抗うつ薬に切り替える必要があるかもしれない。

文　献

1) Bertilsson, L., Carrillo, J.A., Dahl, M.L. et al. : Clozapine disposition covaries with CYP1A2 activity determined by caffeine test. Br. J. Clin. Pharmacol., 3 : 471-473, 1994.
2) Bowen, S., Taylor, K.M., Gibb, I.A. : Effect of coffee and tea on blood levels and efficacy of antipsychotic drugs. Lancet, 1 : 1217-1218, 1981.
3) Brosen, K., Skjelbo, E., Rasmussen, B.B. et al. : Fluvoxamine is a potent inhibitor of cytochrome P450 1A2. Biochem. Pharmacol., 45 : 1211-1214, 1993.
4) Butler, M.A., Lang, N, P., Young, J.F. et al. : Determination of CYP1A2 and NAT2 phenotypes in human populations by analysis of caffeine urinary metabolites. Pharmacogenetics, 2 : 116-127, 1992.
5) Carrillo, J.A., Dahl, M.L., Svensson, J.O. et al. : Disposition of fluvoxamine in humans is determined by the polymorphic CYP2D6 and CYP1A2 activity. Clin. Pharmacol. Ther., 60 : 183-190, 1996.
6) Cheeseman, H.J., Neal, M.J. : Interaction of chlorpromazine with tea and coffee. Br. J. Clin. Pharmacol., 12 : 165-169, 1981.
7) Clementz, G.L., Dailey, J.W. : Psychotropic effects of caffeine. Am. Fam. Physician, 37, 1988.
8) Darragh, A., Lambe, R.F., Hallinan, D. et al : Caffeine in soft drinks. Lancet, 1 : 1996, 1979.
9) Jeppesen, U., Gram, L.F., Vistisen, K. et al. : Dose-dependent inhibition of CYP1A2, CYP2C19 and CYP2D6 by citalopram, fluoxetine, fluvoxamine and paroxetine Eur. J. Clin. Pharmacol., 51 : 73-78, 1996.
10) Ketter, T.A., Flockhart, D.A., Post, R.M. et al. : The emerging role of cytochrome P450 3A in psychopharmacology. J. Clin. Psychopharmacol., 15 : 387-398, 1995.
11) Kulhanek, F., Linde, O.K., Meisenberg, G. : Precipitation of antipsychotic drugs in interaction with coffee or tea. Lancet, 2 : 1130, 1979.
12) Lasswell, W.L.J., Weber, S.S., Wilkins, J.M. : In vitro interaction of neuroleptics and tricyclic antidepressants with coffee, tea and galotannic acid. J. Pham. Sci., 73 : 1056-1058, 1984.
13) Ring, B.J., Catlow. J., Lindsay, T.J. et al. : Identification of the human cytochromes P450 responsible for the in vivo formation of the major oxidative metabolites of the antipsychotic agent olanzapine. J. Pharmacol. Exp. Ther., 276 : 658-666, 1996.

（下田和孝，遠藤太郎）

Question 134 Olanzapine と caffeine の相互作用について

A Olanzapine と caffeine の相互作用について述べた報告は文献検索したかぎり存在しない。しかし，olanzapine と構造や薬理作用が類似している clozapine と caffeine の相互作用について述べた報告は，いくつか存在する。

Clozapine[1,5]，caffeine 双方の代謝には CYP1A2 が関与していることが示されているが，まず症例報告として，Vainer ら[8]が，39歳の統合失調症男性患者に clozapine を投与した際の caffeine との相互作用について報告している。その患者は薬物を2杯のコーヒー（約170mg の caffeine 含有）で内服する習慣があり，また1日の総 caffeine 摂取量は約425〜850mg であった。Clozapine も同様の方法で服用していたところ，内服開始6ヵ月後（clozapine 用量は1日150mg まで漸増されていた）に不安，焦燥，不眠，頭痛，妄想などの精神症状の悪化がみとめられた。この症状は患者が caffeine 摂取を中止すると完全に消失した。Vainer らはこの相互作用出現のメカニズムを，caffeine が線条体後シナプス膜におけるアデノシン A_{2a} 受容体を介してドパミン D_2 系を活性化するという薬力学的な観点から考察しているが，後に Carrillo ら[3]は，この症例に関して caffeine 投与によりチトクローム P450（CYP）1A2 活性が阻害された可能性を示唆している。残念ながら Vainer らの報告した症例では clozapine 血中濃度が測定されていない。1996年の White ら[9]の報告した症例では，550mg の clozapine を内服中の31歳の統合失調症女性患者について，1日1,200mg の caffeine を摂取していた際の clozapine 血中濃度は1,500ng/ml，代謝物である desmethylclozapine 血中濃度は630ng/ml であり，caffeine 摂取を中止した後は各々の血中濃度は630ng/ml，330ng/ml と半分近くに減少した。つまり clozapine 血漿中濃度は58％減少し，desmethylclozapine／clozapine 比は0.42から0.52へと増加した。

さらに Carrillo ら[2]は，7人の統合失調症患者について caffeine 併用時，caffeine 併用中止5日後と caffeine 再併用時で clozapine とその代謝物の血漿中濃度を測定し，比較した。その結果，caffeine 併用中止5日後の clozapine 血漿中濃度は，1日あたり150〜1,100mg の caffeine 併用時と比較し平均約47％減少した。また，caffeine を再び併用した際には各個体の clozapine 血漿中濃度は最初の caffeine 併用時の値にほぼ回復した。Desmethylclozapine 血漿中濃度についても同様で，caffeine 併用中止後5日目の desmethylclozapine 血漿中濃度は併用時のそれと比較して平均31％減少した。

また Hägg らの12人の非喫煙健常者に対する研究では，1日あたり400〜1,000mg の caffeine 併用時の clozapine 平均血中濃度曲線下面積は，caffeine 非併用時と比較して19％上昇しており，caffeine 併用時の clozapine の平均クリアランスは，非併用時と比較して14％低下していた[4]。また，血漿中パラキサンチン／caffeine 比は desmethylclozapine 血中濃度曲線下面積／clozapine 血中濃度曲線下面積比と有意な正の相関を示したと報告している。

Olanzapineについては*in vitro*の研究[6]でその代謝にCYP1A2とCYP2D6が，また*in vivo*の研究[7]でもCYP1A2が関与することが示されており，程度の差はあれclozapineと同様にcaffeine摂取により，その血漿中濃度が上昇することが予想される。

結論

Olanzapineとcaffeineの相互作用についての報告はいまだ存在しないが，類似化合物であるclozapineについては，caffeine併用により生じるCYP1A2阻害作用によってclozapineの血漿中濃度が上昇することが報告されている。Olanzapine代謝にもCYP1A2が関与しており，caffeine摂取時にはolanzapine血漿中濃度上昇に伴う副作用発現に十分注意する必要がある。

文献

1) Bertilsson, L., Carrillo, J. A., Dahl, M. L. et al. : Clozapine disposition covaries with CYP1A2 activity determined by a caffeine test. Br. J. Clin. Pharmacol., 38 : 471–473, 1994.
2) Carrillo, A. J., Herraiz, G. A., Ramos, I. S. et al. : Effects of caffeine withdrawal from the diet on the metabolism of clozapine in schizophrenic patients. J. Clin. Psychopharmacol., 18 : 311–316, 1998.
3) Carrillo, J. A., Jerling, M., Bertilsson, L. : Comments to "interaction between caffeine and clozapine". J. Clin. Psychopharmacol., 15 : 376–377, 1995.
4) Hägg, S., Spigset, O., Mjorndal, T. et al. : Effect of caffeine on clozapine pharmacokinetics in healthy volunteers. Br. J. Clin. Pharmacol., 49 : 59–63, 2000.
5) Jerling, M., Lindstrom, L., Bondesson, U. et al. : Fluvoxamine inhibition and carbamazepine induction of the metabolism of clozapine : evidence from a therapeutic drug monitoring service. Ther. Drug. Monit., 16 : 368–374, 1994.
6) Ring, B. J., Catlow, J., Lindsay, T. J. et al. : Identification of the human cytochromes P450 responsible for the in vitro formation of the major oxidative metabolites of the antipsychotic agent olanzapine. J. Pharmacol. Exp. Ther., 276 : 658–666, 1996.
7) Shirley, K. L., Hon, Y. Y., Penzak, S. R. et al. : Correlation of cytochrome P450 (CYP) 1A2 activity using caffeine phenotyping and olanzapine disposition in healthy volunteers. Neuropsychopharmacology, 28 : 961–966, 2003.
8) Vainer, A. J., Chouinard, G. : Interaction between caffeine and clozapine. J. Clin. Psychopharmacol., 14 : 284–285, 1994.
9) White, O. A., de Leon, J. : Clozapine levels and caffeine. J. Clin. Psychiatry, 57 : 175–176, 1996.

（森田幸代，下田和孝）

Question 135 Olanzapine と carbamazepine との間に相互作用はありうるか？

A Carbamazepine が olanzapine とよく似た構造をもつ clozapine などの抗精神病薬の血中濃度を下げることはよく知られている[1,2,9]が，carbamazepine と olanzapine の相互作用に関してもいくつかの報告がある。

Licht らによって報告された症例は喫煙習慣のない23歳白人女性で，当初，lithium（30mmol/日）と citalopram（20mg/日）から治療を開始し，その後 perphenazine（8～12mg/日）が投与されていた。入院後，激しい攻撃性がみられたため carbamazepine（600mg/日）が追加投与された。その2週間後，アカシジア，固縮，振戦が出現したので perphenazine が risperidone（6mg/日）に変更されたが，4週間後も依然として精神病的であり，また錐体外路症状も出現したため，risperidone を中止し olanzapine（15mg/日）が開始された。精神症状は徐々に改善され，carbamazepine は中止された。中止前日の carbamazepine 及び olanzapine の血中濃度はそれぞれ5.2μg/ml，21ng/ml であったが，中止後数週の平均 olanzapine 血中濃度は45ng/ml と114％の上昇を示した。そのため carbamazepine 中止6週後に olanzapine は10mg/日に減量された。また，carbamazepine との併用療法中 olanzapine の濃度/用量比（C/D 比）は1.4（ng/ml）/（mg/日）であったが，olanzapine 単独投与中は3.0（15mg 投与時），2.9（10mg 投与時）であった。以上より carbamazepine 投与によって olanzapine のクリアランスが促進されたことが示唆された[4]。

Olesen らは olanzapine の投与を受けている56人の精神疾患患者において，olanzapine の濃度/用量比（C/D 比）を算出し，併用薬との相互作用を検討した。3名を除いては5～20mg/日の通常用量であった。22名の olanzapine 単独投与群に比較して，5名の carbamazepine 併用投与群では，C/D 比の中央値が36％低かった[6]。

Lucas らは11名の健常者で，olanzapine 10mg を経口投与し，その薬物動態学的変数に対する carbamazepine 併用（1日200mg，18日間）の影響について検討した。Olanzapine 単独投与時の最高血中濃度 C_{max} = 11.7μg/l，曲線下面積（AUC）= 336h・μg/l，半減期 $T_{1/2}$ = 26.04時間であったのに対して，carbamazepine 併用時では，C_{max} = 8.8μg/l，AUC = 223h・μg/l，$T_{1/2}$ = 20.84時間とすべての変数で有意に減少した[5]。

Olanzapine の血漿中の主な代謝産物は10-N-glucuronide olanzapine であるが，その他にも2-hydroxy methyl olanzapine，4'-N-demethyl olanzapine，4'-N-oxide olanzapine が代謝産物として生成される[3]。最近ヒトの肝臓のミクロソームを使用した *in vitro* 実験で，これらの代謝は CYP2D6や CYP1A2，さらには flavine-containing mono-oxygenase（FMO 3）により触媒されていることが示されている[7,8]。

Carbamazepine が，CYP1A2を含むいくつかのチトクローム P450を誘導することは知られている。以上より最近では，carbamazepine が olanzapine の代謝を触媒する CYP1A2などの酵素を誘導することにより，olanzapine の代謝を促進するのではないかと考えられている。

結　論

これまでの報告をまとめると carbamazepine は olanzapine の血中濃度を低下させるという薬物動態学的相互作用がみとめられる。

文　献

1) Byerly, M. J., DeVane, C. L. : Pharmacokinetics of clozapine and risperidone : a review of recent literature. J. Clin. Psychopharmacol., 16 : 177-187, 1996.
2) Jerling, M., Lindstrom, L., Bondesson, U. et al. : Fluvoxamine inhibition and carbamazepine induction of the metabolism of clozapine : evidence from a therapeutic drug monitoring service. Ther. Drug Monit., 16 : 368-374, 1994.
3) Kassahun, K., Mattiuz, E., Nyhart, E., Jr. et al. : Disposition and biotransformation of the antipsychotic agent olanzapine in humans. Drug Metab. Dispos., 25 : 81-93, 1997.
4) Licht, R. W., Olesen, O. V., Friis, P. et al. : Olanzapine serum concentrations lowered by concomitant treatment with carbamazepine. J. Clin. Psychopharmacol., 20 : 110-112, 2000.
5) Lucas, R. A., Gilfillan, D. J., Bergstrom, R. F. : A pharmacokinetic interaction between carbamazepine and olanzapine : observations on possible mechanism. Eur. J. Clin. Pharmacol., 54 : 639-643, 1998.
6) Olesen, O. V., Linnet, K. : Olanzapine serum concentrations in psychiatric patients given standard doses : the influence of comedication. Ther. Drug Monit., 21 : 87-90, 1999.
7) Ring, B. J., Catlow, J., Lindsay, T. J. et al. : Identification of the human cytochromes P450 responsible for the in vitro formation of the major oxidative metabolites of the antipsychotic agent olanzapine. J. Pharmacol. Exp. Ther., 276 : 658-666, 1996.
8) Ring, B. J., Binkley, S. N., Vandenbranden, M. et al. : In vitro interaction of the antipsychotic agent olanzapine with human cytochromes P450 CYP2C9, CYP2C19 CYP2D6 and CYP3A. Br. J. Clin. Pharmacol., 41 : 181-186, 1996.
9) Spina, E., Pisani, F., Perucca, E. : Clinically significant pharmacokinetic drug interactions with carbamazepine. An update. Clin. Pharmacokinet., 31 : 198-214, 1996.

（山田麻紀，下田和孝）

Question 136 選択的セロトニン再取り込み阻害薬(SSRI)とhaloperidolの相互作用は生じるか？

〈症例〉25歳の男性。重症の強迫性障害（OCD）のためにfluvoxamine 200mg/日を投与され，強迫症状は部分的に改善している。主治医としてはさらなる改善をめざして，haloperidolなどの抗精神病薬による強化を行いたい。SSRIとhaloperidolの相互作用について教えてほしい。

A OCDに対する治療はSSRIが第一選択とされるが，残念なことに40〜60％の患者では奏効しない[6]。そこで今回の症例のように治療抵抗性のOCD患者に対しては，さまざまな強化がなされ，haloperidolやrisperidoneなどの抗精神病薬の併用も有効であるとされている[7,8,11,13]。また，統合失調症患者，特に強迫症状を伴う者では，標準的な抗精神病薬の処方にSSRIを加えることで精神症状のさらなる改善と再発予防に効果があるとする報告もある[14]。したがって，SSRIと抗精神病薬の併用は臨床上用いられることの多い組み合わせであり，両者の相互作用に関する知識を熟知した使用が求められる。ここでは紙面の都合もあり，現在わが国で使用可能なfluvoxamineとparoxetineについて中心に述べたい。

向精神薬の代謝は，肝細胞の小胞体に存在する約500のアミノ酸からなる薬物酸化代謝酵素であるチトクロームP450（CYP）のサブタイプのうち1A2，2C19，2D6，3A4が特に重要とされる。そのうちSSRIは主にCYP2D6で代謝され（fluvoxamineはCYP1A2もある），haloperidolは同じくCYP2D6とされていたが，最近ではCYP3A4がより重要であることが示されている。併用薬剤の影響によりCYP2D6やCYP3A4の働きが誘導されたり，逆に阻害されたりすると，相互作用が生じる

ことになる。また，日本人には少ないが遺伝的にCYP2D6が欠損しているpoor metabolizerと呼ばれる一群が見つかっており，CYP2D6によって代謝される薬物の単独投与によって血中濃度の上昇による副作用や中毒症状が出現する可能性がある。Paroxetineはfluoxetineと同様，強いCYP2D6阻害作用が知られており[2]，CYP1A2とCYP3A4についても弱いながら阻害作用が認められている[10]。一方，fluvoxamineにはCYP2D6やCYP2C19の阻害作用は弱く，むしろCYP1A2やCYP3A4の阻害作用が強い[10]。

SSRIと抗精神病薬との相互作用の既報の多くは，SSRIブームの先駆けとなったfluoxetineについてのもので，しかもその相互作用はSSRIによる抗精神病薬の副作用についてのものがほとんどである。Fluoxetineと抗精神病薬との併用では，錐体外路症状（ジストニア，パーキンソニズム，ジスキネジア）や時には悪性症候群を引き起こしたとする報告がされているが，すべて症例報告である[5]。Goffらはhaloperidol血中濃度を検討してみると，fluoxetineの投与による上昇率は平均20％でしかなかったとしており[4]，上記の相互作用がfluoxetineのもつ強力なCYP2D6阻害作用だけによるものかどうかは定かではない。Fluoxetineと同様のCYP2D6阻害作用を持つparoxetineにおいてもhaloperidolとの併用で錐体外路

症状の悪化や過鎮静などの副作用が生じる可能性は十分考えられるが，Cooper らは haloperidol の単独投与と paroxetine の併用投与では，両者に精神運動面での抑制に違いは存在しなかったとした[1]。Fluvoxamine については，慢性の統合失調症患者4例の検討では haloperidol の血中濃度が上昇し，精神活動面の抑制が認められたとする報告[3]や難治性の OCD 3症例で抗精神病薬を加えたことにより，副作用は軽度から中等度の鎮静のみで効果も認められたとするもの[12]もある。McDougle らによると，62名の OCD 患者を fluvoxamine（50〜300mg/日）で8週間治療し，34名の難治性群を抽出し，その群に対し haloperidol（17名）とプラセボ（17名）を投与したところ，チックを持つ OCD に対しては特に著効し，haloperidol 付加による fluvoxamine の血中濃度変化は軽度の上昇のみで，目だった副作用もなかったと報告している[11]。Kudo と Ishizaki は彼らの総説の中で，haloperidol と SSRI の併用による相互作用は血中濃度における変動はごく小さく，臨床的にはさほど重要でないと述べ，むしろ haloperidol と他剤併用に際しては，CYP3A4の inducer である carbamazepine，phenytoin，phenobarbital，rifampicin あるいは CYP2D6の inhibitor とされる quinidine の併用が，haloperidol の血中濃度を急激に上昇させるため，十分な注意が必要と指摘している[9]。

結論

SSRI と haloperidol の併用は，難治性の OCD や強迫症状を持つ統合失調症などにその有効性が指摘されており，臨床的に有用である。しかし，haloperidol と SSRI，特にわが国で使用可能な fluvoxamine と paroxetine に対する相互作用に関しては，十分な検討がなされていない。これまでの報告では上記の併用によって両者の血中濃度の上昇は臨床的には問題にならないことが多いようであるが，fluoxetine では haloperidol による副作用の増悪が認められたとする報告もあり，併用時には副作用について留意しておくことが大切である。

文献

1) Cooper, S. M., Jackson, D., Loudon, J. M. et al. : The psychomotor effects of paroxetine alone and in combination with haloperidol, amylobarbitone, oxazepam, or alcohol. Acta Psychiatr. Scand., 80 (suppl. 350) : 53–55, 1989.

2) Crewe, H. K., Lennard, M. S., Tucker, G. T. et al. : The effects of selective serotonin re-uptke inhibitors on cytochrome P450 2D6 (CYP2D6) activity in human liver microsomes. Br. J. Pharmacol., 34 : 262–265, 1992.

3) Daniel, D. G., Randolph, C., Jaskiw, G. et al. : Co-administration of fluvoxamine increases serum concentrations of haloperidol. J. Clin. Psychopharmacol., 14 : 340–343, 1994.

4) Goff, D. C., Midha, K. K., Brotman, A. W. et al. : Elevation of plasma concentrations of haloperidol after the addition of fluoxetine. Am. J. Psychiatry, 148 : 790–792, 1991.

5) Goff, D. C., Baldessarini, R. J. : Antipsychotics. In : Drug Interactions in Psychiatry Second. Ed. (ed. by Ciraulo, D. A., Shader, R. I., Greenblatt, D. J. et al.), pp. 129–174, Williams & Wilkins, Maryland, 1996.

6) Goodman, W. K. : Obsessive-compulsive disorder : diagnosis and treatment. J. Clin. Psychiatry, 60 (suppl.18) : 27–32, 1999.

7) Jacobsen, F. M. : Risperidone in the treatment of affective illness and obsessive-compulsive disorder. J. Clin. Psychiatry, 56 : 423–429, 1995.

8) Jenike, M. A. : Augmentation strageggies for treatment-resistant obsessive-compulsive disorder. Harvard Rev. Psychiatry, 1 : 17–26, 1993.

9) Kudo, S., Ishizaki, T. : Pharmacokinetics of haloperidol : an update. Clin. Pharmacokinet., 37 : 435–456, 1999.

10) Lane, R., Baldwin, D., Preskorn, S. : The SSRIs : advantages and differences. J. Psychopharmacol., 92 (suppl.) : 163–178, 1995.

11) McDougle, C. J., Goodman, W. K., Leckman, J. F. et al. : Haloperidol addition in fluvoxamine-refractory obsessive-compulsive disorder. Arch. Gen. Psychiatry, 51 : 302–308, 1994.

12) McDougle, C. J., Fleischmann, R. L., Epperson, C. N. et al. : Risperidone addition in fluvoxamine-refractory obsessive-compulsive disorder : three cases. J. Clin. Psychiatry, 56 : 526–528,

1996.
13) Ravizza, L., Barzega, G., Bellino, S. et al. : Therapeutic effect and safety of adjunctive risperidone in refractory obsessive-compulsive disorder (OCD). Psychopharmacol. Bull., 32 : 677-682, 1996.

14) Reznik, I., Sirota, P. : Obsessive and compulsive symptoms in schizophrenia : a randomized controlled trial with fluvoxamine and neuroleptics. J. Clin. Psychopharmacol., 20 : 410-416, 2000.

〔塩入俊樹，染矢俊幸〕

Question 137

「Fluvoxamine と lithium は併用注意」となっているが，その理由を知りたい

A 欧米において選択的セロトニン再取り込み阻害薬（SSRI）は citalopram, paroxetine, fluvoxamine, fluoxetine, sertraline などが臨床上使用されており，抗コリン作用による副作用や，心血管系への影響が少ないことが特長とされている。

Lithium は主として躁状態や双極性障害の再発予防に用いられるのが一般的であるが，治療抵抗性うつ病に対して効果があるとされる[4,9]ため，そういった症例では抗うつ薬との併用が行われている。Lithium は神経終末レベルでのセロトニン（5-HT）の生成，貯蔵，放出を亢進させると考えられている[15]。それ故に lithium と SSRI を併用すると 5-HT 系の神経伝達が亢進し，5-HT に関連した重篤な副作用が起こることが予想され，最悪の場合では生命を脅かすようなセロトニン症候群が起こる危険性がある[1,2,3,7,8,10,18]。

セロトニン症候群は，元々，動物実験で 5-HT の前駆物質である 5-hydroxytryptophan とモノアミン酸化酵素阻害薬（MAOI）を併用した時に出現する，前肢の交互の足踏み運動，平らな姿勢，振戦，筋強剛などの異常行動を総称したものであるが[13]，実際の症例としては 1982 年に Insel らが 2 例の症例を報告し，初めてセロトニン症候群という用語を用いている[8]。最初の 1 例は強迫性障害の患者に MAOI type A である clorgyline から clomipramine に変薬中に，ミオクローヌス，発熱，反射亢進などの症状が出現し，もう 1 例も clorgyline と clomipramine を併用してから不安・焦燥，ミオクローヌス等の症状が出現したと報告している。その後 1991 年に Sternbach が 1990 年までに発表された 12 論文 38 症例を検討し，総説として報告して以降，急激に関心が高まった[18]。

セロトニン症候群は主に抗うつ薬等の 5-HT 作動薬の投与中に発症する副作用であり，脳内の 5-HT 活性が亢進した結果として発症すると考えられている[18]。セロトニン症候群の発症には 5-HT$_{1A}$ 受容体の関与が大きいことがラットを用いた行動学的研究の結果[19]からいわれている。しかし，5-HT$_2$ 受容体阻害薬である pirenperone がセロトニン症候群の一部を抑制するといった報告[6]もあり，その発症には複数の 5-HT 受容体サブタイプの関与が示唆される。臨床症状は，Sternbach が報告した診断基準が踏襲されており，⑴精神状態の変化（錯乱，軽躁状態），⑵興奮，⑶ミオクローヌス，⑷反射亢進，⑸発汗，⑹悪寒，⑺振戦，⑻下痢，⑼協調運動障害，⑽発熱の 10 症状のうち，3 症状以上がみとめられれば，セロトニン症候群と診断される[18]。

Lithium と fluvoxamine を併用しセロトニン症候群が出現した症例としては，Ohman らが 1993 年に 1 例報告している[14]。53 歳の躁うつ病の患者で 8 年間 lithium 単剤で治療されていたが，うつ状態に対して lithium 1,400mg に加え，fluvoxamine 200mg を併用したところ，振戦，深部腱反射亢進，上肢の協調運動および拮抗反復運動の障害等の症状が出現した。血圧，脈拍，体温は正常で，意識状態も抑うつ気分以外の精神状態の変化はなく，症状の進行もなかった。Nortriptyline 100mg に変薬後，症状は速やかに軽減し，血中 lithium

濃度は治療期間を通じて治療効果域にあった[14]。

Lithiumとfluvoxamineを併用し，他に副作用が出現した症例としては，双極性障害のうつ状態にて入院した39歳の女性についての報告がある[5]。Fluvoxamineにて臨床効果は得られていたものの（用量は不明），気分変動が大きいことからlithium400mgを加薬したところ，内服後すぐに傾眠状態となった。神経学的に所見はなく，薬剤の中止により，翌日には意識状態は回復したが，lithiumとfluvoxamineの併用によって脳内の5-HT濃度が急激に上昇したことが関与していると考えられた[5]。

Miljkovicらは12名のうつ病の患者をfluvoxamine，（100mg）単剤群，およびfluvoxamine（100mg）とlithiumの併用群の2群に分け，治療効果，fluvoxamineの血中濃度などの薬物動態学的検討をあわせて行ったが，両群間でfluvoxamineの血中濃度に有意差は認めなかったと述べており[11]，lithiumとfluvoxamineの間に薬物動態学的相互作用はみとめられないとしている[11]。

Lithiumと他のSSRIの併用（paroxetine[17]，fluoxetine[12]，sertraline）においても，同様にセロトニン症候群が出現したと報告されている[13]。セロトニン症候群以外の副作用として，fluoxetineとlithiumの併用において欠神発作が起こったという報告がある[16]。Fluoxetineとlithiumの併用においてfluoxetine投与後2，3日で困惑等の精神症状に加えて，欠神発作が起こったというものである。

セロトニン症候群は脳内の5-HT濃度が上昇することによって起こると考えられているため，治療としては原因薬物の中止と，輸液による身体管理が基本となる。セロトニン症候群の予後は一般的に良好といわれており，原因薬物の投与中止により24〜32時間程度で改善しているが，まれに高熱，呼吸不全，腎不全を呈して死亡したという報告もある[3]。薬物治療としてはミオクローヌス，不安・焦燥に対して対症的にclonazepam，diazepam，lorazepam等のベンゾジアゼピン系薬物が用いられている[13]。その他にはβ遮断薬であるpropranololが5-HT$_{1A}$受容体の遮断作用も持つことから使用され，効果があったという報告[7]もある。

結論

Fluvoxamineとlithiumが併用注意となっているのは，セロトニン症候群を発症した症例が報告されているからである。

文献

1) Baez, M., Malcolm, D. : Serotonin syndrome from fluvoxamine and buspirone. Can. J. Psychiatry, 40 : 428-429, 1995.
2) Bodner, R. A., Lynch, T., Lewis, L. et al. : Serotonin syndrome. Neurology, 45 : 219-223, 1995.
3) Corkeron, M. A. : Serotonin syndrome—a potentially fatal complication of antidepressant therapy. Med. J. Aust., 163 : 481-482, 1995.
4) De Montigny, C., Grungberg, F., Mayer, A. et al. : Lithium induces rapid relief of depression in trycyclic antidepressant drug non-responders. Br. J. Psychiatry, 138 : 252, 1981.
5) Evans, M., Marwick, P. : Fluvoxamine and lithium : an usual interaction. Br. J. Psychiatry, 156 : 286, 1990.
6) Green, A. R., O'shaughnessy, K., Hammond, M. et al. : Inhibition of 5-hydroxytryptamine-mediated behaviour by the putative 5-HT$_2$ antagonist pirenperone : Nearopharmacology, 22 : 573-578, 1983.
7) Guze, B. H., Baxter, L. R. : The serotonin syndrome : case responsive to propranolol. J. Clin. Psychopharmacol., 6 : 119-120, 1986.
8) Insel, T. R., Roy, B. F., Cohen, R. M. et al. : Possible development of the serotonin syndrome in man. Am. J. Psychiatry, 139 : 954-955, 1982.
9) Katona, C. L. E. : Lithium augmentation in refractory depression. Psychiatr. Dev., 2 : 153, 1988.
10) Lejoyeux, M., Fineyre, F., Ades, J. : The serotonin syndrome. Am. J. Psychiatry, 149 : 1410-1411, 1992.
11) Miljkovic, B. R., Pokrajac, M., Timotijevic, I. et al. : The influence of lithium on fluvoxamine therapeutic efficacy and pharmachokinetics in depressed patients on combined lithium-fluvoxamine therapy. Int. Clin. Psychopharmacolgy, 12 : 207-212, 1997.
12) Muly, E. C., McDonald, W., Steffens, D. et al. : Serotonin syndrome produced by a combination of fluoxetine and lithium. Am. J. Psychiatry, 150 :

1565, 1993.
13) 西嶋康一, 石黒健夫：セロトニン症候群. 臨床精神医学, 26：339-348, 1997.
14) Ohman, R., Spigset, O.：Serotonin syndrome induced by fluvoxamine-lithium interaction. Pharmacopsychiatry, 26：263-264, 1993.
15) Price, L. H., Charney, D. S., Delgado, P. L. et al.：Lithium and serotonin function：implications for the serotonin hypothesis of depression. Psychopharmacology, 100：3-12, 1990.
16) Sacristan, J. A., Iglesias, C., Arellano, F. et al.：Absence seizures induced by lithium：possible intereaction with fluoxetine. Am. J. Psychiatry, 148：146-147, 1991.
17) Sobanski, T., Balgi, M., Laux, G. et al.：Serotonin syndrome after lithium add-on medication to paroxetine. Pharmacopsychiatry, 30：106-107, 1997.
18) Sternbach, H.：The serotonin syndrome. Am. J. Psychiatry, 148：705-713, 1991.
19) Tricklebank, M. D., Forler, C., Fozard, J. R.：The involvement of subtypes of the 5-HT_1 receptor and of catecholaminergic systems in the behavioural response to 8-hydroxy-2-(di-n-propylamino)tetralin in the rat. Eur. J. Pharmacology, 106：271-282, 1985.

（中村英樹, 下田和孝）

Question 138 Fluvoxamineの相互作用に注意した場合，どのベンゾジアゼピンを併用するのがよいか？

〈症例〉Fluvoxamineにて治療されている28歳のうつ病の女性。最近，中途覚醒が続いているため眠前薬としてflunitrazepamの処方を検討中であるが，両者の併用により相互作用が出現する可能性はあるか。

A

Fluvoxamineは，*in vivo*，*in vitro*での数多くの先行研究により，肝代謝酵素であるチトクロームP450（CYP）の阻害作用をもつことが明らかにされた[3,12]。現在，CYP1A2，CYP2C19には強い，CYP2C9，CYP3A4には中等度の，CYP2D6には弱い阻害作用をもつことが分かっている[5]。このCYPを介したfluvoxamineとベンゾジアゼピンの相互作用についてはいくつかの報告が散見される[4,8,13]。

Fleishakerらは健常男性を対象に，fluvoxamineがalprazolamの薬物動態に与える影響について検討した[4]。その結果，alprazolamとfluvoxamineを併用した群では，alprazolam単剤の群に比べ，経口クリアランスは3.72liters/hourから1.67liters/hourへと約50％減少し，半減期は20時間から34時間に延長した。また，血中濃度の増加にともない，精神運動機能は有意に低下した。よって，fluvoxamineとalprazolamを併用する場合，alprazolamの初期投与量を通常の半分とし，慎重に用量を調整すべきであるとされている[7]。Alprazolamの水酸化には主にCYP3A4が関与するが，von Moltkeらはヒトの肝マイクロソームを用い，alprazolamが4-OH-alprazolam，α-OH-alprazolam，に変換する経路においてfluvoxamineが与える影響について検討した[13]。その結果，fluvoxamineの競合阻害により，その変化率が低下しalprazolamのクリアランスの減少をもたらすことが明らかにされた。また，Suzukiらは外来患者を対象にfluvoxamineを併用した場合のalprazolamの血中濃度の変化をCYP2C19の点から検討している[11]。その結果，CYP2C19の遺伝子型によってはalprazolamの血中濃度が有意に上昇することが分かり，fluvoxamineを併用した場合のalprazolamの代謝にはCYP2C19が関与している可能性が示唆された。また同様の結果がfluvoxamineとetizolamの併用でも得られている[10,11]。

Peruccaらは，8名の健常人を対象に，10mgのdiazepamを単回経口投与した場合と，150mgのfluvoxamineを併用して同様にdiazepamを単回経口投与した場合とを比較し，diazepamの薬物動態変化について検討した[8]。Fluvoxamineの併用により，diazepamの半減期は51時間から118時間へと延長し，みかけの経口クリアランスは0.4ml/min/kgから0.14ml/min/kgへと減少し，AUC（area under the blood concentration time curve）は6.6ng·h/mlから18.5ng·h/mlへと増加した。また，diazepamの活性代謝産物であるN-desmethyldiazepamの最高血中濃度到達時間は62時間から206時間へと延長し，AUCは7.3ng·h/mlから10.3ng·h/mlへと増加した。このことから，diazepamの作用が蓄積する恐れがあり，fluvoxamineとdiazepamの併用は通常行うべきでは

ないとされている[7]。

本症例で問題となっているflunitrazepamは肝臓で強い酸化代謝をうけることが知られているが[2,6]，fluvoxamineとの相互作用についての報告は我々の検索した限りではなされていないようである。しかし，Collerらは in vitro でflunitrazepamから3-hydoroxyflunitrazepamとdesmethylflunitrazepamに変換する経路において，CYP2C19，CYP3A4，CYP1A2が関与していると報告している[1]。よって，fluvoxamineとの併用により，flunitrazepamの代謝が阻害されその作用が遷延するなどの薬物相互作用が出現する可能性は否定できない。併用にあたっては充分な注意が必要である。

以上により，fluvoxamineと併用するベンゾジアゼピンは，グルクロン酸抱合が主な代謝経路であるためにCYP阻害の影響をうけないものが望ましいと思われる。具体的にlorazepam，oxazepamなどを推奨する報告が散見される[7,9]。

結　論

CYPは数多くのベンゾジアゼピンの代謝に関与するため，fluvoxamineのCYP阻害作用によってその代謝が阻害され，臨床的に問題となる薬物相互作用を生じる可能性がある。併用する場合は，代謝においてCYPの影響をうけないとされるlorazepam，oxazepamなどを選択するのが妥当と思われる。

文　献

1) Coller, J. K., Somogyi, A. A., Bochner, F. : Flunitrazepam oxidative metabolism in human liver microsomes : involvement of CYP2C19 and CYP 3A4. Xenobiotica, 29 : 973–986, 1999.
2) Davis, P. J., Cook, D. R. : Clinical pharmacokinetics of the newer intravenous anaesthetic agents. Clin. Pharmacokinet., 11 : 18–35, 1986.
3) Devane, C. L., Gill, H. S. : Clinical pharmacokinetics of fluvoxamine : applications to dosage regimen design. J. Clin. Psychiatry, 58(suppl. 5): 7–14, 1997.
4) Fleishaker, J. C., Hulst, L. K. : A pharmacokinetic and pharmacodynamic evaluation of the combined administration of alprazolam and fluvoxamine. Eur. J. Clin. Pharmacol., 46 : 35–39, 1994.
5) Greenblat, D. J., von Moltke, L. L., Harmatz, J. S. et al. : Drug interactions with newer antidepressants : role of human cytochromes P450. J. Clin. Psychiatry, 59(suppl. 15) : 19–27, 1998.
6) Mattila, M. A. K., Larni, H. M. : Flunitrazepam : a review of its pharmacological properties and therapeutic use. Drugs, 20 : 353–374, 1980.
7) PDR : Physicians' Desk Reference, 1998 (52nd edition). J. Paul Folsman, general manager. Medical Economics Company, Oradell, N. J. 2891–2894, 1998.
8) Perucca, E., Gatti, G., Cipolla, G. et al. : Inhibition of diazepam metabolism by fluvoxamine : a pharmacokinetic study in normal volunteers. Clin. Pharmacol. Ther., 56 : 471–476, 1994.
9) 鈴木雄太郎，川嶋義章，染矢俊幸：SSRIの薬物動態と相互作用．臨床精神薬理，2：729–735，1999．
10) 鈴木雄太郎，塩入俊樹，村竹辰之他：Alprazolamおよびetizolam血中濃度に対するfluvoxamineの併用の影響：CYP2C19変異アレル数との交互作用について．精神薬療研究年報，33：199–204，2001．
11) Suzuki, Y., Shioiri, T., Muratake, T. et al. : Effects of concomitant fluvoxamine on the metabolism of alprazolam in Japanese psychiatric patients : interaction with CYP2C19 mutated alleles. Eur. J. Clin. Pharmacol., 58 : 829–833, 2003.
12) van Harten, J. : Overview of the pharmacokinetics of fluvoxamine. Clin. Pharmacokinet., 29 (suppl. 1) : 1–9, 1995.
13) von Moltke, L. L., Greenblat, D. J., Court, M. H. et al. : Inhibition of alprazolam and desipramine hydroxylation in vitro by paroxetine and fluvoxamine : comparison with other selective serotonin reuptake inhibitor antidepressants. J. Clin. Psychopharmacol., 15 : 125–131, 1995.

（中島悦子，布川綾子，染矢俊幸）

Question 139

Paroxetineとalprazolam（または他のベンゾジアゼピン系誘導体）との間で相互作用が生ずる可能性はあるのか？

〈症例〉25歳男性のパニック障害患者に対してparoxetineとalprazolamを併用したい。

A Gorskiらは，ヒト肝ミクロソームを用いた in vitro の研究で，alprazolamは主にチトクロームP450（CYP）CYP3A4により代謝されることを示している[7]。この結果は in vitro の研究において，CYP3A4の阻害作用を持つketoconazoleによって，alprazolamの代謝が阻害されること[10]，健常被験者において同じくCYP3A4の阻害作用を持つerythromycinの併用によりalprazolamの血中濃度曲線下面積が有意に増加，クリアランスが減少，半減期が延長すること[12]とも一致する。

Paroxetineに関する報告を見てみると，in vitro の報告ではBloomerら[2]が，健常被験者における in vivo の研究では，Brøsenら[3]やSindrupら[9]が，paroxetineの代謝には少なくとも2つの酵素が関与しており，そのうちの1つの酵素がCYP2D6であることを報告している。また，paroxetineは，CYP2D6の強い阻害作用を持つ[3,6,9,11]ことも示されている。

セロトニン再取り込み阻害薬の中でCYP3A4の阻害作用を持つものとしてはfluvoxamineが知られているが，ヒト肝ミクロソームを用いた in vitro の研究でparoxetineはfluvoxamineと比較して，alprazolamの水酸化代謝物（4-hydroxy alprazolam，α-hydroxy alprazolam）の生成を阻害する作用は弱いと報告されている（fluvoxamineのalprazolamの水酸化に対する阻害定数〈Ki〉：Ki＝10.2μM〈4-hydroxy alprazolam〉および8.2μM〈α-hydroxy alprazolam〉，paroxetineのalprazolamの水酸化に対するKi：39.4μM〈4-hydroxy alprazolam〉および36.7μM〈α-hydroxy alprazolam〉）[11]。

Paroxetineとalprazolamの相互作用についてはCalvoらが薬物動態学的ならびに薬力学的にも薬物相互作用をみとめないと報告している[4]。その他のベンゾジアゼピン系薬物とparoxetineの相互作用については，Bannisterらが in vivo におけるparoxetineとdiazepamの相互作用を検討し[1]，1日用量30mgのparoxetineと1日用量15mgのdiazepamを12人の健常被験者に投与した際には，薬物動態学的な相互作用や副作用は認められなかったとしている。一方，Cooperらはoxazepamによる精神運動抑制に対するparoxetineの影響を調べたが，30mgのparoxetineを10日間投与された後でも，30mgのoxazepam単回投与による鎮静効果には変化が認められなかったとしている[5]。Paroxetineの継続投与中に不安に対してclonazepamを内服した直後にセロトニン症候群を生じた症例が報告されている[8]。この報告ではclonazepamの持つセロトニン神経系に対する効果によって，セロトニン症候群が惹起された可能性が示唆されている。

結　論

In vitro の研究からはparoxetineがalprazolamの代謝をある程度，阻害することが示されている

が，fluvoxamine の方が同様の作用は強いと予測される。Paroxetine と alprazolam との間の相互作用に関する症例報告はいまのところ認められないが，paroxetine と clonazepam の併用直後にセロトニン症候群が生じたとする症例報告が存在した。以上のことから，paroxetine と alprazolam を含むベンゾジアゼピン系薬物の併用で生じる相互作用による副作用出現の可能性は否定できず，併用投与にあたっては注意が必要であろう。

文献

1) Bannister, S. J., Houser, V. P., Hulse, J. D. et al. : Evaluation of the potential for interactions of paroxetine with diazepam, cimetidine, warfarin, and digoxin. Acta Psychiatr. Scand., 80 (Suppl. 350) : 102-106, 1989.
2) Bloomer, J. C,, Woods, F. R., Haddock, R. E. et al. : The role of cytochrome P450 2D6 in the metabolism of paroxetine by human liver microsomes. Br. J. Clin. Pharmacol., 33 : 521-523, 1992.
3) Brøsen, K., Hansen, J. G., Nielsen, K. K. et al. : Inhibition by paroxetine of desipramine metabolism in extensive but not in poor metabolizers of sparteine. Eur. J. Clin. Pharmacol., 44 : 349-355, 1993.
4) Calvo, G., Garcia-Gea, C., Luque, A. et al. : Lack of pharmacologic interaction between paroxetine and alprazolam at steady state in healthy volunteers. J. Clin. Psychopharmacol., 24 : 268-276, 2004.
5) Cooper, S. M., Jackson, D., Loudon, J. M. et al. : The psychomotor effects of paroxetine alone and in combination with haloperidol, amylobarbitone, oxazepam, or alcohol. Acta Psychiatr. Scand., 80 (Suppl. 350) : 53-55, 1989.
6) Crewe, H. K., Lennard, M.S., Tucker, G. T. et al. : The effect of selective serotonin re-uptake inhibitors on cytochrome P450 2D6 (CYP2D6) activity in human liver microsomes. Br. J. Clin. Pharmacol., 34 : 262-265, 1992.
7) Gorski, J. C., Jones, D. R., Hamman, M. A. et al. : Biotransformation of alprazolam by members of the human cytochrome P450 3A subfamily. Xenobiotica, 29 : 931-944, 1999.
8) Rella, J. G., Hoffman, R.S. : Possible serotonin syndrome from paroxetine and clonazepam. J. Toxicol. Clin. Toxicol., 36 : 257-258, 1998.
9) Sindrup, S. H., Brøsen, K., Gram, L. F. et al. : The relationship between paroxetine and the sparteine oxidation polymorphism. Clin. Pharmacol. Ther., 51 : 278-287, 1992.
10) von Moltke, L. L., Greenblatt, D. J., Cotreau-Bibbo, M.M. et al. : Inhibitors of alprazolam metabolism *in vitro* : effect of serotonin-reuptake-inhibitor antidepressants, ketoconazole and quinidine. Br. J. Clin. Pharmacol., 38 : 23-31, 1994.
11) von Moltke, L. L., Greenblatt, D. J., Court, M. H. et al. : Inhibition of alprazolam and desipramine hydroxylation *in vitro* by paroxetine and fluvoxamine : comparison with other selective serotonin reuptake inhibitor antidepressants. J. Clin. Psychopharmacol., 15 : 125-131, 1995.
12) Yasui, N., Otani, K., Kaneko, S. et al. : A kinetic and dynamic study of oral alprazolam with and without erythromycin in humans : in vivo evidence for the involvement of CYP3A4 in alprazolam metabolism. Clin. Pharmacol. Ther., 59 : 514-519, 1996.

（森田幸代，下田和孝）

Question 140

強迫性障害の患者に対して，clomipramine に tandospirone（ないしは buspirone）を併用することでセロトニン症候群が惹起されるか？

A 三環系抗うつ薬である clomipramine の強迫性障害（OCD）に対する臨床効果は二重盲検試験でも確認されている[5]ところであるが，clomipramine をはじめとするセロトニン再取り込み阻害薬（SRI）による治療に限界があるのも事実である。小山らはこれまでの OCD に対する SRI の効果をまとめた結果，患者全体の40〜60％は軽度の改善にとどまるか不変であり，たとえ臨床効果があっても部分的ないしは不完全な改善が少なくないと述べている[16]。そのため，Jenike ら[13,14]や Goodman ら[8]が示しているように buspirone, 高力価の抗精神病薬, lithium, clonazepam といった薬物を SRI に併用することが試みられてきた。質問中の tandospirone は buspirone と同様にアザピロン系に属する薬物で，シナプス後の $5-HT_{1A}$ 受容体に選択的に高親和性をもって結合し，部分アゴニストとして作用する。

SRI への併用療法として buspirone を用いた例としては，Alessi ら[1], Markovitz ら[19], Jenike ら[12]が，fluoxetine に buspirone を付加して有効であった症例を報告しているが，Pigott ら[22]は clomipramine に buspirone とプラセボを付加した二重盲検試験で，14例中4例が Yale-Brown Obsessive-Compulsive Scale の得点が25％以上改善したが，3例では25％以上が悪化したと報告し，clomipramine に buspirone を併用することに対して否定的な見解を示している。

Buspirone は $5-HT_{1A}$ 受容体作動薬[7]であり，clomipramine や選択的セロトニン再取り込み阻害薬（SSRI）のような薬物と併用すると，脳内でセロトニン活性が高まり，セロトニン症候群が惹起される可能性が考えられる。

セロトニン症候群は，元々動物実験で $5-HT$ の前駆物質である 5-hydroxytryptophan とモノアミン酸化酵素阻害薬（MAOI）を併用した時に出現する前肢の交互の足踏み運動，平らな姿勢，振戦，筋強剛などの異常行動を総称したものである[10,21]。実際の症例としては1982年に Insel らが2例の症例を報告し，初めてセロトニン症候群の用語を用いている[11]。最初の1例は OCD の患者に MAOI type A である clorgyline から clomipramine に変薬中に，ミオクローヌス，発熱，反射亢進などの症状が出現し，もう1例も clorgyline と clomipramine を併用してから不安・焦燥，ミオクローヌス等の症状が出現したと報告している。その後1991年に Sternbach が1990年までに発表された12論文38症例を検討している[24]。

セロトニン症候群の発症には $5-HT_{1A}$ 受容体の関与が大きいことがラットを用いた行動学的研究の結果[25]から推測されているが，$5-HT_2$ 受容体阻害薬である pirenperone が動物実験ではセロトニン症候群の症状を抑制するという報告[9]もあり，複数の $5-HT$ 受容体サブタイプの関与が示唆される。

臨床症状は，Sternbach が報告した診断基準が踏襲されており，(1)精神状態の変化（錯乱，軽躁状態），(2)興奮，(3)ミオクローヌス，(4)反射亢進，(5)発汗，(6)悪寒，(7)振戦，(8)下痢，(9)協調運動障害，(10)発熱の10症状のうち3症状以上を満た

せばセロトニン症候群と診断される[3,6,18,24]。

　Tandospironeとセロトニン症候群との関連についてはKanedaらがSternbachの基準を満たさない，より軽症の症例を報告している[15]。この症例は51歳の女性（双極II型障害）で，sulpiride 150mg/日，bromazepam 15mg/日，etizolam 1mg/日，flunitrazepam 1mg/日，biperiden 3mg/日が投与されていたが，症状が改善しないため，trazodone 50mg，clomipramine 30mg/日が加薬された。しかし，軽度の混乱が認められたために，sulpiride，bromazepam，trazodoneは中止し，clomipramineを75mg/日に増量したところ，焦燥感，下痢，発汗などの症状がみとめられた。clomipramineを漸減，中止としたところ，症状は速やかに軽快した。その翌年，trazodone（50mg/日），maprotiline（75mg/日），chlorpromazine（25mg/日），perphenazine（4mg/日），etizolam（3mg/日），flunitrazepam（4mg/日），triazolam（0.25mg/日），phenobarbital（40mg/日），promethazine（12.5mg/日）が投与されているところへtandospirone30mg/日を加薬，約50日後に60mg/日に増量したところ，焦燥，不眠，発汗などの症状がみとめられた。Trazodone，tandospironeを中止したところ，これらの症状は消失した。

　Buspironeとその他のSSRI（fluvoxamine[2]，sertraline[4]，citalopram[23]）との併用でセロトニン症候群をきたしたという報告がみとめられるが，clomipramineとbuspironeを併用してセロトニン症候群をきたした症例報告としては，1996年にNijhawanらが報告している[20]。48歳のOCDの男性患者で，アルコール依存の既往があり，OCDに対してclomipramine 250mg投与されていたところに，buspirone 15mgとfluoxetine 20mgを併用したところ，意識障害（困惑状態），発汗，発熱，振戦，ミオクローヌス，腱反射亢進などの症状を呈し，集中治療室での治療が必要となったという。アルコール離脱症状やclomipramineとfluoxetineの薬物動態学的相互作用による副作用が鑑別としてあげられたが，ミオクローヌス，腱反射亢進などの臨床症状からセロトニン症候群と診断されている。Larid[17]はOCDの多剤併用療法には，上記のようなセロトニン症候群を起こす危険性があり，併用には充分な注意が必要であると述べている。

結　論

　Clomipramineによって臨床効果の得られないOCD患者に対して，buspironeを併用する治療方法が考えられているが，SRIであるclomipramineと5-HT$_{1A}$受容体作動薬であるbuspironeを併用した場合，脳内のセロトニン濃度が上昇し，セロトニン症候群をきたす可能性がある。文献上，clomipramineとbuspironeを併用してセロトニン症候群をきたした症例は，一例のみであるが，buspironeとその他のSSRI（fluvoxamine，sertraline）との併用でセロトニン症候群をきたした報告もあり，併用には十分な注意が必要である。

文　献

1) Alessi, N., Bos, T. : Buspirone augmentation of fluoxetine in depressed child with obsessive-compulsive disorder. Am. J. Psychiatry, 148 : 1605-1606, 1991.
2) Baetz, M., Malcolm, D. : Serotonin syndrome from fluvoxamine and buspirone. Can. J. Psychiatry, 40 : 428-429, 1995.
3) Bodner, R. A., Lynch, T., Lewis, L. et al. : Serotonin syndrome. Neurology, 45 : 219-223, 1995.
4) Bonin, B., Vandel, P., Vandel, S. et al. : Serotonin syndrome after sertraline, buspirone and loxapine ? Therapie, 54 : 269-271, 1999.
5) Clomipramine Collaborative Study Group : Clomipramine in the treatment of patients with obsessive-compulsive disorder. Arch. Gen. Psychiatry, 48 : 730-738, 1991.
6) Corkeron, M. A. : Serotonin syndrome—a potentially fatal complication of antidepressant therapy. Med. J. Aust., 163 : 481-482, 1995.
7) Eison, A. S., Eison, M. S., Stanley, M. et al. Serotonergic mechanisms in the behavioral effects of buspirone and gepirone. Pharmacol. Biochem. Behav., 24 : 701-707, 1986.
8) Goodman, W. K., McDougle, C. J., Barr, L. C. et al. : Biological approaches to treatment-resistant obsessive-compulsive disorder. J. Clin. Psychiatry, 54 (suppl. 6) : 16-26, 1993.
9) Green, A. R., O'shaughnessy, K., Hammond, M.

et al. : Inhibition of 5-hydroxytryptamine-mediated behaviour by the putative 5-HT$_2$ antagonist pirenperone. Neuropharmacology, 22 : 573-578, 1983.
10) Guze, B. H., Baxter, L. R. : The serotonin syndrome : case responsive to propranolol. J. Clin. Psychopharmacol., 6 : 119-120, 1986.
11) Insel, T. R., Roy, B. F., Cohen, R. M. et al. : Possible development of the serotonin syndrome in man. Am. J. Psychiatry, 139 : 954-955, 1982.
12) Jenike, M. A., Bear, L., Buttolph, L. : Buspirone augmentation of fluoxetine in patients with obsessive-compulsive disorder. J. Clin. Psychiatry, 52 : 13-14, 1991.
13) Jenike, M. A., Rauch, S. L. : Managing the patient with treatment-resistant obsessive-compulsive disorder ; current strategies. J. Clin. Psychiatry, 55 (suppl. 3) : 11-17, 1994.
14) Jenike, M. A. : Pharmacologic treatment of obsessive-compulsive disorder. Psychiatr. Clin. North Am., 15 : 896-915, 1992.
15) Kaneda, Y., Ohmori, T., Okabe, H. : Possible mild serotonin syndrome related to coprescription of tandospirone and trazodone. Gen. Hosp. Psychiatry, 23 : 98-101, 2001.
16) 小山　司，傳田健三：強迫性障害の薬物治療．臨床精神医学，22：1139-1147，1993.
17) Larid, L. K. : Issues in the monopharmacotherapy and polypharmacotherapy of obsessive-compulsive disorder. Psychopharmacol. Bull., 32 : 569-578, 1996.
18) Lejoyeux, M., Fineyre, F., Ades, J. : The serotonin syndrome. Am. J. Psychiatry, 149 : 1410-1411, 1992.
19) Markovitz, P. J., Stagno, S. J., Calabrese, J. R. : Buspirone augmentation of fluoxetine on obsessive-compulsive disorder. Am. J. Psychiatry, 147 : 798-800, 1990.
20) Nijhawan, P. K., Katz, G., Winter, S. : Psychiatric illness and the serotonin syndrome : an emerging adverse drug effect leading to intensive care unit admission. Crit. Care. Med., 24 : 1086-1089, 1996.
21) 西嶋康一，石黒健夫：セロトニン症候群．臨床精神医学，26：339-348，1997.
22) Pigott, T. A., L'Heureux, F., Hill, J. L. et al. : A double-blind study of adjuvant buspirone hydrochloride in clomipramine-treated patients with obsessive-compulsive disorder. J. Clin. Psychopharmacol., 12 : 156-162, 1991.
23) Spigset, O., Adielsson, G. : Combined serotonin syndrome and hyponatraemia caused by a citalopram-buspirone interaction. Int. Clin. Psychopharmacol., 12 : 61-63, 1997.
24) Sternbach, H. : The serotonin syndrome. Am. J. Psychiatry, 148 : 705-713, 1991.
25) Tricklebank, M. D., Forler, C., Fozard, J. R. : The involvement of subtypes of the 5-HT$_1$ receptor and of catecholaminergic systems in the behavioural response to 8-hydroxy-2-(di-n-propylamino)tetralin in the rat. Eur. J. Pharmacol., 106 : 271-282, 1985.

（中村英樹，下田和孝）

Question 141 Carbamazepine と選択的セロトニン再取り込み阻害薬（SSRI）の間に薬物相互作用はあるか？

A Carbamazepine（CBZ）には抗けいれん作用だけでなく，気分安定作用もあり，日常臨床における気分障害の治療において選択的セロトニン再取り込み阻害薬（SSRI）と併用されることも少なくないと考えられる。しかし，CBZ には顆粒球減少症などの重篤な副作用があり，薬物相互作用には十分注意する必要がある。SSRI といっても薬物動態はそれぞれ異なり，それゆえに CBZ との相互作用は個々に検討されるべきであるが，現在本邦で使用できる SSRI である fluvoxamine，paroxetine を含めて，CBZ と SSRI の相互作用について十分に明らかになっているとはいえない。そこで，CBZ の薬物動態とこれまでの研究報告を紹介し，CBZ と SSRI の相互作用について考察する。

CBZ の主要代謝物は CBZ-10,11-epoxide（CBZE）であるが，これは活性代謝産物であり，抗けいれん作用や副作用の発現に関与していると考えられている。CBZ から CBZE への代謝経路には CYP3A4 が関与しており，実際に CYP3A4 阻害作用を持つ erythromycin などとの併用で CBZ 血中濃度の上昇や CBZE 形成抑制が認められている[8]。さらに水酸化経路やグルクロン酸抱合体を形成する経路が知られており，水酸化経路には CYP1A2 が関与する。一方，CBZ には CYP3A4 の酵素誘導作用があり，これを介した薬物相互作用も多数報告されている。

CBZ と SSRI の相互作用については以下のような報告がある。Gidal ら[1]は fluoxetine とその主要代謝物である norfluoxetine が CBZE 形成に及ぼす影響を検討した。ラットの肝臓では fluoxetine, norfluoxetine 共に CBZE 形成と CBZ 代謝のクリアランスに影響を与えず，ヒト肝ミクロソームを使った実験では臨床的に用いられる濃度の20倍以上になるまでは fluoxetine, norfluoxetine が CBZE 形成を阻害することはなかったとしている。さらに，実際の患者でも fluoxetine の影響を検討し，fluoxetine 投与前後で患者の血中 CBZ 濃度に対する CBZE 濃度の比に変化はなかったとしている。Spina ら[7]の結果も同様で，CBZ によって治療中の患者を対象とし，その中の8名には fluoxetine を1日20mg，7名には fluvoxamine を1日100mg 投与しその影響を検討したが，それらの投与前後で CBZ, CBZE の定常状態血中濃度に変化はなかった。一方 Rapeport ら[6]は，14人の健常男子を対象として sertraline が CBZ の薬物動態と臨床効果に与える影響を報告した。CBZ は1日あたり400mg 内服させ，16日目から sertraline 1日200mg かプラセボを追加し32日目まで経過を追った。15日目と32日目に採血と認知機能評価を行い，後者については1日目の CBZ 投与前にも評価した。この結果，sertraline 投与群とプラセボ群では CBZ と CBZE の薬物動態に有意な差は認められなかった。認知機能については CBZ 投与後の15日目では低下が認められたものの，sertraline 追加によってこれがさらに悪化することはなかったとのことである。しかし，CBZ と sertraline の相互作用を認めたという症例報告もある。CBZ 600mg で治療されていた37歳女性では，1日あたり sertraline50mg を追加された と

ころCBZの血中濃度が40μmol/lから62μmol/lに増加し、CBZ血中濃度上昇によると思われる運動失調を生じたが、sertralineを中止したところこれが改善した[10]。24歳女性では同じくCBZ600mgで治療されていたが、sertraline100mgを4週間投与したところ、CBZの血中濃度が20μmol/lから36μmol/lへ増加、2ヵ月後には50μmol/lまで上昇し、このときには骨髄抑制の兆候が認められたが、sertraline中止によって改善したとのことである[3]。SSRIの中ではfluvoxamineとfluoxetineの主要代謝物であるnorfluoxetineが比較的強いCYP3A4阻害作用を有しており、sertraline、paroxetineも軽度ではあるがCYP3A4阻害作用を持つとされている[2]。したがって、CBZとSSRIの相互作用は否定できず、併用によりCBZによると思われる副作用が出現した場合には、積極的にCBZの血中濃度を測定するべきである。

このようにSSRI併用がCBZ血中濃度に与える影響についての報告がいくつかある一方で、CBZがSSRI血中濃度に及ぼす影響についての報告もみられる。Leinonenら[5]は、てんかんに加えて大うつ病、パニック障害に罹患しており、CBZとcitalopram併用による治療を受けていた患者2名について報告した。この2例についてCBZを中止し、CBZの類似化合物であるがCBZと異なり併用薬の代謝に影響を与えないoxcarbazepineを投与したところ、citalopram血中濃度が上昇し、抗うつ薬反応性も変化したとしている。Citalopramの代謝にはCYP3A4が関与するといわれているので、この現象はCBZ中止によりcitalopramの代謝促進が消失したため、citalopram血中濃度が上昇したと考えることができるかもしれない。また、CBZの併用によりsertralineの血中濃度が減少した2例の報告がある[4]。1例目はCBZ 1,000mgで治療されていた33歳の女性で、sertralineが追加されたが、300mgまで増量されても、その最終投与から12時間後の血中濃度は39.0ng/mlであった（期待される最終投与から24時間後の血中濃度は160ng/ml）。

2例目はCBZ 400mgで治療されていた25歳の男性で、やはりsertralineが追加されたが、300mgまで増量しても抗うつ効果が得られなかった。Sertraline 100mgでの最終投与から12時間後の血中濃度は10ng/ml以下（期待される最終投与から24時間後の血中濃度は30ng/ml）であった。

この報告ではsertralineの代謝は通常ではCYP3A4が主ではないが、CYP3A4の酵素誘導作用のあるCBZを併用したことによって、CYP3A4を介したsertralineの代謝が促進されたのではないか、と推測している。

同様にfluoxetineの代謝にもCYP3A4が関与するため、CBZとの併用で血中濃度が減少する可能性がある。

CitalopramはMAO-A、Bによって立体選択的な脱アミノ化をうける。Citalopramの光学異性体であるS-citalopram（escitalopram）はR-citalopramよりもセロトニン再取り込み阻害作用が強く、近年、抗うつ薬として用いられている。高用量（300μM）のcarbamazepineはMAOを阻害するため、carbamazepineとcitalopramを併用すると、escitalopramの血中濃度も減少させる可能性がある[9]。

結　論

CBZとSSRIの併用では、SSRIがCYP3A4を阻害しCBZの血中濃度を上昇させる可能性と、CBZがCYP3A4を誘導しSSRIの血中濃度を低下させる可能性の2つが考えられるため、その併用には注意が必要である。

文　献

1) Gidal, B. E., Anderson, G. D., Seaton, T. L. et al.: Evaluation of the effect of fluoxetine on the formation of carbamazepine epoxide. Ther. Drug Monit., 15: 405-409, 1993.
2) Greenblatt, D. J., von Moltke, L. L., Harmatz, J. S. et al.: Drug interactions with newer antidepressants: role of human cytochromes P450. J. Clin. Psychiatry, 59(suppl. 15): 19-27, 1998.
3) Jobin, M., Ghose, K.: Possible interaction of sertraline with carbamazepine. N. Z. Med. J., 107: 971, 1994.
4) Khan, A., Shad, M. U., Preskorn, S. H.: Lack of sertraline efficacy probably due to an interaction with carbamazepine. J. Clin. Psychiatry, 61: 526-527, 2000.

5) Leinonen, E., Lepola, U., Koponen, H. : Substituting carbamazepine with oxcarbazepine increases citalopram levels. A report on two cases. Pharmacopsychiatry, 29 : 156–158, 1996.
6) Rapeport, W. G., Williams, S. A., Muirhead, D. C. et al. : Absence of a sertraline-mediated effect on the pharmacokinetics and pharmacodynamics of carbamazepine. J. Clin. Psychiatry, 57 (suppl. 1) : 20–23, 1996.
7) Spina, E., Avenoso, A., Pollicino, A. M. et al. Carbamazepine coadministration with fluoxetine or fluvoxamine. Ther. Drug Monit., 15 : 247–250, 1993.
8) Spina, E., Pisani, F., Perucca, E. : Clinically significant pharmacokinetic drug interactions with carbamazepine. An update. Clin. Pharmacokinet., 31 : 198–214, 1996.
9) Steinacher, L., Vandel, P., Zullino, D. F. et al. : Carbamazepine augmentation in depressive patients non-responding to citalopram : a pharmacokinetic and clinical pilot study. Eur. Neuropsychopharmacology, 12 : 255–260, 2002.
10) Vercueil, L., Adriantseheno, L. M., Hirsch, E. : Surdosage en carbamazepine apres administration d'un comprime de sertraline : relation au syndrome serotoninergique ? Therapie, 53 : 499–517, 1998.

（鈴木雄太郎，布川綾子，染矢俊幸）

Question 142

Carbamazepine 投与中の患者の衝動行為に対して quetiapine 投与を考慮している。相互作用は生じるか？

A Quetiapine の代謝にはチトクローム P450（CYP）3A4[1]と CYP2D6 が関与することが示されている[1]が，Devane らは quetiapine の代謝に与える CYP2D6 の影響は少なく，CYP2D6 の阻害薬による薬物相互作用より CYP3A4 活性を誘導する薬物や阻害薬の影響の方が大きいであろうとしている。Carbamazepine が quetiapine の代謝に与える影響については，carbamazepine の CYP3A4 誘導作用により quetiapine の代謝が促進された結果，quetiapine の血中濃度が通常より低くなることが予測される。実際に，Savasi らは carbamazepine 併用により quetiapine 血中濃度が低下したと報告している[3]。

次に，quetiapine が carbamazepine の血中濃度に与える影響については，Fitzgerald らにより 2 例の症例報告がなされている[2]。1 例目は carbamazepine 1,400mg/日を投与中の精神発達遅滞と全般性強直間代発作を示した52歳の女性患者に，quetiapine 100mg/日を投与し，5 週間以上かけて徐々に700mg まで増量した。Quetiapine 投与前の carbamazepine 血中濃度が8.8μg/ml，carbamazepine の代謝物である carbamazepine-10, 11-epoxide の血中濃度は2.1μg/ml（carbamazepine/carbamazepine-10, 11-epoxide 比；0.24）であったが，投与後は各々，11.2μg/ml，5.2μg/ml（carbamazepine/carbamazepine-10, 11-epoxide 比；0.46）となり，焦燥と攻撃性が高まった。Carbamazepine 1 日投与量を400mg に減量したところ，その 1 週後に，carbamazepine と carbamazepine-10, 11-epoxide の血中濃度は各々，4.0μg/ml，3.3μg/ml に低下し，最終的には carbamazepine は中止され oxycarbamazepine に変更されたところ，患者の焦燥と攻撃性は改善した。2 例目は，56歳の精神発達遅滞と全般性強直間代発作を合併した患者で carbamazepine 600mg を服用している患者（carbamazepine と carbamazepine-10, 11-epoxide の血中濃度は各々，6.4μg/ml，1.7μg/ml〈carbamazepine/carbamazepine-10, 11-epoxide 比；0.26〉）に，quetiapine 100mg から投与開始し，3 ヵ月以上かけて徐々に700mg にまで増量した。Quetiapine 700mg の際に，carbamazepine と carbamazepine-10, 11-epoxide の血中濃度は各々，5μg/ml，4.7μg/ml（carbamazepine/carbamazepine-10, 11-epoxide 比；0.94）であった。この症例では効果不十分なため quetiapine 投与が中止されたが，その後は carbamazepine と carbamazepine-10, 11-epoxide の血中濃度は各々，4.8μg/ml，1.5μg/ml とほぼ，併用前の値に回復したとしている。これらの症例で共通の所見は carbamazepine-10, 11-epoxide の血中濃度の著明な上昇であるが，Fitzgerald らはこの機序として，epoxide の加水分解やグルクロン酸抱合の阻害を示唆している[2]。Carbamazepine-10, 11-epoxide は，carbamazepine と類似の薬理活性を有しており[5,6]，血中濃度が上昇した際には中毒症状の出現に注意が必要であろう。また，carbamazepine と他の抗てんかん薬を併用した際に carbamazepine-10, 11-epoxide の血中濃度が上昇し，機序は不

明であるがてんかん発作が増加したという報告[4]も存在し，注意が必要である。

結　論

Carbamazepine と quetiapine の併用の際には，carbamazepine の CYP 3 A 4 誘導作用により quetiapine の血中濃度が低下する可能性がある。機序は不明であるが quetiapine 併用によって carbamazepine の代謝物である carbamazepine-10, 11-epoxide の血中濃度が上昇するという報告があり，このために中毒症状やてんかん発作の悪化などが生じる可能性がある。したがって，carbamazepine 投与中の患者に quetiapine を加薬する際には，注意深い症状観察による副作用出現の回避が必要と考える。

文　献

1) Devane, C. L., Nemeroff, C. B. : Clinical pharmacokinetics of quetiapine : an atypical antipsychotic. Clin. Pharmacokinet., 40 : 509-522, 2001.
2) Fitzgerald, B. J., Okos, A. J. : Elevation of carbamazepine-10,11-epoxide by quetiapine. Pharmacotherapy, 22 : 1500-1503, 2002.
3) Savasi, I., Millson, R. C., Owen, J. C. : Quetiapine blood level variability. Can. J. Psychiatry, 47 : 94, 2002.
4) So, E. L., Ruggles, K. H., Cascino, G. D. et al. : Seizure exacerbation and status epilepticus related to carbamazepine-10, 11-epoxide. Ann. Neurol., 35 : 743-746, 1994.
5) Tomson, T., Almkvist, O., Nilsson, B. Y. et al. : Carbamazepine-10, 11-epoxide in epilepsy. A pilot study. Arch. Neurol., 47 : 888-892, 1990.
6) Tomson, T., Bertilsson, L. : Potent therapeutic effect of carbamazepine-10, 11-epoxide in trigeminal neuralgia. Arch. Neurol., 41 : 598-601, 1984.

（森田幸代，下田和孝）

Question 143 従来の睡眠薬と比較して，quazepam，zolpidem はアルコールとの相互作用が少ないか？

A 現在わが国では，ベンゾジアゼピン（BZD）受容体に作用する BZD 系睡眠薬が頻用されている。しかし最近，BZD 受容体は，薬物選択性と体内分布に基づき，中枢型（ω_1：脳全体に分布するがとくに小脳に高密度で海馬に少ない，ω_2：脊髄で特異的に発現し，大脳皮質・海馬・線条体にも多い）と末梢型（ω_3：腎・肝・心臓・精巣などに多い）のサブタイプに分類され[1]，ω_1選択性の高い睡眠薬（BZD 系睡眠薬である quazepam，非 BZD 系睡眠薬である zolpidem）が市販されるようになった。ラットやマウスの研究から ω_1 選択的睡眠薬は，選択的鎮静―催眠作用をもち，それに比較して，抗けいれん・筋弛緩・運動失調・記憶障害作用が弱いことが推測されている[1]。

BZD 受容体は，$GABA_A$ 受容体–Cl^- チャンネル複合体の一部をなす。$GABA_A$ 受容体は α，β，γ など 5 つのサブユニットからなる 5 量体で，α_1 を含む $GABA_A$ 受容体は ω_1 受容体と，α_2，α_3，α_5 のいずれか 1 つを含む $GABA_A$ 受容体は ω_2 受容体と関係すると考えられている[1]。Rudolph ら[6]はマウスの α_1 サブユニットに遺伝子変異を導入し，α_1 型 $GABA_A$ 受容体に関係した BZD 受容体を失活させたところ，diazepam による鎮静作用，健忘作用は消失し，抗痙攣作用も減弱したものの，抗不安作用，筋弛緩作用，運動障害作用，エタノール増強作用には変化が見られなかったことを報告した。このことは，エタノール増強作用は α_1 型 $GABA_A$ 受容体とは関係のない部位で生じていることを示しており，ω_1 選択的睡眠薬はエタノールとの相互作用が少ない可能性を示唆している。一方上記の報告で diazepam による健忘作用などが減弱した点については，α_1 型 $GABA_A$ 受容体に関係した BZD 受容体のすべてが ω_1 受容体ではなく，未知の BZD 受容体も含まれていて，それらが失活したためと考えられる。

アルコールと BZD はもともと極めて複雑な相互作用を示す[3,4]。アルコールが BZD の吸収を早めるという報告もあるが，そうでないとする報告もあり，一定しない。薬物動態学的には，急性期あるいはエタノールの血中濃度が高い状況下では，エタノールはアルコール脱水素酵素（ADH）のみならずミクロゾーム酸化系（その主役は CYP 2 E 1）によっても代謝されるため，同じミクロゾーム酸化系で代謝される BZD の代謝は競合的に阻害される。一方慢性期では，CYP 2 E 1 の酵素誘導が生じるため，BZD を含めた他の薬物の代謝が促進されるといった逆の作用をもたらす。薬力学的には，①エタノールは Cl^- の細胞内流入を促進する，②BZD の BZD 受容体への結合を促進するなど，GABA–BZD 受容体–Cl^- チャンネル複合体にアロステリックに作用することが知られている。臨床的には薬物動態的問題より薬力学的問題の方が大きいと言われている[3,4]。

1）Zolpidem とエタノールとの相互作用：健常成人12名を対象とした海外の報告では，zolpidem 20mg を経口投与し，1時間後エタノール 1.5ml/kg（BW）を投与したところ，zolpidem およびエタノールの血中濃度はそれぞれ影響を受けなかったという[5]。

健常男性24名を対象に，エタノール0.75ml/kg（BW）と zolpidem 10mg, 15mg を経口投与し，65分後，150分後，250分後に認知，精神運動機能の検査を行った Wilkinson の報告[8]によると，zolpidem，エタノールそれぞれ単独で認知・運動機能を悪化させたが，両者の併用の効果は相乗的でなく相加的であることが示唆された。また，認知・運動機能の悪化はすべて時間と共に改善し，250分後にはほぼ消失したが，注意を分散する機能は，zolpidem，エタノールそれぞれ単独，および併用で250分後にも機能低下が見られたという。副作用では，zolpidem 単独で運動失調，複視，めまい，吐き気などが多く見られたが，アルコールとの併用で複視，吐き気の頻度に増加傾向が見られた。ほぼ同様の相加的相互作用の効果が，triazolam 0.25mg, zopiclone 7.5mg とエタノール 0.8g/kg との併用で報告されている[2]。

2) Quazepam とエタノールとの相互作用：Wickstrom ら[7]は，健常成人8名を対象に，19.2g のエタノールと，quazepam 15mg, triazolam 0.25mg, flunitrazepam 1mg との相互作用について報告した。エタノールの併用で，各睡眠薬の平均 C_{max} は増加し，T_{max} は延長を示したが（quazepam; C_{max} は57.8nmol/l から71.8nmol/l へ，T_{max} は180min から240min へ，2-oxo-quazepam; C_{max} は21.8nmol/l から29.9nmol/l，T_{max} は180min から240min，triazolam; C_{max} は6.7nmol/l から7.1nmol/l，T_{max} は100min から120-140min，flunitrazepam; C_{max} は21.5nmol/l から22.1nmol/l，T_{max} は90min から100min），逆に各睡眠薬はエタノール代謝にほとんど影響を与えなかった。健忘，鎮静，知覚運動機能への影響は，アルコールを併用しない場合でも，triazolam, flunitrazepam に比し quazepam で軽度であり，服薬後4時間まで残存した。アルコールを併用した場合は，4～6時間まで残存したという。

以上，zolpidem, quazepam は従来の BZD 睡眠薬と比較してアルコールとの相互作用が少ない可能性はあるものの，まだ十分に検討されていないと言った方が正しい。ω_1 選択的薬物の行動薬理学的特性には種差があり，ラット・マウスと比較してヒトでは不明瞭になると言われている[1]。また zolpidem, quazepam の ω_1/ω_2 選択性はたかだか10倍程度であり，血中濃度の上昇とその持続により容易に ω_2 受容体の薬理作用が現れる可能性がある[1]。また大量のアルコールを併用すれば相互作用は当然増強されるであろう。このため zolpidem, quazepam とアルコールとの併用には，従来の BZD 睡眠薬と同様の注意が必要と考えられる。

結論

ω_1 選択的睡眠薬は従来の BZD 系睡眠薬と比較してアルコールとの相互作用が少ない可能性があるが，zolpidem, quazepam について十分な検討はなされていない。アルコールとの併用によって，少なくとも相加的な認知・運動機能の悪化が報告されていることから，従来の BZD 系睡眠薬と同様の注意が必要と考えられる。大量のアルコールと併用する場合，高用量の睡眠薬を使用する場合は特に注意すべきであろう。

文献

1) 木内祐二：ベンゾジアゼピン受容体サブタイプと睡眠薬の薬理作用. 分子精神医学, 2 : 262-269, 2002.
2) Kuitunen, T., Mattila, M., J., Seppala, T. : Actions and interactions of hypnotics on human performance : single doses of zopiclone, triazolam and alcohol. Intern. Clin. Psychopharmacol., 5(Suppl. 2) : 115-130, 1990.
3) 村崎光邦：アルコールと向精神薬—特に benzodiazepine 系薬物との相互作用について. 精神医学レビュー No.16 アルコール依存（洲脇 寛編），pp.13-26, ライフ・サイエンス, 東京, 1995.
4) 村崎光邦：抗不安薬の薬物相互作用. 臨床精神医学, 26 : 179-190, 1997.
5) 日本薬剤師研修センター：新薬承認情報集酒石酸ゾルピデム. p.215, 薬事日報社, 東京, 2000.
6) Rudolph, U., Crestani, F., Benke, D. et al. : Benzodiazepine actions mediated by specific gamma-aminobutyric acid(A)receptor subtypes [letter]. Nature, 401 : 796-800, 1999.
7) Wickstrom, E., Godtlibsen, O. B. : The effects of quazepam, triazolam, flunitrazepam and placebo, alone and in combination with ethanol, on day-time sleep, memory, mood and performance.

Hum. Psychopharmacol., 3 : 101–110, 1988.
8) Wilkinson, C. J. : The acute effects of zolpidem, administered alone and with alcohol, on cognitive and psychomotor function. J. Clin. Psychiatry, 56 : 309–318, 1995.

〈川嶋義章，染矢俊幸〉

Question 144 嫌酒薬である disulfiram と抗うつ薬は安全に併用できるか？

〈症例〉40歳の男性。アルコール依存のために disulfiram を投与されている。1ヵ月前より抑うつ症状を呈しているため，抗うつ薬の投与が考慮されている。

A　うつ状態が合併するアルコール依存患者は精神科の日常臨床でしばしば経験される。Hasegawa ら[3]によれば，入院中のアルコール依存患者136名中33名（24％）でうつ病を併発したという。アルコール依存に続発するうつ病の発症機序や病態は，いくつかの点で内因性うつ病と異なっている可能性がある[10]が，アルコール依存に伴う抑うつ状態の治療に抗うつ薬を用いることは多い。一方，アルコール依存の治療法として嫌酒薬が用いられることがあることから，嫌酒薬と抗うつ薬が併用される可能性はある。我が国では嫌酒薬として disulfiram と cyanamide が用いられている。これらはともに肝臓におけるアセトアルデヒド脱水素酵素を阻害し，飲酒後の血中アセトアルデヒド濃度を高める。disulfiram の使用は服用後12時間以上に及び，非可逆的である。

Disulfiram およびその活性代謝物である diethyldithiocarbamate は，ドパミンβ水酸化酵素の阻害作用を持つ。このため，disulfiram を服用すると脳内ドパミン濃度が上昇し，逆にノルアドレナリン濃度は低下する[11]。つまり disulfiram の投与によって抑うつ状態や精神病症状が惹起される可能性があるし，抗うつ薬の臨床効果そのものに影響を与える可能性がある。例えば Hotson らは disulfiram 投与中に精神症状・神経症状を呈した2例を報告している。このうち1例では，disulfiram 250mg/日投与16ヵ月後に妄想・失見当識・興奮・振戦・構音障害・保続・運動失調などを示した。Disulfiram を中止し，haloperidol を投与すると，5日以内に軽快した。もう1例では disulfiram 500mg/日投与後2週間以内に抑うつ状態となり，失見当識・傾眠を呈した。3週間目には強直間代けいれんを起こし，その後興奮状態となった。Disulfiram 中止後4週間で症状は消失した[4]。Maany らは，disulfiram 250mg/日投与中に amitriptyline 100〜200mg/日を投与し，amitriptyline 開始後それぞれ1週間後・4週間後で幻覚・意識障害・錯乱などの精神症状を呈した2例を報告している。いずれの例でも disulfiram および amitriptyline の中止により，速やかに症状は消失した[8]。この報告でも disulfiram による脳内ドパミンレベルの上昇が，こういった精神症状の発現機序としてあげられている。また，disulfiram 使用中のアルコール依存症患者に，我が国では認可されていないモノアミン酸化酵素（MAO）阻害薬である tranylcypromine 10mg/日を併用し，2日後に興奮・失見当識・幻視などのせん妄症状をきたした例が報告されている[1]。一方，MacCallum は，disulfiram を用いた嫌酒療法で amitriptyline 25mg/日を併用していても，副作用を生じることなく嫌酒療法を安全に行うことができると報告している[9]。

Disulfiram と SSRI または SNRI との相互作用

に関する報告は少ないが，Khuranaらはdisulfiram投与中にvenlafaxine 75mg/日を併用したところ，危機的な高血圧を来たし，venlafaxineの中止により速やかに血圧が正常化した症例を報告している[7]。この中では，venlafaxineの代謝酵素であるCYP3A4がdisulfiramによって阻害されたために，venlafaxineの血中濃度が増大し，高血圧を引き起こしたのではないか，と推測されている。しかし，disulfiramのCYP3A4阻害は弱く，むしろCYP2E1を選択的に阻害するという研究も散見される[2,6]。CYP2E1によって代謝される抗うつ薬は今のところ知られていない[5]。

このように，disulfiramと抗うつ薬の併用の安全性については報告が分かれており，併用する場合は副作用の発現について十分な注意が必要であると考えられる。

結　論

Disulfiram自体に抑うつ症状や精神病症状を引き起こす可能性があり，disulfiramと抗うつ薬の併用により精神病症状を呈したという報告もあるが，disulfiramと抗うつ薬の併用が安全に行われたという報告もあり，併用療法については一定の見解をみていない。したがって，併用にあたっては副作用の発現に十分，注意を払うべきであり，副作用発現時には速やかに両者の使用を中止すべきである。

文　献

1) Blansjaar, B. A., Egberts, T. C. G. : Delirium in a patient treated with disulfiram and tranylcypromine. Am. J. Psychiatry, 152 : 296, 1995.
2) Frye, R. F., Branch, R. A. : Effect of disulfiram administration on the activities of CYP1A2, CYP2C19, CYP2D6, CYP2E1, and N-acetyltransferase in healthy human subjects. Br. J. Clin. Pharmacol., 53 : 155-162, 2002.
3) Hasegawa, K., Mukasa, H., Nakazawa, Y. : Primary and secondary depression in alcoholism-clinical features and family history. Drug Alcohol Dep., 27 : 275-281, 1991.
4) Hotson, J. R., Langston, W. : Disulfiram-induced encephalopathy. Arch. Neurol., 33 : 141-142, 1976.
5) 石崎高志：チトクロムP450（cytochromes P450）の遺伝的多型性と向精神薬の代謝. 臨床精神医学, 26：137-152, 1997.
6) Kharasch, E. D., Hankins, D. C., Jubert, C. et al. : Lack of single-dose disulfiram effects on cytochrome P-450 2C9, 2C19, 2D6, and 3A4 activities : evidence for specificity toward P-450 2El. Drug Metab. Dispos. 27 : 717-723, 1999.
7) Khurana, R. N., Baudendistel, T. E. : Hypertensive crisis associated with venlafaxine. Am. J. Medicine, 115 : 676-677, 2003.
8) Maany, I., Hayashida, M., Pfeffer, S. L. et al. : Possible toxic interaction between disulfiram and amitriptyline. Arch. Gen. Psychiatry, 39 : 743-744, 1982.
9) MacCallum, W. A. G. : Drug interactions in alcoholism treatment. Lancet, 1 : 313, 1969.
10) 向笠広和，中村　純：アルコール依存と感情障害. 臨床精神医学, 22：947-954, 1993.
11) Sellers, E. M., Naranjo, C. A., Peachey, J. E. : Drug to decrease alcohol consumption. N. Engl. J. Med., 305 : 1255-1262, 1981.

（宮川正治，布川綾子，下田和孝）

Question 145 Cyclosporine A と valproic acid の間に相互作用の可能性はあるか？

〈症例〉23歳の女性。てんかんと慢性腎不全を合併している。これまで valproic acid にてコントロールされていたが，腎移植の適応と判定され，移植後，cyclosporine A の投与が予定されている。

A Cyclosporine A（CsA）は臓器移植後の免疫抑制剤として汎用されているが，CsA のまれな副作用ではあるが，てんかん発作が報告されており[8]，本症例のようなてんかん患者に投与する場合は注意が必要である。

抗てんかん薬として使用される carbamazepine（CBZ），phenytoin（PHT）などが，肝臓のチトクローム P450（CYP）を誘導することは古くから知られているが，現在では，CYP3A4 をはじめとする数種類の isozyme が誘導されることが明らかにされている[9]。つまり，CBZ や PHT で治療中のてんかん患者では CYP3A4 の活性が高くなり，また CsA 自体も肝臓や小腸の CYP3A4 によって代謝を受ける[6]ため，こういった患者では CsA を併用する場合には，通常よりも多量の CsA が必要となり，また血中濃度が十分であるか否かに留意しなくてはならない。例えば Hillebrand らは，てんかん患者の腎移植術後に CsA と CBZ を併用し，高用量の CsA を投与しているにもかかわらず，CsA の有効血中濃度を維持することが極めて困難であった2例を報告している[5]。

Valproic acid（VPA）は，CBZ や PHT とは異なり，CYP3A4 を誘導しない[1]。Hillebrand らの報告した2例では，抗てんかん薬を CBZ から VPA へ変更したところ，いずれも CsA の血中濃度は速やかに上昇し，またてんかんのコントロールも良好であったという。これらのことから Hillebrand らは，腎移植後に CsA と併用する抗てんかん薬は VPA が最良であるとしている[5]。しかし，Fischman らは，てんかん患者の腎移植後に CsA と VPA を併用したところ，汎血球減少症，腎不全，カンジダ肺炎などを合併し，VPA に特徴的な肝障害を起こした上で死亡した症例を報告し，この両薬剤を併用について注意を促している[4]。

VPA の副作用として生じる重篤な肝障害は，頻度こそごく低いものの，いったん発症した場合には不可逆的に進行し，Reye's syndrome 様の症状・組織像を呈し，そのまま死に至ることが多い[3]。その機序については，VPA の直接的な肝毒性によるものではなく，VPA の代謝過程の中で hepatotoxin である 2-propyl-4-penteic acid（4-ene-VPA）が産生されることによるといわれている[2,3]。さらに Sadeque らは，CYP isozyme のうち，CYP3A4 を介した代謝系からは 4-ene-VPA は生成せず，主に CYP2C9・CYP2A6 が 4-ene-VPA の産生に関与するとしている[7]。CsA と VPA の相互作用であるが，先にも述べたように CsA も主に CYP3A4 で代謝されるため，CsA と VPA がこの酵素を競合することが推測できる。その結果，VPA 代謝が CYP2C9・CYP2A6 系へより強く依存することになり，多量の 4-ene-VPA を生成して

肝障害を引き起こすという可能性も考えられる。

結論

腎移植後にCsAと併用する抗てんかん薬としては，CsAの有効血中濃度を維持するという観点からVPAが推奨されていたが，死亡例も報告されており，VPAの投与は十分慎重に行うべきである。その機序としては，CsAと代謝酵素を競合することにより，VPAの肝毒性が増強されるという可能性が考えられている。

文献

1) Anderson, G. D. : A mechanistic approach to antiepileptic drug interactions. Ann. Pharmacother., 32 : 554–563, 1998.
2) Dreifuss, F. E., Langer, D. H. : Hepatic considerations in the use of antiepileptic drugs. Epilepsia, 28(suppl. 3) : S23–29, 1987.
3) Dreifuss, F. E., Sastilli, N., Langer, D. H. et al. : Valproic acid hepatic fatalities : a retrospective review. Neurology, 37 : 379–385, 1987
4) Fischerman, M. A., Hull, D., Bartus, S. A. et al. : Valproate for epilepsy in renal transplant recipients receiving cyclosporine. Transplantation, 48 : 542, 1989.
5) Hillebrand, G., Castro, L. A., van Scheidt, W. et al. : Valproate for epilepsy in renal transplant recipients receiving cyclosporine. Transplantation, 43 : 915–916, 1987.
6) Lown, K. S., Mayo, R. R., Leichtman, A. B. et al. : Role of intestinal P-glycoprotein(mdr1)in interpatient variation in oral bioavailability of cyclosporine. Clin. Pharmacol. Ther., 62 : 248–260, 1997.
7) Sadeque, A. J. M., Fisher, M. B., Korzekwa, K. R. et al. : Human CYP2C9 and CYP2A6 mediate formation of the hepatotoxin 4-ene-valproic acid. J. Pharmacol. Exp. Ther., 283 : 698–703, 1997.
8) Shan, D., Rylance, P. B., Rogerson, M. E. et al. : Generalised epileptic fits in renal transplant recipients given cyclosporin A. Br. J. Clin. Res. Ed., 289 : 1347–1348, 1984.
9) Spina, E., Pisani, F., Perucca, E. : Clinically significant pharmacokinetic drug interaction with carbamazepine. An update. Clin. Pharmacokinet., 31 : 198–214, 1996.

（高橋　淳，下田和孝）

Question 146

Estradiolやprogesteroneなどのホルモン製剤とベンゾジアゼピン誘導体ないしは選択的セロトニン再取り込み阻害薬（SSRI）の間に相互作用はあるのか？

〈症例〉更年期障害のためにestradiolやprogesteroneなどのホルモン製剤を投与されている患者が抑うつ気分・不眠を訴えているために，fluvoxamine，ベンゾジアゼピン誘導体を投与したい。

A 更年期障害とは，更年期に熱感，冷感，心悸亢進，頭痛，めまい，不眠，しびれ感，腰痛，肩こり，疲労感等の症状を認め，かつこれらの愁訴の原因を他覚的に説明する所見が得られないような症候群をいう。血管運動神経や精神神経系，知覚神経系，運動器官，皮膚分泌系，泌尿器系，消化器系の障害にもとづく症状に分類される[7]。これには卵巣機能の低下およびgonadotoropin分泌亢進に基づく症状と，心理的，社会的な因子に基づく症状の両者が含まれる[1]。更年期障害の治療としては，内分泌機能異常を補正するためと自律神経失調を是正する目的でホルモン療法が行われる[7]。特に更年期障害のうち，熱感（ほてり・のぼせ），発汗，頻脈，泌尿生殖器萎縮には効果が高い。実際のホルモン療法としては，子宮の有無により異なるが，子宮がある場合にはエストロゲン製剤であるestradiolを投与することが多い。作用の強いエストロゲン製剤を長期投与すると子宮体癌（子宮内膜癌）の頻度が増加する可能性があるため，これを予防する目的としてprogesteroneを併用することも多い。

ホルモン療法による臨床効果が不十分な場合，選択的セロトニン再取り込み阻害薬（SSRI）をはじめとする抗うつ薬やベンゾジアゼピン系薬物を投与することになると思われるが，このとき両者の間に起こる相互作用として以下のようなことが考えられる。Fluvoxamineは，チトクロームP450（CYP）の阻害作用を持つこと[3,9]が明らかにされており，CYP1A2，CYP2C19には強力な，またCYP2C9，CYP3A4には中等度の，CYP2D6には弱い阻害作用を持つ[4]ことが分かっている。Estradiolやprogesteroneとの併用に関しては，臨床的に具体的な症例報告は認められないが，CYP1A2がヒト肝におけるestradiolとエストロンの酸化に重要な役割，特に16α水酸化に関与していると報告されている[10]。よって，fluvoxamineとestradiol併用時にはestradiolの代謝が阻害され，その作用が増強するといった薬物相互作用が出現する可能性は否定できない。

一方，Stoehrらは，11人の低用量のエストロゲンホルモン製剤とalprazolamの併用者と，9人の対照群を比較して，alprazolamの薬物動態を検討した結果，ホルモン製剤併用群では対照群に比べて排泄半減期が25％延長していると報告しており，これはエストロゲンホルモン製剤の併用によりalprazolamの代謝が抑制されたためとしている[8]。またStoehrらはその考察の中では，Chambersらの研究[2]を引用し，progesteroneのみからなるホルモン製剤を服用する女性において酸化代謝のモデル薬物であるantipyrineのクリアランスに変化がみられなかったことから，ホルモン製剤のうちエストロゲンに薬物代謝抑制作用が

あると考察している．ホルモン製剤とベンゾジアゼピン誘導体の間の薬力学的相互作用についての報告として，Kroboth らは，ホルモン製剤を併用中の女性では 1 mg alprazolam の経口単回投与の効果が増強するとしている[6]．慢性的なベンゾジアゼピン誘導体の使用時のホルモン製剤との相互作用については報告がみられないものの[6]，このようにホルモン製剤によってベンゾジアゼピン誘導体の代謝が抑制されたり，薬理作用が増強されるという報告があることから，臨床場面で両薬剤を併用する場合は注意が必要であると思われる．

結論

CYP は肝における estradiol の代謝経路に関与し，fluvoxamine の CYP 阻害作用によってその代謝が阻害され，また，ベンゾジアゼピン誘導体についても，薬物動態学的および，薬力学的相互作用を示唆する報告があり，薬物相互作用を生じ臨床的に問題となる可能性は否定できない．よって，併用する場合には充分に注意する必要がある．

文献

1) 荒井 清, 桑原惣隆, 清水哲也他：婦人科学. 第 6 章 更年期障害. pp. 232-233, 南江堂, 東京, 1984.
2) Chambers, D. M., Jefferson, G. C., Chambers, M., Loudon, N. C. : Antipyrine elimination in saliva after low dose combined or progestogen only oral contraceptive steroids. Br. J. Clin. Pharmacol., 13 : 229-232, 1982.
3) Devane, C. L., Gill, H. S. : Clinical pharmacokinetics of fluvoxamine : applications to dosage regimen design. J. Clin. Psychiatry, 58 (suppl. 5) : 7-14, 1997.
4) Greenblat, D. J., von Moltke, L. L., Hannatz, J. S. et al. : Drug interactions with newer antidepressants : role of human cytochromes P450. J. Clin. Psychiatry, 59 (suppl. 15) : 19-27, 1998.
6) Kroboth, P. D., Smith, R. B., Stoehr, G. P. et al. : Pharmacodynamic evaluation of the benzodiazepine-oral contraceptive interaction. Clin. Pharmacol. Ther., 38 : 525-532, 1985.
7) 森 憲正：更年期障害. 必修産婦人科学改訂第 4 版.（小川重男編），pp. 483-486, 南光堂, 東京, 1987.
8) Stoehr, G. P., Kroboth, P. D., Juhl, R. P. et al. : Effect of oral contraceptives on triazolam, temazepam, alprazolam and lorazepam kinetics. Clin. Pharmacol. Ther., 36 : 683-690, 1984.
9) Van Harten, J. : Overview of the pharmacokinetics of fluvoxamine. Clin. Pharmacokinet., 29 (suppl. 1) : 1-9, 1995.
10) Yamazaki, H., Shaw, P. W., Guengerich, F. P. et al. : Roles of cytochromes P450 1A2 and 3A4 in the oxidation of estradiol and estrone in human liver microsomes. Chem. Res. Toxicol., 11 : 659-665, 1998.

（横野　文，下田和孝）

Question 147 Theophylline 内服中の患者に抗うつ薬を投与してよいか？

〈症例〉62歳，男性。気管支喘息の治療を受けているが，抑うつ症状が出現し精神科を紹介され受診した。現在 theophylline 400mg/日を服用している。抗うつ薬を使用したいがどうしたらよいか？

A Theophylline との相互作用が報告されている抗うつ薬に fluvoxamine がある。Fluvoxamine はチトクローム P450（CYP）1A2 と 2D6 で代謝され，特に 1A2 への阻害作用が強い。一方，theophylline は肝で酸化されるが，関与する酵素は主に 1A2 であり，一部 2E1 が関与する。Theophylline の治療域は狭く（通常 10〜20mg/l），中毒を防ぐためには定期的な血中濃度モニタリングが必要である。

1991年に 83歳の慢性気管支炎を合併する慢性うつ病の男性患者で fluvoxamine 併用による theophylline 中毒が初めて報告された[2]。以後，現在までに同様な症例は計 5 例報告されている[1,2,5,8]。最初の症例は，theophylline を 600mg/日服用していたところに fluvoxamine 100mg/日が開始され，3日後に焦燥，頻脈，心房細動などの theophylline 中毒症状が出現した[2]。Theophylline 血中濃度は 39.8mg/l と fluvoxamine 服用前に比べて 4 倍近くにまで上昇していた。気管支喘息をもつ 11歳の男児が theophylline 600mg/日と fluvoxamine 50mg/日の併用で 1 週以内に頭痛，疲労，嘔吐が出現した[5]。Theophylline 1,200mg/日を服用していた 70歳のうつ病の男性が fluvoxamine 100mg/日併用で theophylline 中毒となった[7]。他にもこれら 2 剤併用による theophylline 中毒（嘔気，頻脈，強直間代けいれん）が慢性閉塞性肺疾患をもつ 78歳の女性で報告されている[8]。これらすべての症例で fluvoxamine 併用により theophylline 血中濃度が併用前の 2〜4 倍に上昇しており，中毒症状は併用後すみやかに出現していた。また，fluvoxamine 100mg/日で治療されていた 40歳のうつ病の女性が theophylline 300mg/日を開始され，theophylline 中毒を生じた例もある[1]。

Theophylline と fluvoxamine の薬物相互作用は，ヒトマイクロソームおよび健常成人男性で調べられている[3,4]。ヒト肝マイクロソームの 7-ethoxyresolufin O-deethylase 活性（CYP1A2 活性の指標）を SSRI の中では fluvoxamine が最も強く阻害し，ついで，その 30 倍以上の IC_{50} 値で paroxetine, sertraline が続いていた。また，fluvoxamine は theophylline 代謝を強く阻害したが，他の SSRI の theophylline 代謝阻害能は極めて弱いか，全く認めなかった[4]。健常成人男性で theophylline の薬物動態を調べたところ，fluvoxamine 100mg/日を服用すると，平均で theophylline の全クリアランスは 80ml/分から 24ml/分と約 1/3 に低下し，半減期は 6.6 時間から 22 時間に延長した[3]。Yao らは，in vitro の場合と比べて，in vivo では fluvoxamine の CYP1A2 阻害能は 10 倍以上になるだろう，としている[9]。以上より SSRI の中では fluvoxamine のみが theophylline との強い薬物相互作用があり，これは他の SSRI ではほとん

ど問題とならない。

3級アミン三環系抗うつ薬（TCA）はそのN-脱メチル化の一部をCYP1A2により代謝されるので，imipramineやclomipramineなどの3級アミンTCAとtheophyllineとの併用は慎重にすべきであろう。2級アミンTCAの代謝に1A2は関与しないので，これとtheophyllineとの併用は比較的安全であろう。しかしながら，TCAとtheophyllineの薬物相互作用を研究した報告は見あたらない。

本邦初のセロトニン・ノルアドレナリン再取り込み阻害薬（SNRI）であるmilnacipranは，ほとんどが肝でグルクロン酸抱合され，その代謝にCYPの関与は乏しい。したがってtheophyllineとの併用は可能であろう。また，本邦では未発売のSNRIであるvenlafaxineとtheophyllineの併用に関する報告は見当たらないが，venlafaxineのCYP1A2阻害力価はfluoxetine，paroxetineよりも低く[6]，相互作用を起こす可能性は低いと推測される。

結　論

気管支喘息などの慢性閉塞性肺疾患とうつ病・抑うつ状態のどちらもが，ありふれた疾患・病態である。これらが併発することも多い。Theophyllineと抗うつ薬の併用は，fluvoxamineの必要性が極めて高いという特殊な場合は，theophylline投与量を1/3程度にし，血中濃度モニタリングをしながら極めて慎重に行うべきである。しかし通常はmilnacipran，paroxetine，2級アミンTCAといった抗うつ薬を選択すべきである。

文　献

1) DeVane, C. L., Markowitz, J. S., Hardesty, S. J. et al.: Fluvoxamine-induced theophylline toxicity. Am. J. Psychiatry, 154 : 1317–1318, 1997.
2) Diot, P., Jonville, A. P., Gerard, F. et al.: Possible interaction entre theophylline et fluvoxamine. Therapie, 46 : 170–171, 1991.
3) Rasmussen, B. B., Jeppesen, U., Gaist, D. et al.: Griseofulvin and fluvoxamine interactions with the metabolism of theophylline. Ther. Drug Monit., 19 : 56–62, 1997.
4) Rasmussen, B. B., Maenpaa, J., Pelkonen, O. et al.: Selective serotonin reuptake inhibitors and theophylline metabolism in human liver microsomes : potent inhibition by fluvoxamine. Br. J. Clin. Pharmacol., 39 : 151–159, 1995.
5) Sperber, A. D.: Toxic interaction between fluvoxamine and sustained release theophylline in an 11-year-old boy. Drug Saf., 6 : 460–462, 1991.
6) Stahl, S. M.（仙波純一訳）：第6章　古典的抗うつ薬，選択的セロトニン再取り込み阻害薬とノルアドレナリン再取り込み阻害薬．精神薬理学エセンシャルズ神経科学的基礎と応用（第2版）．pp.191–233, メディカル・サイエンス・インターナショナル，東京，2002.
7) Thomson, A.H., McGovern, E. M.. Bennie, P. et al.: Interaction between fluvoxamine and theophylline. Pharmaceutical J., 249 : 137, 1992.
8) van den Brekel, A. M., Harrington, L.: Toxic effects of theophylline caused by fluvoxamine. Can. Med. Assoc. J., 151 : 1289–1290, 1994.
9) Yao, C., Kunze, K. L., Kharasch, E. D., et al.: Fluvoxamine-theophylline interaction : gap between *in vitro* and *in vivo* inhibition constants toward cytochrome P4501A2. Clin. Phrmacol. Ther., 70 : 415–424, 2001.

（村竹辰之，布川綾子，染矢俊幸）

Question 148 Warfarin 使用中の患者に SSRI を投与してよいか？

A 心血管系の基礎疾患をもつ症例に対して抗うつ薬を使用する場合，心毒性の少ない SSRI（selective serotonin reuptake inhibitor）を選択することが多く，warfarin と SSRI の併用は臨床上比較的頻度の高い組合せとなる。しかし，予想せず warfarin の効果が減弱または増強した場合には致死的な副作用をもたらす可能性もあり，warfarin と SSRI の併用により生じる薬物相互作用を検討することは臨床上非常に重要である。

Warfarin には(R)-体と(S)-体2つの光学異性体があり，(S)-体は(R)-体に比べて7倍活性が高い[2]。これら2つの代謝経路は異なり，(S)-体が代謝されて7-hydroxywarfarin となる経路にはCYP2C9が関与し，(R)-体が代謝されて6-hydroxywarfarin，8-hydroxywarfarin となる経路にはCYP1A2，10-hydroxywarfarin へいく経路にはCYP3A4が関与するといわれている[7]。したがって，活性の高い(S)-体の代謝に関与するCYP2C9を介した薬物相互作用が特に問題となると考えられる。Heymeryck ら[5]は，*in vitro* において各SSRI が(S)-体の7-水酸化にどのような影響を与えるか検討した。その結果，fluvoxamine の Ki 値は平均13.0μM であり，7-hydroxywarfarin の生成を最も強く阻害したが，その他の SSRI，fluoxetine，norfluoxetine，paroxetine，sertraline，desmetylsertraline，citalopram，desmethylcitalopram は CYP2C9活性にほとんど影響を与えなかったとしている。In vivo では fluvoxamine 併用により warfarin の血中濃度が65％上昇したという報告[10]や，98％上昇したと報告するもの[6]もある。Fluvoxamine は CYP 2 C9を阻害するがさらに強力な CYP1A2阻害作用をもつことがわかっており，*in vivo* では(S)-体に加え(R)-体の血中濃度上昇も考慮すべきである。一方，fluoxetine とその活性代謝物 norfluoxetine も共に CYP2C9に対して中等度の阻害作用をもつことがわかっているが，warfarin と fluoxetine との間に臨床上問題となるような相互作用はないとする報告が多い[9]。Sertraline については，warfarin との併用で軽度プロトロンビン時間の延長を認めたが臨床的意義は不明であるとする報告[3]などがあるが，sertraline の CYP2C9阻害作用はそれ程強くないとされているため，酵素阻害を介した相互作用はそれ程問題にならないと考えられる。しかし，sertraline の血漿蛋白結合率は98％と SSRI の中でも最も高く，同じく血漿蛋白結合率の高い warfarin との併用では，蛋白結合からの薬の追い出し現象によって相互作用が生じる可能性がある。Apseloff ら[1]は12人の健常者を対象に検討し，warfarin と sertraline 併用群では，プラセボ群に比べてプロトロンビン時間が有意に延長し，さらに血中の遊離 warfarin の割合が増加したが，これらの変化は臨床的には問題とならないと報告した。Citalopram は CYP2C9のみならず CYP1A2，CYP3A4などにもほとんど影響を与えないと報告されており，実際に12人の健常者を対象として citalopram と warfarin の相互作用を検討したが，プロトロンビン時間が有意に延長したものの臨床的意義はないと報告されている[4]。

近年,スウェーデンにおいてSSRIと出血傾向との関連を示唆する報告がいくつかあり,これはSSRIが血小板のセロトニン取り込みを阻害して血小板機能に変化をもたらすことによるのではないかと推測されているが,原因は不明である[8]。Warfarinとの相互作用だけでなく,SSRI自体が出血傾向をもたらすのであればwarfarin使用中の患者へのSSRI投与はより慎重になるべきであるが,この点は未解決である。

結論

Fluvoxamine以外のSSRIは,warfarinと併用しても臨床上問題となることはほとんどないと考えられる。本邦ではparoxetineを選択すべきであると考えられるが,プロトロンビン時間やトロンボテストなどを用いて慎重に凝固系のモニタリングを行えばfluvoxamineも使用可能である。

文献

1) Apseloff, G., Wilner, K. D., Gerber, N. et al.: Effect of sertraline on protein binding of warfarin. Clin. Pharmacokinet., 32 (suppl. 1): 37-42, 1997.
2) Dollery, C. (Ed.): Warfarin: Therapeutic Drugs. Second edition., Churchill Livingstone, 1999.
3) Gelman, C. R., Rumack, B. H., Sayre, N. K.: Sertraline 1997 (Drugdex Drug Evaluations). In: DRUGDEX(r) System. MICROMEDEX, Inc., Englewood, Colorado.
4) Gelman, C. R., Rumack, B. H., Sayre, N. K.: Citalopram (Drugdex Drug Evaluations). In: DRUGDEX(r) System. MICROMEDEX, Inc., Englewood, Colorado.
5) Heymeryck, A., De Vriendt, C., Belpaire, F. M.: Inhibition of CYP2C9 by selective serotonin reuptake inhibitors: *in vitro* studies with tolbutamide and (S)-warfarin using human liver microsomes. Eur. J. Clin. Pharmacol., 54: 947-951, 1999.
6) Jefferson, J. W.: Drug Interactions-friend or foe? J. Clin. Psychiatry, 59 (suppl.4): 37-47, 1998.
7) Kaminsky, L. S., Zhang, Z.Y.: Human P450 metabolism of warfarin. Pharmacol. Ther., 73: 67-74, 1997.
8) Läkemedelsverket: SSRI och blödningsrisk. http://www.mpa.se/sve/biv98/ssri.shtml
9) Lemberger, L., Bergstrom, R. F., Wolen, R. L. et al.: Fluoxetine: clinical pharmacology and physiologic disposition. J. Clin. Phychiatry, 46 (3 Pt2): 14-19, 1985.
10) Mitchell, P. B.: Drug interactions of clinical significance with selective serotonin reuptake inhibitors. Drug Saf., 17: 390-406, 1997.

(鈴木雄太郎,染矢俊幸)

Question 149 セントジョーンズワート含有食品と医薬品の薬物相互作用について知りたい

〈症例〉うつ病で抗うつ薬を内服中の40歳女性から,セントジョーンズワート含有食品を併用してよいかと問い合わせがあった。

A　セントジョーンズワート(SJW:学名 *Hypericum perforatum*,和名 セイヨウオトギリソウ)は,主にヨーロッパから中央アジアにかけて分布する多年生植物であるが,これを含有する製品(SJW含有製品)は,気分の安定・高揚といった抗うつ効果をうたった健康食品として米国や欧州で広く流通している。わが国においても,今後,健康食品としてSJW含有製品が流通する可能性がある。最近になって,SJW含有製品を摂取することにより,薬物代謝酵素であるチトクロームP450(CYP)のうち,CYP3A4,CYP1A2が誘導されることや薬物とSJW含有食品との相互作用についての報告が見られるようになり,厚生省医薬安全局は,平成12年5月の医薬安全性情報「セントジョーンズワート(セイヨウオトギリソウ)と医薬品の相互作用について」の中で,CYP3A4で代謝を受ける抗てんかん薬 phenytoin, phenobarbital, carbamazepine や indinavir, digoxin, cyclosporine などの28種の薬剤については,効果が減弱するおそれが高くSJW含有製品と併用をしないように呼びかけ,これらの薬剤については添付文書の改訂を指示する一方,SJW含有製品には,SJWを含むこと,医薬品を服用する場合には摂取を避けるなどの注意を表示するよう指導を行っている[8]。

SJW含有製品と医薬品との薬物相互作用に関しては,以下のような報告がある。Piscitelliらは,indinavir(抗HIV薬)を18歳以上の健常者8名に投与し,投与後3日目からSJW含有製品(SJW抽出物300mgを含有)を標準的な用法に従い1日3回摂取したところ,SJW含有食品摂取開始2週間後には,非併用時と比べて indinavir の血中濃度曲線下面積(AUC)は43%低下し,最高血中濃度(C_{max})は平均28%低下したとの結果から,indinavir の投与を受けている場合にはSJW含有製品は摂取すべきではないとしている[10]。また健常者25名に digoxin を投与し,プラセボあるいはSJW含有製品(抽出物300mg含有)を1日3回摂取させた Johne らの報告では,SJW含有製品摂取群での digoxin 血中濃度はプラセボ群と比較して AUC は平均25%低下し,C_{max} は平均26%低下していた[6]。この他,CYP3A4およびCYP1A2で代謝される warfarin,主にCYP3A4で代謝される経口避妊薬,cyclosporine, HMG-CoA阻害薬, midazolam, nifedipine, nevirapine, 主にCYP1A2で代謝される theophylline に関して,SJW含有製品との併用により血中濃度の低下または効果の減弱がみとめられた症例が報告されている[3,4]。また Carol らは,13名の健常者を対象に2週間にわたりSJW抽出物300mgを1日3回摂取させ,摂取前後でCYP3A4の活性指標である24時間尿中の6β-hydroxycortisol/cortisol 比の比較を行った結果,SJW摂取前の値は7.1±4.5に対し摂取後の値は13±4.9と増加し,平均増加率は

114%であった。この結果からCarolらは，SJW含有製品はCYP3A4の誘導作用を有し，CYP3A4で代謝される薬剤とSJW含有製品が併用される場合には注意深い観察や血中濃度モニタリングが必要としている[2]。

SJW含有製品と抗うつ薬の相互作用について，12人のうつ状態の患者を対象にした2週間のオープン試験で，SJWとの併用でamitriptylineの血中濃度が低下したとの報告がある[7]。CYP3A4誘導作用のあるcarbamazepineとの薬物相互作用の報告が，imipramine[1]，amitriptyline[5]などの3級アミン三環系抗うつ薬やtrazodone[9]で報告されていることから，CYP3A4誘導作用をもつSJW含有製品との併用で，これらの代謝が促進され，効果が減弱する可能性も否定できない。

またSSRIに関しては，併用による相互作用の報告はないが，SJW 600mgからparoxetine 20mgに置換した3日後にセロトニン症候群をきたした症例が報告されており[11]，他の抗うつ薬と同様，SJWの減量，他剤への置換の場合には十分な注意が必要である。

結 論

SJW含有製品の中にはCYP3A4活性の誘導を示すものがある。現時点では抗うつ薬との薬物相互作用に関して報告は少ないが，imipramine，amitriptyline，trazodoneの代謝にはCYP3A4が関与しており，CYP3A4で代謝されるindinavir, digoxinなどの薬剤と同様，代謝の促進により血中濃度の低下や効果の減弱が生じる可能性も否定できないため，抗うつ薬とSJW含有製品とを併用する場合にはこの点に注意する必要があろう。

文 献

1) Brown, C. S., Wells, B. G., Cold, J. A. et al.: Possible influence of carbamazepine on plasma imipramine concentrations in children with attention deficit hyperactivity disorder. J. Clin. Psychopharmacol., 10 : 359–362, 1990.
2) Carol, A. R., Gail, D. A., Kantor, E. et al.: St John's Wort : effect on CYP3A4 activity. Clin. Pharmacol. Ther., 67 : 451–457, 2000.
3) Ernst, E.: Second thoughts about safety of St John's wort. Lancet, 354 : 2014–2015, 1999.
4) Hammerness, P., Basch, E., Ulbricht, C. et al.: St. John's Wort : a systematic review of adverse effects and drug interactions for the consultation psychiatrist. Psychosomatics 44 : 271–282, 2003.
5) Jerling, M., Bertilsson, L., Sjoqvist, F.: The use of therapeutic drug monitoring data to document kinetic drug interactions : an example with amitriptyline and nortriptyline. Ther. Drug Monit., 16 : 1–12, 1994.
6) Johne, A., Brockmoller, J., Bauer, S. et al.: Pharmacokinetic interaction of digoxin with herbal extract from St John's wort(Hypericum perforatum). Clin. Pharmacol. Ther., 66 : 338–345, 1999.
7) Johne, A., Schmider, J., Brockmoller, J. et al.: Decreased plasma levels of amitriptyline and its metabolites on co-medication with an extract from St. John's wort(Hypericum perforatum). J. Clin. Psychopharmacol. 22 : 46–54, 2002.
8) 厚生省医薬安全局：「セント・ジョーンズ・ワート（セイヨウオトギリソウ）と医薬品の相互作用について」平成12年5月.
9) Otani, K., Ishida, M., Kaneko, S. et al.: Effects of carbamazepine coadministration on plasma concentrations of trazodone and its active metabolite, m-chlorophenylpiperazine. Ther. Drug Monit., 18 : 164–167, 1997.
10) Piscitelli, S. C., Burstein. A. H., Chaitt, D. et al.: Indinavir concentrations and St John's wort. Lancet, 355 : 547–548, 2000.
11) Waksman, J.C., Hard, K., Joliff, H. et al.: Serotonin syndrome associated with the use of St. John's wort and paroxetine. J. Toxicol., Clin. Toxicol., 38 : 521, 2000.

（廣兼元太，遠藤太郎，下田和孝）

Question 150

非ステロイド系消炎鎮痛薬（NSAID）の併用によって，lithium 血漿中濃度は影響を受けるか？また，比較的影響の少ない NSAID はあるか？

A 非ステロイド系消炎鎮痛薬（NSAID）と lithium との併用によって lithium 血漿中濃度が上昇した結果，薬物動態学的変化が出現した症例の報告として，まず ibuprofen1,200mg の併用後 lithium 血漿中濃度が0.99mEq/l から2.84mEq/l へと約2.9倍に上昇し，振戦・嘔吐・食思不振が見られた64歳女性の報告[1]がある。また naproxen 750mg の併用後に，lithium 血漿中濃度が0.95mEq/l から1.3mEq/l へ上昇し，振戦の増強・ふらつきが出現した65歳の男性の報告[8]があり，この症例では naproxen の中止後5日で lithium 血漿中濃度が0.94mEq/l へ低下し，振戦の増強やふらつきは消失したという[8]。また lithium 血漿中濃度0.5～1.2mmol/l で維持されていた64歳男性で piroxicam20mg の開始後，lithium 血漿中濃度が2.4mmol/l と上昇し，歩行失調・構音障害を認める lithium 中毒症状が見られたという報告[5]や，29歳女性で mefenamic acid 1.5g の服後6日間で lithium 血漿濃度が0.5mEq/l から2.0mEq/l へと増加し中毒症状が出現した症例[4]も報告されている。

また，患者や健常被験者の小集団を対象とし，NSAID の併用時と非併用時の定常状態の lithium 血漿中濃度を比較検討した報告もある。Frolich らは indomethacin について，3人の躁病患者で indomethacin 150mg を7日間併用したところ，定常状態の lithium 血漿中濃度が平均59％上昇し，lithium のクリアランスが平均31％減少したが，indomethacin の中止によりこれらの変化が消失したことを報告している[2]。同じく Reimann らも，5人の健常被験者で indomethacin 150mg の7～10日間の併用によって，定常状態の lithium 血漿中濃度が平均40％上昇し，尿中の lithium イオン排泄が平均23％減少し，併用中止によりこれらの変化が消失したことを報告している[11]。また ibuprofen に関して，9人の高齢患者（平均65.2歳）で ibuprofen 1,800mg を6日間併用したところ lithium 血漿中濃度が平均34％上昇したという報告[6]がある。Diclofenac に関して，5名の健常被験者で diclofenac 150mg を7～10日間併用したところ，定常状態の lithium 血漿中濃度が26％上昇，lithium のクリアランスが23％減少し，これらの変化は併用中止により消失したという[12]。さらに naproxen について，7名の患者で naproxen 750mg の併用開始5日間で，lithium 血漿中濃度が平均16％上昇したという報告[8]が見られる。また Türck らは，meloxicam について健常男性被験者16名を対象に，meloxicam 15mg を14日間併用した時と非併用時での lithium の薬物動態の比較を行い，meloxicam 併用時は定常状態の lithium 血漿中濃度が0.65mmol/l と非併用時の0.54mmol/l に比較して有意に高かったが，変化率は－9％～＋59％と個体間でばらつきが大きく，さらに併用時は，非併用時と比べ最高血漿濃度が16％上昇し，血漿濃度時間曲線下面積（AUC）が21％増加し，lithium のクリアランスが21％低下していたと報告している[13]。

これらに対し，aspirin では，7名の患者で aspirin 3.9g を6日間併用した前後での lithium 血漿中濃度の比較[9]や，5名の健常被験者で aspirin

4gを7～10日間併用した際のlithium血漿中濃度の比較[11]でともに有意な変化は認められず，現時点ではaspirinがlithium血漿中濃度を大きく上昇させるという報告は認められていない。Sulindacについては，sulindac 300mgの併用を行った4名の患者でlithium血漿中濃度やlithiumクリアランスに有意な変化はなかったとする報告[10]がある一方で，sulindacの併用開始後2週間でlithium血漿中濃度が0.69mEq/lから0.39mEq/lへと低下した症例の報告[3]があるが，現時点では少なくともsulindacがlithium血漿中濃度を大きく上昇させるという報告はないようである。

なお，多くのNSAIDの併用により，lithium血漿中濃度が上昇する機序については，NSAIDがcyclooxygenaseの阻害を介し腎におけるprostaglandinの生成を低下させ，これによって腎血流量が減少し，lithiumクリアランスが低下する可能性が推察されている[7,13]。

結論

Ibuprofenやindomethacinなど多くのNSAIDでは，常用量の併用によってもlithium血漿中濃度が上昇し有害作用が出現する恐れがある。したがってNSAIDを併用する場合には，影響が少ないと思われるaspirinやsulindacを選択したり，有害作用の出現に注意しつつ，適宜治療的薬物濃度モニタリングを行い注意深く副作用出現について観察する必要があると考えられる。

文献

1) Bailey, C. E., Stewart, J. T., McElroy, R. A.: Ibuprofen-induced lithium toxicity. South. Med. J., 82: 1197, 1989.
2) Frolich, J. C., Leftwich, R., Ragheb, M. et al.: Indomethacin increases plasma lithium. Br. Med. J., 1: 1115-1116, 1979.
3) Furnell, M. M., Davies, J.: The effect of sulindac on lithium therapy. Drug Intell. Clin. Pharm., 19: 374-376, 1985.
4) MacDonald, J., Neale, T. J.: Toxic interaction of lithium carbonate and mefenamic acid. BMJ., 297: 1339, 1988.
5) Nadarajah, J., Stein, G. S.: Piroxicam induced lithium toxicity. Ann. Rheum. Dis., 44: 502, 1985.
6) Ragheb, M.: Ibuprofen can increase serum lithium level in lithium-treated patients. J. Clin. Psychiatry, 48: 161-163, 1987.
7) Ragheb, M.: The clinical significance of lithium-nonsteroidal anti-inflammatory drug interactions. J. Clin. Psychopharmacol., 10: 350-354, 1990.
8) Ragheb, M., Powell, A. L.: Lithium interaction with sulindac and naproxen. J. Clin. Psychopharmacol., 6: 150-154, 1986.
9) Ragheb, M. A.: Aspirin does not significantly affect patients' serum lithium levels. J. Clin. Psychiatry, 48: 425, 1987.
10) Ragheb, M. A., Powell, A. L.: Failure of sulindac to increase serum lithium levels. J. Clin. Psychiatry, 47: 33-34, 1986.
11) Reimann, I. W., Diener, U., Frolich, J. C.: Indomethacin but not aspirin increases plasma lithium ion levels. Arch. Gen. Psychiatry, 40: 283-286, 1983.
12) Reimann, I. W., Frolich, J. C.: Effects of diclofenac on lithium kinetics. Clin. Pharmacol. Ther., 30: 348-352, 1981.
13) Türck, D., Heinzel, G., Luik, G.: Steady-state pharmacokinetics of lithium in healthy volunteers receiving concomitant meloxicam. Br. J. Clin. Pharmacol., 50: 197-204, 2000.

（廣兼元太，下田和孝）

本書で使用されている主な略語

ACTH	adrenocorticotropic hormone	副腎皮質刺激ホルモン
ADH	anti-diuretic hormone	抗利尿ホルモン
ADH	alcohol dehydrogenase	アルコール脱水素酵素
ADHD	attention-deficit/hyperactivity disorder	注意欠陥／多動性障害
ADL	activities of daily living	日常生活動作
ALT	alanine aminotransferase	アラニンアミノ基転移酵素
APA	American Psychiatric Association	米国精神医学会
AST	aspartate aminotransferase	アスパラギン酸アミノ基転移酵素
AUC	area under the blood (plasma) concentration time curve	血中（血漿中）濃度曲線下面積
BDI	Beck Depression Inventory	ベック抑うつ質問票
BMI	body mass index	ボディ・マス・インデックス
BPRS	Brief Psychiatric Rating Scale	簡易精神症状評価尺度
Ccr	creatinine clearance	クレアチニン・クリアランス
CGI	Clinical Global Impression	臨床全般改善度（Q9）
CNS	central nervous system	中枢神経系
CPK	creatine phosphokinase	クレアチンホスホキナーゼ
CSF	cerebrospinal fluid	脳脊髄液
CYP	cytochrome P450	チトクローム P450
DA	dopamine	ドパミン
DRS	Delirium Rating Scale	せん妄評価尺度
ECT	electroconvulsive therapy	電気けいれん療法
EPS	extrapyramidal symptoms	錐体外路症状
FDA	Food and Drug Administration	米国食料医薬品局
FSH	follicle-stimulating hormone	卵胞刺激ホルモン
GABA	γ-aminobutyric acid	γアミノ酪酸
HAM-D	Hamilton Rating Scale for Depression	ハミルトンうつ病評価尺度
HDL	high density lipoprotein	高比重リポタンパク
IFN	interferon	インターフェロン
LDL	low density lipoprotein	低比重リポタンパク
LH	luteinizing hormone	黄体化ホルモン
MAOI	monoamine oxidase inhibitor	モノアミン酸化酵素阻害薬
MMSE	Mini-Mental State Examination	簡易認知機能検査
MS	multiple sclerosis	多発性硬化症
NDRI	noradrenaline-dopamine reuptake inhibitor	ノルアドレナリン・ドパミン再取り込み阻害薬
NIMH	National Institute of Mental Health	米国国立精神保健研究所
NMS	neuroleptic malignant syndrome	神経遮断薬悪性症候群
NSAID	non-steroidal anti-inflammatory drug	非ステロイド系消炎鎮痛薬
OCD	obsessive compulsive disorder	強迫性障害
PANSS	Positive and Negative Syndrome Scale	陽性・陰性症状評価尺度
PCOS	polycystic ovary syndrome	多嚢胞卵巣症候群
RCT	randomized controlled trial	無作為（割付）比較試験
RDC	Research Diagnostic Criteria	研究用診断基準
SARI	serotonin antagonist/reuptake inhibitor	セロトニン拮抗／再取り込み阻害薬
SAS	sleep apnea syndrome	睡眠時無呼吸症候群
SDA	serotonin-dopamin antagonist	セロトニン・ドパミン拮抗薬
SIADH	syndrome of inappropriate (secretion) anti-diuretic hormone	抗利尿ホルモン不適合（分泌）症候群
SNRI	serotonin-noradrenaline reuptake inhibitor	セロトニン・ノルアドレナリン再取り込み阻害薬
SSRI	selective serotonin reuptake inhibitor	選択的セロトニン再取り込み阻害薬
TC	total cholesterol	総コレステロール
TCA	tricyclic antidepressant	三環系抗うつ薬
TG	triglyceride	トリグリセライド
TMAP	Texas Medication Algorithm Project	テキサス薬物治療アルゴリズム・プロジェクト
TRH	thyrotropin releasing hormon	甲状腺刺激ホルモン放出ホルモン
TSH	thyroid stimulating hormone	甲状腺刺激ホルモン
VD	vascular depression	血管性うつ病
VLDL	very low density lipoprotein	超低比重リポタンパク

執筆者一覧 (所属別五十音順)

〈新潟大学精神科〉

阿部美紀　（あべ　みのり）
阿部　亮　（あべ　りょう）
遠藤太郎　（えんどう　たろう）
川嶋義章　（かわしま　よしあき）
小泉暢大栄（こいずみ　まさたか）
小板橋朋己（こいたばし　ともみ）
佐藤　聡　（さとう　さとし）
澤村一司　（さわむら　かずし）
塩入俊樹　（しおいり　としき）
澁谷雅子　（しぶや　まさこ）
須貝拓朗　（すがい　たくろう）
鈴木雄太郎（すずき　ゆうたろう）
染矢俊幸　（そめや　としゆき）
千葉寛晃　（ちば　ひろあき）
中島悦子　（なかじま　えつこ）
布川綾子　（ぬのかわ　あやこ）
本田　潤　（ほんだ　じゅん）
丸山麻紀　（まるやま　まき）
村竹辰之　（むらたけ　たつゆき）
村山賢一　（むらやま　けんいち）
渡部雄一郎（わたなべ　ゆういちろう）

〈新潟大学第三内科〉

青柳　豊　（あおやぎ　ゆたか）
川合弘一　（かわい　ひろかず）

〈新潟大学皮膚科〉

佐藤信之　（さとう　のぶゆき）

〈滋賀医科大学精神科〉

青木浄亮　（あおき　きよあき）
市村麻衣　（いちむら　まい）
上田幹人　（うえだ　みきと）
大槻秀樹　（おおつき　ひでき）
荻田謙治　（おぎた　けんじ）
沖野剛志　（おきの　つよし）
加藤洋子　（かとう　ようこ）
北野雅史　（きたの　まさふみ）
佐々木亮一（ささき　りょういち）
椎野弥生　（しいの　やよい）
宿南浩司　（しゅくなみ　こうじ）
高橋　淳　（たかはし　じゅん）
高橋正洋　（たかはし　まさひろ）
中村英樹　（なかむら　ひでき）
廣兼元太　（ひろがね　げんた）
松尾雅博　（まつお　まさひろ）
松林和重　（まつばやし　かずしげ）
松村直樹　（まつむら　なおき）
宮川正治　（みやがわ　まさはる）
村上純一　（むらかみ　じゅんいち）
森田幸代　（もりた　さちよ）
山田麻紀　（やまだ　まき）
山本茂人　（やまもと　しげと）
横野　文　（よこの　あや）

〈獨協医科大学精神科〉

岡本浩之　（おかもと　ひろし）
下田和孝　（しもだ　かずたか）
道願慎次郎（どうがん　しんじろう）
湊　崇暢　（みなと　たかのぶ）
渡邊　崇　（わたなべ　たかし）

編者紹介

染矢俊幸（そめや としゆき）：新潟大学医歯学系精神医学教授
大分県出身。昭和58年，東京大学医学部卒業。
昭和61年滋賀医科大学助手。同講師を経て，平成10年1月新潟大学医学部精神医学講座教授。
大学院重点化，国立大学法人化による改組で，現在に至る。
専門は，臨床精神薬理学（特に薬理遺伝，薬物代謝，薬物相互作用），精神科診断学など。
学会活動としては，Pacific Rim Association for Clinical Pharmacogenetics（理事長），日本精神科診断学会（理事），
日本臨床精神神経薬理学会（理事），日本生物学的精神医学会（理事）など。
新潟大学精神科　http://www.med.niigata-u.ac.jp/psy/index.html
Pacific Rim Association for Clinical Pharmacogenetics　http://www.pracp.org/

下田和孝（しもだ かずたか）：獨協医科大学精神神経医学助教授
兵庫県出身。昭和58年滋賀医科大学医学部卒業。
昭和62年同大学院博士課程修了。昭和62年滋賀医科大学助手，豊郷病院精神科医長・滋賀医科大学講師を経て，
平成15年1月より現職。
専門は臨床精神薬理学（特に薬理遺伝学，薬物代謝学），サイコオンコロジー，時間生物学，精神神経内分泌学。
学会活動としては，Pacific Rim Association for Clinical Pharmacogenetics（理事），日本臨床精神神経薬理学会（監事），
日本臨床薬理学会（評議員），日本生物学的精神医学会（評議員），日本サイコオンコロジー学会（世話人）など。
獨協医科大学精神神経医学　http://www.dokkyomed.ac.jp/dep-m/psy/indexj.html

渡部雄一郎（わたなべ ゆういちろう）：新潟大学医歯学総合病院精神科助手
神奈川県出身。平成10年，新潟大学医学部卒業。
平成17年新潟大学大学院医歯学総合研究科修了。同年5月新潟大学医歯学総合病院精神科助手。
現在の研究テーマは統合失調症の分子遺伝および動物モデルについて。
所属学会は，Society for Neuroscience，日本精神神経学会，日本神経化学会，日本生物学的精神医学会，
日本精神科診断学会，日本臨床精神神経薬理学会。

そこが知りたい　精神科薬物療法 Q&A

2005年10月11日　初版第1刷発行

編　者　染矢俊幸，下田和孝，渡部雄一郎
発行者　石澤雄司
発行所　㈱星和書店
　　　　東京都杉並区上高井戸1-2-5　〒168-0074
　　　　電話　03(3329)0031（営業部）／　03(3329)0033（編集部）
　　　　FAX　03(5374)7186

Ⓒ2005　星和書店　　　　　Printed in Japan　　　　　ISBN 4-7911-0587-7

こころの病に効く薬 ―脳と心をつなぐメカニズム入門―	渡辺雅幸 著	四六判 248p 2,300円
こころのくすり 最新事情	田島治 著	四六判 160p 1,800円
精神病治療の開発思想史 ネオヒポクラティズムの系譜	八木剛平、田辺英 著	四六判 296p 2,800円
精神科臨床とは何か 日々新たなる経験のために	内海健 著	A5判 232p 2,500円
ニューロフィードバック シンフォニー イン ザブレイン	ジム・ロビンス 著 竹内伸 監訳 竹内泰之 訳	四六判 352p 2,400円

発行：星和書店　　http://www.seiwa-pb.co.jp　　価格は本体（税別）です

現代精神薬理学の軌跡	村崎光邦 著	B5判 函入 636p 14,000円

精神治療薬大系 [改訂新版2001] 〈上〉向精神薬の歴史・基礎・臨床／他 〈中〉抗パーキンソン薬／他 〈下〉向精神薬の副作用とその対策／他 別巻 向精神薬一覧、最新の進歩	三浦貞則 監修 上島国利、村崎光邦、 八木剛平 編	A5判 〈上〉〈中〉 6,800円 〈下〉 4,400円 別巻 2,800円

薬の相互作用ポケットブック 精神科編	鈴木映二 編	手帳サイズ (縦13.6cm ×横8cm) 2,500円

スタールのヴィジュアル薬理学 **抗精神病薬の精神薬理**	S.M.Stahl 著 田島治、林建郎 訳	A5判 160p 2,600円

精神科治療薬の 処方ガイドライン [モーズレイ2001年版]	テイラー 他編著 鈴木映二、八木剛平 監訳	B5変形 (縦22cm× 横16cm) 248p 2,800円

発行：星和書店　　http://www.seiwa-pb.co.jp　　価格は本体(税別)です

うつ病の 完全な治療回復は可能か	Mike Briley 編 山田和夫 監訳	四六変形 （縦18.8cm× 横11.2cm） 56p 1,600円

せん妄の治療指針 日本総合病院精神医学会治療指針1	薬物療法検討小委員会 （委員長：八田耕太郎）編	四六変形 （縦18.8cm× 横11.2cm） 68p 1,500円

リスペリドンを使いこなす 症例を中心に	上田均、酒井明夫 著	A5判 220p 2,800円

リスペリドン内用液を 使いこなす 症例を中心に	武内克也、 酒井明夫 著	A5判 160p 2,800円

ミルナシプランを 使いこなす 症例を中心に	樋口久、吉田契造 編	A5判 168p 2,800円

発行：星和書店　　http://www.seiwa-pb.co.jp　　価格は本体（税別）です